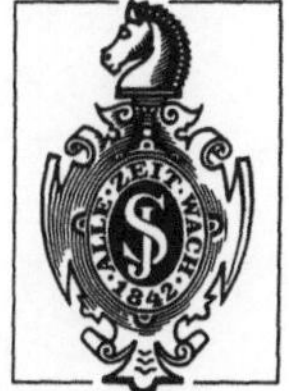

Biologische Psychiatrie

Forschungsergebnisse

Herausgegeben von Wolfram Keup

unter Mitwirkung von
Pierre Baumann, Jörg Fleischhauer, Wilhelm Janke,
Bernd Küferle, Detlev Ploog, Bernd Saletu

Mit 145 Abbildungen und 105 Tabellen

Springer-Verlag
Berlin Heidelberg New York
London Paris Tokyo

Prof. Dr. med. Wolfram Keup
Jos.-Schauer-Str. 16
8039 Puchheim bei München

1. Dreiländer-Symposium für Biologische Psychiatrie, zugleich
3. Kongreß der Deutschen Gesellschaft für Biologische Psychiatrie
Lindau, 27.–29. September 1984

ISBN-13:978-3-540-16739-6   e-ISBN-13:978-3-642-71361-3
DOI: 10.1007/978-3-642-71361-3

CIP-Kurztitelaufnahme der Deutschen Bibliothek: *Biologische Psychiatrie:* Forschungsergebnisse;
[Lindau, 27.–29. September 1984] / Hrsg. von Wolfram Keup unter Mitw. von Pierre Baumann... –
Berlin; Heidelberg; New York; Tokyo: Springer, 1986. –
(... Kongress der Deutschen Gesellschaft für Biologische Psychiatrie; 3)
ISBN-13:978-3-540-16739-6

NE: Keup, Wolfram [Hrsg.]; Deutsche Gesellschaft für Biologische Psychiatrie: ... Kongress der ...

Gesamtherstellung: Brühlsche Universitätsdruckerei, Gießen
2119/3020-543210

Vorwort

Auf Initiative der Deutschen Gesellschaft für Biologische Psychiatrie wurde ihr
3. Kongreß als das erste „Dreiländersymposium für biologische Psychiatrie" am
27.–29. September 1984 in Lindau am Bodensee abgehalten. Ziel war es, in
wissenschaftlicher Diskussion und persönlicher Begegnung die Kontakte mit
der Österreichischen Arbeitsgemeinschaft für Neuropsychopharmakologie und
Biologische Psychiatrie und der Schweizerischen Vereinigung für Biologische
Psychiatrie enger zu knüpfen und eine gegenseitige Anregung der 3 Schwester-
gesellschaften herbeizuführen. Es ist daran gedacht, alle 4 Jahre ein solches
Dreiländersymposium des deutschsprachigen Raumes abzuhalten, wobei die
3 Gesellschaften die Gastgeberrolle und die Führung in der Organisation des
Treffens abwechselnd übernehmen würden.

Der vorliegende Band enthält die (zum Teil überarbeiteten) Vorträge des
Kongresses, der sich aus 2 Symposien – zur Emotions- und Kommunikationsforschung (D. Ploog) und zur Psychobiologie der Angst (B. Saletu) – und zahlreichen weiteren freien Vorträgen zusammensetzt.

Den vielen Helfern, die zum Gelingen des Symposiums und dieses Bandes bei-
trugen, sei an dieser Stelle noch einmal gedankt, vor allem aber den Autoren dafür,
daß sie ihre Forschungsergebnisse in das Mosaik des vorliegenden Symposiums-
bandes haben einfügen lassen.

Puchheim, im März 1986   Die Herausgeber

Grußadresse der japanischen Schwestergesellschaft

Im Namen der Japanischen Gesellschaft für Biologische Psychiatrie möchte ich mich zuerst sehr herzlich bei Ihnen für Ihre freundliche Erlaubnis bedanken, an diesem Symposium teilnehmen und Sie begrüßen zu können. An den 1. Kongreß der Deutschen Gesellschaft für Biologische Psychiatrie in Mannheim 1980 denke ich gerne zurück.

Auch damals durfte ich als Mitglied der Japanischen Gesellschaft für Biologische Psychiatrie ein Grußwort an Sie richten. Ich möchte darauf hinweisen, daß seit dem 1. Weltkrieg von den deutschsprachigen Ländern Schweiz, Österreich und Deutschland in der Psychiatrie stets sehr gute wissenschaftliche Kontakte zu meinem Heimatland Japan bestanden haben.

Ich bin davon überzeugt, daß wir Japaner mit der deutschsprachigen Forschung in Ansatz, Ausführung wie zahlreichen Grundlagenergebnissen in sehr enger Nachbarschaft verbunden sind.

Aus diesem Grunde möchte ich heute erneut anregen, daß wir Japaner mit Ihnen als Schwestergesellschaft eng zusammenarbeiten und versuchen, den wissenschaftlichen Austausch zwischen uns zu intensivieren. Unsere Bereitschaft dazu möchte ich hier noch einmal betonen und darf zugleich Ihre Zustimmung erbitten.

Ich wünsche Ihnen herzlich, daß dieses Symposium einen guten Erfolg habe und weitere wissenschaftliche Entwicklungen von ihm ausgehen mögen.

Priv.-Doz. Dr. K. Motomura
(Direktor der psychiatrischen Klinik,
Kitano-Hospital, Tazuke Kofukai
Research Institute, Osaka/Japan)

Zum Geleit

Biologische Psychiatrie in unserer Zeit

Was der vorliegende Band aus dem Gebiet der Biologischen Psychiatrie vermitteln kann, ist ein wichtiger, zwar begrenzter, jedoch hochaktueller Ausschnitt aus diesem in raschem Fluß befindlichen Gebiet – das kann bei einem Tagungsbericht auch unserer Gesellschaft nicht anders sein. Wir gehören gewiß zu einer privilegierten Generation, haben wir doch das Glück zu erleben, wie entscheidende wissenschaftliche Resultate ans Licht kommen. Wenn auch jedes sich lösende Problem immer neue, weiterreichende Fragen aufwirft, so trägt doch das, was wir erfahren, dazu bei, daß sich die Lücken unseres Wissens zwischen dem Funktionieren des Gehirns und seinen Zusammenhängen mit hormonalen und vegetativen Funktionen des Menschen auf der einen und menschlichem Verhalten auf der anderen Seite allmählich zu schließen beginnen. Denken Sie nur an die Fülle von Einzelheiten der letzten Jahre über Neuropeptide, aus dem Gebiet der Rezeptoren und ihrer Interaktionen, an die neuen Erkenntnisse über Zellvorgänge und das faszinierende Geschehen an ihren Grenzen und ihren Berührungsstellen. Es kann kaum ein Zweifel darüber bestehen, daß wir in absehbarer Zeit menschliches Verhalten besser werden definieren und verstehen können.

Dieser Entwicklung aber, die uns alle erfreut, ja begeistert, und die uns zu unserem Symposium zusammengebracht hat, steht in krassem Widerspruch eine andere Entwicklung gegenüber: Mehr denn jemals zuvor nämlich sind die Verhaltensweisen des Menschen dort, wo er sich zunehmend von seiner natürlichen, biologischen adäquaten Lebensweise entfernt, an seinen Erkrankungen beteiligt; es gibt eine offene Inkongruenz zwischen wachsenden biologischen Erkenntnissen und mangelnden Fähigkeiten, ihnen im Alltag zu folgen. Mehr als die Hälfte, so hat es das Institute of Medicine der US-amerikanischen Academy of Sciences definiert, mehr als die Hälfte der Sterblichkeitsquote unter den 10 führenden Todesursachen in den westlichen Ländern ist ausschlaggebend von Verhaltensweisen, von Lebensstil, Lebensführung und anderem inadäquaten Verhalten beeinflußt.

Nennen wir hier nur einige der Risikofaktoren: Fehladaptation gegenüber sozialem Druck und den Forderungen von außen, Streßverhalten statt Gelassenheit bzw. einem Ruhen in sich selbst, dem Vertrauen sich und der Umgebung gegenüber; unangepaßte Eßgewohnheiten, ungenügende körperliche Bewegung, Mißbrauch des Rauchens, Alkoholexzesse, Drogenmißbrauch und die Unart, „ein Medikament für jedes Herzeleid" zu nehmen. Andererseits besteht eine erschreckende Non-compliance gegenüber korrigierenden ärztlichen Maßnahmen. Dazu erleben wir ausufernde Verhaltensweisen, Rücksichtslosigkeit nicht nur im Straßenverkehr, in der Konkurrenz des Alltags, sondern auch gegenüber Kindern, der eigenen Familie wie dem eigenen Körper gegenüber. Wir wissen immer mehr über biologisch-psychiatrische Abläufe – sowohl biologisch wie psychiatrisch-psychologisch –, aber wir sind offenbar immer weniger in der Lage, dieses Wissen fruchtbar in die Praxis unserer zwischenmenschlichen Beziehungen umzusetzen, um den Menschen vor seinen eigenen unbiologischen Antrieben der Zerstörung und Selbstzerstörung zu bewahren.

Zwar wissen wir heute viel von der Emotionalität, ihrer Entstehung, ihren Auswirkungen, aber fast täglich erleben wir nicht nur Terror, Kriege, Massaker und primitive Massenphänomene, sondern wir sind auch kaum in der Lage, korrigierend einzugreifen – und dies nicht immer aus politischen Gründen, sondern weil wir ganz einfach den Zugang zu den Menschen in diesen Fragen nicht finden. Hierzu – darüber sind wir wohl alle einig – bedürfte es intensiver Beschäftigung mit bestimmten biologisch-psychiatrischen Phänomenen, nicht so sehr mit dem Ziel einer Verbesserung der Lebensqualitäten, als vielmehr zur Erhaltung der Menschlichkeit in dieser Lebensqualität. Wir werden dies mit unseren wissenschaftlichen Bemühungen nicht allein können, vielmehr brauchen wir dazu eine breite Unterstützung seitens der Öffentlichkeit und auch der öffentlichen Hand; und es ist eigentlich kaum verständlich, daß die noch immer wohlhabende westliche Welt in so ungenügendem Maße hier Prioritäten setzt, so daß es auch heute noch schwierig ist, Forschungsmittel für solche Fragen zu bekommen.

Die Öffentlichkeit freilich hat wenig Verständnis für solche Denkwege; ihre Wortführer greifen sie zuweilen sogar an. Folglich hat unsere Arbeitsrichtung, die biologische Psychiatrie, in zweifacher Weise eine schwierige Stellung inne:

Die Biologie benutzt exakte, reproduzierbare Methoden, sie folgt den Grundsätzen der Wissenschaftlichkeit. Aber gerade sie trifft heute auf Wissenschaftsfeindlichkeit, die nicht nur bei Unaufgeklärten, sondern selbst in intellektuellen Kreisen geradezu zum Abzeichen einer sich modern dünkenden Lebenshaltung geworden ist. Kein Wunder, daß Aberglaube, Sektiererei und alle jene längst überholt geglaubten Symptome dieser Haltung wieder florieren.

Die Psychiatrie ihrerseits findet sich heute, wenn auch schon abnehmend, im Feuer emotional geführter Angriffe einer wohl existentiell begründeten Ablehnung, gipfelnd in der Antipsychiatrie, der sich leider die Medien zu gern geöffnet haben, so daß ein vorübergehendes Einverständnis der Bevölkerung daraus resultiert – einer Bevölkerung, die zunehmend an der Unsicherheit ihres Urteils leidet.

Es wäre kein Wunder, wenn sich die Wissenschaftler der biologisch-psychiatrischen Arbeitsrichtung zurückzögen an ihren Arbeitstisch, in ihr Labor, zu ihren Patienten. Aber das könnte unserer Sache *nicht* dienen! Wir werden vielmehr vermehrt nach außen gehen müssen, wir werden zu Laien in Schulen, in Bürgerversammlungen und zu Politikern sprechen müssen und dürfen uns nicht in einen elfenbeinernen Turm einschließen.

Deswegen erlauben Sie mir bitte, daß ich Sie zu Beginn dieses Kongresses herzlich bitte, ja auffordere: Tragen Sie dieses Wissen, das aus Ihrer Arbeit kommt, und das wir in diesem Kongreß vertreten, hinaus. Werben Sie um Verständnis. Zeigen Sie die menschliche, die Alltagsseite dieser Arbeit denen, die glauben, sie könnten dieses Gebiet nicht verstehen oder müßten es ablehnen. Seien Sie sich bitte nicht zu gut dafür, diese so wichtige Arbeit auf sich zu nehmen. Gewinnen Sie uns Freunde – gerade auch unter den jungen Menschen, die heute in so erfreulicher Weise wieder weltoffen und kritisch sind.

W. Keup

Mitarbeiterverzeichnis

Ackenheil, M., Prof. Dr. med.
Psychiatrische Klinik der Universität München, Nußbaumstraße 7, D-8000 München 2

Albrecht, J., Dr. med.
Psychiatrische Klinik und Poliklinik und Institut für Neuropsychopharmakologie der Freien Universität Berlin, Ulmenallee 30, D-1000 Berlin 19

Althoff, P.H.
Zentrum der inneren Medizin, Abteilung für Endokrinologie, Johann-Wolfgang-Goethe-Universität, D-6000 Frankfurt/Main

Amsel, A.
Kantonale Psychiatrische Klinik, CH-8596 Münsterlingen, und Landesheilanstalt, D-6908 Wiesloch

Andersen, C.
Sektion Neurophysiologie, Universität Ulm, Oberer Eselsberg, D-7900 Ulm

Arnold, O.H., Prof. Dr.
Psychiatrische Universitätsklinik, Allgemeines Krankenhaus der Stadt Wien, Lazarettgasse 14, A-1097 Wien

Aschauer, H.
Psychiatrische Universitätsklinik, Lazarettgasse 14, A-1090 Wien

Bauer, J.
Zentrum der Psychiatrie, Johann-Wolfgang-Goethe-Universität, Heinrich-Hoffmann-Str. 10, D-6000 Frankfurt/Main 71

Baumann, P., Priv.-Doz. Dr. med.
Clinique Psychiatrique Hôpital de Cery (Universität Lausanne), CH-1008 Prilly

Bellaire, W., Dr. med.
Universitäts-Nervenklinik – Psychiatrie –, LKH-Gebäude, D-6650 Homburg/Saar

Berners, I.
Psychiatrische Klinik der Universität Düsseldorf, Bergische Landstraße 2, D-4000 Düsseldorf 12

Blecha, H.
Institut für Medizinische Chemie und Biochemie, Universität Innsbruck, und Zentralinstitut für Bluttransfusion und Immunologische Abteilung, Universitätsklinik Innsbruck, Universitätsklinik für Psychiatrie, Anichstraße 35, A-6020 Innsbruck

Bochnik, H.J., Prof. Dr. med.
Zentrum der Psychiatrie, Johann-Wolfgang-Goethe-Universität, Heinrich-Hoffmann-Str. 10, D-6000 Frankfurt/Main 71

Bogarts, B., Dr. med.
Rheinische Landesklinik – Psychiatrische Klinik der Universität Düsseldorf, Bergische
Landstraße 2, D-4000 Düsseldorf 12

Böning, J., Prof. Dr.
Psychiatrische Klinik der Universität, Füchsleinstraße 15, D-8700 Würzburg

Burger, L.
Institut für Gerichtliche Psychologie und Psychiatrie der Universität des Saarlandes und
Universitäts-Nervenklinik – Psychiatrie –, D-6650 Homburg/Saar

Carls, W.
Institut für Gerichtliche Psychologie und Psychiatrie der Universität des Saarlandes und
Universitäts-Nervenklinik – Psychiatrie –, D-6650 Homburg/Saar

Caspar, F.M., Dipl.-Psych.
Psychologisches Institut der Universität Bern, Gesellschaftsstraße 49, CH-3012 Bern

Cumin, R.
Pharmazeutische Forschungsabteilung, Fa. Hoffmann-La Roche & Cie. AG,
CH-4002 Basel

Debus, G.
Institut für Psychologie I, Universität Würzburg, Domerschulstraße 13, D-8700 Würzburg

Demisch, K., Priv.-Doz. Dr. med.
Zentrum der Psychiatrie, Johann-Wolfgang-Goethe-Universität, Heinrich-Hoffmann-
Str. 10, D-6000 Frankfurt/Main 71

Demisch, L., Priv.-Doz. Dr. med.
Zentrum der Psychiatrie, Johann-Wolfgang-Goethe-Universität, Heinrich-Hoffmann-
Str. 10, D-6000 Frankfurt/Main 71

Diekmann, V., Dr. rer. nat.
Sektion Neurophysiologie, Universität Ulm, Oberer Eselsberg, D-7900 Ulm

Duka, T.
Neuropsychopharmakologie der Schering AG Berlin, Postfach 650311, D-1000 Berlin 65

Eibl-Eibesfeldt, I., Prof. Dr.
Forschungsstelle für Humanethologie am Max-Planck-Institut für Verhaltensphysiologie,
D-8131 Seewiesen b. Starnberg

Engelmeier, M.P., Prof. Dr. med.
Klinik für allgemeine Psychiatrie, Rheinische Landes- und Hochschulklinik,
Hufelandstraße 55, D-4300 Essen 1

Erdmann, G.
Institut für Psychologie I, Universität Würzburg, Domerschulstraße 13, D-8700 Würzburg

Fähndrich, E., Prof. Dr. med.
Psychiatrische Klinik und Poliklinik und Institut für Neuropsychopharmakologie der
Freien Universität Berlin, Ulmenallee 30, D-1000 Berlin 19

Fill, H.
Universitätsklinik für Psychiatrie, Anichstraße 35, A-6020 Innsbruck

Fleischhacker, W.W., Dr. med.
Psychiatrische Klinik der Universität, Anichstraße 35, A-6020 Innsbruck

Fleischhauer, J., Dr. med.
Kantonale Psychiatrische Klinik, CH-4915 St. Urban

Franzen, U., Dr. rer.nat.
Fachbereich Psychologie der Universität Marburg, Gutenbergstr. 18,
D-3550 Marburg/Lahn

Frech, M.M.
Sektion Neurophysiologie, Universität Ulm, Oberer Eselsberg, D-7900 Ulm

Fuchs, D., Dr. med.
Institut für Medizinische Chemie und Biochemie, Universität Innsbruck, und Zentral-
institut für Bluttransfusion und Immunologische Abteilung, Universitätsklinik Innsbruck,
Universitätsklinik für Psychiatrie, Anichstraße 35, A-6020 Innsbruck

Fuchs, G., Dr. med.
Psychiatrische Klinik und Poliklinik der Universität Würzburg, Füchsleinstraße 15,
D-8700 Würzburg

Fünfgeld, E.W., Prof. Dr. med.
Weintrautstraße 10, D-3550 Marburg/Lahn

Gebhart, P.
Zentrum der Psychiatrie, Johann-Wolfgang-Goethe-Universität, Heinrich-
Hoffmann-Str. 10, D-6000 Frankfurt/Main 71

Gerbaldo, H.
Zentrum der Psychiatrie, Johann-Wolfgang-Goethe-Universität, Heinrich-
Hoffmann-Str. 10, D-6000 Frankfurt/Main 71

Gerken, A.
Psychiatrische Klinik der Universität Mainz, Langenbeckstraße 1, D-6500 Mainz

Grözinger B., Dr. rer. nat.
Sektion Neurophysiologie, Universität Ulm, Oberer Eselsberg, D-7900 Ulm

Grünberger, J., Prof. Dr.
Bereich für klinische Psychodiagnostik, Psychiatrische Universitätsklinik Wien,
Lazarettgasse 14, A-1090 Wien

Haefely, W., Prof. Dr. med.
Pharmazeutische Forschungsabteilung, Fa. Hoffmann-La Roche & Cie. AG,
CH-4002 Basel

Halbach, M., Dr. med. Dr. rer. nat.
Psychiatrische Klinik der Universität Düsseldorf, Bergische Landstraße 2,
D-4000 Düsseldorf

Haller, R.
Landes-Nervenkrankenhaus Valduna, A-6830 Rankwell

Haug, H.-J.
Psychiatrische Klinik und Poliklinik und Institut für Neuropsychopharmakologie der
Freien Universität Berlin, Ulmenallee 30, D-1000 Berlin 19

Hausen, A.
Institut für Medizinische Chemie und Biochemie, Universität Innsbruck, und Zentral-
institut für Bluttransfusion und Immunologische Abteilung, Universitätsklinik Innsbruck
Universitätsklinik für Psychiatrie, Anichstraße 35, A-6020 Innsbruck

Heldermann, J.H.
Renal Immunology Laboratory, University of Texas Health Science Center at Dallas

Hengesch, G.
Institut für Gerichtliche Psychologie und Psychiatrie der Universität des Saarlandes und
Universitäts-Nervenklinik – Psychiatrie –, D-6650 Homburg/Saar

Herberger, B.
Psychiatrische Klinik rechts der Isar der Technischen Universität München, Möhlstraße 26,
D-8000 München 80

Herzog, M.
Max-Planck-Institut für Psychiatrie, Kraepelinstraße 2, D-8000 München 40

Hinterhuber, H., Univ.-Doz. Dr.
Universitätsklinik für Psychiatrie, Anichstraße 35, A-6020 Innsbruck

Hoeffe, P.
Abteilung für Kinder- und Jugendpsychiatrie, Rheinische Landesklinik Düsseldorf,
Psychiatrische Klinik der Universität, Bergische Landstraße 2,
D-4000 Düsseldorf 12

Holsboer, F.
Psychiatrische Klinik der Universität Mainz, Langenbeckstraße 1, D-6500 Mainz

Holst, D. von, Prof. Dr. med.
Universität Bayreuth, Universitätsstr. 30, D-8580 Bayreuth

Hopf, S., Dr. med.
Max-Planck-Institut für Psychiatrie, Kraepelinstraße 2, D-8000 München 2

Huber, G.
Universitätsnervenklinik – Psychiatrie –, D-6650 Homburg/Saar

Jaekel, J., Dr.
ZNS-Forschung, Biologie-Department, Ciba-Geigy AG, CH-4002 Basel, K-126-3.64,
privat Im Stigler 30, CH-4312 Magden/AG

Janke, W., Prof. Dr. med.
Institut für Psychologie I, Universität Würzburg, Domerschulstraße 13, D-8700 Würzburg

Kiesling-Muck, H.
Institut für Gerichtliche Psychologie und Psychiatrie der Universität des Saarlandes, und
Universitäts-Nervenklinik – Psychiatrie –, D-6650 Homburg/Saar

Kissling, W.
Psychiatrische Klinik rechts der Isar der Technischen Universität München, Möhlstr. 26,
D-8000 München 80

Kleine, T.O., Prof. Dr. med.
Funktionsbereich Neurochemie im Zentrum für Nervenheilkunde der Universität Marburg,
D-3550 Marburg/Lahn

Klempel, K., Dr. med.
Psychiatrisches Krankenhaus Marburg, Cappeler Straße 98, D-3550 Marburg/Lahn

Koinig, G.
Psychiatrische Universitätsklinik, Lazarettgasse 14, A-1090 Wien

König, P., Prim. Dr.
Landesnervenkrankenhaus Valduna, A-6830 Rankweil

Kornhuber, H.H., Prof. Dr. med. Dr. h.c.
Abteilungen für Neurologie und Organische Chemie 1 der Universität Ulm,
Steinhövelstraße 9, 7900 Ulm, und Sektion Neurophysiologie, Universität Ulm,
Oberer Eselsberg, D-7900 Ulm

Kornhuber, J., Dr. med.
Abteilungen für Neurologie und Organische Chemie 1 der Universität Ulm,
Steinhövelstraße 9, D-7900 Ulm

Kornhuber, M.E., cand. med.
Abteilungen für Neurologie und Organische Chemie 1 der Universität Ulm,
Steinhövelstraße 9, D-7900 Ulm

Küfferle, B., Dr. med. (Oberarzt)
Psychiatrische Universitätsklinik, Allgemeines Krankenhaus der Stadt Wien,
Lazarettgasse 14, A-1097 Wien

Kuhn, R., Prof. Dr. med.
Kantonale Psychiatrische Klinik, CH-8596 Münsterlingen, und Landesheilanstalt,
D-6908 Wiesloch

Kulow, T.
Psychiatrische Klinik der Universität Düsseldorf, Bergische Landstraße 2,
D-4000 Düsseldorf

Laakmann, G., Dr. med. (Oberarzt)
Psychiatrische Klinik der Universität München, Nußbaumstraße 7, D-8000 München 2

Lange, H.
Psychiatrische Klinik der Universität Düsseldorf, Bergische Landstraße 2,
D-4000 Düsseldorf

Langer, G.
Psychiatrische Universitätsklinik, Lazarettgasse 14, A-1090 Wien

Lauter, H., Prof. Dr. med.
Psychiatrische Klinik rechts der Isar der Technischen Universität München, Möhlstraße 26,
D-8000 München 80

Laux, G., Dr. med. Dipl.-Psych.
Psychiatrisches Landeskrankenhaus Weinsberg, D-7102 Weinsberg

Lehmann-Horn, F.
Psychiatrische Klinik rechts der Isar der Technischen Universität München, Möhlstraße 26,
D-8000 München 80

Lensch, K.
Psychiatrische Klinik und Poliklinik der Universität Würzburg, Füchsleinstraße 15,
D-8700 Würzburg

Linzmayer, L.
Psychiatrische Universitätsklinik, Allgemeines Krankenhaus der Stadt Wien,
Lazarettgasse 14, A-1097 Wien

Lodemann, E.
Klinik für allgemeine Psychiatrie, Rheinische Landes- und Hochschulklinik,
Hufelandstraße 55, D-4300 Essen 1

Lücht-Eisenbach, I.
Psychiatrische Klinik der Universität Düsseldorf, Bergische Landstraße 2,
D-4000 Düsseldorf

Maier, W.
Psychiatrische Klinik der Universität Mainz, Langenbeckstraße 1, D-6500 Mainz

Martin, J.R.
Pharmazeutische Forschungsabteilung, Fa. Hoffmann-La Roche & Cie. AG,
CH-4002 Basel

Milech, W.
Psychiatrische Klinik und Poliklinik der Universität Würzburg, Füchsleinstraße 15,
D-8700 Würzburg

Möller, H.J., Prof. Dr. med.
Psychiatrische Klinik rechts der Isar der Universität München, Möhlstraße 26,
D-8000 München 80

Motomura, K., Dr. med.(Chefarzt)
Psych. Klinik, KITANO-Hospital, 3-13 Kamiyama-Chiyo-Kita-Ku, 530 Osaka/Japan

Muigg, W.
Institut für Medizinische Chemie und Biochemie, Universität Innsbruck, und Zentral-
institut für Bluttransfusion und immunologische Abteilung, Universitätsklinik Innsbruck,
Universitätsklinik für Psychiatrie, Anichstraße 35, A-6020 Innsbruck

Müldner, H., Dr. med.
Kantonale Psychiatrische Klinik, CH-8596 Münsterlingen, und Landesheilanstalt,
D-6908 Wiesloch

Müller, E.
Fachbereich Psychologie der Universität Marburg, D-3550 Marburg/Lahn

Müller, U., Dr. rer. soc., Dipl.-Sozialwirt,
Forschungsstelle für psychiatrische Soziologie der Psychiatrischen Klinik der Universität
Düsseldorf – Rheinische Landesklinik, Bergische Landstraße 2, D-4000 Düsseldorf 12

Nau, H.E.
Klinik für allgemeine Psychiatrie, Rheinische Landes- und Hochschulklinik,
Hufelandstraße 55, D-4300 Essen 1

Neher, K.D., Dr. med.
Sektion Neurophysiologie, Universität Ulm, Oberer Eselsberg, D-7900 Ulm

Neulinger, E.
Psychiatrische Klinik der Universität München, Nußbaumstraße 7, D-8000 München 2

Neumann, R.
Universitätsklinik für Psychiatrie, Anichstraße 35, A-6020 Innsbruck

Nickelsen, T.
Zentrum der Inneren Medizin, Abteilung für Endokrinologie, Johann-Wolfgang-Goethe-Universität, D-6000 Frankfurt/Main

Nitsch, J.
Sektion Neurophysiologie, Universität Ulm, Oberer Eselsberg, D-7900 Ulm

Olbrich, H.M., Dr. med.
Rheinische Landes- und Hochschulklinik, Abteilung für allgemeine Psychiatrie, Hufelandstraße 55, D-4300 Essen 1

Philipp, M., Dr. med.
Psychiatrische Klinik der Universität Mainz, Langenbeckstraße 1, D-6500 Mainz

Ploog, D., Prof. Dr. med.
Max-Planck-Institut für Psychiatrie, Kraepelinstraße 2 und 10, D-8000 München 40

Pöldinger, W., Prof. Dr. med.
Chefarzt der Kantonalen psychiatrischen Klinik, CH-9500 Wil/St. Gallen

Reibnegger, G.
Institut für Medizinische Chemie und Biochemie, Universität Innsbruck, und Zentralinstitut für Bluttransfusion und Immunologische Abteilung, Universitätsklinik Innsbruck, Universitätsklinik für Psychiatrie, Anichstraße 35, A-6020 Innsbruck

Reimer, F., Prof. Dr. med.
Psychiatrisches Landeskrankenhaus Weinsberg, D-7102 Weinsberg

Reinhard, H.G., Dr. Dr.
Abteilung für Kinder- und Jugendpsychiatrie, Rheinische Landesklinik Düsseldorf, Psychiatrische Klinik der Universität, Bergische Landstraße 2, D-4000 Düsseldorf 12

Renfordt, E., Dr. med.
Psychiatrische Klinik und Poliklinik und Institut für Neuropsychopharmakologie der Freien Universität Berlin, Ulmenallee 30, D-1000 Berlin 19

Resch, F.
Psychiatrische Universitätsklinik, Lazarettgasse 14, A-1090 Wien

Riccabona, G., Prof. Dr.
Universitätsklinik für Nuklearmedizin Innsbruck, Anichstraße 35, A-6020 Innsbruck

Rommelspacher, H., Prof. Dr.
Psychiatrische Klinik und Poliklinik und Institut für Neuropsychopharmakologie der Freien Universität Berlin, Ulmenallee 30, D-1000 Berlin 19

Rosenschon, A.
Abteilung für Kinder- und Jugendpsychiatrie, Rheinische Landesklinik Düsseldorf, Psychiatrische Klinik der Universität, Bergische Landstraße 2, D-4000 Düsseldorf 12

Rösler, M., Dr. med.
Institut für Gerichtliche Psychologie und Psychiatrie der Universität des Saarlandes,
D-6650 Homburg/Saar

Rössler, H., Dr. med.
Universitätsklinik für Psychiatrie, Anichstraße 35, A-6020 Innsbruck

Rush, A.J.
Affective Disorders Unit, Department of Psychiatry, University of Texas Health Science
Center at Dallas

Saletu, B., Prof. Dr. med.
Psychiatrische Universitätsklinik Wien, Währinger Gürtel 74–76, A-1090 Wien

Scherb, W.
Sektion Neurophysiologie, Universität Ulm, Oberer Eselsberg, D-7900 Ulm

Schmidt, C.
Psychiatrisches Krankenhaus Marburg, Cappeler Straße 98, D-3550 Marburg/Lahn

Schönbeck, G., Dr. med.
Psychiatrische Universitätsklinik, Lazarettgasse 14, A-1090 Wien

Schönitzer, D.
Institut für Medizinische Chemie und Biochemie, Universität Innsbruck, und Zentral-
institut für Bluttransfusion und Immunologische Abteilung, Universitätsklinik Innsbruck,
Universitätsklinik für Psychiatrie, Anichstraße 35, A-6020 Innsbruck

Schubert, M.
Landesnervenkrankenhaus Hall/Tirol

Sieghart, W., Univ.-Doz. Dr.
Psychiatrische Universitätsklinik, Währinger Gürtel 74–76, A-1090 Wien

Steiger, A.
Psychiatrische Klinik der Universität Mainz, Langenbeckstraße 1, D-6500 Mainz

Strauß, S.
Psychiatrische Klinik und Poliklinik und Institut für Neuropsychopharmakologie der
Freien Universität Berlin, Ulmenallee 30, D-1000 Berlin 19

Stuppäck, C., Dr. med.
Universitätsklinik für Psychiatrie, Anichstraße 35, A-6020 Innsbruck, Arbeitsgruppe
Biologische Psychiatrie, und Landesnervenkrankenhaus Hall/Tirol

Tegeler, J., Dr. med.
Psychiatrische Klinik der Universität Düsseldorf, Bergische Landstraße 2,
D-4000 Düsseldorf 12

Ulmar, G., Priv.-Doz. Dr. med.
Psychiatrisches Landeskrankenhaus, Postfach 1420, D-6908 Wiesloch

Unkell, B.
Funktionsbereich Neurochemie im Zentrum für Nervenheilkunde der Universität Marburg,
D-3550 Marburg/Lahn

Wachter, H.
Institut für Medizinische Chemie und Biochemie, Universität Innsbruck, und Zentral-
institut für Bluttransfusion und Immunologische Abteilung, Universitätsklinik Innsbruck,
Universitätsklinik für Psychiatrie, Anichstraße 35, A-6020 Innsbruck

Weber, E.
Universitätsklinik für Psychiatrie, Anichstraße 35, A-6020 Innsbruck

Westphal, K.P., Dr. med.
Sektion Neurophysiologie, Universität Ulm, Oberer Eselsberg, D-7900 Ulm

Wittmann, M.
Psychiatrische Klinik der Universität München, Nußbaumstraße 7, D-8000 München 2

Zerbin, D.
Rheinische Landes- und Hochschulklinik, Abteilung für allgemeine Psychiatrie,
Hufelandstraße 55, D-4300 Essen 1

Zettlmeißl, H., Dipl.-Chem.Abteilungen für Neurologie und Organische Chemie 1 der
Universität Ulm, Steinhövelstraße 9, D-7900 Ulm

Inhaltsverzeichnis

**Teil 3
Zur Biologie der Schizophrenie**

**Teil 6
Psychopharmaka**

Teil 1
Emotions- und Kommunikationsforschung

Ein neuroethologisches Konzept der Emotionen und der sozialen Kommunikation

D. Ploog

Unser Symposium über Emotions- und Kommunikationsforschung behandelt ein Thema, das gewöhnlich auf Psychologiekongressen abgehandelt wird. Merkwürdigerweise spielt die Emotions- und Kommunikationsforschung in der Psychiatrie kaum eine Rolle, obwohl wir täglich Störungen der Emotionalität und Störungen in den zwischenmenschlichen Beziehungen beobachten. Zwar werden Emotionen und Stimmungen in Fremdbeurteilungs- und Selbstbeurteilungsskalen metrisch erfaßt und zur Syndrom- und Verlaufsanalyse benutzt; auch Störungen der Kommunikation finden ihren meist deskriptiven Niederschlag, soweit sie Denken und Psychomotorik betreffen. Doch bleiben diese Bemühungen an den Phänomenen als diagnostische Hilfsmittel hängen. Der biologisch eingestellte Psychiater sieht die Emotionen global im limbischen System und in abhängigen Hirnstrukturen lokalisiert, von Neurotransmittern gesteuert und durch Psychopharmaka beeinflußbar. Bestimmte Emotionen, z. B. der depressive Affekt, sind Leitsymptome für die Behandlung, deren Ziel das Äquilibrium der Emotionen ist. Der biologische Zweck oder die biologische Funktion der Emotionen wird nicht hinterfragt.

Unter ethologischem Aspekt werden die Emotionen in ihrem naturgeschichtlichen Zusammenhang, d. h. unter dem Gesichtspunkt der Evolution der Lebewesen, betrachtet. Sie haben eine konstitutive Funktion im Verhaltenssystem eines Lebewesens. Wo liegen die Ursprünge der Emotionen, welche Funktion und welchen Anpassungswert haben sie? Gibt es Grund zu der Annahme, daß sich die Emotionen im Laufe der Artenentfaltung vom Einfachen zum zunehmend Komplexen entwickelt haben? Sind Emotionen angeboren oder müssen sie erlernt werden? Für den Neuroethologen stellen sich diese Fragen unter dem vergleichend-evolutionären Aspekt der neuronalen Mechanismen des Verhaltens, insbesondere des angeborenen Verhaltens und seiner adaptiven Plastizität. Emotionen sind in dieser Betrachtungsweise Produkte von Subsystemen des zentralen Nervensystems.

Um die Herkunft der Emotionen unter neuroethologischen Aspekten besser zu verstehen, müssen wir zunächst von ihrer sprachlichen Benennung absehen. Worte sind ein Abglanz und nur mittelbar geeignet, ein Gefühl zu beschreiben oder hervorzurufen. Die Wirkung der Worte ist indirekt im Vergleich zum psychomotorischen Ausdruck durch Mimik, Stimme und durch den übrigen Körper. Wie wir sehen werden, ist es auch biologisch plausibel, daß Worte nicht das vermögen, was der Ausdruck unmittelbar erreicht. Verfügen dann also Lebewesen, die kein Mitteilungssystem im Sinne unserer Sprache, wohl aber ein Signalsystem von Ausdrucksformen haben, über Emotionen? Mit Darwin muß man dies auch heute uneingeschränkt bejahen. Der Mensch kann zwar die Emotionen von Tieren nicht nachempfinden, da er ja schon die seines eigenen Artgenossen nur durch

Empathie (Einfühlung durch Reaktivierung eigenen Erlebens) erfassen kann; er kann aber in Analogie zu seinem eigenen Erleben von Emotionen und aus der Erfahrung mit Tieren in verschiedensten Situationen Rückschlüsse auf die tierische Emotionalität ziehen, wenn er deren Ausdruck gut beobachtet. Im Grunde ist der erwachsene Mensch auch bei seinen Säuglingen allein auf den Ausdruck der Emotionen angewiesen; lediglich die gemeinsame genetische Ausstattung bedingt die schärfere Erfassung angeborener Ausdrucksformen der eigenen Spezies und macht den unmittelbaren (nichtsprachlichen) Rückschluß auf die zugehörigen Emotionen möglich (Ploog 1980).

Dieses Symposium handelt mit Ausnahme des letzten Beitrags von Tieren, genauer vom grünen Leguan (Iguana iguana), vom Spitzhörnchen (Tupaja glis) und 2 subhumanen Primatenarten, dem Totenkopfaffen (Saimiri sciureus) und dem Rhesusaffen (Macaca mulatta). Auch im letzten Beitrag wird der Mensch als Homo sapiens, als Spezies, unter ethologischen Gesichtspunkten betrachtet.

In meinem Beitrag will ich mich mit der Frage beschäftigen, welche Funktion die Emotionen haben und in welcher Weise sie mit der (nichtverbalen) sozialen Kommunikation zusammenhängen.

Folgendes Beispiel soll in diese Fragestellung einführen: Abbildung 1 zeigt einen grünen Leguan, eine gesellige Echse, die in hierarchisch organisierten Gruppenverbänden lebt. Das ranghöchste Tier ist an seinem weiß gefärbten Kopf erkennbar, der deutlich heller als die übrigen Köpfe der Gruppenmitglieder ist. Verliert das Alphatier in einem Kampf seinen ranghöchsten Platz, so verliert es auch seine helle Farbe; Kopf und Körper werden innerhalb von Minuten bräunlich. Mit dem Statusverlust ändert sich auch sein Sozialverhalten drastisch.

Der grüne Leguan besitzt ein verhältnismäßig kleines Verhaltensrepertoire; darunter sind einige Verhaltensweisen, die als soziale Signale wirken, die also eine Nachricht für den Empfänger enthalten. Dies erkennt man daran, daß das Verhalten des Signalempfängers, oft in vorhersagbarer Weise, beeinflußt wird. Das auffälligste Signal ist in Abb. 1 dargestellt. Es besteht aus einer stereotyp ablaufenden Serie von Kopfnickbewegungen, die in Amplitude, Frequenz und Zeitver-

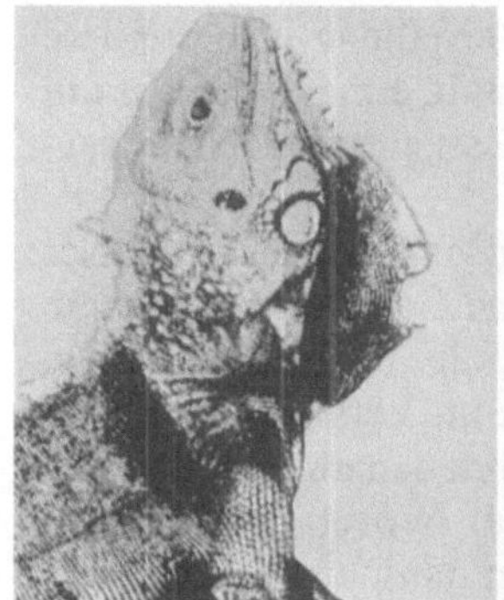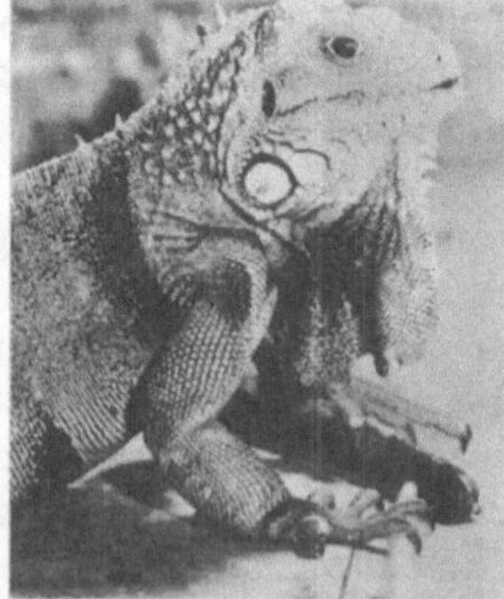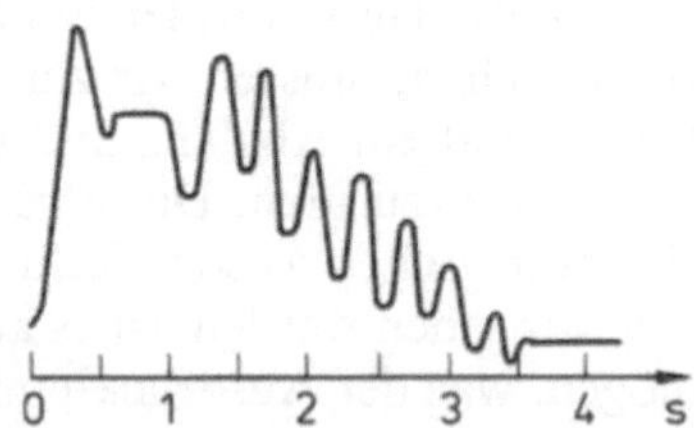

Abb. 1. Das Kopfnicken des grünen Leguans ist eine Instinktbewegung, die die Funktion eines sozialen Signals hat. Der weiße Kopf ist ein „Rangabzeichen". Beginn des Nickens oben, Ende des Nickens unten. Die Kurve zeigt den Amplituden-Frequenz- und Zeitverlauf des Signals. (Nach Ploog 1970)

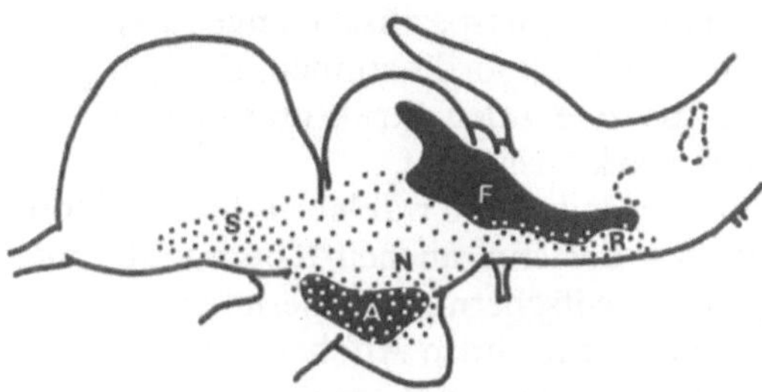

Abb. 2. Schema des Leguangehirns im Sagittalschnitt. *F* Zone der Fluchtauslösung im Tectum. *A* Zone der Aggressionsauslösung im Hypothalamus, *N* axiale Drehbewegungen und Heben des Vorderkörpers im ventralen Thalamus, *S* Septum; *R* Raphe, *gepunktete Fläche:* starke Erregung. (Nach Distel 1973)

lauf invariant sind. Das Signal wird in verschiedenen kompetitiven sozialen Situationen benutzt, kann aber auch ohne erkennbare auslösende Reize ablaufen. Es ist möglich, dieses soziale Signal durch elektrische Hirnreizung auszulösen (Distel 1973, 1976; Ploog 1970).

Aus dem Beispiel erkennt man, daß es eine Klasse von Signalen gibt, die – wie der helle Kopf – eine lange Zeit überdauern können und wie Rangabzeichen wirken; man nennt sie Metasignale (Altmann 1962). Der Farbwechsel nach Rangverlust zeigt an, daß durchgreifende hormonale und vegetative Veränderungen stattfinden, wodurch das Tier in eine andere zentralnervöse Stimmung oder Disposition gerät. Mit dieser Änderung tritt ein anderer Motivationszustand ein, in dem sich die gesamte Handlungsbereitschaft ändert. Dies bedeutet, daß das Tier von allen ihm möglichen Verhaltensweisen nur einen Teil benutzen kann oder – anders ausgedrückt – nur für bestimmte Verhaltensweisen, z. B. zur Flucht, motiviert ist. Kopfnicken kommt z. B. in Fluchtstimmung oder Unterlegenheitsstimmung nicht vor.

Das Kopfnicken ist ein phylogenetisch sehr altes soziales Signal. Man sieht es auch bei einem sog. lebenden Fossil der Evolution, der neuseeländischen Brückenechse, von der man annimmt, daß sie sich während 150 Mio. Jahren nicht geändert hat. Das Kopfnicken ist eine Erbkoordination, eine Instinktbewegung im Sinne von Lorenz (1937). Daß man dieses invariante Bewegungsmuster durch elektrischen Hirnreiz anstelle eines natürlichen Auslösereizes gewissermaßen abrufen kann, kennzeichnet es als motorische Schablone (Kretschmer 1971), die neuronal enkodiert ist.

Im Kommunikationsprozeß hat das soziale Signal einen Doppelaspekt: Es ist Ausdruck einer Disposition und zugleich Mitteilung an den Kommunikationspartner (Ploog u. Gottwald 1974).

Für jemanden, der sich mit dem Ausdruck menschlicher Emotionen beschäftigt, mag es abwegig sein, das Kopfnicken des Leguans als Affektausdruck zu begreifen. Es genügt zunächst auch, das Kopfnicken als Instinktbewegung zu klassifizieren und festzuhalten, daß es Instinktbewegungen sind, die zur Kommunikation benutzt werden. Machen wir jetzt einen großen Sprung in der Evolutionsgeschichte und beobachten das kommunikative Verhalten der Affen. Mimik und Stimme, topographisch und funktionell eng beieinander, dominieren. Die peripheren Strukturen, mit denen die Signale erzeugt werden – der Kehlkopf und die Gesichtsmuskulatur –, haben sich außerordentlich verfeinert. Damit ist die Zahl der möglichen Signale und mithin auch die Ausdrucksfähigkeit enorm gestiegen. Trotz dieses angewachsenen Reichtums der Kommunikationsmittel handelt es sich bei den vokalen und mimischen Signalen um artspezifische angeborene Bewegungsweisen, um Instinktbewegungen oder Erbkoordinationen. Den peripheren Strukturen entsprechend sind auch die zerebralen Strukturen, die für die Kommunikationsprozesse zuständig sind, stark ausgebaut.

Diesen Strukturen wollen wir uns jetzt zuwenden und wählen als Pars pro toto die zentralnervöse motorische Organisation der stimmlichen Kommunikation. Der Totenkopfaffe ist das Modell. Wer diese zwitschernden, trillernden, piepsenden, quakenden, schnarrenden, knurrenden, schreienden Äffchen gehört und in ihren sozialen Interaktionen beobachtet hat, wird keinen Augenblick daran zweifeln, daß die Vokalisationen dieser Tiere sehr differenzierte Ausdrücke von Emotionen sind. Gleichzeitig sind die verschiedenen Laute Signale, auf die die Artgenossen reagieren (Ploog 1974).

Wie beim Leguan können wir auch beim Affen sämtliche natürlicherweise vorkommenden Lautmuster – dokumentierbar in Lautspektrogrammen – durch elektrische Hirnreize auslösen, und zwar verschiedene Lautgruppen in verschiedenen subkortikalen Hirnregionen (Jürgens u. Ploog 1970). Wie das Kopfnicken des Leguans sind auch diese Lautmuster Erbkoordinationen. Der isoliert aufgezogene Affe, der nie einen arteigenen Laut vernommen hat, produziert das vokale Repertoire seiner Spezies schon während der ersten Tage seines Lebens (Winter et al. 1973) und reagiert auch darauf (s. Beitrag von S. Hopf, S. 39–45

In Abb. 3 sind auf einem Sagittalschnitt sämtliche Hirnstrukturen schwarz eingezeichnet, bei deren elektrischer Reizung arteigene Laute ausgelöst werden können (Jürgens u. Ploog 1976). Auf die Zuordnung einzelner Lautgruppen zu bestimmten Hirnstrukturen ist in dieser Darstellung verzichtet worden. Wir kommen mit einem Beispiel auf die Lokalisationsfrage zurück. Die Hirnstrukturen, in denen Vokalisationen ausgelöst werden können, ziehen von orbitofrontalen und temporalen durch Zwischenhirnstrukturen in Mittelhirn und Brücke. Wesentliche Teile des limbischen Systems und mit ihm verbundene nachgeordnete

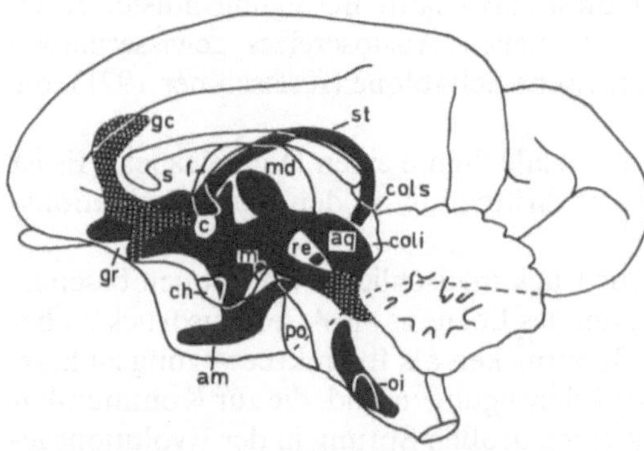

Abb. 3. Schema eines Totenkopfaffengehirns im Sagittalschnitt mit sämtlichen vokalisationsauslösenden Hirnstrukturen (schwarz). *Gepunktete Flächen:* vorderer limbischer Cortex; primäre Vokalisationsarea im Mittelhirn (s. Text). (Nach Jürgens u. Ploog 1976)

gc	Gyrus cinguli
s	Septum
f	Fornix
gr	Gyrus rectus
md	Nucleus medialis dorsalis thalami
st	Stria terminalis
cols	Colliculus superior
aq	Substantia grisea centralis
c	Corpus callosum
re	Formatio reticularis tegmenti
ch	Chiasma
oi	Nucleus olivaris inferior
po	Griseum pontis
am	Amygdala
m	Corpus mamillare
coli	Colliculus inferior

Strukturen gehören somit zu diesem System. Aus Latenzzeitmessungen zwischen Reiz und Vokalisation sowie aus reizabhängigen vegetativen Reaktionen kann man folgern, daß es sich nicht um die direkte Auslösung von integrierten motorischen Bewegungen des Stimmbandapparates handelt, sondern um eine reizinduzierte spezifische Stimmung, die sich in der jeweiligen Vokalisation ausdrückt. Das Tier gibt uns durch seinen spezifischen Laut kund, in welchem Motivationszustand es sich befindet.

Den Motivationszustand kann man im Selbstreizversuch testen, indem das Tier die Wahlmöglichkeit erhält, sich den Hirnreiz selbst zu holen, ihn zu vermeiden oder nicht auf ihn zu reagieren. Dabei wird der Reizstrom so schwach gehalten, daß das Tier seine Wahlen trifft, ohne daß es zur Vokalisation kommt (Jürgens 1976). Auf diese Weise läßt sich der Ausdruck der Emotion – die Vokalisation – vom Motivationszustand trennen. Dies ist ein wichtiger Punkt in unserem Konzept.

Auf der Abb. sieht man 2 gepunktete Flächen. Die kaudale Area liegt im Höhlengrau des Mittelhirn-Brücken-Übergangsgebietes. Hier lassen sich auf engem Raum sehr verschiedene Lauttypen mit der kürzesten Latenz zwischen Reiz und vokaler Antwort auslösen. Eine Motivationsänderung findet dabei nicht statt. Es handelt sich um die primäre Vokalisationsarea. Wird der Hirnstamm oberhalb dieses Gebietes durchtrennt, lassen sich von hier aus dennoch arteigene Laute auslösen; wird dieses Gebiet zerstört, kann kein Laut mehr produziert werden. Dies gilt nicht nur für den Affen, sondern wahrscheinlich auch für alle lautgebenden Wirbeltiere. Reizt man Hirnstrukturen kaudal von dieser Ebene, werden unnatürliche, fraktionierte Laute ausgelöst. Die primäre Vokalisationsarea dient demnach dazu, den jeweiligen Motivationszustand an den dazugehörigen Laut zu koppeln und zur Ausführung freizusetzen. Diese Höhlengraustruktur leistet das, was in der ethologischen Theorie der angeborene Auslösemechanismus leistet (Tinbergen 1952; Eibl-Eibesfeldt 1967, 1978). Die motorische Integration des Lautmusters, die Exekution des Kommandos, wird von kaudal anschließenden Strukturen besorgt (Jürgens 1979; Ploog 1981).

Die frontal gelegene gepunktete Area betrifft den limbischen Kortex. Nur bei den Primaten hat dieser phylogenetisch alte Kortex eine Bedeutung für die Vokalisation. Wie sich aus umfangreichen autoradiographischen anatomischen Studien ergeben hat, ist dieser zinguläre Kortex nicht nur mit den motivationalen – schwarz eingezeichneten – sekundären Vokalisationsstrukturen verbunden, sondern auch direkt mit der eben erwähnten primären Vokalisationsarea. Die elektrische Reizung führt zwar zur Lautgebung, doch ist sie nicht mit Motivationsänderungen korreliert. Trainiert man Affen darauf, durch Lautgebung Futter zu erhalten, können sie diese Aufgabe nicht mehr meistern, wenn dieses Gebiet zerstört ist, während sie andere Dressuraufgaben ohne Stimmbeteiligung weiterhin beherrschen (Sutton et al. 1974; Aitken 1981). Leitet man während der Lautdressur von einzelnen Nervenzellen des zingulären Kortex ab, findet man Neurone, die ihre Entladungsfrequenz schon 200–800 ms vor der Lautantwort ändern (Sutton et al. 1978). Der Einsatz der Stimme auf einen bedingten Reiz wird damit vorbereitet. Andererseits beeinträchtigt die Läsion dieses Kortex die spontane vokale Kommunikation der Tiere untereinander nicht. Daraus ist zu folgern, daß der zinguläre Kortex eine Kontrolle über den konditionierten Einsatz der Stimme

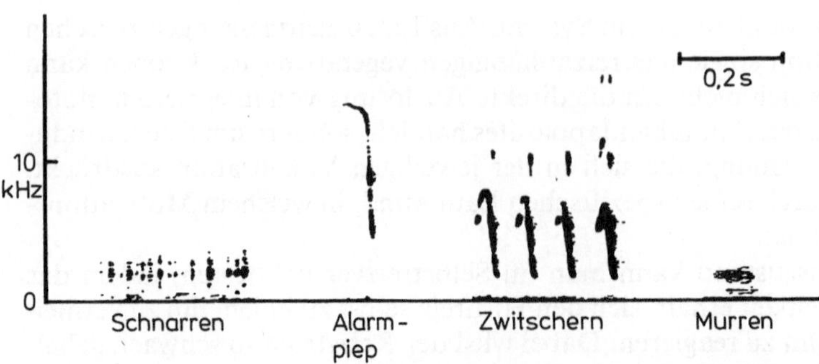

Abb. 4. Tonspektrogramme von 4 arteigenen Lauten des Totenkopfaffen, die von verschiedenen Kernen des Corpus amygdaloideum elektrisch auslösbar sind. Über die Funktion (Bedeutung) der Laute s. Text. (Nach Jürgens 1982)

ausübt. Dies ist ein wichtiger Schritt in der Evolution, denn es bedeutet, daß der vokale Ausdruck der Emotion in Abhängigkeit von einer Lernsituation kontrolliert werden kann. Beim Menschen bewirkt diese Läsion vorübergehend einen akinetischen Mutismus mit länger anhaltender Unfähigkeit, die Stimme willkürlich einzusetzen. Wenn diese Phase überwunden ist, klingt die Stimme emotionslos und flach. Die Intonation der Stimme gelingt auch willentlich nicht (Jürgens u. von Cramon 1982). Der Vergleich mit dem Parkinson-Kranken bietet sich an. Hier ist der kaudale Teil der Vokalisationsbahn betroffen (Jürgens u. Pratt 1979), so daß die primäre Vokalisationsarea nur noch reduzierte Impulse erhält.

Abschließend wollen wir die Frage nach der Lokalisierbarkeit spezifisch emotionaler Ausdrücke stellen. Ein experimentelles Beispiel muß hier für viele in anderen Hirnregionen stehen.

Von diversen Kernen des Amygdalakomplexes können 4 verschiedene distinkte Laute elektrisch ausgelöst werden, nämlich Schnarren, Alarmpiep, Zwitschern und Murren (Abb. 4). Das Schnarren ist ein Drohsignal von niederer Intensität. Es wird in sozialen Situationen der Herausforderung oder Selbstbehauptung benutzt. Das Zwitschern steckt kollektiv an und hetzt die Gruppe gegen Outsider oder Eindringlinge auf. Der Alarmpiep ist ein hoher, kurzer Pfiff, mit dem vor Luftfeinden (Raubvögeln) gewarnt wird; die Tiere bringen sich blitzschnell in Deckung. Das Murren drückt grollende Rückzugstendenzen aus, Schnarren und Zwitschern entspringen somit einer aggressiven Stimmung, Alarmpiep und Murren hingegen einer Flucht- und Rückzugsstimmung.

Alle vom Amygdalakomplex ausgelösten Laute haben eine lange Latenz (400 ms) und sind daher keine direkten motorischen Reizantworten, sondern, wie schon vorher am Beispiel von Abb. 3 erklärt, Ausdruck der reizinduzierten Stimmung bzw. Motivation.

Der Mandelkernkomplex hat 2 Efferenzen, das ventrale amygdalofugale Bündel und die Stria terminalis, die schließlich beide in der primären Vokalisationsarea konvergieren. Wird die Stria terminalis in ihrem Verlauf durch Koagulation unterbrochen, lassen sich Schnarren und Zwitschern nicht mehr von den Mandelkernen auslösen. Wird das ventrale amygdalofugale Bündel unterbrochen, verschwinden Alarmpiep und Murren (Abb. 5 und 6; Jürgens 1982).

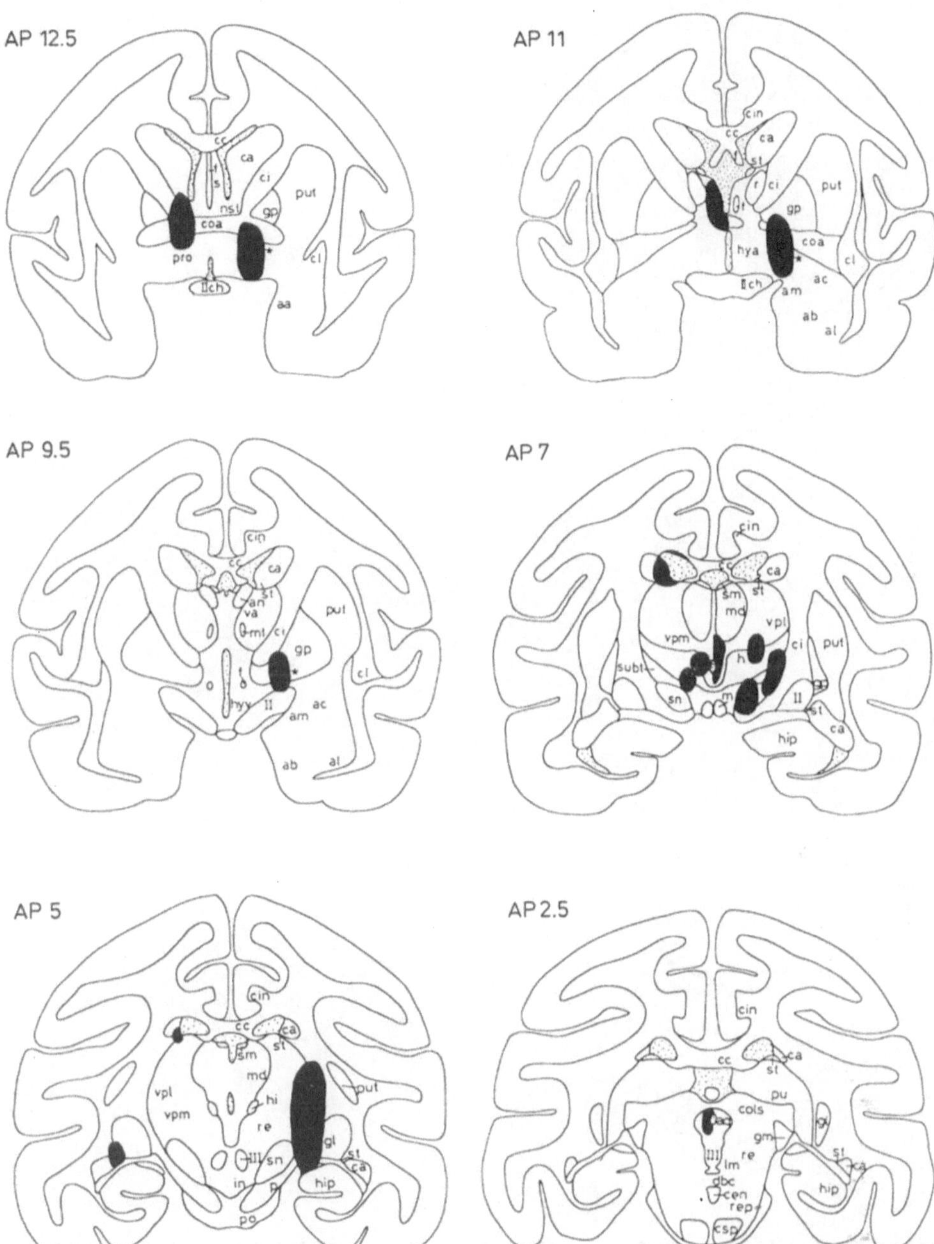

Abb. 5. Frontale Hirnschnitte des Totenkopfaffen von rostral (AP 12.5) nach kaudal (AP 2.5). Die aus Gründen der Übersichtlichkeit auf der *linken Seite* jedes Hirnschnitts dargestellten Läsionen (*schwarz*) verursachten die Auslöschung des im Mandelkern ausgelösten Schnarrens; die auf der *rechten Seite* dargestellten Läsionen blieben ineffektiv. Die effektiven Läsionen liegen im Nucleus striae terminalis (AP 12.5 und 11), im Verlauf der Stria terminalis (AP 7 und 5) und im zentralen Höhlengrau (AP 2.5). Läsionen, die das ventrale amygdalofugale Bündel betreffen (AP 12.5–9.5), waren ineffektiv. (Nach Jürgens 1982)

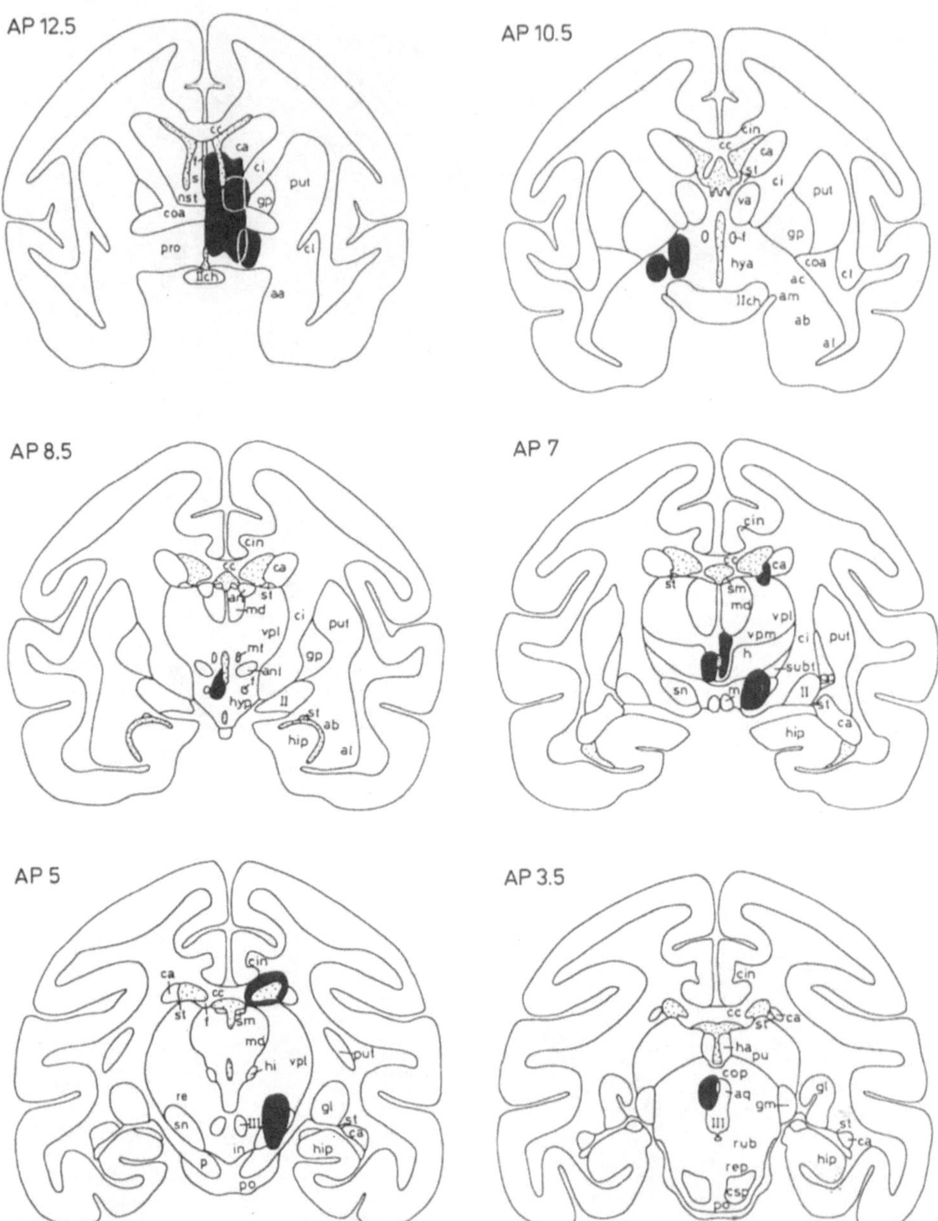

Abb. 6. Die auf der linken Seite jedes Hirnschnitts dargestellten Läsionen (schwarz) löschten den vom Mandelkern ausgelösten Alarmpiep aus, während die Läsionen auf der rechten Seite ineffektiv waren. Die effektiven Läsionen liegen in der Substantia innominata und unterbrechen das ventrale amygdalofugale Bündel (AP 10.5), im dorsomedialen Hypothalamus und in einer Zone zwischen periventrikulärem Grau und Forels Feld H (AP 8.5 und 7). Hingegen hatte die Unterbrechung der Stria terminalis (AP 7 und 5) und die Zerstörung des Nucleus striae terminalis (AP 12.5) keinen Effekt. Im Mittelhirn konnte der Alarmpiep durch eine Läsion im periaquäduktalen Grau und dem unmittelbar anschließenden Tegmentum (AP 3.5) ausgelöscht werden. (Nach Jürgens 1982)

Aus dem Experiment geht klar hervor, daß hirnlokal induzierte Erregungsmuster spezifische Stimmungen erzeugen, die durch angeborene Bewegungsmuster ihren spezifischen Ausdruck finden. Im vorliegenden Falle kontrolliert der Mandelkern über die Stria terminalis 2 spezielle emotionale Ausdrücke aus dem Bereich aggressiven Verhaltens und über das amygdalofugale Bündel 2 spezielle emotionale Ausdrücke aus dem Bereich des Schutz- und Fluchtverhaltens. Bei anderen emotionalen Ausdrücken sind andere Hirnstrukturen involviert.

Kann man nun folgern, daß eine bestimmte Emotion oder der Ausdruck dieser Emotion an einem Hirnort lokalisiert ist? Dies wäre sicherlich eine irreführende Beschreibung des zugrunde liegenden Problems. Man würde bei elektrischer Reizung des motorischen Kortex, die zu einer Bewegung des Daumens führt, auch nicht annehmen, daß die Daumenbewegung an diesem Orte lokalisiert ist. Dennoch ist der Daumen an bestimmter Stelle im Kortex repräsentiert, und seine Bewegung kann über die motorischen Bahnen durch lokale Erregungsbildung ausgelöst werden. In diesem Sinne können auch Instinktbewegungen, z. B. vokale Ausdrucksbewegungen, durch lokale Erregungsbildung in Gang gesetzt werden. Auch sie haben ihre zerebrale, nämlich (im weiteren Sinne) limbische Repräsentation. Das Gesamt dieser Repräsentation konstituiert das arttypische Verhalten, insbesondere das kommunikative Verhalten, das sich bei den Primaten v. a. in Mimik und Stimme kundtut. Am Beispiel der Funktion des vorderen limbischen Kortex läßt sich zeigen, daß es für den Ablauf von angeborenen Ausdrucksbewegungen Kontrollinstanzen gibt, die mit fortschreitender Evolution des Neokortex zunehmend dominierender und komplexer werden. Im Fall der Stimme, des feinsten emotionalen Ausdrucksmittels, ist nur dem Menschen die willentliche Kontrolle möglich, wie an der Fähigkeit zu singen deutlich wird (Ploog 1985).

Schlußfolgerungen

Da sich Menschen und Affen im Bereich des Ausdrucksverhaltens und der dazu gehörigen Anatomie und Physiologie sehr nahe stehen, muß man annehmen, daß auch beim Menschen bestimmte Emotionen durch bestimmte hirnregionale Prozesse induziert, zum Ausdruck gebracht und auch kontrolliert werden. Die Psychopathologie der Affektstörungen bekommt durch das hier skizzierte neuroethologische Konzept der Emotionen und der an die Emotionen gekoppelten nichtverbalen Kommunikationsprozesse eine neurobiologische Erklärungsgrundlage. Danach sind Emotionen die subjektiv erlebten Korrelate von Ausdrucksbewegungen. Ausdrucksbewegungen sind angeborene Bewegungsweisen im Sinne der Erbkoordinationen. Sie dienen der sozialen (nichtverbalen) Kommunikation oder, wie man auch sagen kann, der innerartlichen Verständigung. Beim Menschen geraten die Ausdrucksbewegungen stark, wenn auch nicht gänzlich, unter die Willkürkontrolle. Angeborene Bewegungsmuster können auch willkürlich zur Kommunikation eingesetzt werden. Affektstörungen können entsprechend diesem neuroethologischen Konzept auf verschiedene Weise entstehen: 1) Die hirnregionalen Prozesse, die Emotionen hervorrufen, sind gestört. Damit sind auch die Ausdrucksbewegungen und somit die sozialen Kommunikationsprozesse gestört. 2) Die hirnregionalen Prozesse, die Emotionen induzieren, sind von den zugehörigen, im Mittelhirn ausgelösten Ausdrucksbewegungen entkoppelt. Das Resultat ist wiederum eine Störung der sozialen Kommunikation. 3) Die Willkürkontrolle über die Ausdrucksbewegungen versagt. Damit werden die konventionellen Kommunikationsmuster gestört, und der bare Affekt tritt im Ausdruck hervor. 4) Schließlich ist es in diesem Schema denkbar, daß die Willkürkontrolle über die regionalen Prozesse, die Emotionen induzieren, versagt, so daß diese ungebremst auf die Ausdrucksmotorik durchschlagen. Für alle 4 Störungsmodi ließen sich klinische Beispiele anführen.

Eine Theorie der Affektstörungen und affektiven Erkrankungen im Sinne der erklärenden Psychopathologie (Jaspers 1923) steht bis heute aus. Die funktionale Topographie psychischer Prozesse, die in einer solchen Theorie eine Rolle spielen müßte, wird im Bereich der Affektivität kaum in Erwägung gezogen. Die Neuroethologie kann hier experimentelle Beiträge leisten, die theoriefördernd sind.

Literatur

Aitken PG (1981) Cortical control of conditioned and spontaneous vocal behavior in rhesus monkeys. Brain Lang 13:171–184

Altmann SA (1962) A field study of the socio-biology of rhesus monkeys, Macaca mulatta. Ann NY Acad Sci 102:338–435

Darwin C (1872) The expression of emotions in man and animals. Murray, London

Distel H (1973) Die Auslösbarkeit von Verhaltensreaktionen durch elektrische Hirnreizung bei Iguana iguana L., Reptilia. Dissertation, Fakultät für Biologie, Universität München

Distel H (1976) Behavior and electrical brain stimulation in the green Iguana, Iguana iguana L. Brain Behav Evol 13:421–450

Eibl-Eibelsfeldt I ([1]1967, [5]1978) Grundriß der vergleichenden Verhaltensforschung. Ethologie. Piper, München

Jaspers K (1923) Allgemeine Psychopathologie, 3. Aufl. Springer, Berlin

Jürgens U (1976) Reinforcing concomitants of electrically elicited vocalizations. Exp Brain Res 26:203–214

Jürgens U (1979) Neural control of vocalization in non-human primates. In: Steklis HD, Raleigh MJ (eds) Neurobiology of social communication in primates. Academic Press, New York, pp 11–44

Jürgens U (1982) Amygdalar vocalization pathways in the squirrel monkey. Brain Res 241:189–196

Jürgens U, Cramon D von (1982) On the role of the anterior cingulate cortex in phonation: A case report. Brain Lang 15:234–248

Jürgens U, Ploog D (1970) Cerebral representation of vocalization in the squirrel monkey. Exp Brain Res 10:532–554

Jürgens U, Ploog D (1976) Zur Evolution der Stimme. Arch Psychiat Nervenkr 222:117–137

Jürgens U, Pratt R (1979) The cingular vocalization pathway in the squirrel monkey. Exp Brain Res 34:499–510

Kretschmer E (1971) Medizinische Psychologie, 13. Aufl. Thieme, Stuttgart

Lorenz K (1937) Über die Bildung des Instinktbegriffes. Naturwissenschaften 25:289–300; 307–318; 324–331

Ploog D (1970) Social communication among animals. In: Schmitt FO (ed) The neurosciences. Rockefeller Univ Press, New York, pp 349–361

Ploog D (1974) Die Sprache der Affen und ihre Bedeutung für die Verständigungsweisen des Menschen. Kindler, München

Ploog D (1980) Soziobiologie der Primaten. In: Kisker KP, Meyer J-E, Müller C, Strömgren E (Hrsg) Psychiatrie der Gegenwart, Bd 1/2, 2. Aufl. Springer, Berlin Heidelberg New York, S 379–544

Ploog D (1981) Neurobiology of primate audio-vocal behavior. Brain Res 3:35–61

Ploog D (1985) Stimme und Sprechen unter der Kontrolle des Gehirns. In: Karlson P, Bettendorf G, Marko H, Sachsenmaier W, Schneider D, Staab HA, Gibian H (Hrsg) Information und Kommunikation, naturwissenschaftliche, medizinische und technische Aspekte. Wissenschaftliche Verlagsgesellschaft, Stuttgart (Verhandlungen der Gesellschaft Deutscher Naturforscher und Ärzte, S. 113–137)

Ploog D, Gottwald P (1974) Verhaltensforschung. Instinkt – Lernen – Hirnfunktion. Urban & Schwarzenberg, München

Sutton D, Larson C, Lindeman RC (1974) Neocortical and limbic lesion effects on primate phonation. Brain Res 71:61–75

Sutton D, Samson HH, Larson CR (1978) Brain mechanism in learned phonation of Macaca mulatta. In: Chivers DJ, Herbert J (eds) Recent advances in primatology, vol 1. Academic Press, New York, pp 769–784

Tinbergen N (1952) Instinktlehre. Vergleichende Erforschung angeborenen Verhaltens. Paray, Berlin Hamburg

Winter P, Handley P, Ploog D, Schott D (1973) Ontogeny of squirrel monkey calls under normal conditions and under acoustic isolation. Behaviour 47:230–239

Psychosozialer Streß und seine pathophysiologischen Auswirkungen bei Tupajas

D. v. Holst

Jede Tierart hat eine für sie typische Sozialstruktur, die sich zwar unter dem Einfluß bestimmter Faktoren (z. B. Nahrungsangebot, Fortpflanzungsperiode, Individuenzahl) in vorhersagbarer Weise verändert, insgesamt aber weitgehend konstant ist. Die Form der Sozialstruktur wird durch den ständigen Kontakt der Tiere untereinander hergestellt und aufrechterhalten. Jedes Individuum einer Sozietät ist somit Teil der Umwelt der benachbarten Individuen und wirkt stets auf diese – auf ihr Verhalten und ihren physiologischen Zustand – ein.

Veränderungen in den Sozialbeziehungen der Tiere zueinander (z. B aufgrund einer Zunahme der Individuendichte oder eines Wechsels in der Rangordnung) haben somit auch Auswirkungen auf den physiologischen Zustand der Individuen – und zwar je nach Situation positiver oder negativer Art. Im folgenden sollen einige dieser Auswirkungen vorgestellt werden, wobei ich mich besonders mit den Folgen sozialer Konfrontationen auf Verhalten und Gesundheitszustand von Tupajas befassen werde.

Tupajas (Tupaia belangeri) sind etwa eichhörnchengroße tagaktive Säugetiere, die in ganz Südostasien weit verbreitet sind. Aufgrund einer Reihe morphologischer und physiologischer Übereinstimmungen wurden sie bis vor wenigen Jahren den Primaten zugezählt; heute werden sie jedoch als eigene Ordnung „Scandentia" geführt, da sie sich offensichtlich bereits im Tertiär von der Entwicklung der übrigen Eutheria abgetrennt haben. Sie stellen damit ein rezentes Modell des gemeinsamen Vorfahren aller heute lebenden plazentalen Säugetiere dar (Martin 1968; Starck 1978). In der Natur leben Tupajas normalerweise paarweise in Territorien, die sie sehr heftig gegen fremde Artgenossen ihres Geschlechts verteidigen (Kawamichi u. Kawamichi 1979).

Auch im Labor attackieren erwachsene Tupajas – besonders die Männchen – eindringende bzw. eingesetzte Artgenossen ihres Geschlechts normalerweise augenblicklich und besiegen sie innerhalb weniger Minuten. Bereits kurze Zeit nach dem Kampf zeigt der Sieger keinerlei Erregung mehr und beachtet den Verlierer kaum noch.

Der Unterlegene hingegen verkriecht sich an irgendeine möglichst geschützte Stelle, die er nur noch zum Fressen und Trinken verläßt. Auch in den folgenden Tagen kommen Kämpfe zwischen den Tieren selten oder überhaupt nicht vor: Dennoch stirbt das unterlegene Individuum innerhalb von weniger als 20 Tagen. Der Tod ist somit nicht eine Folge körperlicher Anstrengungen beim Kampf; auch Verwundungen kommen als Todesursache nicht in Betracht, da sich die Tiere bei den Kämpfen meist nur sehr oberflächliche Kratzer und Bißwunden beibringen. Vielmehr beruht der Tod auf der ständigen Anwesenheit des Siegers. Trennt man nämlich die beiden Tiere nach dem Kampf durch eine undurchsichtige Trennwand voneinander, so erholt sich der Verlierer ebenso schnell vom

Kampf wie der Sieger und stirbt nicht vorzeitig, selbst wenn man ihn über Wochen täglich für einen Kampf mit dèm Sieger zusammenbringt. Trennt man die beiden Tiere hingegen durch eine Gitterwand voneinander, so daß der Verlierer zwar nicht mehr attackiert werden kann, den „bedrohlichen" Sieger jedoch ständig sieht, dann stirbt er innerhalb weniger Tage. Anthropomorph gesprochen: Der Unterlegene stirbt also an der andauernden Angst (von Holst 1972, 1977; von Holst et al. 1983).

Das Einsetzen eines Rivalen in den Käfig eines Männchens stellt eine extreme Belastung für territoriale Tiere wie die Tupajas dar. Um die physiologischen Auswirkungen einer leichteren Belastung zu erfassen, wurden 2 einander unbekannte männliche Tupajas in einem für beide fremden Käfig zusammengesetzt (Käfigfläche: 120 × 70 cm; Höhe: 50 cm; der Käfig enthielt jeweils 2 voneinander getrennte Futterplätze, Wasserflaschen und Schlafkästen).

In dieser Situation begannen die Tiere nicht sofort zu kämpfen, sondern explorierten und markierten den Käfig zunächst vorsichtig. In der Regel begannen jedoch nach einiger Zeit Kämpfe, die spätestens nach 4 Tagen zu einer klaren Dominanzbeziehung zwischen den beiden Tieren führten. Während das Verhalten aller Männchen vor Beginn der Kämpfe weitgehend vergleichbar war, änderte es sich nach Herstellung der Dominanzbeziehung je nach Position der Tiere in typischer Weise.

Obwohl beide Männchen ständig in dem relativ kleinen Käfig zusammenlebten, kümmerten sich die Sieger kaum noch um die Verlierer; Attacken gegen letztere waren selten oder fehlten sogar vollständig. Die Verlierer hingegen veränderten ihr Verhalten drastisch. Aufgrund ihres Verhaltens konnten hierbei 2 Gruppen unterschieden werden: Subdominante und Submissive.

Submissive Tiere verkrochen sich in irgendeiner Ecke des Käfigs oder in einem Schlafkasten und verließen dieses „Versteck" nur noch zum hastigen Fressen oder Trinken. Selbst die seltenen Attacken des Siegers ertrugen sie meist ohne irgendwelche Gegenwehr oder Fluchtversuche. Sie putzten sich nicht und bekamen nach kurzer Zeit ein struppiges und schmutziges Aussehen, das sie deutlich von allen anderen Tieren unterschied. Für einen Beobachter machten sie einen apathischen oder depressiven Eindruck.

Subdominante Tiere zeigten hingegen eine stark erhöhte lokomotorische Aktivität; sie beobachteten ständig die Bewegungen des Siegers und versuchten mögliche Konfrontationen durch Ausweichen oder Flucht zu vermeiden; war eine Konfrontation nicht zu verhindern, verteidigten sie sich sogar.

Letztlich gab es einige Fälle, in denen zwar täglich leichtere Kämpfe zwischen den Männchen zu beobachten waren, die jedoch nicht zu einer klaren Dominanzbeziehung führten. Die meiste Zeit schienen beide Tiere jeder möglichen Konfrontation mit dem Rivalen aus dem Weg zu gehen. Nachdem sich die Tiere dieser Gruppe in ihrem Verhalten und in ihren physiologischen Reaktionen nicht von subdominanten Männchen bei Anwesenheit eines klaren Siegers unterschieden, wurden sie der Gruppe der Subdominanten zugerechnet.

Die Untersuchungen wurden mit 104 männlichen Tupajas durchgeführt, die vor Versuchsbeginn mindestens für 6 Monate einzeln gehalten worden waren. Ihr Alter betrug im Mittel etwa 4 Jahre (im Labor werden Tupajas bis zu 10 Jahre alt); ihr mittleres Körpergewicht betrug 210 ± 2 g. Alle Tiere lebten unter konstanten klimatischen Bedingungen (Licht:Dunkelheit = 12:12 h; Temperatur 25 ± 1 °C; relative Luftfeuchtigkeit etwa 55%) mit Futter (Altromin Tupaja-Standard-Diät) und Wasser ad libitum.

20 der Versuchstiere dienten als Kontrollen; 84 Männchen wurden der Konfrontation mit Artgenossen ausgesetzt. Hiervon wurden 28 dominant, 36 subdominant und 20 submissiv. Neben 17 Kontrolltieren wurden 6 dominante, 19 subdominante und 10 submissive Tiere etwa 10 Tage nach Versuchsbeginn getötet, um Gewicht und Morphologie bestimmter Organe zu erfassen.

Weiterhin wurden die Aktivitäten der Nebennierenmarkenzyme Tyrosinhydroxylase (TH) und Phenyläthanolamin N-Methyltransferase (PNMT) aus den rechten Nebennieren (nach Witte u. Matthaei 1980) sowie der Noradrenalingehalt der linken Nebennieren bestimmt, um Hinweise auf die Aktivität des sympathischen Nervensystemen zu erhalten (Thoenen et al. 1969).* Die übrigen Tiere verblieben bis zu 23 Tage im Versuch. Mit Ausnahme der für die Untersuchungen getöteten Tiere überlebten alle Dominanten die Versuche; hingegen starben 2 Subdominante nach 3 Wochen und alle Submissiven waren nach 2 Wochen gestorben.

Vor Versuchsbeginn und dann jeweils im Abstand von 2–5 Tagen wurden den meisten Versuchstieren (und 14 einzeln gehaltenen Kontrolltieren) Blutproben entnommen, um verschiedene Parameter zu erfassen. Im folgenden wird jedoch nur auf die Konzentrationen der Hormone Kortisol, Kortikosteron und Testosteron eingegangen, die alle mit hochspezifischen Radioimmunoassays bestimmt wurden. Alle Blutentnahmen erfolgten (ebenso wie das Töten der Tiere) jeweils um 8.00 Uhr, d. h. 2 h vor Beginn der Hell- bzw. Aktivitätsphase der Tiere. Bei 14 weiteren Tupajas wurde die Herzfrequenz kontinuierlich telemetrisch mit Sendern erfaßt, die den Tieren dorsal subkutan implantiert worden waren. Die Sender wurden von meinem Mitarbeiter Herrn Dr. W. Stöhr entwickelt. Sie hatten (einschließlich Batterie) ein Gewicht von 1,8 g und eine Laufzeit von ca. 5 Monaten (Einzelheiten s. Stöhr 1982).

Physiologische Auswirkungen:

Körpergewicht: Das mittlere Ausgangsgewicht später dominanter Tiere entsprach dem der Kontrolltiere und der prospektiv Unterlegenen. Nach Beginn der Konfrontation nahm das Gewicht der Dominanten in den ersten Tagen leicht ab, stieg aber nach Herstellung der Dominanzbeziehung kontinuierlich auf Werte an, die im Mittel leicht über dem Ausgangswert lagen. Dieser Anstieg ist um so erstaunlicher, da das Körpergewicht von Kontrolltieren, die einzeln und – bis auf die regelmäßigen Blutentnahmen – ungestört in ihren ursprünglichen Käfigen lebten, kontinuierlich über den gesamten Versuchszeitraum abnahm. Im Vergleich zu Dominanten nahm das Körpergewicht der unterlegenen Tiere innerhalb der ersten 2 Tage wesentlich stärker, um etwa 10%, ab. Während jedoch das Körpergewicht der Subdominanten nach Herstellung der Dominanzbeziehung auf diesem Wert stehen blieb, verloren die submissiven Tiere kontinuierlich weiter an Gewicht bis zu ihrem Tod (Abb. 1).

---

* Diese Untersuchungen wurden von meinem ehemaligen Mitarbeiter, Dr. E. Fuchs (jetzt Deutsches Primatenzentrum Göttingen), durchgeführt.

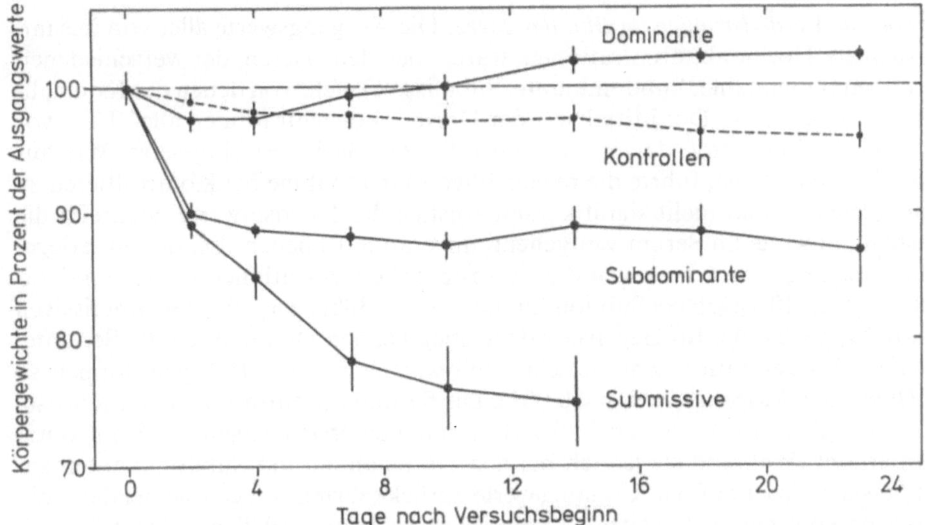

Abb. 1. Veränderungen des Körpergewichts der 84 Versuchstiere und 20 Kontrolltiere nach Versuchsbeginn (Einzelheiten s. Text)

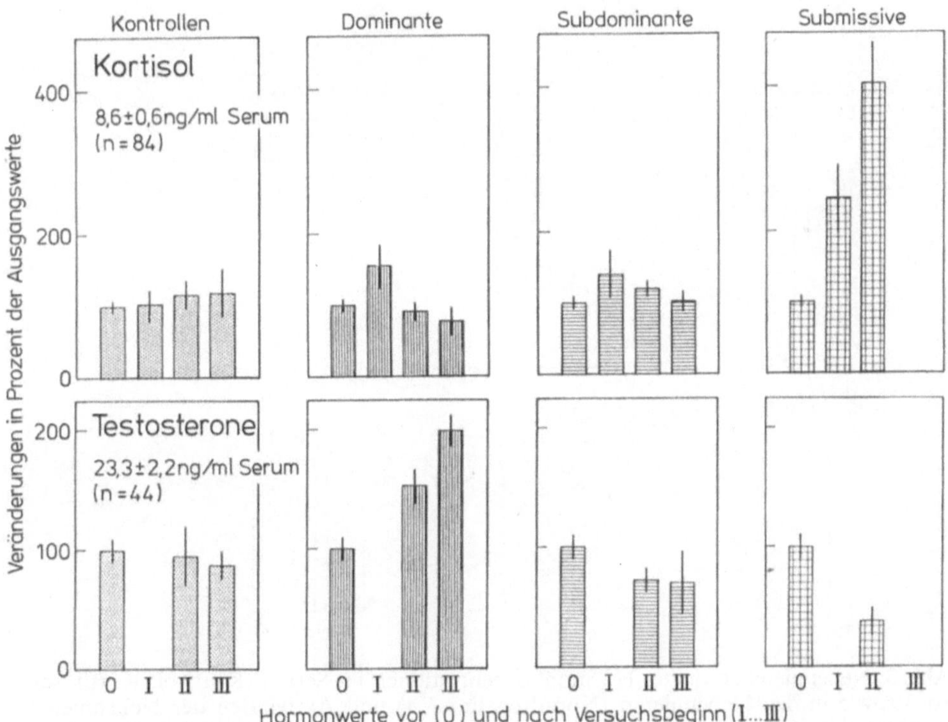

Abb. 2. Veränderungen der Kortisol- und Testosteronkonzentrationen bei Kontroll- sowie Versuchstieren nach Beginn der Konfrontation (Angaben in % der Ausgangswerte); der absolute Ausgangswert ist angegeben (M±SE). Dargestellt sind die Werte vor (0) sowie 2 (I), etwa 10 (II) und etwa 20 (III) Tage nach Versuchsbeginn

Endokrine Veränderungen im Blut der Tiere: Die Ausgangswerte aller von uns untersuchten Hormonkonzentrationen waren bei den Tieren der verschiedenen Gruppen (Dominante, Subdominante, Submissive) nicht von denen der Kontrollgruppe verschieden. Der Mittelwert der Hormonkonzentrationen aller Tiere vor Versuchsbeginn wurde daher als Kontroll- bzw. Basiswert eingesetzt. Wie aus Abb. 2 ersichtlich ist, führte die regelmäßige Blutentnahme bei Kontrolltieren zu einem leichten und nicht signifikanten Anstieg der Kortisolwerte, während die Testosteronwerte im Serum weitgehend unverändert blieben. Bei den unterlegenen Tupajas nahmen hingegen die Testosteronkonzentrationen im Serum deutlich ab (nach 10 Tagen bei Subdominanten um ca. 30%, $p < 0,05$; bei Submissiven um 60%, $p < 0,001$). Im Gegensatz dazu stieg bei den Dominanten die Serumtestosteronkonzentration sehr stark an und war nach etwa 20 Tagen doppelt so hoch wie der Ausgangswert ($p < 0,001$). Die Serumkonzentrationen von Kortisol (und Kortikosteron) waren bei allen Tieren in den ersten Tagen der Konfrontation erhöht. Während sie jedoch bei den Dominanten und Subdominanten anschließend wieder auf die Ausgangswerte zurückkehrten, stiegen sie bei den Submissiven kontinuierlich weiter an und waren nach etwa 10 Tagen 4 mal so hoch wie vor Beginn der Konfrontation ($p < 0,001$) (Abb. 2).

Das gleiche gilt auch für die Serumkortikosteronwerte sowie die Nebennierengewichte der Tiere der 3 Gruppen (Abb. 3).

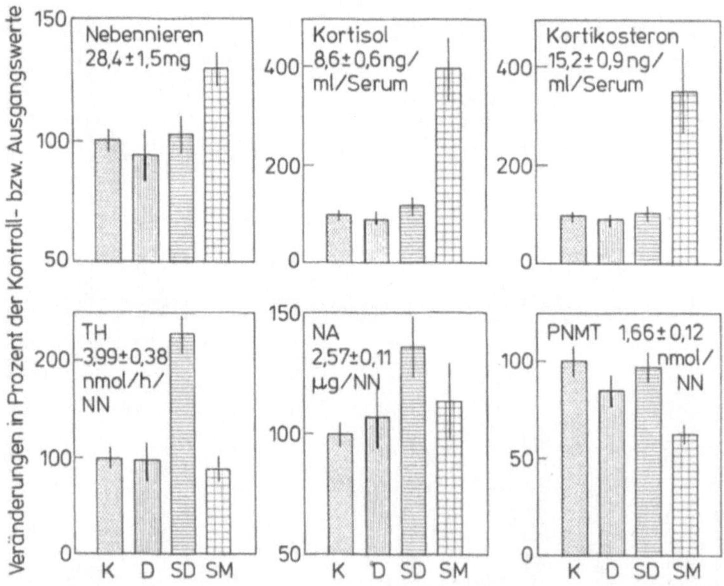

Abb. 3. Nebennierengewichte, Hormonkonzentrationen im Serum (Kortisol, Kortikosteron) sowie in den Nebennieren (Noradrenalin: *NA*) und Aktivitäten der Nebennierenmarkenzyme Tyrosinhydroxylase (*TH*) und Phenyläthanolamin N-Methyltransferase (*PNMT*) von Kontrolltieren (*K*) sowie von Versuchstieren nach 10tägiger Konfrontation (*D* Dominante, *SD* Subdominante, *SM* Submissive). Alle Werte sind in % der Ausgangswerte (Glukokortikoide) bzw. in % der Werte der Kontrolltiere (restliche Daten) angegeben. Die absoluten Ausgangs- bzw. Kontrollwerte sind angegeben (M ± SE)

Parallel zu dieser gesteigerten Nebennierenrindenaktivität sank bei den Submissiven – und nur bei diesen – die Zahl der basophilen und eosinophilen Leukozyten sowie die der Lymphozyten auf etwa 30% der Ausgangswerte ab ($p < 0{,}001$). Dieser Befund deutet auf eine drastische Reduktion der immunologischen Abwehrkraft und – in Zusammenhang mit den erhöhten Glukokortikoidwerten – auf eine verminderte Wundheilung bei den passiven Submissiven hin, während dies bei den Tieren der übrigen Gruppen nicht der Fall ist.

Im Gegensatz hierzu war die Tyrosinhydroxylaseaktivität der Nebennieren submissiver Tiere nicht verschieden von der dominanter Tupajas oder der von Kontrolltieren, während sie bei den Subdominanten um mehr als 100% erhöht war ($p < 0{,}001$) (Abb. 3).

Auch die Noradrenalinkonzentrationen der Nebennieren zeigten in den 4 Gruppen vergleichbare Unterschiede. Dieser Befund deutet auf eine stark erhöhte Sympathikusaktivität bei den aktiven Unterlegenen hin, während die Tyrosinhydroxylase- und PNMT-Daten bei den passiven Unterlegenen (Submissiven) eher auf eine verminderte Sympathikusaktivität hinweisen. Dies könnte möglicherweise auch mit dem im Vergleich zu allen anderen Gruppen um 20% geringeren Herzgewicht ($p < 0{,}01$) der Submissiven in Zusammenhang stehen.

Die Herzfrequenz von 14 Männchen wurde telemetrisch über Monate vor und während der Versuche erfaßt (Einzelheiten s. Stöhr, in press). Vor Beginn der Konfrontationen zeigten alle Tiere vergleichbare Tag-/Nachtwechsel ihrer mittleren Herzfrequenzen mit Tageswerten, die etwa 50% über den Nachtwerten lagen (Abb. 4). Die Konfrontation führte in allen Fällen zu einem starken Anstieg der Herzfrequenz auf Werte, die kurzfristig bis zu 600 Schläge/min betragen konnten. Nach Herstellung der Dominanzbeziehung kehrten jedoch die Herzfrequenzen

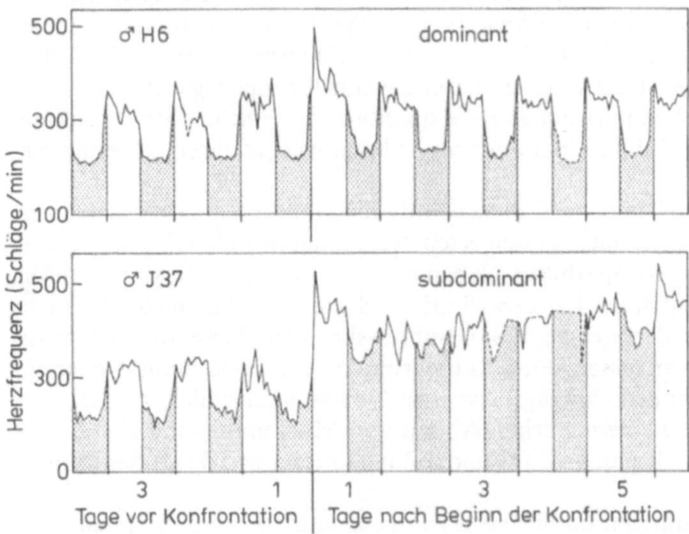

Abb. 4. Herzfrequenz von 2 Versuchstieren vor und nach Beginn der Konfrontation (Einzelheiten s. Text). Die Dunkelphasen (Ruhezeit der Tiere) sind mit dunklem Raster unterlegt

bei Dominanten (n = 5) wieder auf ihre Ausgangswerte zurück (s. Abb. 4). Bei den subdominanten Tupajas (n = 6) blieben hingegen die Tageswerte je nach Dominanzbeziehung zwischen den Tieren mehr oder minder erhöht.

Noch stärker stiegen die Herzfrequenzen der Subdominanten in der Nacht an; sie konnten hierbei Werte erreichen, die nahezu den Tageswerten entsprachen, so daß der ursprünglich vorhandene Tag-Nacht-Rhythmus weitgehend aufgehoben war (s. Abb. 4). Dieser Anstieg der Herzfrequenz war sowohl in Situationen vorhanden, in denen ein subdominantes Männchen mit einem klar Dominanten zusammenlebte (wie in Abb. 4), als auch in solchen Fällen, in denen beide Tiere als sog. Subdominante ohne eine klare Dominanzbeziehung zusammenlebten.

Dieser Anstieg der Herzfrequenz deutet ebenso wie die oben erwähnten Befunde auf eine starke Aktivierung des Sympathikus-Nebennierenmark-Systems bei den Subdominanten hin – und dies nicht nur am Tag, wenn der dominante Rivale anwesend und eine Attacke jederzeit möglich ist, sondern auch während der Nacht, wenn beide Tiere vollständig ruhig sind und in ihren getrennten Schlafkästen schlafen (?).

Bisher war es uns nicht möglich, die Herzfrequenz von Submissiven zu erfassen, da bei ihnen die Sender regelmäßig nach 1–2 Tagen abgestoßen wurden; wir haben jedoch den Eindruck, daß sie im Gegensatz zu den aktiven Subdominanten eine reduzierte Herzfrequenz und einen erniedrigten Blutdruck haben (erkenntlich u. a. bei Blutentnahmen).

Zusammenfassend zeigen diese Befunde: Eine soziale Konfrontation, die zur Herstellung einer Dominanzbeziehung führt, hat offensichtlich keinerlei negative Folgen für das dominante Tier, selbst wenn es seine Position durch vereinzelte Kämpfe aufrechterhalten muß; vielmehr sind sogar Gonadenaktivität und damit wohl auch die Fortpflanzungskapazität der Tiere verbessert. Unterlegene Tupajas sind hingegen durch niedrigeres Körpergewicht, verringerte Gonadenaktivität und viele andere physiologische Veränderungen gekennzeichnet, auf die an dieser Stelle nicht näher eingegangen wird. Insgesamt sind hierbei die physiologischen Veränderungen bei den Tieren beider unterlegenen Gruppen gleich, sie unterscheiden sich nur in ihrem Ausmaß. Eine qualitativ unterschiedliche Reaktion findet sich jedoch bei Subdominanten und Submissiven in ihrer Nebennierenfunktion.

Subdominante, also Tiere, die sich aktiv mit der Situation auseinandersetzen, lassen keinerlei Anzeichen einer gesteigerten Nebennierenrindenaktivität erkennen; hingegen ist ihre Sympathikus-Nebennierenmark-Aktivität stark erhöht, was langfristig zu Schäden des kardiovaskulären Systems und zum Herzversagen führen dürfte (s. auch Beere et al. 1984). Submissive, also Tiere, die sich passiv in ihre Situation ergeben, lassen keine Aktivierung ihres Sympathikus-Nebennierenmark-Systems erkennen; hingegen ist ihre Nebennierenrindenaktivität drastisch gesteigert, was zu einem starken Abbau von Muskulatur und Fettgewebe sowie zu einer Beeinträchtigung von Wundheilung und Abwehrkraft des Immunsystems führt.

Diese Befunde bestätigen damit die Hypothese von Henry u. Stephens (Zusammenfassung 1977), daß bei Säugetieren je nach „Bewertung" der Situation bzw. je nach „Verhaltensstrategie" Nebennierenmark- oder Nebennierenrindensystem unabhängig voneinander aktiviert werden können, während in Situationen allgemeiner Unsicherheit beide Systeme gemeinsam aktiviert sind. Das war zum Beispiel bei allen Tupajas in den ersten Tagen der Konfrontation der Fall.

Während sich die Tiere in den Konfrontationsexperimenten je nach ihrem Status deutlich in ihrem Verhalten voneinander unterschieden, gaben Verhaltensbeobachtungen vor Beginn der Versuche keinerlei Hinweise darauf, ob ein Tier bei einer Konfrontation dominant oder unterlegen sein wird und – vor allem – ob ein unterlegenes Individuum passiv oder aktiv auf die Belastung reagieren, also submissiv oder subdominant sein wird. Auch die von uns erfaßten physiologischen Ausgangswerte waren bei den Tieren der verschiedenen Gruppen nicht unterschiedlich und hatten daher ebensowenig prognostischen Wert wie individuelle Unterschiede im Körpergewicht oder der eigentliche Verlauf des Kampfes. Da eine Konfrontation ethologische und physiologische Reaktionen der Individuen auslöst, haben wir begonnen, die physiologischen Reaktionen von Tupajas unter Kontroll- und chronischen Streßbedingungen auf eine akute Standardbelastung (Reaktionstest) zu erfassen. Hierzu wurden Tiere morgens um 8.00 Uhr in ihren Schlafkästen in einen benachbarten Meßraum gebracht, wo ihnen jeweils 1, 5, 15 und 30 min nach dem ersten Betreten ihres Aufenthaltsraums Blut (jeweils ca. 250 µl) aus ihren Schwanzvenen entnommen wurde. In den Zwischenzeiten wurden sie jeweils in ihre Schlafkästen zurückgesetzt; sie verblieben jedoch die gesamte Zeit im Meßraum. Aus den Blutproben wurden u. a. folgende Parameter bestimmt: Konzentrationen von Adrenalin, Noradrenalin, Dopamin, Kortisol, Kortikosteron sowie Glukose; weiterhin wurde von einzelnen Tieren auch die Herzfrequenz kontinuierlich bestimmt.

Der Reaktionstest stellte für alle Tupajas eine aktivierende Belastung dar. Die Herzfrequenz der Tiere war über den gesamten Untersuchungszeitraum stark erhöht; ebenso stiegen die Konzentrationen der Katecholamine, Glukokortikoide und Glukose sehr stark an. Kurze Zeit nach Ende des Reaktionstests gingen jedoch Herzfrequenz und alle übrigen Parameter wieder auf die Ausgangswerte zurück; spätestens 2 Tage nach dem Reaktionstest waren keinerlei Nachwirkungen mehr festzustellen. Im folgenden soll nur auf die Kortisolwerte eingegangen werden, die im Mittel bei Kontrolltieren nach 30 min auf etwa 60 ng/ml Serum anstiegen (203 Versuchstiere); es bestanden jedoch zwischen den Individuen große Unterschiede: Während zum Beispiel das Männchen K 4 Werte von nahezu 120 ng Kortisol/ml Serum erreichte, stieg die Kortisolkonzentration des Männchens K 37 auf weniger als 40 ng/ml Serum an (Abb. 5). Eine Wiederholung des Reaktionstests nach 8 Tagen erbrachte wiederum individuell nahezu identische unterschiedliche Kortisolwerte (s. Abb. 5).

Während die Ausgangswerte (1-min-Werte) nicht signifikant miteinander korrelierten, waren die 15- und 30-min-Werte der verschiedenen Individuen miteinander hoch korreliert (Korrelationskoeffizienten der 10 Individuen von Abb. 5: $r \gg 0{,}90$; $p \ll 0{,}001$).

Bisher wurden mit mehr als 50 Kontrolltieren bis zu 6 Reaktionstests über einen Zeitraum von mehr als 2 Jahren durchgeführt. Auch hierbei ergaben sich individuell unterschiedliche, aber für das jeweilige Individuum über die Zeit hin konstante maximale Reaktionswerte, die zwischen weniger als 30 ng/ml Serum und mehr als 150 ng/ml Serum betragen konnten. Erste In-vitro-Superfusionsuntersuchungen der Nebennieren von 12 Kontrolltieren zeigten hierbei eine enge

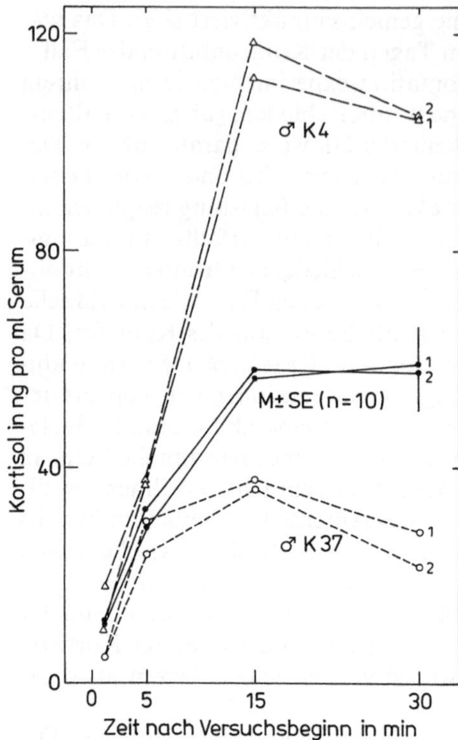

Abb. 5. Anstieg der Kortisolkonzentration im Serum von 10 Versuchstieren während 2 akuter Reaktionstests (1 und 2), die im Abstand von 8 Tagen durchgeführt wurden. Angegeben sind die mittleren Kortisolanstiege aller Tiere (M ± SE) sowie die individuellen Werte der Tiere mit der stärksten (K 4) bzw. der schwächsten (K 37) Reaktion

Korrelation (r = 0,81; p < 0,001) zwischen der In-vitro-Kortisolproduktion der Nebennieren der Individuen nach maximaler Stimulation ihrer Sekretionsleistung durch Zugabe von ACTH in das Superfusionsmedium und ihren etwa 10 Tagen zuvor in Reaktionstests gemessenen Serumkortisolwerten (Hutzelmeyer 1984).

Die individuell unterschiedlichen Kortisolreaktionswerte beruhen somit im wesentlichen auf entsprechenden Kapazitätsunterschieden der Nebennieren der Individuen, nach ACTH-Gabe Kortikoide zu bilden und abzugeben.

Chronische Belastungen führten stets zu einem Anstieg der Kortisolreaktionswerte. Bereits nach Umsetzen in einen neuen Käfig waren die Werte der Tiere – unabhängig von ihren Ausgangswerten – nach einem Tag im Mittel um 50% erhöht; doch spätestens nach 8 Tagen waren wieder die ursprünglichen niedrigen Kortisolreaktionswerte erreicht (6 Versuchstiere).

Einen noch stärkeren Effekt hatten soziale Konfrontationen: Sowohl bei Subdominanten als auch bei Submissiven waren die Kortisolreaktionswerte 10 Tage nach Beginn der Konfrontation (frühester Meßzeitpunkt) um bis zu 100% angestiegen (Beispiele s. Abb. 6). Dasselbe war auch bei Männchen (und bei Weibchen) der Fall, die mit einem Weibchen zwar ohne echte Kämpfe und Dominanzbeziehung, aber in ständiger sozialer Spannung lebten (s. Abb. 6: unharmonisches Paar).

Das Gegenteil war hingegen der Fall, wenn ein Männchen in einer Konfrontation über den Rivalen dominant wurde: Seine Kortisolreaktionswerte sanken

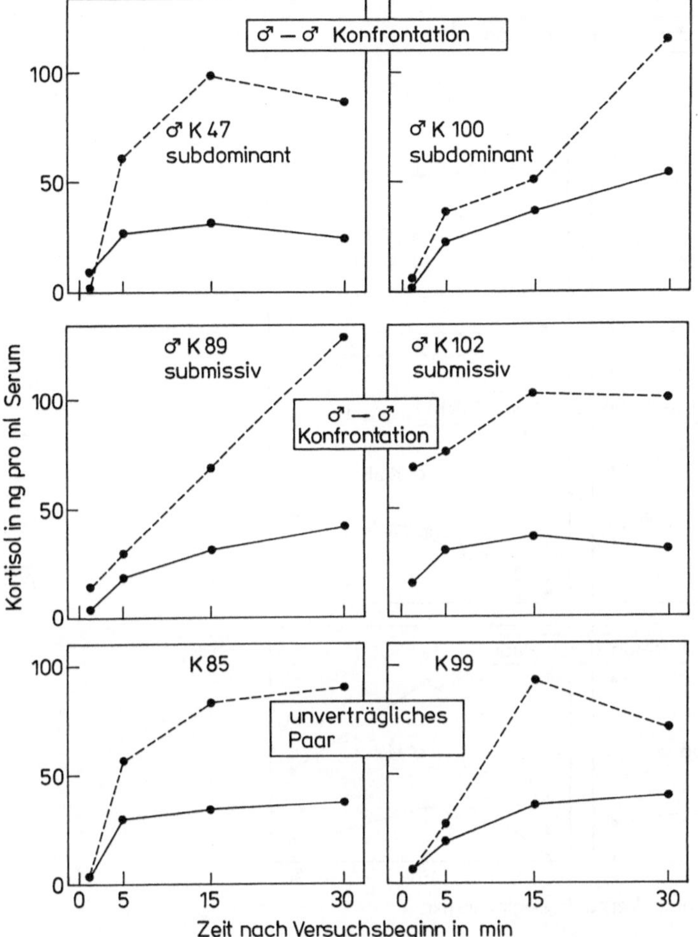

Abb. 6. Kortisolantworten im Reaktionstest von Männchen vor (———) sowie 10 Tage nach Beginn einer konstanten Belastung (‑‑‑‑)

bei höheren Ausgangswerten ab oder blieben, bei niedrigen Ausgangswerten, weitgehend unverändert (Abb. 7).

Denselben Abfall der Reaktionswerte fanden wir auch bei Männchen aus 3 Konfrontationsversuchen, bei denen aus bisher weitgehend unverstandenen Gründen keine agonistischen Interaktionen auftraten, sondern die Männchen sexuell miteinander interagierten (Beispiele s. Abb. 7). Ebenso führte eine harmonische Beziehung zwischen den Individuen eines Paares zu einem deutlichen Absinken der Kortisolreaktionswerte auf extrem niedrige Werte (Beispiele s. Abb. 7).

Parallel dazu sank bei beiden Individuen eines solchen harmonischen Paares auch die Herzfrequenz am Tag und besonders in der Nacht um bis zu 20% ab und blieb auf diesem niedrigen Niveau, während die Herzfrequenz bei unharmonischen Paarungen deutlich anstieg (Einzelheiten s. v. Holst, in press).

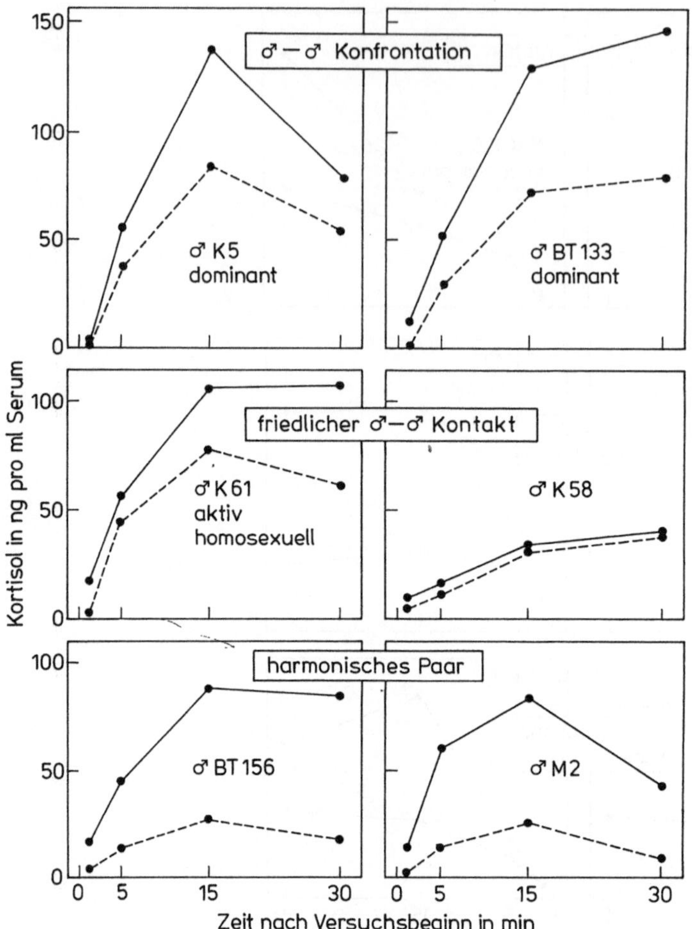

Abb. 7. Kortisolantworten im Reaktionstest von Männchen vor (——) sowie 10 Tage nach Erlangen einer dominanten Position bzw. nach 19tägigem friedlichen Kontakt mit Artgenossen (----)

Insgesamt führen also Belastungen der verschiedensten Art wie Umsetzen der Tiere in einem fremden Käfig, akuter Kampf mit einem Rivalen, unharmonisches Zusammenleben mit einem weiblichen Artgenossen oder eine unterlegene Position in Konfrontationsversuchen bei männlichen Tupajas zu einem Anstieg ihrer Kortisol- (und Kortikosteron-)Reaktionswerte, während eine dominante Position, das friedliche Zusammenleben mit einem gleichgeschlechtlichen Artgenossen oder das Leben in harmonischer Paarbindung die Kortisolreaktionswerte erniedrigt. Entsprechendes könnte auch für andere Tierarten gelten. So steigen die Kortikosteronwerte im Blut unterlegener Mäuse im „open field test" oder nach Injektion von ACTH wesentlich stärker an als bei dominanten Tieren (Ely u. Henry 1978); dasselbe gilt auch für Rhesusaffen (Sassenrath 1970). Ebenso zeigen dominante Totenkopfaffen auf Einfangen und Narkose trotz höherer Ausgangswerte einen geringeren Serumkortisolanstieg als unterlegene Individuen (Coe et al. 1979).

Generell könnte damit eine geringe Kortisolantwort eines Tupajas in dem Reaktionstest ein Hinweis darauf sein, daß das Tier in einer Situation lebt, die es kontrollieren kann, in der es soziale Unterstützung durch einen Artgenossen erhält, oder – subjektiv – daß das Tier „große Sicherheit" oder „Selbstvertrauen" besitzt. Eine starke Kortisolantwort hingegen wäre ein Index für fehlende Kontrolle, Unsicherheit, Unterlegenheit oder – subjektiv – für „geringere Selbstsicherheit" oder „mangelndes Selbstwertgefühl".

Können nun die Kortisolreaktionswerte von Kontrolltieren Hinweise auf ihr Verhalten bei Konfrontationen geben bzw. haben diese individuellen Kortisolreaktionen prognostischen Wert? Bisher wurden 28 Tupajas untersucht, die ohne Berücksichtigung ihrer Ausgangsreaktionswerte jeweils wie zuvor geschildert miteinander konfrontiert wurden. Mit allen Tieren wurden etwa 8 Tage vor dem Zusammensetzen und dann 10 Tage nach Beginn der Konfrontation Reaktionstests durchgeführt. Von den 28 Versuchstieren wurden 11 dominant, 11 subdominant und 6 submissiv. Von den Submissiven starben 2 Tiere während des Versuches, so daß ihre Reaktionswerte nach Ende der 10 tägigen Belastung ebenso wie die der entsprechenden dominanten Rivalen nicht vorliegen.

Die maximalen Ausgangswerte (30-min-Reaktionswerte) aller Tiere variierten zwischen 24,4 und 118,1 ng Kortisol/ml Serum (Mittelwert ca. 60 ng/ml).

Erwartungsgemäß lagen die Basalwerte (1-min-Werte) der Dominanten und der in ihrem Verhalten aktiven Subdominanten nach 10 tägiger Konfrontation im Bereich von Kontrolltieren, während die Werte der passiven Submissiven deutlich erhöht waren. Die Kortisolreaktionswerte der Dominanten lagen im unteren Bereich der Ausgangswerte aller Tiere, während die der Unterlegenen deutlich erhöht waren (Abb. 8).

Die Reaktionswerte der Tiere vor der Konfrontation weisen hingegen ein völlig anderes Bild auf (Abb. 9): Prospektiv Dominante und Subdominante hatten etwa die gleichen mittleren Kortisolreaktionswerte, während die der späteren Submissiven im Mittel um etwa 50% unter denen der beiden anderen Gruppen lagen; die 30-min-Werte sind hierbei signifikant (p < 0,01) verschieden von denjenigen dominanter (p < 0,001) und subdominanter Tiere.

Auch bei einer Betrachtung der individuellen Ausgangswerte ergab sich dieses Bild: Von den 8 Tieren mit den niedrigsten Kortisolreaktionswerten vor Beginn der Konfrontation (Bereich 24,4–42,3 ng/ml Serum) wurden 6 submissiv; 1 Tier wurde dominant und 1 Tier subdominant, wobei diese beiden miteinander konfrontiert worden waren. Auch hier wurde das Männchen mit den höheren Kortisolausgangswerten über den Rivalen dominant.

Zusammenfassend lassen unsere bisherigen Befunde folgende Interpretation zu: Physiologische Daten von ungestörten Tieren (Basis- bzw. 1-min-Wert) sowie Reaktionswerte vor Beginn der Konfrontation geben uns ebensowenig Hinweise darauf, ob ein Tier dominant oder unterlegen wird, wie Verhaltensbeobachtungen vor dem Kampf. Verliert jedoch ein Tier im Kampf, so ermöglicht seine ursprüngliche Kortisolantwort im Reaktionstest eine statistische Vorhersage über sein Verhalten in dieser Situation: Ein Männchen mit einer mittleren bis hohen Kortisolantwort im Reaktionstest, das also nach der vorherigen Interpretation ei-

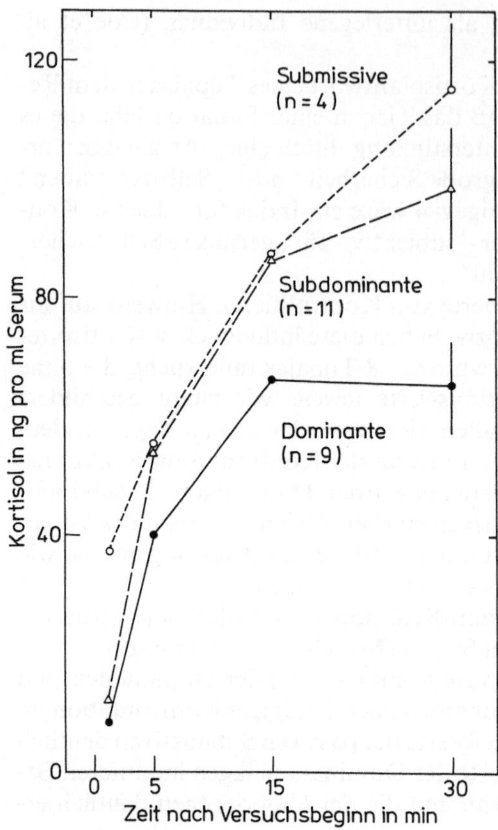

Abb. 8. Kortisolantworten im Reaktionstest von Männchen 10 Tage nach Beginn der Konfrontation. Angegeben sind die Mittelwerte und beim 30-min-Wert deren mittlere Fehler

Kortisolantworten vor Konfrontation

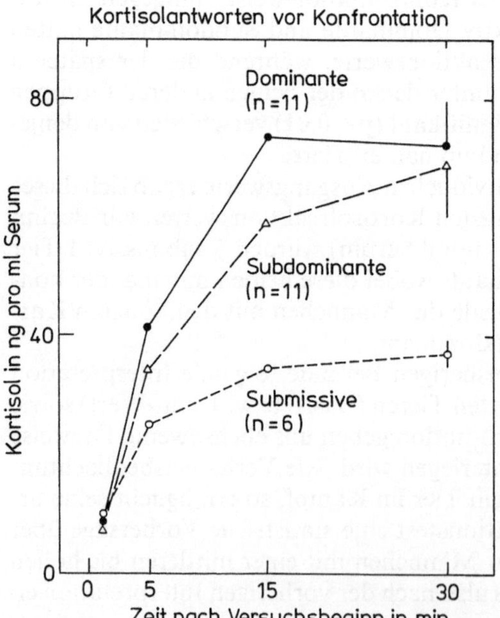

Abb. 9. Kortisolantworten der in Abb. 8 dargestellten Versuchstiergruppen im Reaktionstest vor Beginn der Konfrontation. Darstellung wie in Abb. 8

ne geringere „Selbstsicherheit" besitzt, wird nach der Unterwerfung versuchen, aktiv mit der Situation fertig zu werden; ein Männchen mit extrem hoher „Selbstsicherheit" (bzw. niedrigen Kortisolreaktionswerten) wird hingegen nach der Unterwerfung keine Versuche machen, sich aktiv mit der Situation auseinanderzusetzen, sondern wird apathisch oder depressiv werden und sterben.

Diese Befunde stammen bisher nur von einer geringen Anzahl von Versuchstieren, die zudem vor den Konfrontationen über Monate bis Jahre keinem direkten Kontakt mit Artgenossen ausgesetzt waren; die Folgerungen sind daher – trotz ihrer Eindeutigkeit – mit einiger Vorsicht zu betrachten. Zudem bleiben eine Reihe von Fragen und Widersprüchen offen, die hier nur kurz angedeutet werden sollen: Das Erlangen einer dominanten Position erniedrigt die Kortisolreaktionswerte männlicher Tupajas; damit sollte theoretisch auch die Gefahr ansteigen, in einem Kampf submissiv zu werden. Grundsätzlich erhöht aber bei Tupajas ebenso wie bei anderen Tierarten ein Kampferfolg die Wahrscheinlichkeit, auch in zukünftigen Kämpfen siegreich zu werden („trainierter Kämpfe"), so daß die Entscheidung – submissiv oder subdominant – für bisher erfolgreiche Dominante nur selten in Frage kommen dürfte. Daß allerdings ein derartig dominantes Männchen, wenn es tatsächlich einmal besiegt wird, auch submissiv wird, ist nicht auszuschließen. So ist von einigen Tierarten mit strikten Rangordnungen beschrieben worden, daß der Verlust der dominanten Position in der Regel nicht dazu führt, daß sich das Individuum nun mit der 2. Position abfindet, vielmehr enden diese Tiere meist an der untersten Stelle der Rangordnung, werden vielfach apathisch und sterben.

Zudem haben in unseren bisherigen Versuchen dominante Tupajas während der Konfrontation niemals derartig niedrige Kortisolreaktionswerte erreicht, wie sie für später submissive Tiere vor der Konfrontation typisch sind. Vergleichbar niedrige Werte finden wir nur bei harmonisch verpaarten Tieren; doch auch diese sind in der Regel in Kämpfen sehr erfolgreich, und es ist bisher nicht geklärt, ob sie submissiv auf eine Unterwerfung reagieren würden.

Die zentrale Frage ist jedoch, warum die hier untersuchten Submissiven vor Beginn des Kampfes so extrem niedrige Kortisolreaktionswerte bzw. eine so große „Selbstsicherheit" hatten. Genetische Einflüsse scheinen uns nicht von entscheidender Bedeutung zu sein, da selbst bei Zwillingen das ganze Spektrum möglicher Reaktionsunterschiede vorhanden sein kann. Möglich wäre jedoch, daß sozialen Einflüssen in der Ontogenese eine Bedeutung zukommt. Wir haben aufgrund zahlreicher Beobachtungen den Eindruck, daß gerade Tiere, die während der Ontogenese keinerlei negativen Sozialkontakten mit Eltern oder Geschwistern ausgesetzt waren (z. B. aufgrund frühzeitiger Trennung von den Eltern oder Entfernung des Vaters), besonders leicht und schnell in Konfrontationen „aufgeben" und submissiv reagieren. Ob diese Tiere auch besonders niedrige Kortisolreaktionswerte vor dem Kampf aufweisen, ist bisher nicht bekannt.

Literatur

Beere PA, Glagov S, Zarins CK (1984) Retarding effect of lowered heart rate on coronary atherosclerosis. Science 226:180–182

Coe CL, Mendoza SP, Levine S (1979) Social status constrains the stress response in the squirrel monkey. Physiol Behav 23:633–638

Ely DL, Henry JP (1978) Neuroendocrine response pattern in dominant and subordinate mice. Horm Behav 10:156–169

Henry JP, Stephens PM (1977) Stress, health and the social environment. A sociobiologic approach to medicine. Springer, Berlin Heidelberg New York

Holst D von (1972) Renal failure as the cause of death in Tupaia belangeri exposed to persistent social stress. J Comp Physiol 78:236–273

Holst D von (1977) Social stress in tree-shrews: Problems, results and goals. J Comp Physiol 120:71–86

Holst D von (in press) Vegetative and somatic components of the shrews' behaviour. J Auton Nerv Syst

Holst D von, Fuchs E, Stöhr W (1983) Physiological changes in male Tupaia belangeri under different types of social stress. In: Dembroski TM, Schmidt TH, Blümchen G (eds) Biobehavioral bases of coronary heart disease. Karger, Basel, pp 382–390

Hutzelmeyer U (1984) Nebennierenrinden-Aktivität bei Tupaia belangeri: Beziehung zwischen in-vitro und in-vivo Daten. Diplomarbeit, Universität Bayreuth

Kawamichi T, Kawamichi M (1979) Spatial organization and territory of tree shrews (Tupaia glis). Anim Behav 27:381–393

Martin RD (1968) Reproduction and ontogeny in tree shrews (Tupaia belangeri) with reference to their general behaviour and taxonomic relationships. Z Tierpsychol 25:409–495, 505–532

Sassenrath EN (1970) Increased adrenal responsiveness related to social stress in rhesus-monkeys. Horm Behav 1:283–298

Starck D (1978) Vergleichende Anatomie der Wirbeltiere auf evolutionsbiologischer Grundlage. Band 1: Theoretische Grundlagen Stammesgeschichte und Systematik unter Berücksichtigung niederer Chordata. Springer, Berlin Heidelberg New York

Stöhr W (1982) Telemetrische Langzeituntersuchungen der Herzfrequenz von Tupaia belangeri: Basalwerte sowie phasische und tonische Reaktionen auf nichtsoziale und soziale Belastungen. Dissertation, Universität Bayreuth

Stöhr W (in press) Heart rate of three-shrews and its persistent modification by social contact. In: Dembroski TM, Schmidt TH, Blümchen G (eds) Biobehavioral factors in coronary heart disease. Springer, Berlin Heidelberg New York Tokyo

Thoenen H, Mueller RA, Axelrod J (1969) Trans-synaptic function of adrenal tyrosine hydroxylase. J Pharmacol Exp Ther 169:249–254

Witte PU, Matthaei H (1980) Mikrochemische Methoden für neurobiologische Untersuchungen. Springer, Berlin Heidelberg New York

Einfluß ausgewählter Psychopharmaka auf Kommunikationsabläufe bei Rhesusaffen

J. Jaekel

Einleitung

Im Rahmen verhaltenspharmakologischer Forschung über Psychopharmaka und über deren Entwicklung wurde im vergangenen und im laufenden Jahrzehnt den Wirkungen dieser Substanzen auf das Sozialverhalten vermehrt Bedeutung zugemessen. Erkenntnisse, Betrachtungsweisen und methodische Ansätze der Ethologie, die in der biologisch-psychiatrischen Grundlagenforschung bereits genutzt wurden, fanden auch Eingang in die Verhaltenspharmakologie.

Während jedoch der grundlagenorientierte Forscher primär an der physiologischen Norm, an phylogenetischer oder ontogenetischer Entwicklung interessiert ist, gilt das Primärinteresse des angewandt arbeitenden Verhaltenspharmakologen den Normabweichungen, den Verhaltensauffälligkeiten oder Verhaltensstörungen. Um einigermaßen sinnvoll Therapeutika zu prüfen, sucht er in seinen Modellen, auf der Verhaltensebene des Tieres, die formale oder inhaltliche Analogie zur Verhaltensauffälligkeit, zur Verhaltensstörung oder gar zum psychopathologischen Zustand des Menschen.

Ein Ansatz der dafür entwickelten soziopharmakologischen Modelle basiert auf der sowohl für den Menschen als auch für das Tier gültigen Beobachtung, daß Verhaltensauffälligkeiten häufig im sozialen Kontext bemerkt werden. Als Merkmale auffälligen sozialen Verhaltens werden, unter anderen Merkmalen, „Störungen" im Zusammenhang mit Kommunikationsabläufen angesehen. Sie sind z. B. erkennbar in der Phase der Anbahnung eines sozialen Kontakts (in der Polarität Anbieten – Vermeiden) oder auch während des sequenziellen Ablaufs eines angelaufenen Kommunikationsprozesses. Dabei gewinnt Bedeutung, inwieweit Emotionalität – angesiedelt in den Bereichen aggressiven und ängstlichen Verhaltens – Kommunikation beeinflussen kann.

Für den Verhaltenspharmakologen stellen sich dabei 2 Fragen: 1) Sind Aggressivität und/oder Angst Hemmfaktoren für positive Kommunikation? 2) Wenn ja, können diese Hemmfaktoren „pharmakotherapeutisch" beeinflußt werden? Das heißt mit anderen Worten: Ist es möglich, mit ausgewählten Psychopharmaka agonistische Verhaltensmuster wie z. B. Bedrohungen oder Angriffe einerseits und Angstsignale oder Flucht- und Vermeidungsverhalten andererseits zu hemmen oder zu reduzieren und damit die Basis für affiliates Verhalten wie z. B. freundliche Annäherung und Akzeptanz, Kontaktaufnahme zum sozialen Spiel, zur sozialen Körperpflege oder die soziale Toleranz zu verbessern.

Modellhypothesen, Verhaltensgrundlagen, Methodisches

In unserer Primatenstation sind wir der Fragestellung: Aggressivität – Angst – Kommunikation in 2 Testmodellen bei in Gruppen lebenden Rhesusaffen nachgegangen. Im 1. Modell ist eine direkt körpernahe Beziehung zwischen 2 Tieren, die soziale Körperpflege, auch soziales Putzen oder Lausen genannt, das fokussierte Verhalten. Soziale Körperpflege steht besonders bei Primaten, nach dem Sexualverhalten und der Nachkommenpflege, auf einer hohen sozialen Integrationsstufe. Diese Tatsache und daß man den Vorgang einerseits, anderseits aber auch die beteiligten Partner klar erkennen und das Auftreten in Häufigkeit und Zeit gut messen kann, waren die Grundlagen für dieses Experiment. Im 2. Modell ist der Zugang zu einer limitierten Futterquelle, abhängig von der hierarchischen Rangstellung, die Verhaltensgrundlage. Dominanz und Submission werden dabei im räumlichen Abstand der Tiere voneinander und bei der Nutzung der Ressource deutlich erkennbar. Die zu beantworteten Fragen dabei waren: Wer hat Zugang? Wer hat keinen Zugang? Wer verhindert den Zugang? Wie wird der Zugang verhindert?

Während unserer langjährigen Untersuchungen zum Thema „Wirkungen von Psychopharmaka auf das individuelle und soziale Verhalten von Rhesusaffen"[1] beobachteten wir mit besonderem Interesse die An- oder Abwesenheit, die Verteilung, die Häufigkeit, den Zeitanteil und die Gerichtetheit ausgewählter sozialer Verhaltensmuster in Abhängigkeit von der hierarchischen Rangposition. Uns fiel dabei auf, daß bestimmte Verhaltensmuster bei einzelnen Individuen einer Gruppe in unterschiedlicher Häufigkeit auftraten und ihre An- oder Abwesenheit teilweise an die Rangposition gebunden war.

Aggressives Verhalten (Abb. 1 und 2), wie Drohen, Verhetzen, Jagen und Angreifen, trat gehäuft bei ranghohen oder rangmittleren Tieren auf, während rangtiefe Tiere sehr selten und nur mit niederer Intensität oder gar nicht drohten. Verhaltensmuster der Angst (Abb. 3 und 4), die mimisch-gestisch oder durch Sichab-

---

[1] J. Jaekel, Publikation in Vorbereitung.

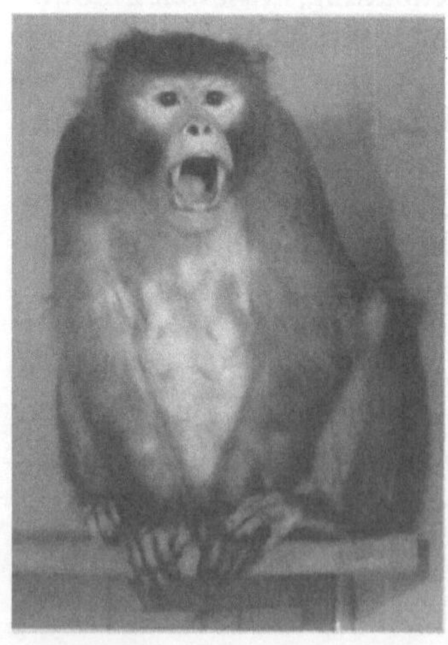

Abb. 1. Starkes mimisches Drohen eines Rhesusaffen

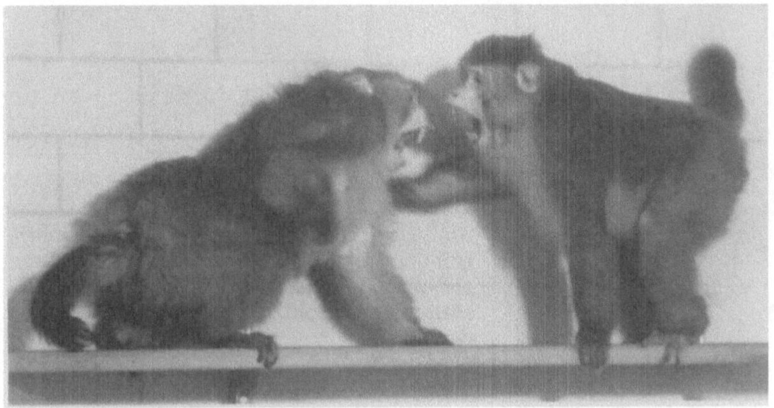

Abb. 2. Angreifen mit Verletzungsabsicht

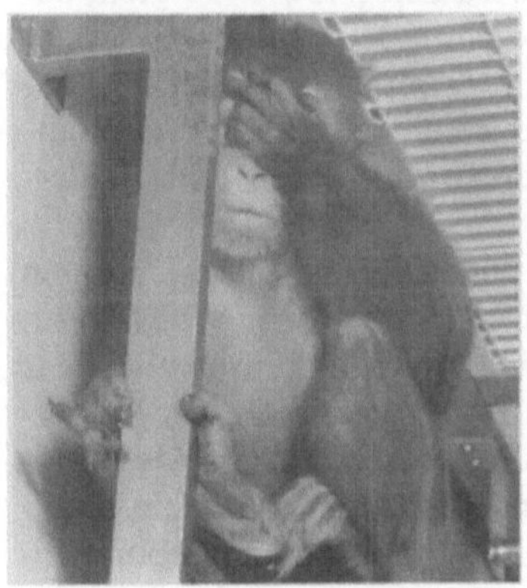

Abb. 3. Fliehen an einen extremen Schutzort und ängstliche Bedeckung der Augen

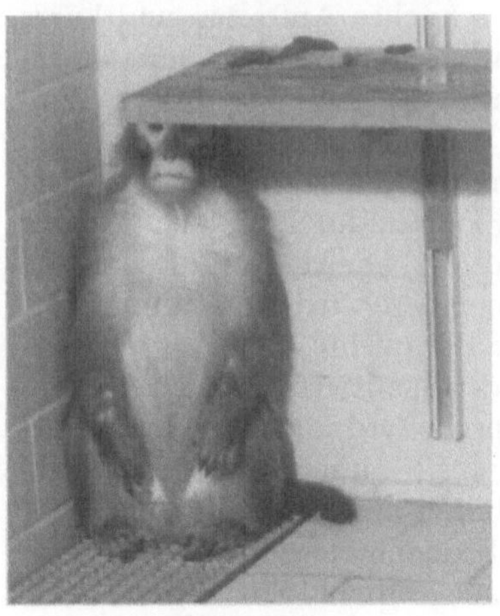

Abb. 4. Desintegriertes Zurückziehen eines stark ängstlichen Tieres

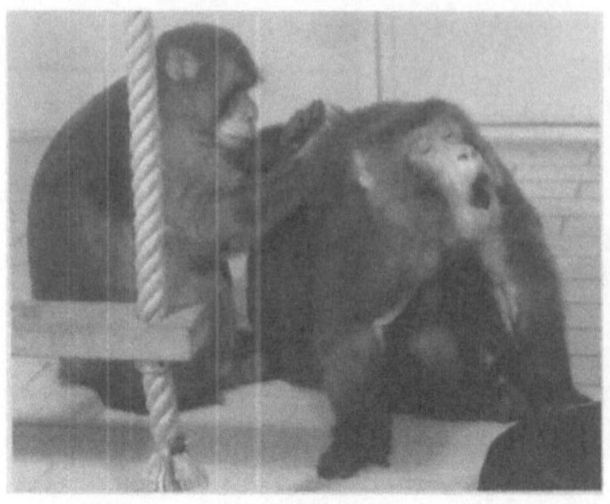

Abb. 5. Soziale Körperpflege. Die Vertrautheit der Tiere miteinander während des gegenseitigen Putzens wird in der entspannten Haltung des geputzten Tieres besonders deutlich.

wenden, durch Flucht und Zurückziehen an extreme Orte ausgedrückt werden, treten dagegen am häufigsten bei rangtiefen Tieren auf.

Positive soziale Verhaltensmuster wie das soziale Putzen (Abb. 5) zeigten, bezogen auf die Anzahl der kontaktierten Partner und die mit dem Putzen verbrachte Zeit, ebenfalls klare Unterschiede auf. In größeren Gruppen (über 5 Tiere) beobachteten wir bei den mittelrangigen Tieren die zahlreichsten Partnerbeziehungen, während hochrangige Tiere nur wenige Partner kontaktierten und Niederrangige ebenfalls wenige oder keine Putzpartner hatten.

In über Jahre hinweg stabilen Gruppen erscheinen die Wechselbeziehungen der Tiere miteinander – also die Kommunikationen – durch Normen bestimmt. Neben der Rigidität der Rangordnung bestimmen die Persönlichkeitsstruktur der einzelnen Tiere, die Stärke des aggressiven Druckes, den Hochrangige auf Niederrangige ausüben, oder der psychosoziale Streß das Gruppenklima und die Bandbreite der Norm, in der die Beziehungen spielen. Ein Beziehungssystem zu erweitern, z. B. neue Putzkontakte zu etablieren, wird häufig mit aggressiv getönter Intervention beantwortet. In diesen sozialen Beziehungssystemen werden Emotionen der Aggressivität und der Angst deutlich erkennbar. Dabei treten nicht nur situative emotionale Erregungen auf, die durch schnelles Auftreten und kurze Dauer gekennzeichnet und als Vorgang beobachtbar sind, sondern auch längerandauernde (Tage, Monate) emotionale Zustände, die den emotionalen Stimmungen bei Menschen ähneln. Letztere zeichnen sich bei einzelnen Tieren durch eine ständige Aggressionsbereitschaft mit hochfrequenter aggressiver Aktivität aus oder bei anderen, besonders bei submissiven Tieren, durch andauernd hohe Fluchtbereitschaft und häufige Kontaktvermeidung. Dabei fiel auf, daß bestimmte Gruppenmitglieder vermehrt angegriffen, andere wiederum vermehrt gemieden wurden. Das deutet bei einzelnen Tieren darauf hin, daß Aggressivität und Angst z. T. generalisiert, z. T. jedoch auch individualisiert auftreten.

Obwohl die bei Rhesusaffen strenge hierarchische Ordnung das Gruppenleben bestimmt – im Sinne von: Wer tut was gegen wen? –, können bei der rangabhängigen Gerichtetheit partnerbezogener Aktivitäten auffallende Unterschiede bezüglich aggressiver und affiliativer Aktionen beobachtet werden. Aggressive Handlungen richten sich eindeutig von „oben" nach „unten". Sozial positive Interaktionen (soziales Putzen) jedoch sind sowohl von ranghöheren gegenüber rangtieferen als auch von rangtieferen gegenüber ranghöher stehenden Tieren möglich (Abb. 6).

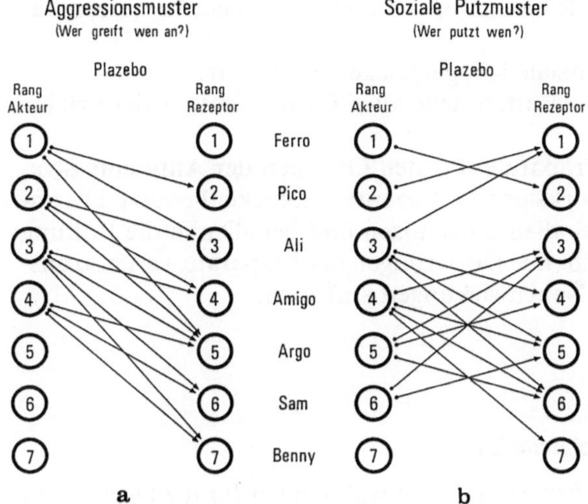

Abb. 6. a Rangabhängige klare Gerichtetheit aggressiver Verhaltensweisen von „oben" nach „unten". Aggressive Aktivität tritt besonders bei Hochrangigen auf. **b** Rangunabhängige Gerichtetheit sozialer Verhaltensmuster. Zahlreiche aktive Kontakte bei Mittelrangigen (Rang 3, 4 und 5) und wenig oder keine aktiven Kontakte bei hoch- und niederrangigen Tieren. Im aktiven Kontakt (Putzen) drückt sich im Vergleich zum passiven (Geputztwerden) die soziale Motivation aus

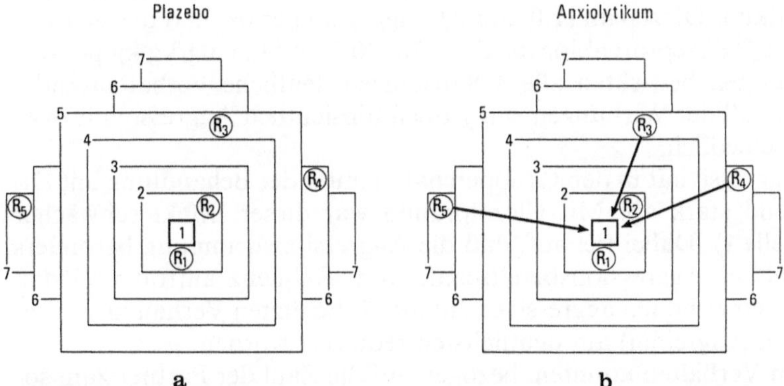

Abb. 7a, b. Verhaltensänderung beim Zugang zu einer Futterquelle nach Gabe eines Anxiolytikums. **a** Rangabhängige Position der Tiere im Raum ohne Zugang zur Futterquelle für R_3; R_4 und R_5 unter Plazebo. **b** Zugang für R_3; R_4 und R_5 unter Diazepam. Diese Veränderung kann als Folge verminderter Angst bei den submissiven Tieren und als erhöhte Toleranz bei den dominanten Tieren angesehen werden. *1* Futterquelle, *2–7* zunehmende Distanz vom Futterplatz, R_1–R_5 Rang der einzelnen Tiere

Beim Zugang zu einer (auf einen einzelnen Futterort und die verfügbare Futtermenge) limitierten Futterquelle und bei ihrer Nutzung tritt die Rangabhängigkeit mit aller Deutlichkeit zutage (Abb. 7). Die Starrheit des Systems erlaubt es nur dem Ranghöchsten (Alphatier) oder dem Zweitrangierten (Betatier), die Quelle zu nutzen. Alle anderen Rangpositionen halten sich in Distanz von der Futterquelle oder werden bei einer versuchten Annäherung aggressiv durch Alphas und Betas verjagt.

Für unsere psychopharmakologischen Versuche ergaben sich folgende, bereits eingangs angedeutete Fragestellungen:

1) Ist die in der Gruppe auftretende Gesamtaggressivität (Drohen, Verhetzen, Jagen, Angreifen) hemmbar?
2) Ist Affiliation – bezogen auf soziale Körperpflege – förderbar?
3) Ist es möglich, den Zugang zur Futterquelle allen Gruppenmitgliedern zu eröffnen?

Für die Prüfungen wurden Präparate aus den Gruppen der Antidepressiva, der Anxiolytika und der zentral wirksamen β-Rezeptorenblocker benutzt. Die angewandte Prüfmethodik[1] war bei allen Substanzen und bei allen in die Prüfung einbezogenen Affengruppen gleich. Die Dosierungen der Präparate waren so ausgewählt, daß keine erkennbaren Nebenwirkungen auftraten.

Ergebnisse

Wirkungen ausgewählter Psychopharmaka

Aus der Reihe der von uns geprüften Substanzen wählten wir für die Darstellung der Wirkungen folgende 3 klinisch erprobten oder in der Entwicklung befindlichen Präparate aus: das Antidepressivum Clomipramin (3,0 und 5,0 mg/kg kg per os), das Anxiolytikum Diazepam (1,0 und 2,0 mg/kg kg per os) und den zentralnervös wirksamen β-Rezeptorenblocker CGP 361 (0,3 und 0,6 mg/kg kg per os). Fragestellungsbezogen bewirkten alle 3 Substanzen deutliche Verhaltensänderungen. Das Ausmaß der Wirkungen war jedoch hinsichtlich Aggressivität bzw. Affiliation unterschiedlich.

Die Gesamtaggressivität in den Gruppen nahm unter der Behandlung mit Diazepam[2] auffallend stark ab. Mit Clomipramin war dieser Effekt schwächer ausgeprägt (Tabelle 1). Dabei fiel auf, daß die Aggressionshemmung besonders bei Tieren mit hoher Aggressionsbereitschaft und -frequenz auftrat und daß besonders die mit einer hohen aggressiven Intensität besetzten Verhaltensmuster (Verhetzen, Jagen, Angreifen) am deutlichsten reduziert wurden.

Im affiliativen Verhalten konnten, bezogen auf die Zahl der Partner zum sozialen Putzen, mit allen 3 Präparaten Zunahmen der Kontakte beobachtet werden. Ausgehend von der Möglichkeit, daß jedes Tier einer Gruppe mit jedem an-

---

[1] Die Affengruppen setzten sich aus 5–7 annähernd gleichaltrigen männlichen Rhesusaffen zusammen. (Heterosexuelle Gruppen schließen sich aufgrund des wechselnden hormonellen Status der weiblichen Tiere aus, da dieser Umstand zu enormen Schwankungen des Basisverhaltens führt. Bei auftretenden Verhaltensänderungen ist dann die Kausalität bezüglich Hormonstatus oder Substanzwirkung nicht abzuschätzen.) Die Gruppenzusammensetzung war über Jahre hinweg unverändert. Die Beobachtung der Tiere im Gruppenraum erfolgte aus einem Beobachtungsraum via Einwegspiegelglasscheibe. Die ausgewählten Verhaltensmuster wurden mittels „time-event-recorder" registriert. Die Tiere wurden täglich außer Samstag/Sonntag beobachtet, die Behandlung jedoch war durchgehend. Die Versuchszeit betrug 120 min. Außerhalb der Versuchszeit wurden die Tiere in geräumigen Einzelkäfigen gehalten. Die perorale Applikation von Plazebo und Verum erfolgte 60 min vor Versuchsbeginn. Die Behandlungsdauer für die Beobachtung der sozialen Putzkontakte betrug mindestens 2 Wochen, für den Futtertest wurden einzelne Tage ausgewählt. Das Verhalten während der „Verumtage" wurde mit vorangehenden und nachfolgenden „Plazebotagen" verglichen (Eigenkontrolle).
[2] = und CGP 361

Tabelle 1. Antiagressive Wirkung von CGP 361, Diazepam und Clomipramin im Vergleich

Substanz	Dosis (mg/kg KG per os)	Prozentuale Abnahme der aggressiven Aktionen [%]
CGP 361	0,3; 0,6	−54
Diazepam	1,0; 2,0	−71
Clomipramin	3,0; 5,0	−42

Tabelle 2. Genutzte Sozialkontakte unter Plazebo und Verum

Substanz	Plazebo [%]	Verum [%]
CGP 361	36	74
Diazepam	25	45
Clomipramin	25	40

deren Gruppenmitglied Kontakt aufnehmen könnte, ergaben sich beim Vergleich der genutzten Kontakte unter Plazebo und Verum erstaunliche Veränderungen. Die stärkste Wirkung wurde während der Behandlung mit CGP 361 beobachtet. Dabei wurden 74% der möglichen Kontakte genutzt. Unter Diazepam oder Clomipramin war die Kontaktnutzung, mit 45% bzw. 40% der Möglichkeiten, geringer ausgeprägt (Tabelle 2).

Die zunehmende Zahl der Kontakte ergibt in einer graphischen Darstellung ein verwirrendes Netzwerk der Partnerbeziehungen (Abb. 8). Ein Vergleich der Beziehungen unter Plazebo und Verum zeigt, daß besonders diejenigen Gruppenmitglieder „kontaktfreudiger" wurden, die vorher nur wenige Kontakte hatten (Alphas und Omegas). Bei den Tieren in mittleren Rangpositionen, die bereits un-

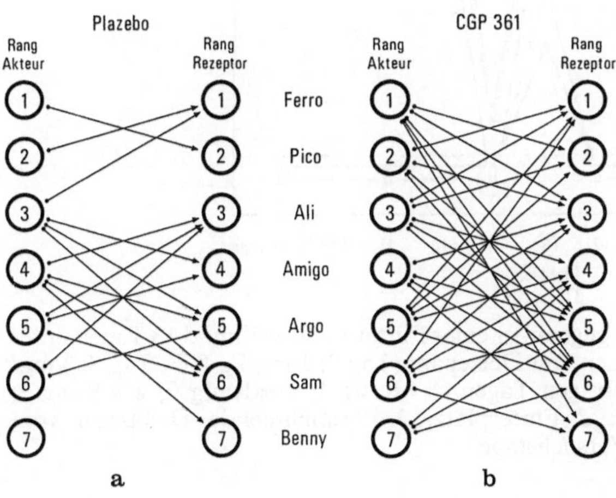

Abb. 8 a, b. Veränderung des sozialen Verhaltens unter CGP 361. **a** Gerichtetheit und Häufigkeit der aktiven Putzkontakte unter Plazebo. Hohe Aktivität bei mittelrangigen und niedrige Aktivität bei hoch- und niederrangigen Tieren. **b** Starke soziale Vernetzungszunahme unter CGP 361. Deutlich gesteigerte Kontaktaufnahmen bei den hochrangigen und niederrangigen Tieren, diesbezüglich geringere Aktivität bei mittelrangigen Tieren

Tabelle 3. Zunahme aktiver Putzkontakte mit CGP 361

	Anzahl Kontakte Plazebo	Anzahl Kontakte CGP 361	Zunahme mit CGP 361
Rang 1	1	5	+4
Rang 2	1	4	+3
Rang 3	4	5	+1
Rang 4	4	4	±0
Rang 5	3	5	+2
Rang 6	2	5	+3
Rang 7	0	3	+3

ter Plazebo mehrere Kontaktpartner hatten, ergab sich nur eine geringe oder keine Zunahme (Tabelle 3).

Beim Zugang und bei der Nutzung einer limitierten Futterquelle wurde das Verhalten der Tiere am auffälligsten durch Diazepam beeinflußt. Alle Tiere erschienen an der Futterquelle (Abb. 7). Dabei wurde eine deutliche aggressionshemmende Wirkung bei den Dominanten und reduziertes Angstverhalten bei den Submissiven beobachtet. Der Verhaltensablauf stellte sich dem Beobachter so dar: Die Submissiven näherten sich langsam und vorsichtig der Futterquelle und warteten; die Dominanten zeigten kein oder nur schwaches Drohverhalten. Anfangs vereinzelt, jedoch mit der Zeit zunehmend, nahmen die Submissiven Futterstücke auf und verzehrten sie am Ort oder zogen sich zum Verzehr wieder zurück.

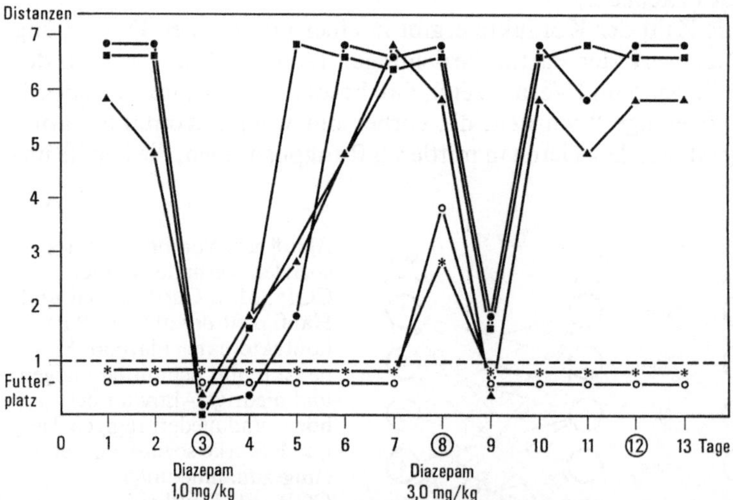

Abb. 9. Untersuchung des Verhaltens gegenüber einer Futterquelle während 13 Tagen unter 2maliger Gabe unterschiedlicher Dosen von Diazepam (Tag 3: 1 mg/kg KG, Tag 8: 3 mg/kg KG) und Plazebogabe an den übrigen Tagen. * = Rang 1; ○ = Rang 2; ▲ = Rang 3; ■ = Rang 4; ● = Rang 5. y-Achse: *1* Futterplatz, *2–7* zunehmende Distanzen vom Futterplatz; x-Achse: fortlaufende Versuchstage

Tabelle 4. Vergleich: Agonistik–Affiliation unter CGP 361, Diazepam und Clomipramin

Substanz	Aggressions-hemmung Gruppenverhalten	Aggressions-hemmung Futtertest	Soziales Putzen Zunahme Kontakte
CGP 361	+ + +	+	+ + +
Diazepam	+ + +	+ + +	+ +
Clomipramin	+ +	+	+

+ + + starke Wirkung, + + deutliche Wirkung, + angedeutete Wirkung

Die Rangordnung wurde dabei nicht in Frage gestellt. Diese Verhaltensänderungen waren reversibel, d. h. sie traten nach Absetzen der Substanz nicht mehr auf (Abb. 9). Mit Clomipramin und CGP 361 waren die Verhaltenseffekte in dieser Versuchsanordnung weniger stark ausgeprägt (Tabelle 4).

Zusammenfassung

In unseren psychopharmakologischen Verhaltensstudien gingen wir davon aus, daß bei in Gruppen gehaltenen Rhesusaffen Tiere auffalen, bei denen Verhaltensmuster der Aggressivität oder der Angst wesentlich häufiger auftreten als bei anderen Gruppenmitgliedern. Ebenfalls zeigten einzelne Tiere beim sozialen Putzen – einem auf hoher sozialer Integrationsstufe stehenden Verhalten – nur eine geringe Aktivität, und sie hatten nur wenige oder keine Sozialpartner, während andere Tiere hochaktiv waren und eine Vielzahl von Partnern kontaktierten.

Aufgrund dieser Beobachtungen stellte sich die Frage, inwieweit emotionale Erregungen oder Zustände von Aggressivität oder Angst als kausale Hemmfaktoren für positive Kommunikationen in Betracht zu ziehen sind. Wir näherten uns dieser Frage mit einer psychopharmakologischen Behandlung der Tiere. Dabei benutzten wir Psychopharmaka, die sowohl klinisch als auch im Tierversuch antiaggressive und anxiolytische Eigenschaften zeigen und behandelten alle Gruppenmitglieder.[3]

Die eingangs gestellte Frage, ob Emotionen aus den Bereichen der Aggressivität und der Angst hemmend auf soziale Kommunikationen wirken können, läßt sich aus den Resultaten unserer Versuchsanordnungen wie folgt beantworten:

---

[3] Der Grund für eine Gesamtgruppenbehandlung ergab sich aus den experimentellen Erfahrung vorausgegangener Pilotstudien. In diesen Studien zeigte es sich, daß die ausschließliche Behandlung aggressiver Tiere zwar deren Aggressivität hemmte, jedoch keine Kontaktverbesserungen zu ängstlichen Tieren hin bewirkte, da letztere eine Annäherung mit Vermeidungsverhalten beantworteten (manifestierte Angst). Beim umgekehrten Vorgehen, d. h. bei ausschließlicher Behandlung der ängstlichen Tiere, beobachtete man, daß diese sich zwar weniger ängstlich verhielten, bei einer Annäherung an aggressive Gruppenmitglieder jedoch bedroht, verjagt oder angegriffen wurden. Daraufhin zogen sie sich wieder zurück. Erst die Behandlung aller Tiere schuf die Voraussetzung für positive Interaktionen (Veränderung des Gruppenklimas?).

Während der Behandlung mit ausgewählten Psychopharmaka reduzieren sich Verhaltensmuster der Aggressivität und der Angst substanzabhängig mehr oder weniger stark. Gleichzeitig nimmt kommunikatives Verhalten substanzabhängig mehr oder weniger stark zu. Die gleichzeitige Behandlung aggressiver und ängstlicher Tiere scheint die Basis für eine partnerschaftliche Beziehung zu verbessern. Ein kausaler Zusammenhang zwischen Aggressivität/Angst und Kommunikation ist erkennbar. Die in Tabelle 4 dargestellten Vergleiche bezüglich der spezifischen Wirkungen der einzelnen Präparate in unterschiedlichen Situationen deutet jedoch darauf hin, daß neben Aggressionshemmung und Angstlösung eine zusätzliche Komponente, nämlich eine soziale Bereitschaft oder Motivation, in Betracht gezogen werden muß.

Entwicklungsbedingte Verhaltensstörungen und Rehabilitationsmöglichkeiten bei Primaten – Zur Entwicklung kommunikativen Verhaltens unter normalen und kontrollierten Bedingungen

S. Hopf, M. Herzog

Wenn ein Affensäugling geboren wird, tritt er in eine vorgegebene Umwelt ein, innerhalb derer er sich weiter entwickeln wird.

Es gibt inzwischen vielfältige Beweise, daß auch auf der stammesgeschichtlichen Entwicklungsstufe der Primaten das Neugeborene, ebenso wie mit artgemäßen Körpermerkmalen auch mit der Fähigkeit ausgestattet ist, sich artgemäß zu bewegen und zu verhalten (Ploog 1969). Das allein garantiert noch nicht, daß das einzelne Lebewesen sich in seiner Umwelt orientieren, leben und funktionieren kann: Es bedarf der Verknüpfung von Reizen und Aktivitäten. Dazu muß einmal eine Reizumgebung vorhanden sein, und außerdem muß der Organismus Reize wahrnehmen und verarbeiten können.

Das Totenkopfäffchen kommt mit offenen Augen zur Welt (Bowden et al. 1967). Bereits am 2.–3. Tag zeigt es koordinierte Schaubewegungen des Kopfes und der Augen, aber ein zuverlässiges Verfolgen eines bewegten Gegenstands mit dem Blick ist erst zwischen dem 7. und 10. Lebenstag nachzuweisen (eigene Beobachtung; King u. King 1969; Abb. 1). Danach setzen visuell kontrollierte Handbewegungen ein, die um den 12. Tag in gezieltes Greifen nach Gegenständen und Sozialpartnern einmünden (Hopf 1972; Abb. 2). Diese Abfolge zeigt auf, wie Wahrnehmung und Handlung schrittweise verknüpft werden.

Das gezielte Greifen hat zur Voraussetzung, daß das Jungtier seine Gliedmaßen zu anderem als dem anfangs lebenswichtigen und während der ersten Neugeborenenzeit charakteristischen reflexhaften Anklammern einsetzen kann. Zugleich ist damit eine weitere Voraussetzung zur artgemäßen adulten Fortbewegungsform des eigenständigen Laufens und Kletterns gegeben: Zwischen dem 16. und 32. Lebenstag erfolgt die erste körperliche Lösung von der Mutter und damit wiederum eine Voraussetzung zu eigenständiger Aufnahme sozialer Beziehungen in der Gruppe und zur Exploration der Umwelt. Solches Erkundungsverhalten

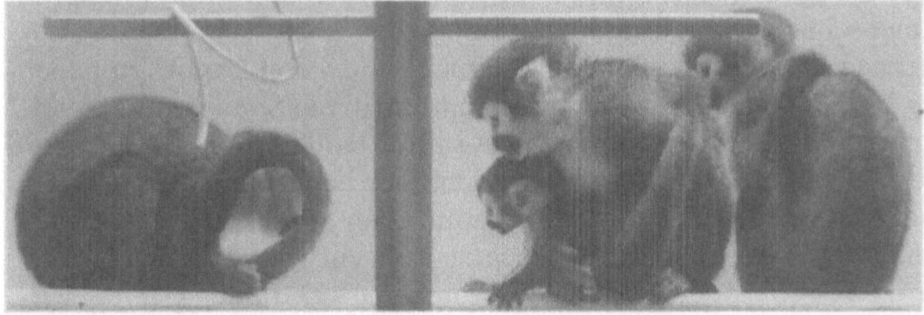

Abb. 1. Blickverhalten bei Totenkopfaffen. Mutter und Kind (16 Tage alt; *Mitte*) sowie 2 Gruppenmitglieder betrachten gemeinsam ein Objekt (das hinter der senkrechten Stange verborgen ist)

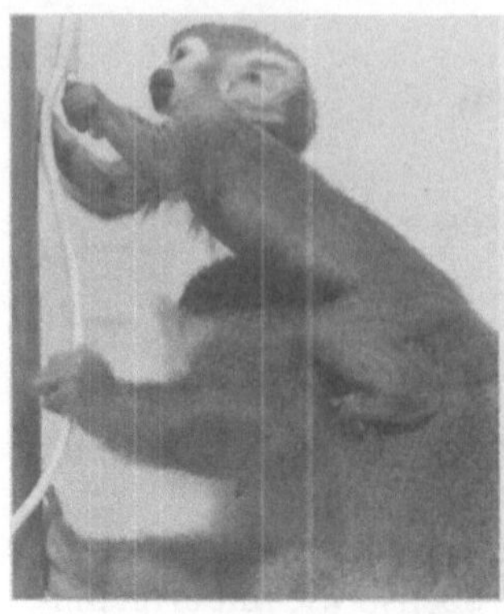

Abb. 2. Visuell kontrolliertes Greifen nach Objekt vom Rücken der Mutter aus (Jungtier, 16 Tage alt)

wiederum gedeiht nur in einem Zustand physisch und psychisch ausgeglichener Spannung. Verhaltensentwicklung läßt sich charakterisieren als einen Prozeß, in dem die unterschiedlichen Bedürfnisse des jungen Lebewesens (nach Ruhe und Sicherheit einerseits, nach Eigenaktivität und neuer Erfahrung andererseits) mit Umweltgegebenheiten abgestimmt werden (Ainsworth u. Bell 1974; Großmann 1977; van der Molen 1984).

Nimmt man einem neugeborenen Affen die Mutter weg, so geht sein Klammerbedürfnis ins Leere; in Ermangelung des Mutterkörpers oder eines geeigneten Ersatzobjekts schlingt das Äffchen seine Arme um seinen eigenen Körper. Eine solche Ersatzhandlung bietet eine Teilbefriedigung – in diesem Fall des Sicherheitsbedürfnisses –, sie erlaubt aber nicht so hinreichende Befriedigung, daß das Jungtier sich wirklich gut entspannen kann, und zeigt daher die Tendenz, beibehalten zu werden. Daraus kann sich eine Behinderung der Entwicklung ergeben. Zum Beispiel fanden Roy et al. (1978) bei Totenkopfaffen, die streng isoliert und ohne geeignetes Mutterersatzobjekt aufgezogen worden waren, schwere und anhaltende motorische und Haltungsstereotypien. Ein gut konstruiertes Mutterersatzobjekt kann hingegen Bedürfnisse des jungen Äffchens nach Anklammern, Wärme und damit Sicherheit hinreichend befriedigen. Dasselbe gilt für das Nahrungs- und Saugbedürfnis, wenn ein Saugnippel ständig gut und mit arttypischen Suchbewegungen erreichbar ist. Ist der Zugang zum Sauger auch nur ein wenig erschwert (gemessen an den motorischen Fähigkeiten des Säuglings in der natürlichen Situation), so beginnen Affensäuglinge häufig, an einem ihrer Finger zu lutschen, wie es menschliche Säuglinge auch tun.

In unserer Studie zur reizkontrollierten Aufzucht von Totenkopfaffen haben wir daraufhin bei 2 Tieren einen zusätzlichen, nicht nutritiven Sauger am Muttersurrogat so angebracht, daß die Säuglinge ihn aus ihrer Ruhestellung leicht erreichen konnten. Das Resultat war, daß die beiden Tiere den Sauger benutzten, wenn sie in Spannung gerieten, und das Fingerlutschen aufgaben und es auch nicht wieder aufnahmen, als sie vom Mutterersatzobjekt entwöhnt und stufenweise untereinander und dann mit einer Artgenossengruppe zusammengeführt wurden. Im Vergleich dazu hatten einige ebenso aufgezogene Totenkopfaffen ohne zusätzlichen Sauger das Fingerlutschen beibehalten, während sie unbeschadet davon ihr Verhalten in der Gruppe relativ normal weiterentwickelten. Das Ersatzverhalten war im ersten Fall (reichlicheres Ersatzreizangebot) im Zuge der fortschreitenden sozialen Entwicklung ohne Abgewöhnungsmaßnahmen verschwunden, im letzteren Fall nicht.

Diese Beobachtungen weisen darauf hin, daß Ersatzverhalten am eigenen Körper eher einen suchtartigen, die Babyzeit überdauernden und die weitere Entwicklung u. U. behindernden Charakter hat, während Ersatzverhalten an einem künstlichen, jedoch nach artgemäßen Bedürfnissen gestalteten Objekt sich eher absättigen und dann aufgegeben werden kann (Hopf 1981).

In unserer Gesellschaft gibt man den Babys lieber einen Schnuller, als daß man sie Daumen lutschen läßt; das Wiegen und das Tragen am Körper (Bowlby 1971) werden wieder verstärkt gepflegt. Wiege und Schnuller gelten als hilfreiche Ersatzreize, um Kleinkinder zu beruhigen, ohne daß deswegen die notwendige Zuwendung und Interaktion zu kurz kommen muß.

Stanjek (1980) hat aufgezeigt, daß sog. Übergangsobjekte (Winnicott 1953), die dem 2- bis 4jährigen Kind die zeitweilige Abwesenheit der Mutter ertragen helfen, eine um so geringere Rolle spielen, je enger und kontinuierlicher das soziale Netzwerk der Familie ist.

Wie aus reflexhaften Einzelbewegungen intendierte Handlungsketten entstehen, hat Plooij (1979) bei Schimpansenmüttern und -kindern sehr detailliert beschrieben.

Papousek u. Papousek (1979) haben herausgearbeitet, über welches Verhaltensrepertoire Menschen verfügen, um mit dem Neugeborenen und Baby Interaktionen aufzunehmen und die interaktiven Fähigkeiten des kleinen Kindes entwikkeln zu helfen. Es sind dies überwiegend unbewußte Handlungen, die nicht nur von Eltern, sondern von allen Menschen, sofern sie sich intensiv Babys zuwenden, gezeigt werden. Kestermann (1981) untersuchte einige Reizparameter (Augen offen vs. geschlossen, Hände entspannt vs. Faust) im Zusammenhang mit dieser Fähigkeit.

Großmann (1978) hat gezeigt, wie Mütter auf das Augenöffnen beim Neugeborenen mit verstärkter Zuwendung reagieren und vermehrt visuelle und auditive Reize anbieten. Eine solche Anpassung an das Verhalten des Kindes ist eine gute Voraussetzung, um den Aufbau von Interaktionen zu fördern.

Im folgenden wird ein Beitrag zur Verarbeitungsseite beim Aufbau artrelevanter Handlungsabläufe bei Totenkopfaffen gegeben (Herzog u. Hopf 1983).

Zehn Totenkopfaffen wurden am Tag der Geburt von ihren Müttern getrennt und in völliger visueller und taktiler Isolation von Artgenossen auf einem gewärmten, griffigen und milchspendenden Mutterersatzobjekt gehalten. Um Ersatzbindung an Menschen hintanzuhalten, wurden Pflegearbeiten im Aufzuchtkasten mit Handschuhen durchgeführt, und das Äffchen konnte, außer den Händen, nichts vom Pfleger sehen. Um der Sinnes- und Verhaltensdeprivation, die bei Einzelhaltung zwangsläufig entstehen würde, entgegenzuwirken, wurden den Äffchen ab der 1. Woche täglich mehrmals Objekte in Sicht- und Reichweite dargeboten. Diese Objekte (Testobjekte) ähnelten in Form, Größe und Oberfläche dem Mutterersatzobjekt. Sie waren mit Strukturen ausgestattet, die normalerweise soziale Zuwendung bewirken. Außerdem waren sie federnd-beweglich an einem Stab befestigt. Das Mutterersatzobjekt wurde zusätzlich, mit dem Äffchen darauf, mindestens 10mal täglich für 5 min geschaukelt, um passive vestibuläre Sti-

mulation zu vermitteln (Mason u. Berkson 1975). Es wurde größter Wert darauf
gelegt, den Darbietungsmodus an den Aktivitätsrhythmus der Jungtiere anzupassen.

Zwischen dem 24. und 35. Tag begannen die jungen Äffchen, das Mutterersatzobjekt selbständig zu verlassen und wieder aufzusuchen, ganz wie mutterauf-
gezogene Totenkopfaffen dies im gleichen Lebensalter tun. Jetzt entwickelten die
Jungtiere gegenüber den Testobjekten fast sämtliche art- und altersgemäßen Verhaltensweisen, die in Gruppen aufwachsende Totenkopfaffen an ihre Umwelt
und speziell an ihre Artgenossen richten (Abb. 3). Diese Situation wurde für die
Untersuchung der Verhaltenseffekte arteigener Laute, deren Bedeutung den isolierten Versuchstieren ja nicht von Artgenossen hatte vermittelt werden können,
genutzt:

Während der jeweils 8 minütigen Darbietung des Testobjekts wurde immer
dann ein Laut durch einen im Testobjekt eingebauten Lautsprecher eingespielt,
wenn das Tier physischen Kontakt zum Objekt aufnahm. Es erhielt also eine auditive Antwort, in engem zeitlichen Zusammenhang zu seinem Verhalten.

Während jedes 8-min-Versuchs wurde nur ein Lauttyp benutzt. Jedem Tier
wurden in getrennten Sitzungen 2 artgemäße Lauttypen und ein künstlicher Kontrollton eingespielt. Die Lauttypen waren aus Untersuchungen in natürlichen
Gruppen und aus Hirnreizversuchen (Winter et al. 1966; Jürgens 1979) in ihrer
Bedeutung hinreichend bekannt.

Das Verhalten der jungen Affen zum Testobjekt unter den Bedingungen der
verhaltensabhängigen Lauteinspielung wurde beobachtet und auf Tonband pro-
tokolliert bzw. videographiert und nach Häufigkeit und Dauer ausgewertet.

Wir haben diese Versuche im 2.–3. Lebensmonat durchgeführt, einem Lebens-
abschnitt, in dem sich normalerweise grundlegende soziale Fähigkeiten entwikkeln.

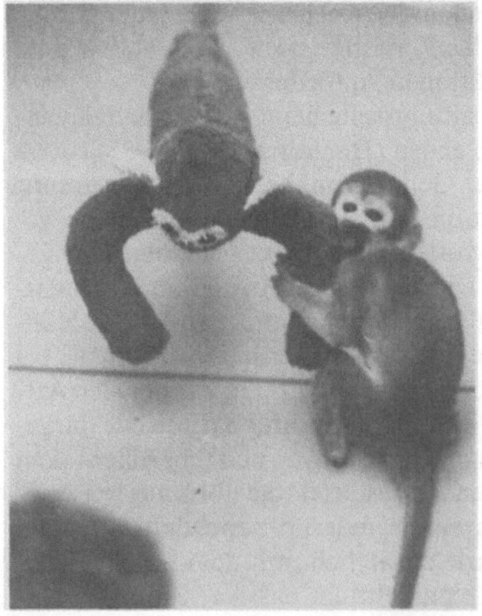

Abb. 3. Spielverhalten von einzeln aufgezo-
genem Totenkopfäffchen (2 Monate alt), an
Testobjekt mit partnerähnlichen Strukturen
gerichtet. Das locker geöffnete Maul ist ein
Kennzeichen spielerischen Verhaltens. *Im
Vordergrund* Teil des Mutterersatzobjekts.
(Aus Hopf 1984)

Es zeigte sich, daß das Verhalten qualitativ und quantitativ verschieden war, je nachdem, ob aversive oder nichtaversive Laute eingespielt wurden. Hörten die Äffchen bei Objektkontakt z. B. den „Spielpiep", einen Laut, der das soziale Spiel begleitet, so zeigten sie stärkere sowie eher spielerische und vielfältigere Zuwendung zum Objekt. Hörten sie das „Kakeln", einen Laut der Abweisung, so beachteten sie das Objekt mehr visuell aus Distanz, blieben länger auf ihrem Mutterersatzobjekt und zeigten weniger Kontakte, v. a. weniger spielerische Zuwendung. Der künstliche Kontrollton wurde wenig beachtet, und die Verteilung des Verhaltens nahm eine mittlere Stellung ein.

Wir entnehmen daraus, daß das Verständnis der arteigenen Laute eine angeborene, genetisch verankerte Grundlage hat.

Eine ähnliche Versuchsreihe mit den beiden den Totenkopfaffen eigenen Warnlauten vor Freßfeinden (Raubkatzen und Schlangen als Bodenfeinde, Greifvögel als Luftfeinde) ergab jedenfalls, daß die sozial erfahrungslosen, aber mit sorgfältig ausgewählten Ersatzreizen aufgewachsenen Totenkopfaffen darauf artgemäß richtig reagierten, also über ein angeborenes Verständnis der Warnlaute verfügen (Herzog u. Hopf 1984).

Mit fortschreitender Entwicklung wird es naturgemäß immer schwerer, den Reizbedürfnissen von jungen Affen unter Einzelhaltungsbedingungen gerecht zu werden. Wir haben auch aus diesem Grund im Anschluß an die Untersuchungen die Totenkopfaffen schrittweise untereinander und dann mit einer Gruppe sozial erfahrener Artgenossen vergesellschaftet. In diesem Abschnitt richtete sich die Beobachtung darauf, inwieweit die bisher unter künstlichen Reizbedingungen gehaltenen Tiere nun artgemäße *interaktive* Verhaltensabläufe zeigten.

Beim ersten Zusammentreffen zweier bisher isolierter Versuchstiere begann jeweils einer relativ unbeeinflußt vom anderen aktiv zu werden, während der zweite angespannt beobachtend still sitzen blieb. Die Eigenaktivität des Partners schien den jeweils inaktiven jungen Affen anfangs zu erschrecken. Es folgte ein Stadium abwechselnden Aktivseins, sodann Annäherungen und Kontakte, die der Partner anfangs scheinbar gar nicht, danach mit Anspannung, abweisenden Lauten und Gesten, dann passiv tolerant und schließlich aktiv mit ähnlichen Kontakten beantwortete. Nach intensiver gegenseitiger Exploration entwickelten sich arttypische Verhaltenssequenzen, auch spielerischer Art. Wenn die beiden Tiere in Gegenwart des Partners Nahrung aufnehmen und schlafen konnten, blieben sie ständig zusammen. Wir beobachteten defensives Verhalten (z. B. Drohen, wenn der Partner an der eigenen Milchflasche trank), aber keine Aggression. Arttypisches Spiel, Kontaktsitzen und Beschützen eines aufgeregten Partners zeigten normales Bindungsverhalten an.

Bei der Einführung in eine Gruppe zeigten sich die jungen Versuchstiere anfangs eher neugierig interessiert, während sich die Gruppe eher angespannt-abweisend zu den fremden Jungtieren verhielt und sie vereinzelt grob angriff. Einige Weibchen entwickelten mütterliches Verhalten zu den Neulingen, woraus sich in 3 Fällen Adoptionen ergaben.

Die Jungtiere äußerten und reagierten auf Laute von Anfang an artgerecht. Sie benötigten einige Wochen, um alltägliche soziale Konflikte durch Ausweichen beenden zu können, wie es bei in Gruppen lebenden Totenkopfaffen häufig vorkommt. Sie entwickelten arttypische Beziehungsmuster untereinander und zu normal aufgewachsenen Gruppenmitgliedern (Hopf et al. 1984).

Wir haben also kontrollierte Reizgaben eingesetzt, um einerseits die sozial isolierten Versuchstiere annähernd artgemäß zu beschäftigen und zu trainieren und zugleich an ihnen die Auswirkung bestimmter Reizqualitäten auf ihr Verhalten zu untersuchen. Wir konnen angeborene Komponenten des Verständnisses arteigener Laute nachweisen und zugleich zeigen, wie ausgewählte Ersatzreize dazu beitragen können, daß die Versuchstiere nach künstlicher Aufzucht wesentliche Merkmale ihrer Verhaltensentwicklung nachholen können.

Literatur

Ainsworth MDS, Bell SM (1974) Mother-infant interaction and the development of competence. In: Connolly K, Bruner J (eds) The growth of competence. Academic Press, London

Bowden D, Winter P, Ploog D (1967) Pregnancy and delivery behavior in the squirrel monkey (Saimiri sciureus) and other primates. Folia Primatol (Basel) 5:1–42

Bowlby J (1971) Attachment and loss, vol 1. Attachment. Penguin, Harmondsworth Middlesex

Grossmann K (1978) Die Wirkung des Augenöffnens von Neugeborenen auf das Verhalten ihrer Mütter. Geburtshilfe Frauenheilkd 38:629–636

Grossmann KE (Hrsg) (1977) Entwicklung der Lernfähigkeit in der sozialen Umwelt. Kindler, München

Herzog M, Hopf S (1983) Effects of species-specific vocalizations on the behaviour of surrogate-reared squirrel monkeys. Behaviour 86:197–214

Herzog M, Hopf S (1984) Behavioural responses to species-specific warning calls in infant squirrel monkeys reared in social isolation. Am J Primatol 7:99–106

Hopf S (1972) Sozialpsychologische Untersuchungen zur Verhaltensentwicklung des Totenkopfaffen. Dissertation im Fachbereich Psychologie, Universität Marburg/Lahn

Hopf S (1981) Verhaltensbiologische Aspekte normaler und gestörter sozialer Entwicklung bei Primaten. In: Feuerlein W (Hrsg) Sozialisationsstörungen und Sucht. Akademische Verlagsgesellschaft, Wiesbaden

Hopf S (1984) Bindung an Sozialpartner und unbelebte Objekte bei Primaten. – Einige neue Befunde. In: Eggers C (Hrsg) Bindungen und Besitzdenken beim Kleinkind. Urban & Schwarzenberg, München

Hopf S, Herzog M, Vogl-Köhler C (1984) Social integration of surrogate-reared infant squirrel monkeys to captive groups. Acta Paedopsychiatr (Basel) 50:79–95

Jürgens U (1979) Vocalization as an emotional indicator. A neuroethological study in the squirrel monkey. Behaviour 69:88–117

Kestermann G (1981) Gestures in young infants; their communicative significance for experienced and inexperienced caretakers. ISSBD, Toronto

King JE, King PA (1969) Early behaviors in hand-reared squirrel monkeys (Saimiri sciureus). Dev Psychol 2:251–296

Mason WA, Berkson G (1975) Effects of maternal mobility on the development of rocking a–d other behaviors in rhesus monkeys: A study with artificial mothers. Dev Psychobiol 8:197–211

Molen PP van der (1984) Bi-stability of emotions and motivations: An evolutionary consequence of the open-ended capacity for learning. Acta Biotheoretica 33:227–251

Papoušek H, Papoušek M (1979) Early ontogeny of human social interaction; its biological roots and social dimension. In: Cranach M von, Foppa K, Lepenies W, Ploog D (eds) Human ethology, claims and limits of a new discipline. Cambridge University Press, New York

Ploog D (1969) Early communication processes in squirrel monkeys. Brain and early behavior. In: Robinson RJ (ed) Development in the fetus and infant. Academic Press, London New York

Plooij FX (1979) How wild chimpanzee babies trigger the onset of mother-infant play and what the mother makes of it. In: Bullowa M (ed) Before speech: the beginning of interpersonal communication. Cambridge University Press, New York

Roy MA, Wolf RH, Martin LN, Rangan SRS, Allen WP (1978) Social and reproductive behaviors in surrogate-reared monkeys (Saimiri sciureus). Lab Anim Sci 28:417–421

Stanjek K (1980) Die Entwicklung des menschlichen Besitzverhaltens. Materialien aus der Bildungsforschung Nr. 16. Max-Planck-Institut für Bildungsforschung, Berlin

Winnicott D (1953) Transitional objects and transitional phenomena. Int J Psychoanal 24:89–97

Winter P, Ploog D, Latta J (1966) Vocal repertoire of the squirrel monkey, its analysis and significance. Exp Brain Res 1:359–384

Die Ambivalenz der zwischenmenschlichen Beziehungen aus ethologischer Sicht

I. Eibl-Eibesfeldt

Bei vielen Wirbeltieren ist der Artgenosse Träger von Signalen, die sowohl Verhaltenstendenzen der Zuwendung und Annäherung als auch solche der Abkehr und Distanzierung aktivieren. Werden diese Merkmale zur gleichen Zeit wahrgenommen, so kommt es zu einem Konflikt zwischen beiden simultan aktivierten Verhaltenstendenzen. So tragen die Lachmöwen in beiden Geschlechtern eine schwarze Gesichtsmaske, die als aggressionsauslösendes Merkmal einer freundlichen Annäherung im Wege steht. Wie die Filme von Niko Tinbergen belegen, haben die Geschlechtspartner anfangs große Schwierigkeiten, zueinander zu kommen. Aggressive Auseinandersetzungen beenden oft die ersten Annäherungsversuche. Und sie gelingen schließlich nur, weil die Tiere im „Hinterkopfzudrehen" ("head-flagging") über eine beschwichtigende Verhaltensweise verfügen. Sie wenden bei Annäherung in betonter Weise dem Partner das Hinterhaupt zu und verbergen damit das provozierende Signal. Die Tiere können sich anfangs nur aus den Augenwinkeln betrachten (Tinbergen 1959).

Weitere Verhaltensweisen, mit deren Hilfe sie die Aggressionen des Partners beschwichtigen, entstammen dem kindlichen Verhaltensrepertoire. Die Weibchen betteln die Männchen genauso an wie Jungvögel ihre Eltern anbetteln, und sie werden von diesen auch gefüttert. Mit zunehmender persönlicher Bekanntheit werden die Aggressionen immer mehr abgebaut, und zuletzt können die gut verpaarten Vögel einander auch direkt ansehen, ohne daß es zu aggressiven Auseinandersetzungen kommt. Am Anfang der Begegnung beobachten wir jedoch stets ein ambivalentes Verhalten, einen deutlichen Konflikt zwischen Kontaktstreben und Kontaktmeidung.

Der Artgenosse tritt demnach zunächst als Träger von Signalen auf, die sowohl ein Verhaltenssystem der Zuwendung, als auch ein solches der Abkehr aktivieren. Ähnliches gilt für uns Menschen. Wir wissen, daß Säuglinge im Alter von 6–8 Monaten zu fremdeln beginnen. Während sie bis dahin jedermann freundlich anstrahlten, der sich ihnen zuwendete, unterscheiden sie nunmehr deutlich zwischen bekannt und fremd. Bekannte Bezugspersonen lösen weiterhin freundliche Zuwendung aus. Fremden gegenüber zeigen sie jedoch eine Mischung von Zuwendung und angstmotivierter Abkehr. Im typischen Fall lächeln sie die fremde Person an. Nach einigen Augenblicken wenden sie sich dann ihrer Mutter zu und bergen schützend ihren Kopf an deren Brust, um kurz darauf wieder den freundlichen Blickkontakt herzustellen (Abb. 1). Reaktionen der Zuwendung und Abkehr alternieren, oder sie überlagern einander auch simultan, z. B. wenn das Kind sich abwendet, zugleich aber lächelt und aus den Augenwinkeln den Kontakt hält. Bleibt der Fremde auf Distanz, dann freundet es sich i. allg. schnell an, nähert er sich jedoch, ohne dem Kind Zeit zu geben, sich an ihn zu gewöhnen, dann schlägt das Verhalten des Kindes häufig in Furcht um, es birgt sich dann z. B.

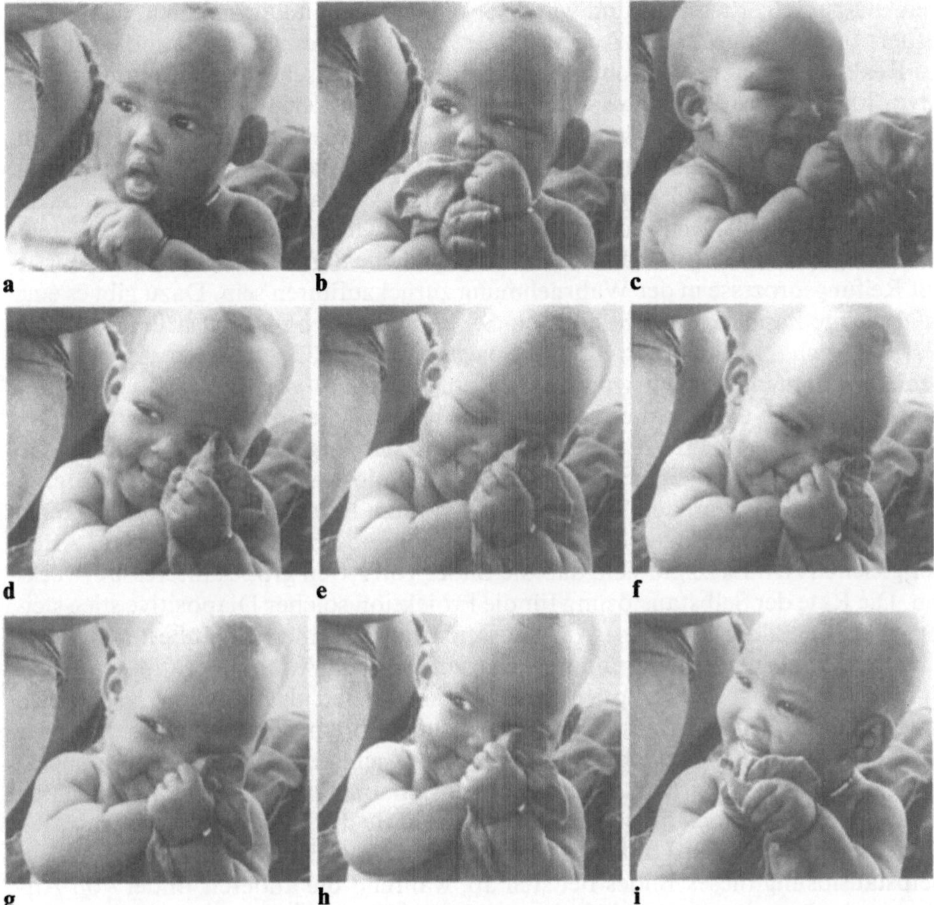

Abb. 1 a–i. Bereits sehr früh in seinem Leben zeigt der Mensch seinen Mitmenschen gegenüber eine ambivalente Haltung. Sie äußert sich in einem Wechsel oder in einer Mischung von Reaktionen der Zuwendung und der Abkehr. Persönliche Bekanntheit schwächt die Wirkung der angst- und aggressionsauslösenden Merkmale des Mitmenschen ab. Interagieren Säuglinge mit Fremden, dann pendeln sie zwischen Zuwendung und Abkehr. Das Verhalten dieses weiblichen, etwa 8 Monate alten G/wi-Buschmannsäuglings aus der zentralen Kalahari zeigt dieses Verhalten sehr deutlich. Auf Blickkontakt lächelt das Kind, wendet sich anschließend ab und führt, als wolle es sich verstecken, die Hände mit dem Tuch ans Untergesicht. Es nimmt aus den Augenwinkeln Blickkontakt auf, wendet sich dann wieder ab und pendelt so zwischen Zuwendung und Abkehr. Da Kinder in allen von uns besuchten Kulturen sich so verhalten, auch wenn ihnen nie Böses von Fremden widerfahren ist, handelt es sich hier um eine biologische Konstante. Sie bestimmt unsere zwischenmenschlichen Beziehungen in entscheidender Weise und führt zur Kontaktblockade in der anonymen Massengesellschaft. (Aus einem 16-mm-Film von I. Eibl-Eibesfeldt. Bilder 1, 40, 199, 244, 247, 275, 287, 291 und 332 der mit 25 Bildern/s aufgenommenen Sequenz)

weinend bei seiner Mutter, und will der Fremde das Kind aufnehmen, dann protestiert es dagegen mit allen Anzeichen der Furcht. Jedes gesunde Kind zeigt dieses Reaktionsmuster, es fürchtet den fremden Mitmenschen, auch wenn ihm nie zuvor irgend etwas Schlechtes von einem Fremden widerfuhr.

Der Kulturenvergleich lehrt, daß es sich bei dieser ambivalenten Reaktion Fremden gegenüber um ein universales Reaktionsmuster handelt. Überall wird demnach der Mitmensch von einem bestimmten Alter an als Träger von Signalen wahrgenommen, die Reaktionen der Zuwendung wie auch der Abkehr aktivieren. Die Fähigkeit, auf angstauslösende mitmenschliche Signale anzusprechen, dürfte auf Reifungsprozesse in der Wahrnehmung zurückzuführen sein. Dazu gibt es eine interessante Parallele bei Rhesusaffen. Sackett (1966) zog Rhesusaffen isoliert in Käfigen hoch, in denen sie weder ihr Spiegelbild sehen, noch andere Affen wahrnehmen konnten. Täglich wurde ihnen eine Auswahl von Diapositiven vorgeführt, die sie sich danach auch selbst durch Hebeldrücken projizieren konnten. Jedes Diapositiv erschien für 15 s, und während der folgenden 5 min konnten die Affen die Darbietung eines bestimmten Bildes selbst auslösen. Mit der Rate, in der ein Diapositiv von den Tieren gewählt wurde, hatte man damit ein Maß für die Beliebtheit eines Bildes. Die Bilder zeigten Landschaften, Früchte und Affen der gleichen Art. Es zeigte sich, daß die Bilder von Affen großes Interesse erweckten. Die Rate der Selbstauslösung für die Projektion solcher Diapositive stieg steiler an als für Bilder, die keine Artgenossen zeigten. Außerdem äußerten die Äffchen soziale Kontaktlaute, und sie näherten sich den Affenbildern in deutlicher Spielaufforderung. Sie akzeptierten sie gewissermaßen als Artgenossen, obgleich ihnen entsprechende Erfahrungen mit solchen fehlten. Unter den Bildern war auch eines, das einen drohenden Affen zeigte. Auch dieses Bild gehörte zunächst zu denjenigen, die positive Reaktionen auslösten. Im Alter von etwa 2½ Monaten änderte sich das jedoch drastisch. Von nun an löste das Bild des drohenden Affen Angstlaute, Sich-selbst-Umklammern und Zurückweichen aus, und die Rate der Selbstauslösung dieses Bildes fiel steil ab, während die anderen Bilder von Äffchen weiterhin positive Reaktionen auslösten. Da die Äffchen keinerlei soziale Erfahrungen mit Artgenossen gesammelt hatten, muß man annehmen, daß das Erkennen der Drohmimik auf Reifungsprozesse im Wahrnehmungsapparat zurückzuführen ist. Sackett nimmt an, daß ein angeborener Auslösemechanismus, der dem Mimikerkennen zugrunde liegt, zur Funktionsreife gelangte. Einzelne der Signale, die beim Menschen neben Zuwendung auch agonistisches Verhalten auslösen, sind uns bekannt. Von besonderer Bedeutung ist dabei der Blickkontakt. Er wird, wie wir schon sagten, einerseits sicher sehr positiv wahrgenommen. Er wird als Zuwendung interpretiert, als Mitteilung, daß die Kanäle für die Kommunikation offen sind. Allerdings darf man bei der zwischenmenschlichen Kommunikation den Partner nicht so lange anschauen, daß dieser den Blickkontakt als Starren empfindet. Anstarren wird nämlich als Drohung empfunden. Auch das ist, wie wir im Kulturenvergleich nachweisen können, überall so. Beobachten wir einen Dialog zwischen 2 Personen, dann können wir auch feststellen, daß der Sprechende es vermeidet, den Blickkontakt ins Starren eskalieren zu lassen, indem er von Zeit zu Zeit seinen Blick abschweifen läßt. Der Zuhörer darf dagegen unentwegt schauen, er braucht den Blickkontakt nicht zu unterbrechen. Er muß ja auch auf die nichtverbalen Zeichen achten, mit denen ihm das Gespräch über-

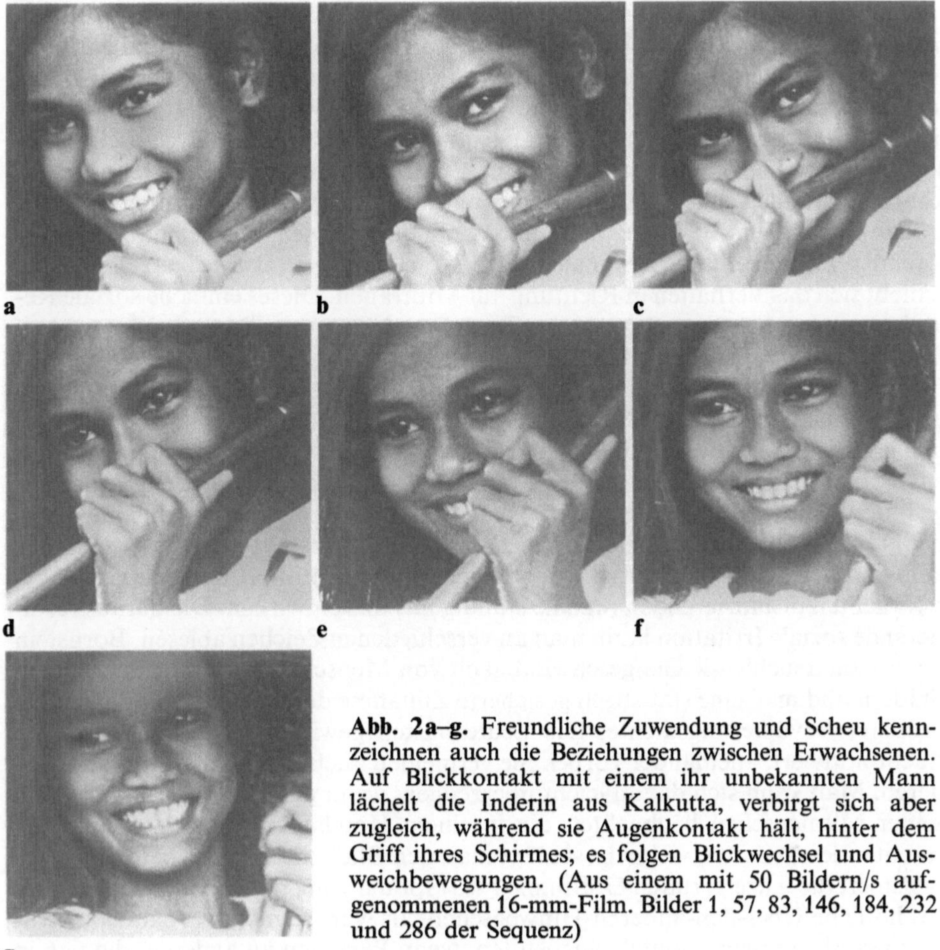

Abb. 2a–g. Freundliche Zuwendung und Scheu kennzeichnen auch die Beziehungen zwischen Erwachsenen. Auf Blickkontakt mit einem ihr unbekannten Mann lächelt die Inderin aus Kalkutta, verbirgt sich aber zugleich, während sie Augenkontakt hält, hinter dem Griff ihres Schirmes; es folgen Blickwechsel und Ausweichbewegungen. (Aus einem mit 50 Bildern/s aufgenommenen 16-mm-Film. Bilder 1, 57, 83, 146, 184, 232 und 286 der Sequenz)

geben wird. Spricht er dann, ist es an ihm, den Blickkontakt von Zeit zu Zeit abbrechen zu lassen. Aus Experimenten wissen wir, daß Blickkontakt erregt, er läßt z. B. die Rate des Pulsschlags ansteigen, kurzer Kontaktabbruch führt zur Beruhigung. Wir haben es so in der Hand, bereits über Blickkontakt unseren Erregungsspiegel zu kontrollieren. Neben visuellen Signalen gibt es noch andere, die wir mit Ambivalenz wahrnehmen, so z. B. geruchliche. Androstenol wird sowohl als angenehm, als auch als unangenehm eingestuft. Versuchspersonen beiderlei Geschlechts bewerteten Photographien anderer Personen also positiver, wenn sie ohne ihr Wissen zugleich geringe Konzentrationen von Androstenol wahrnahmen. In anderen Versuchen mieden Männer mit Androstenol besprühte Stühle eines Wartezimmers, während Frauen sie bevorzugten (Kirk-Smith u. Booth 1980). Die Verhältnisse sind jedoch keineswegs erforscht. Wir können heute nur soviel sagen, daß Menschen auf bestimmte Signale des Mitmenschen mit freundlicher Zuwendung, auf andere Signale dagegen mit Ablehnung, ja sogar mit Aggression

reagieren. Nun sind die Eltern eines Säuglings sicher ebenfalls Träger von Merkmalen, die an sich negative Reaktionen des Mitmenschen auslösen, und wir können das in der Tat nachweisen, wenn wir die Mikrobewegungen eines Säuglings
im Dialog mit der Mutter registrieren. Wir sind jedoch so konstruiert, daß persönliche Bekanntheit die Wirkung der angstauslösenden Signale stark abschwächt,
so daß die freundlichen Zuwendungsreaktionen dominieren. Das Verhalten, so
könnte man auch sagen, wird im Umgang mit Bekannten in Richtung auf Vertrauen verschoben. Bei Begegnung mit Fremden kommen dagegen die angstauslösenden mitmenschlichen Signale voll zur Wirkung, und dementsprechend verschiebt sich das Verhalten in Richtung auf Mißtrauen. Dieses einfache soziale Reaktionsmuster hat für unser soziales Zusammenleben weitreichende Konsequenzen. Es führte dazu, daß Menschen dazu neigen, sich in kleinen geschlossenen
Gruppen zusammenzutun und Fremden mit einer gewissen Abwehrhaltung gegenüberzustehen. Über die längste Zeit lebte der Mensch in Kleingruppen, in denen jeder jeden kannte und in denen daher persönliche Beziehungen des Vertrauens vorherrschten. Das hat sich erst mit der Ausbildung der Massengesellschaft
geändert. Wir verbringen heute den Alltag mit Menschen, die wir nicht näher kennen. Und das bedingt, daß der Mitmensch in der Großstadt in gewisser Hinsicht
zum Stressor wird, da die nicht durch Bekanntheit in ihrer Wirksamkeit abgeschwächten distanzierenden Signale ständig auf uns einwirken. Die daraus resultierende soziale Irritation kann man an verschiedenen Zeichen ablesen. Bornstein
(1979) untersuchte die Gehgeschwindigkeit von Menschen in verschieden großen
Städten und maß eine statistisch gesicherte Zunahme der Gehgeschwindigkeit bei
größerer Bevölkerungsdichte. Die Leute hasten gewissermaßen, als wären sie
fluchtmotiviert, aneinander vorbei. Sie vermeiden auch den Blickkontakt mit anderen. Man kann sich davon leicht überzeugen, wenn man einmal das Verhalten
seiner Mitmenschen beobachtet, die in einem Hotelaufzug fahren. Keiner betrachtet den anderen, vielmehr schlägt man den Blick nieder oder betrachtet wie
fasziniert die Anzeigertafel. Goffman (1963) sprach von „polite inattention". Dieses höfliche Über-den-anderen-Hinwegsehen, als wäre er nicht vorhanden, ist allerdings als weniger „polite" einzustufen, wenn Personen an anderen, die sich in
Not befinden, vorbeihasten – ein Phänomen der Großstadt, dem Soziologen in
letzter Zeit des öfteren Aufmerksamkeit schenken. Die Menschen der anonymen
Massengesellschaft bemühen sich ferner, möglichst wenig provokant aufzutreten,
um damit Reibungsflächen abzubauen. Beim Mann äußert sich dies u. a. in seiner
unscheinbaren Alltagskleidung, die ihn wie eine Uniform in der Masse verbirgt.
Wie sehr der Mann der Großgesellschaft seine Individualität in der Öffentlichkeit
verbirgt, wird einem erst im Vergleich zu Naturvölkern richtig bewußt. Im individualisierten Verband tritt der Mann ungeniert mit Körperschmuck und Waffen
imponierend auf. Er kann es sich leisten, denn seine Selbstdarstellung provoziert
die Freunde nicht. In der anonymen Gesellschaft herrscht dagegen ein starker
Normierungsdruck in Richtung auf Unauffälligkeit. Das Mausgrau der modernen Alltagskleidung ist dafür deutlicher Ausdruck. Schließlich maskiert der
Mensch in der Massengesellschaft seinen Ausdruck. Er tritt nach außen hin neutral bis selbstsicher auf. Er vermeidet es vor allem, in Mimik und Gebaren Schwächen zu zeigen, wohl weil dies einen anderen dazu verführen könnte, die Schwäche
zu nutzen. Dieses Maskieren des Ausdrucks kann zu einer so fest gefahrenen Hal-

tung werden, daß die Personen schließlich selbst im Familienkreise nicht mehr in der Lage sind, ihre Maske abzulegen. Sie erweisen sich dann als kommunikationsgestört und brauchen therapeutische Hilfe, um wieder kommunikationsfähig zu werden (Eibl-Eibesfeldt 1984).

Nun können und wollen wir sicher nicht aus der Großgesellschaft ausbrechen, die ja sehr viele Vorteile bietet. Die Frage, die wir uns hingegen vernünftigerweise zu stellen haben, ist, ob wir dieses Leben nicht humaner gestalten können. Wir können dabei von der sehr positiven Bereitschaft des Menschen ausgehen, mit anderen Menschen freundliche Beziehungen herzustellen. Diese Bereitschaft ist bekanntlich so stark, daß bei Stellungskriegen selbst gegnerische Frontsoldaten schließlich über ein allmähliches Bekanntwerden die Aggressionen abbauen und zuletzt freundlichen Austausch pflegen. Man spricht dann bezeichnenderweise von einer Demoralisierung der Truppe. Der freundlichen Bereitschaft des Menschen, auch mit Fremden Kontakt aufzunehmen, muß im Kriegsfall durch entsprechende Indoktrination, durch die Errichtung von Kommunikationsbarrieren und durch Antiverbrüderungsgesetze ("nonfraternisation laws") entgegengewirkt werden. Die freundliche Kontaktbereitschaft ist altes biologisches Erbe. Sie kam mit der Entwicklung der Brutpflege in die Welt. In der Mutter-Kind-Kommunikation entwickelten sich freundlich-betreuende Verhaltensweisen der Mutter und diese aktivierende Signale des Kindes. Damit erst kam das Instrumentarium zum Freundlichsein in die Welt, und insofern kann die Entwicklung der Brutpflege als Sternstunde der Verhaltensevolution bezeichnet werden. Mir fiel dies auf, als ich auf den Galápagos-Inseln den Meerechsen zusah, die durchaus verträglich zu Hunderten die Uferfelsen bedeckten, die aber einander nichts Freundliches tun konnten. Sie waren gesellig, und doch mangelte es ihnen an etwas Entscheidendem, sie putzten sich nicht gegenseitig, sie fütterten sich nicht, sie streichelten sich nicht, ihr Repertoire sozialen Verhaltens, auch bei der Werbung, beschränkte sich auf Drohverhalten und Submission. Mir wurde damals klar, daß das Instrumentarium freundlichen Verhaltens, das erwachsene Säuger und Vögel im Umgang miteinander – z. B. beim Werben – zeigen, sich auf das Repertoire der Mutter-Kind-Verhaltensweisen zurückführen läßt. Wirbt ein männlicher Sperling um ein Weibchen, dann bettelt er, mit den Flügeln zitternd, wie ein Jungtier um Futter. Dringt eine weibliche Heringsmöwe in das Revier eines Männchens ein, dann bettelt sie ebenfalls wie ein Jungtier um Futter und wird auch vom Männchen gefüttert. Will ein Wolf einen Ranghohen beschwichtigen, dann stößt er mit der Schnauze gegen dessen Mundwinkel wie ein futterheischender Welpe. Verliebte sprechen zueinander in der hohen Tonlage, in der Mütter zu ihren Kindern sprechen. Vergleichende Untersuchungen belegen, daß der Kuß sich von der Brutpflegehandlung des Kußfütterns ableitet. Aber noch in anderer Weise ist die Erfindung der Brutpflege als „Sternstunde" der Verhaltensevolution zu bezeichnen. Durch sie kam es zur Entwicklung persönlicher Bindungen, zu dem also, was wir Liebe nennen. Die Tatsache, daß persönliche Bekanntheit Aggressionen beschwichtigt und freundliche Zuwendung bewirkt, hat hier ihren Ursprung. Im Laufe der Evolution wurde dieses Mutter-Kind-Ethos zu einem familialen Ethos erweitert, und dieses wiederum war die Voraussetzung zur Entwicklung eines Gruppenethos. Im Laufe seiner stammesgeschichtlichen und kulturellen Evolution entwickelte der Mensch die Fähigkeit, sein familiales Ethos auch auf die

Mitglieder einer größeren Gemeinschaft auszudehnen. Wir sprechen heute auch von unseren Mitmenschen, die wir nicht kennen, als von unseren Brüdern und Schwestern, ja wir bezeichneten früher sogar regierende Fürsten als Landesväter, und die Russen nennen ihr Land liebevoll „Mütterchen Rußland". Voraussetzung für eine solche bindende und damit aggressionsabschwächende Identifikation ist jedoch ein Heranwachsen in einer intakten Familie, die in einen beständigen Kleinverband eingebettet ist. Nur in solchen individualisierten Kleinverbänden erwerben wir jenes mitmenschliche Vertrauen, das uns auch im Fremden einen potentiellen Freund erkennen läßt.

Gerade diese Möglichkeiten werden aber durch die moderne Mobilität, den Zerfall der Großfamilie sowie durch die verschiedenen Maßnahmen von Verwaltung und Städteplanung zunehmend zerstört. Wir leben, so widerspruchsvoll das klingen mag, im Miteinander der vielen recht einsam. Das heißt, wir begegnen zwar vielen Menschen, aber jene, die wir zu unserer Familie und zu unserem Freundeskreis rechnen, leben so weit verstreut, in Wien, in Hamburg oder sogar im Ausland, daß wir bestenfalls brieflichen Kontakt pflegen, im übrigen aber auf die dadurch sogar überlastete Kernfamilie beschränkt bleiben; und zum Aufbau neuer Kontakte laden unsere Städte nicht ein. Es bedürfte dazu der Kommunikationsstätten, an denen man sich zwanglos, unverbindlich begegnen könnte. Die modernen Satellitenstädte sind ein erschreckendes Beispiel geplanter sozialer Sterilität. Und durch intakte dörfliche Gemeinden, die noch einen Dorfplatz haben, pflegt man heute breite Verkehrsschneisen zu schlagen, man vertreibt damit jung und alt von den natürlichen Begegnungsstätten im Freien. Langsam erkennt man die Problematik. Es gibt Ansätze zu einem humanen Massenwohnungsbau, der auch die sozialen Bedürfnisse des Menschen, sowohl nach Privatheit als auch nach Kontakt, berücksichtigt (Eibl-Eibesfeldt et al. 1984). Ein geglücktes Beispiel dafür lernte ich vor kurzem in Alt-Erlaa bei Wien kennen. Dort gelang es dem Architekten Harry Glück, durch entsprechende wohnungsbauliche Maßnahmen 6000 Menschen in kurzer Zeit zu einer Gemeinde zusammenzuführen. Er hatte auf den Dächern der großen Wohnblöcke großzügige Schwimmbäder eingerichtet. Hier konnten die Menschen einander begegnen, ohne dazu gezwungen zu sein. Die Bäder wurden von über 80% der Bewohner genutzt. Es bildeten sich verschiedene und nach Interessen weiter untergliederte Gemeinschaften. Man benützte in diesen Bauten die ebenfalls eingeplanten Hobbyräume. Es bildeten sich zahlreiche Vereine, eine eigene kleine Zeitung erschien und Vandalismus, der sonst die Zinskasernen plagt, spielte hier keine Rolle. Von solchen individualisierten Gemeinschaften könnte die Humanisierung zwischenmenschlichen Zusammenlebens in der Stadt ihren Ausgang nehmen. Hans Hass spricht sehr treffend von der Notwendigkeit einer Kompartementalisierung der Städte (Eibl-Eibesfeldt u. Hass 1984). Für das Fortbestehen einer demokratisch-liberalen Gesellschaftsordnung ist die Humanisierung des Großstadtlebens von entscheidender Bedeutung. Wenn nämlich der Mensch seinen Mitmenschen – und sei es auch nur unterschwellig – fürchtet, dann neigt er dazu, Sicherheit bei Ideologien oder charismatischen Persönlichkeiten zu suchen. Auch das ist altes Erbe, das sich in der Mutter-Kind-Beziehung herausbildete. Man weiß, daß Jungtiere, z.B. Gössel oder junge Rhesusaffen, auch dann zur Mutter flüchten, wenn man sie dafür bestraft. Sie suchen dann nur um so mehr deren Schutz. Später übertragen Rhesusaffen das auf ranghohe Gruppenmitglieder, die ebenfalls Fluchtziel sind, und zwar selbst dann, wenn diese die Quelle von Angst sind. Ähnliches gilt für uns Menschen. Wir wissen, daß mißhandelte Kinder stark an ihre Eltern gebunden sind, so daß die Fürsorge oft Schwierigkeiten hat, sie von den mißhandelnden Eltern zu trennen. Aber solche Fürsorge gibt es eben erst seit kurzem, und über die längste Zeit seiner Geschichte blieb einem Kind nur die Möglichkeit, sich besonders eng an die Eltern zu binden, wenn es überleben wollte. Diese infantile Anschlußsuche zeigen wir auch in Notsituationen in der Bereitschaft, uns ranghohen Führungspersönlichkeiten anzuvertrauen. Unser kritisches Denken kommt dabei oft zu kurz.

Alles, was Anonymität und damit die Angst des Menschen vor dem Mitmenschen fördert, sollten wir daher meiden. Es gilt, die Bildung zwischenmenschlichen Vertrauens zu fördern, und das setzt städte- und wohnungsbauliche Maßnahmen voraus, die Möglichkeiten zu zwangloser Begegnung und damit zum Bekanntwerden bieten.

Literatur

Bornstein MH (1979) The pace of life: Revisited. Int J Psychol 14:83–90

Eibl-Eibesfeldt I (1970) Liebe und Haß. Zur Naturgeschichte elementarer Verhaltensweisen. Piper, München

Eibl-Eibesfeldt I (1984) Die Biologie menschlichen Verhaltens, Grundriß der Humanethologie. Piper, München

Eibl-Eibesfeldt I, Hass H (1984) Humanethologische Grundlagen für Konzepte des Sozialen Wohnungsbaues. In: Eibl-Eibesfeldt I, Freisitzer K, Gehmacher E, Glück H, Hass H (Hrsg) Stadt und Lebensqualität. Alternative Wohnbaukonzepte auf dem Prüfstand der Humanethologie und der Bewohnerurteile. DVA, Stuttgart

Eibl-Eibesfeldt I, Freisitzer K, Gehmacher E, Glück H, Hass H (Hrsg) (1984) Stadt und Lebensqualität. Alternative Wohnbaukonzepte auf dem Prüfstand der Humanethologie und der Bewohnerurteile. DVA, Stuttgart

Goffman E (1963) Behavior in public places: Notes on the social organisation of gatherings. Macmillan, New York

Kirk-Smith M, Booth DA (1980) Effect of androstenone on choice of location in other's presence. In: Starre H van der (ed) Olfaction and taste, vol 7. IRL Press, London, pp 397–400

Sackett GP (1966) Monkeys reared in isolation with pictures as visual input: Evidence for an innate releasing mechanism. Science 154:1468–1473

Tinbergen N (1959) Einige Gedanken über „Beschwichtigungsgebärden". Z Tierpsychol 16:651–665

Teil 2
Zur Biologie der Depression

Einfluß von Schlafentzug auf Imipraminrezeptoren von Thrombozyten bei endogen depressiven Patienten und gesunden Probanden

E. Fähndrich, H.-J. Haug, S. Strauß, H. Rommelspacher

Einleitung

Von Imipramin ist bekannt, daß es mit hoher Affinität an eine regulatorische Untereinheit des Transportproteins bindet, das Serotonin aus dem Blut in die Thrombozyten transportiert (Brunello et al. 1982; Grob et al. 1984; Sette et al. 1981; Talvenheimo et al. 1978). Dieser Mechanismus wird auch als Modell für den Rücktransport des Serotonins aus dem synaptischen Spalt in die Präsynapse von Neuronen im ZNS angesehen (Langer u. Briley 1981). Von Schlafentzug (SE) ist zu vermuten, daß er serotonerge Neurone beeinflußt. Es gibt jedenfalls Befunde, die zeigen, daß ein positives Ansprechen auf SE mit späterem Ansprechen auf das vorwiegend serotonerge Neurone modulierende Clomipramin gekoppelt ist, während ein erfolgloser SE eher das Ansprechen auf das vorwiegend noradrenerge Neurone modulierende Maprotilin prädiziert (Fähndrich 1983). Da die Reaktion auf SE offenbar etwas mit der sog. Serotoninmangeldepression (Åsberg et al. 1973; Lingjaerde et al. 1982; v. Praag u. Korf 1971) zu tun hat und "imipramine binding" über die Regulierung der Aufnahmekapazität von Serotonin in die Präsynapse ebenfalls mit diesem Depressionstyp zusammenhängen dürfte, liegt es nahe zu untersuchen, ob zwischen dem biochemischen Merkmal "imipramine binding" und dem Ansprechen auf SE Zusammenhänge bestehen. Wenn tatsächlich serotonerge Mechanismen beiden Vorgängen gemeinsam sind, müßten folgende Hypothesen gelten:
1) Es gibt depressive Patienten mit einem Serotonindefizit im ZNS (Serotoninmangeldepression). Bei ihnen ist die Zahl der Imipraminbindungsstellen erniedrigt. Sie sprechen besonders gut auf Schlafentzug an.
2) Es gibt depressive Patienten ohne einen Serotoninmangel im ZNS, die evtl. in anderen Transmittersystemen, z. B. dem noradrenergen System, gestört sind; deren Imipraminbindungskapazität liegt im Normbereich. Sie sprechen auf SE nicht oder nur gering an oder merken eine Besserung erst am 2. Tag nach SE (Fähndrich 1983; Wirz-Justice et al. 1979).

Wenn diese Annahmen zutreffen, bedeutet dies, daß Patienten mit biochemisch unterschiedlichen Grundlagen für die Depression sich auch klinisch unterschiedlich verhalten. "imipramine binding" wäre damit ein gut meßbarer Prädiktor für die Reaktion eines Patienten auf Schlafentzug und damit evtl. auch ein Prädiktor für späteres Ansprechen auf ein bestimmtes Antidepressivum (Fähndrich 1983). In der vorliegenden Studie wird die Frage untersucht, ob sich SE-Responder von Nonrespondern bezüglich ihrer Imipraminbindungsparameter voneinander unterscheiden.

Material und Methode

Patienten und Kontrollen

23 depressive Patienten und 14 gesunde Kontrollpersonen wurden einem totalen Schlafentzug (SE) für eine Nacht ausgesetzt. Schlafentzug wird in der psychiatrischen Klinik der FU Berlin routinemäßig als antidepressive Behandlung angewandt. Die Indikation zur Schlafentzugsbehandlung wird nach der Schwere des depressiven Syndroms, nicht nach der nosologischen Diagnose gestellt. Bei den gesunden Kontrollpersonen handelte es sich um körperlich und psychisch gesunde Freiwillige, die nach ihren Angaben schon seit Monaten keine Medikamente mehr eingenommen hatten.

Untersuchungsgang und Instrumente

Untersuchungsmeßpunkte waren für das "imipramine binding" der Tag vor SE morgens 8.00 Uhr und der Tag nach SE ebenfalls morgens 8.00 Uhr. Die visuelle Analogskala (VAS) und die Befindlichkeitsskala nach v. Zerssen (Bf-S; v. Zerssen 1976) wurden von Patienten und Kontrollpersonen morgens um 8.00 Uhr und abends um 20.00 Uhr am Tag vor SE sowie am 1. und 2. Tag nach SE zur Dokumentation der momentanen Befindlichkeit ausgefüllt. Beide Instrumente eignen sich sehr gut zur Messung von Zustandsveränderungen innerhalb kürzerer Zeitabschnitte (Fähndrich u. Linden 1982). Außerdem wurde am Morgen nach SE noch mit Hilfe eines selbstentworfenen Fragebogens nach dem Erleben in der SE-Nacht gefragt. Beantwortete der Patient die Frage „Hat Ihnen der Schlafentzug geholfen?" mit „Ja", galt er als SE-Responder, war die Antwort ein „Nein", wurde er als Nonresponder klassifiziert.

Bestimmung der Affinität und der Anzahl der Imipraminbindungsstellen

Die Bestimmung wurde, wie bereits früher beschrieben, durchgeführt (Rommelspacher u. Strauß 1985). 5 ml ACD-Stabilisator wurden in 30-ml-Plastikröhrchen gefüllt. Nach Punktion einer Armvene wurden 25 ml Blut tropfenweise im Röhrchen aufgefangen. Danach wurde das Blut vorsichtig mit dem Puffer vermischt. Die Thrombozyten wurden durch 2maliges Zentrifugieren (210 g, 15 min, 10 °C Minifuge Heraeus; 27000 g, 10 min, +4 °C, MSE) gewonnen. Das Pellet wurde in 10 ml lysing-Puffer (5 mmol/l Tris HCl, 5 mmol/l EDTA, pH 7,5) versetzt und vorsichtig aufgenommen. Nach Zentrifugieren (27000 g, 10 min, +4 °C, MSE) wurde das Pellet mit 8 ml Inkubationspuffer (50 mmol/l Tris, HCl, 120 mmol/l NaCl und 5 mmol/l KCl, pH 7,5) aufgenommen und erneut bei 27000 g zentrifugiert. Das Pellet wurde mit 5,2 ml Inkubationspuffer versetzt und 4mal vorsichtig in einem Glas-Teflon-Homogenisator homogenisiert. Der Inkubationsansatz bestand aus 200 µl dieses Homogenats, 40 µl Desimipramin (Assaykonzentration 10 µmol/l) bzw. Assaypuffer und 40 µl einer (^{3}H) Imipraminlösung (spezifische Aktivität 30 Ci/mmol, Amersham). Der Konzentrationsbereich erstreckte sich von 0,8 bis 6,4 nmol/l Imipramin. Die Inkubation erfolgte auf Eis für 90 min. Sie wurde durch Filtration (GF/B-Filter, Whatman) gestoppt. Der Filter wurde durch 3maliges Spülen mit je 5 ml eiskaltem Assaypuffer gespült. Die Radioaktivität wurde durch Schütteln in einer Schüttelmaschine in 5 ml Biofluor (NEN) extrahiert. Die Röhrchen wurden danach mindestens 2 h in einer dunklen Umgebung gehalten, bis die Radioaktivität in einem Flüssigkeitszintilationszähler (Packard, Typ 3380) gezählt wurde.

Die spezifische Bindung ist definiert als die Zahl an Bindungsstellen, die durch 10 µmol/l Desimipramin verdrängbar sind. Die Zahl der Bindungsstellen wurde durch Scatchard-Analyse berechnet. Die Gleichgewichtskonstante (K_D) entspricht der Steigung der Regressionsgeraden. Die Proteinbestimmung erfolgte nach der Methode von Lowry et al. (1951) mit Rinderserumalbumin (Behring-Werke) als Standard.

Statistik

Unterschiede zwischen den Gruppen wurden mit Hilfe des t-Tests für unabhängige Stichproben 2 seitig getestet. Veränderungen infolge Schlafentzug in einer der Gruppen wurden mit Hilfe des t-Tests für abhängige Stichproben ebenfalls 2 seitig getestet. Ein Ergebnis galt dann als statistisch signifikant, wenn ein Signifikanzniveau von 5% ($p < 0{,}05$) unterschritten wurde.

Ergebnisse

Tabelle 1 gibt die allgemeinen Daten beider Gruppen wieder. Die Patienten sind im Durchschnitt älter als die gesunden Kontrollpersonen. Die Geschlechtsverteilung ist in beiden Gruppen annähernd gleich.

Tabelle 1. Allgemeine Angaben zu depressiven Patienten und gesunden Kontrollpersonen. *m.* männlich, *w.* weiblich

	n	Alter	*m.*	*w.*	Diagnose			
					Bipolar	Unipolar	Neurotisch	Andere
Patienten	23	47,9 ±15,9	10	13	6	12	3	2
Kontrollen	14	34,1 ± 7,9	9	5				

Reaktion of Schlafentzug (SE) bei Patienten und gesunden Kontrollpersonen

Depressive Patienten und gesunde Kontrollen zeigen eine völlig gegensätzliche Reaktion auf SE (s. Tabelle 2). Während sich bei den depressiven Patienten unabhängig davon, ob man sie letztlich als SE-Responder oder Nonresponder klassifiziert, die Gruppenmittelwerte von VAS und Bf-S als Zeichen für eine Befindlichkeitsverbesserung statistisch signifikant verändern, verschlechtert sich das Befinden bei den gesunden Kontrollen ebenso eindeutig (s. Abb. 1). Die Affinität der Imipraminrezeptoren, die mit der Gleichgewichtskonstanten (K_D) bestimmt werden kann, ist bei den Patienten vor SE tendenziell höher als bei den Kontrollen,

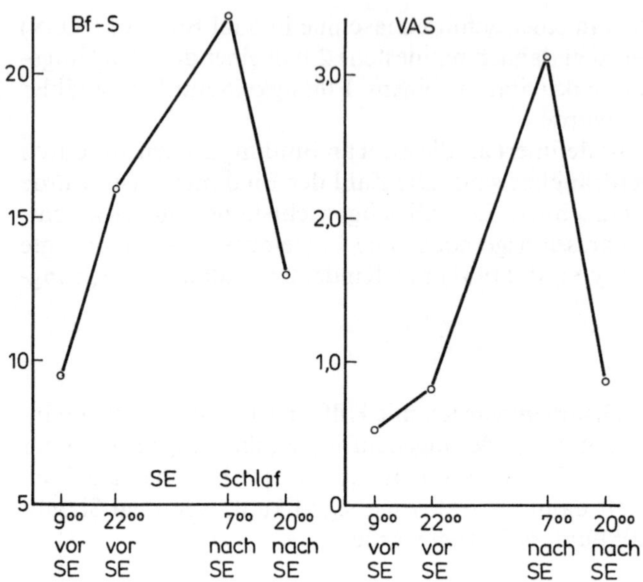

Abb. 1. Gesunde Kontrollpersonen vor und nach SE-Behandlung

die Abnahme infolge SE ist in beiden Gruppen annähernd gleich. Die Anzahl der Bindungsstellen (B_{max}) ändert sich durch SE in beiden Gruppen nicht. Statistisch signifikante Unterschiede zwischen depressiven Patienten und gesunden Kontrollpersonen bestehen in diesen beiden Parametern nicht (s. Tabelle 2).

Vergleich von SE-Respondern und Nonrespondern

Tabelle 3 zeigt, daß die Frage am Morgen nach SE: „Hat Ihnen der Schlafentzug geholfen?" nicht ganz ideal die SE-Responder von den Nonrespondern trennt. Auch die sog. SE-Nonresponder zeigen noch im Gruppenmittelwertvergleich sowohl in der Bf-S als auch in der VAS eine deutliche Verbesserung ihrer Befindlichkeit infolge des Schlafentzugs. Trennt man die Patienten nach diesem klinischen Kriterium, zeigen sich bezüglich der Imipraminbindungsaffinität und auch bezüglich der Anzahl der Imipraminbindungsstellen keine statistisch signifikanten Unterschiede zwischen SE-Respondern und Nonrespondern. Tendenziell haben die SE-Responder eine eher niedrige Bindungsaffinität und eine höhere Anzahl von Bindungsstellen, zumindest am Morgen nach SE. Geht man jedoch den umgekehrten Weg und trennt nun die Patienten nach dem biochemischen Kriterium der Stärke der Bindungsaffinität so, daß 2 Gruppen von den Patienten gebildet werden, deren eine mit der Bindungsaffinität über dem Median liegt, die andere darunter, so zeigt sich ein deutlicher Unterschied zwischen diesen beiden Gruppen auch in ihrer klinischen Reaktion auf SE. Die Patienten mit einem K_D-Wert über dem Median – also mit einer geringeren Bindungsaffinität – zeigen eine statistisch signifikante Verbesserung der Befindlichkeit infolge des SE am 1. Tag, aber auch wieder eine deutliche Verschlechterung am 2. Tag nach SE, nach dem sog. Erholungsschlaf. Patienten mit einem K_D-Wert unter dem Median, also mit

Tabelle 2. Veränderung der Befindlichkeit (Bf-S und VAS) sowie von Parametern der Imipraminbindung (K_D und B_{max}) infolge Schlafentzugs bei depressiven Patienten und gesunden Kontrollpersonen

	Bf-S		VAS		Bindungsaffinität (K_D)		Anzahl der Bindungsstellen (B_{max})	
	Vor SE	Nach SE	Vor SE	Nach SE	Vor SE	Nach SE	Vor SE	Nach SE
Patienten	42,2[a] ±12,6	34,8[a] ±14,7	78,7 ±24,9	69,3 ±29,3	2,5 ±1,0	2,2 ±0,9	1586 ± 697	1516 ± 708
Kontrollen	9,0[b] ± 8,9	18,9[b] ±13,3	15,6[c] ±12,7	30,4[c] ±19,8	2,9 ±1,5	2,4 ±1,0	1578 ± 629	1661 ±1016

[a,b] p < 0,03. [c] p < 0,01   n.s.   n.s.

Tabelle 3. Veränderung der Befindlichkeit (Bf-S und VAS) sowie von Parametern der Imipraminbindung (K_D und B_{max}) infolge Schlafentzugs bei SE-Respondern und Nonrespondern

	Bf-S		VAS		Bindungsaffinität (K_D)		Anzahl der Bindungsstellen (B_{max})	
	Vor SE	Nach SE	Vor SE	Nach SE	Vor SE	Nach SE	Vor SE	Nach SE
SE-Responder n=10	33,9[a] ±14,6	25,0[a] ±13,3	72,4 ±22,7	64,7 ±30,0	2,7 ±1,2	2,5 ±1,1	1520 ± 561	1724 ± 917
SE-Nonresponder n=13	46,8 ± 7,2	41,6 ±11,9	83,5 ±26,3	72,8 ±29,3	2,3 ±0,9	2,0 ±0,8	1637 ± 805	1356 ± 473

[a] p < 0,01

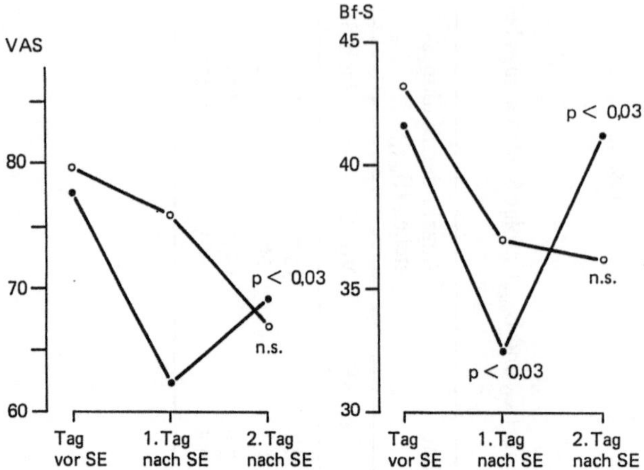

Abb. 2. Verlauf von VAS und Bf-S vor und nach Schlafentzug bei depressiven Patienten mit hoher (o) und niedriger (●) Imipraminaffinität zum Rezeptor. Die Signifikanzen beziehen sich auf den Vergleich mit der Befindlichkeit am Vortag

Tabelle 4. Verlauf der Befindlichkeit infolge SE (VAS und Bf-S) sowie die Anzahl der Imipraminbindungsstellen bei depressiven Patienten, unterteilt nach dem Kriterium über oder unter dem Median des K_D-Werts

	Alter	VAS-1	VAS-2	VAS-3	Bf-S-1	Bf-S-2	Bf-S-3	Anzahl der Bindungsstellen (B_{max})	
								Vor SE	Nach SE
Patienten mit K_D-Wert über Median	44,0 ±13,8	77,5 ±29,5	62,2[a] ±29,2	69,2[a] ±10,2	41,7[a] ±10,6	32,5[a] ±16,1	41,3[a] ±10,6	1676 ± 759	1672 ± 840
Patienten mit K_D-Wert unter Median	51,6 ±16,5	79,7 ±21,1	75,8 ±29,0	66,8 ±37,5	43,3 ±12,4	37,1 ±13,1	36,5 ±20,4	1505 ± 658	1372 ± 548

[a] $p < 0,03$

einer hohen Bindungsaffinität, zeigen dagegen am 1. Tag nach SE nur eine leichte Besserung, die aber anhält und sich am 2. Tag im Gegensatz zu der anderen Patientengruppe weiterhin fortsetzt (s. Abb. 2 und Tabelle 4).

Unterteilt man die gesunden Kontrollpersonen nach den gleichen Kriterien, zeigt sich keine derartig unterschiedliche Reaktion auf SE (s. Tabelle 5). Da bei den sog. Kontrollen auch keine Störungen im zentralen Serotoninbereich zu vermuten sind, kann dieser Befund als weitere indirekte Bestätigung der Ausgangshypothese angesehen werden.

Tabelle 5. Verlauf der Befindlichkeit infolge SE (VAS und Bf-S) sowie die Imipraminbindungsstellen bei gesunden Kontrollen, unterteilt nach dem Kriterium über oder unter dem Median des K_D-Werts

	VAS-1	VAS-2	Bf-S-1	Bf-S-2	Anzahl der Bindungsstellen (B_{max})	
					Vor SE	Nach SE
Kontrollen mit K_D-Wert über Median	14,5[a] $\pm$ 13,6	30,0[a] $\pm$ 19,1	6,7[a] $\pm$ 5,3	18,5[a] $\pm$ 15,1	2040 $\pm$ 458	2181 $\pm$ 1185
Kontrollen mit K_D-Wert unter Median	16,4[b] $\pm$ 12,8	30,6[b] $\pm$ 21,7	10,7 $\pm$ 10,9	19,3 $\pm$ 12,9	1230 $\pm$ 514	1266 $\pm$ 707

[a] $p < 0,05$. [b] $p < 0,01$ n.s.

Diskussion

Die Frage, ob sich SE-Responder von Nonrespondern mit Hilfe des biochemischen Merkmales K_D-Wert (Imipraminbindungsaffinität) oder des B_{max}-Wertes (Anzahl der Imipraminbindungsstellen) trennen lassen, d. h. ob diese Merkmale Prediktoreigenschaften hinsichtlich der späteren Reaktion auf SE haben können, kann nicht so einfach mit „Ja" oder „Nein" beantwortet werden. Patienten mit einer geringeren Bindungsaffinität und zumindest tendenziell höherer Bindungskapazität zeigen den „typischen" Verlauf nach SE mit deutlicher Besserung am Tage nach Schlafentzug, aber auch erheblicher Verschlechterung nach dem ersten Nachtschlaf. Dies bedeutet andererseits auch, daß bei diesen Patienten die Transportkapazität für Serotonin geringer ist, d. h. die Verweildauer von Serotonin im synaptischen Spalt vergleichsweise länger ist. Unter diesen Umständen sind mehr Bindungsstellen vorhanden, über deren Stimulierung Imipramin die Aufnahme von Serotonin in die Präsynapse blockiert (Barbaccia et al. 1983). Patienten mit einer höheren Bindungsaffinität als Ausdruck einer ungestörten zentralen Serotoninsituation zeigen dagegen ein anderes Verhalten nach SE: Sie reagieren viel weniger ausgeprägt (entsprechen damit eher dem Nonrespondertyp), die geringere Verbesserung der Befindlichkeit am 1. Tag nach SE setzt sich aber weiter fort. Offenbar sprechen Patienten mit unterschiedlicher Imipraminbindungsaffinität auch unterschiedlich auf Schlafentzug an. Patienten mit hohem K_D-Wert – also erniedrigter Imipraminbindungsaffinität – sind vulnerabler hinsichtlich äußerer Einflüsse wie z. B. SE, dadurch aber auch in ihrer Reaktion eher instabil, ihre Befindlichkeit verschlechtert sich nach dem ersten Nachtschlaf im Vergleich zum Tage nach SE wieder deutlich. Patienten mit höherer Imipraminbindungsaffinität reagieren deutlich träger auf SE, d. h. am 1. Tag nach SE ist die Depressionsabnahme nur gering, die Wirkung hält dafür jedoch länger an. Man könnte vermuten, daß Patienten mit erniedrigter Affinität, aber erhöhter Anzahl der Imipraminrezeptoren eine erniedrigte Transportkapazität für Serotonin besitzen (Serotoninmangeldepression), sie reagieren auf die Intervention Schlafentzug sehr empfindlich. Bei den Patienten, die im serotonergen System nicht gestört sind, sind offenbar andere biologische Mechanismen im Spiel, die langsamer „anspringen", dann aber auch länger anhaltend wirksam sind.

Daß sich die Charakteristika von Imipraminrezeptoren durch SE ändern können, legen auch tierexperimentelle Untersuchungen nahe. Mogilnicka et al. (1980) zeigten, daß sich bei Ratten B_{max}- und K_D-Wert nach REM-Schlafentzug über 48 h noch nicht ändern, daß jedoch nach 72 h Schlafentzug eine Abnahme von B_{max} mit gleichzeitigem Anstieg der Affinität nachweisbar war. Interessanterweise ändert sich die Zahl der Imipraminrezeptoren in den verschiedenen Hirnregionen in einem zirkadianen Rhythmus. Bei Ratten kann am Ende der Aktivitätsperiode (Dunkelperiode) die höchste, am Ende der Ruheperiode die geringste Rezeptorendichte nachgewiesen werden (Wirz-Justice et al. 1983). Auch bei depressiven Patienten und gesunden Kontrollpersonen wurde kürzlich über eine jahreszeitliche Variation der ^{3}H-Imipraminbindungsstellen berichtet (Whitaker et al. 1984).

Die vorliegenden Befunde zeigen ferner, daß sich auf biochemischer und psychopathologischer Ebene Patienten und Kontrollpersonen nach SE prinzipiell unterschiedlich verhalten. Die Befindlichkeit der gesunden Kontrollpersonen verschlechtert sich regelmäßig. Das Ausmaß kann durch die Bestimmung der Rezeptoraffinität allerdings nicht vorausgesagt werden.

Zusammenfassung

An 23 endogen Depressiven und 14 gesunden Kontrollpersonen wurde die Frage untersucht, ob sich durch Schlafentzug die Imipraminbindungsaffinität (K_D) oder die Anzahl der Imipraminbindungsstellen (B_{max}) an Thrombozyten verändern. Diese Parameter dienen als Modell für den Rücktransport des Serotonins aus dem synaptischen Spalt in die Präsynapse von Neuronen im ZNS.

Die Reaktion auf Schlafentzug (SE) fällt bei Depressiven unterschiedlich aus, je nachdem, ob sie eine hohe oder erniedrigte Imipraminbindungsaffinität besitzen. Patienten mit erniedrigtem K_D-Wert (hohe Affinität) zeigen eine verzögerte, aber länger anhaltende positive Reaktion auf SE, während die Patienten mit hohem K_D-Wert (erniedrigter Affinität) in der üblichen Weise, nämlich kurz anhaltend aber ausgeprägt auf Schlafentzug reagieren. Bei Gesunden fanden sich derartige Unterschiede nicht. Beziehungen zwischen der Imipraminbindungskapazität, der unterschiedlichen Reaktion auf SE und der Serotoninmangeldepression werden diskutiert.

Literatur

Åsberg M, Bertilsson L, Tuck D, Cronhom B, Sjöqvist F (1973) Indolamine metabolites in the cerebrospinal fluid of depressed patients before and during treatment with nortryptiline. Clin Pharmacol Ther 14:277–286

Barbaccia ML, Brunello N, Chuang DM, Costa E (1983) On the mode of action of imipramine: Relationship between serotonergic axon terminal function and downregulation of β-adrenergic receptors. Neuropharmacol 22:373–383

Brunello N, Chuang DM, Costa E (1982) Different synaptic location of mianserin and imipramine binding sites. Science 215:1112–1115

Fähndrich E (1983) Clinical and biological parameters as predictors for antidepressant drug responses in depressed patients. Pharmacopsychiatria 16:179–185

Fähndrich E, Linden M (1982) Zur Reliabilität und Validität der Stimmungsmessung mit der Visuellen Analog-Skala (VAS). Pharmacopsychiatria 15:90–94

Grob G, Göthert M, Ender MP, Schumann HJ (1984) ^{3}H-imipramine binding sites in the rat brain. Selective localization on serotonergic neurones. Naunyn Schmiedebergs Arch Pharmacol 317:310–314

Langer SZ, Briley M (1981) High affinity ^{3}H-imipramine binding: A new biological tool for studies in depression. Trends Neurosci 28–31

Lingjaerde O, Bratfors O, Bratlid T, Haug JO (1982) A double-blind comparison of zimelidine and desimipramine in endogenous depression. Acta Psychiatr Scand 68:22–30

Lowry OH, Rosebrough NJ, Farr AL, Randall RJ (1951) Protein measurement with the folin phenol reagent. J Biol Chem 193:265–275

Mogilnicka E, Arbilla S, Depoortere H, Langer SZ (1980) Rapide-eye-movement sleep deprivation decreases the density of ^{3}H-dihydroalprenolol and ^{3}H-imipramine binding sites in the rat cerebral cortex. Eur J Pharmacol 65:289–292

Praag HM van, Korf J (1971) Endogenous depression without disturbances in the 5-hydroxy-tryptamine metabolism: A biochemical classification? Psychopharmakolog (Berlin) 19:148–152

Rommelspacher H, Strauß S (1985) Neuroleptics and β-carbolines displace (^{3}H) imipramine from its binding sites in human and rat tissues. J Neural Transm 61:55–63

Sette M, Raisman R, Briley M, Langer SZ (1981) Localization of tricyclic antidepressants binding sites. J Neurochem 37:40–42

Talvenheimo J, Nelson PJ, Rudnick G (1978) Mechanism of imipramine inhibition of platelet 5-hydroxytryptamine transport. J Biol Chem 254:4631–4635

Whitaker PM, Warsh JJ, Stancer HC, Persad E, Vint CK (1984) Seasonal variation in plateled ^{3}H-imipramine binding: Comparable values in control and depressed populations. Psychiatr Res 11:127–131

Wirz-Justice A, Pühringer W, Hole G (1979) Response to sleep deprivation as a predictor of therapeutic results which antidepressant drugs. Am J Psychiatry 136:1222–1223

Wirz-Justice A, Kräuchli A, Morimasa T, Willener R, Feer H (1983) Circadian rhythm of ^{3}H-imipramine binding in the rat suprachiasmatic nuclei. Eur J Pharmacol 87:331–333

Zerssen D von (1976) Klinische Selbstbeurteilungsskala (Ksb-S) aus dem Münchner Psychiatrischen Informationssystem (PSYCHIS München). Die Befindlichkeits-Skalen-Parallelformen Bf-S und Bf-S'-Manual. Beltz, Weinheim

Beziehungen zwischen psychopathologischer Befundänderung und Sprechaktivität bei antidepressiv behandelten Patienten

E. Renfordt

Die zuverlässige Beurteilung der Wirksamkeit einer psychopharmakologischen Behandlung wird trotz Verwendung ausreichend valider und reliabler Ratingskalen durch den subjektiven Charakter psychopathologischer Einschätzungen erschwert. Es erscheint daher sinnvoll, nach objektiv meßbaren, wie z. B. nonverbalen Variablen zu suchen, denen eine Indikatorfunktion für die Bestimmung des Therapieeffekts zugeschrieben werden kann. Wie bereits in die 30er Jahre zurückreichende Untersuchungen [4], aber auch neuere Befunde [1, 3] zeigen, kann die reduzierte Sprechaktivität depressiver Patienten als solch ein Indikator angesehen werden. Besonders die von Ellgring et al. [1] unter antidepressiver Pharmakotherapie durchgeführten Verlaufsuntersuchungen ergaben eine signifikante negative Korrelation zwischen der Sprechaktivität der Patienten und der Intensität des jeweiligen psychopathologischen Befundes.

Methode

In der vorliegenden Studie wurden 10 Patienten (4 Männer, 6 Frauen) mit Amitriptylin (200 mg/Tag) und 11 Patienten (1 Mann, 10 Frauen) mit Pirlindol (300 mg/Tag) behandelt. Bei Pirlindol handelt es sich um ein neues Antidepressivum, das in seinem Wirkungsspektrum sowohl den trizyklischen Pharmaka nahesteht, als auch MAO-hemmende Effekte aufweist. Bei allen 21 Patienten lagen endogene oder involutive Depressionen vor, die den Feighner-Kriterien genügten [2]. Die medikamentöse Zuordnung erfolgte doppelblind und zufallsverteilt. Am 0., 4., 7., 14., 21. und 28. Tag wurden Fernsehaufnahmen von diagnostischen AMP-orientierten Explorationen der Patienten angefertigt, die nach Abschluß der Studie zeitblind nach dem psychopathologischen AMP-Beleg [6] ausgewertet wurden. Bei der zeitblinden Auswertung [5] werden die im Therapieverlauf gewonnenen TV-Aufnahmen jedes Patienten nach Elimination zeitentschleiernder Inhalte dem Untersucher in einer ihm unbekannten Zufallsfolge zur Beurteilung angeboten. Dadurch lassen sich zeitorientierte Vorurteile bei der psychopathologischen Bewertung vermeiden; außerdem verbessert der unmittelbare Vergleich der Aufnahmen die Sensibilität für die Wahrnehmung von Unterschieden zwischen den Aufnahmen.

Die Untersuchung der Sprechaktivität erfolgte unter der alternativen Fragestellung „spricht" oder „spricht nicht" mit Hilfe der Computeranalyse aller 125 (1 Drop-out) gewonnenen Aufnahmen. In Tabelle 1 sind die 16 unterschiedlichen Sprechmodalitäten, die das Computerprogramm erkennen konnte, zusammengestellt. Für jeden Hauptmodus und jede Aufnahme wurden die folgenden Koeffizienten ermittelt: mittlere Häufigkeit des Auftretens des Modus pro 10 min Ex-

Tabelle 1. Liste der in der Studie untersuchten Sprechmodalitäten; + „spricht" bzw. „sprechen"

Code	Modus		
	Vorher	Hauptmodus	Nachher
–0–	Beliebig	Pause	Beliebig
–1–	Beliebig	Arzt +	Beliebig
–2–	Beliebig	Patient +	Beliebig
–3–	Beliebig	beide +	Beliebig
010	Pause	Arzt +	Pause
020	Pause	Patient +	Pause
101	Arzt +	Pause	Arzt +
202	Patient +	Pause	Patient +
102	Arzt +	Pause	Patient +
201	Patient +	Pause	Arzt +
131	Arzt +	Beide +	Arzt +
232	Patient +	Beide +	Patient +
132	Arzt +	Beide +	Patient +
231	Patient +	Beide +	Arzt +
LA 1	Pause − Arzt + − Pause − Arzt +...		
LA 2	Pause − Patient + − Pause − Patient +...		

plorationszeit (N), seine mittlere Dauer (D) sowie die kumulierte Dauer (K) über 10 min Explorationszeit.

Ergebnisse und Diskussion

Die Ergebnisse der zeitblinden AMP-Auswertung sind in Abb. 1 wiedergegeben. Danach unterscheiden sich beide Stichproben vor Beginn der Behandlung nicht voneinander. Ohne erkennbare Latenz kommt es in der Amitriptylingruppe im Verlauf der Therapie zu einer deutlichen kontinuierlichen Besserung; in der Pirlindolgruppe ist die Besserungstendenz nur gering.

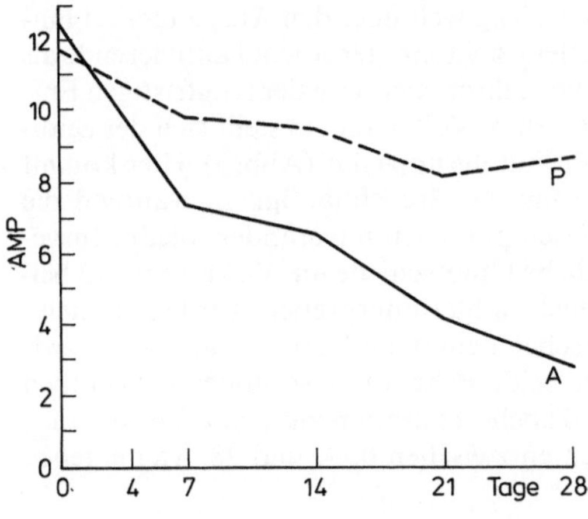

Abb. 1. Zeitblinde AMP-Auswertung (psychopathologischer Beleg); angegeben sind mittlere kumulierte Ausprägungsquotienten für 10 Amitriptylinpatienten (*A*) und 11 Pirylindolpatienten (*P*)

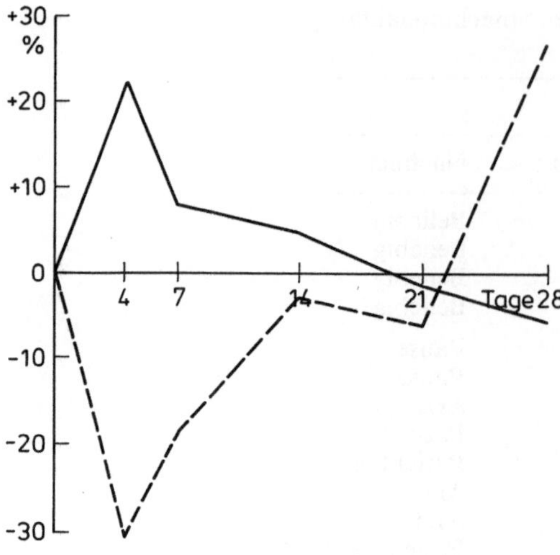

Abb. 2. Prozentuale Änderung der Mittelwerte in der Amitriptylingruppe (n = 10) im Vergleich zum Tag 0 (100%) für den Modus 020; ——— Anzahl/10 min, – – – mittlere Dauer

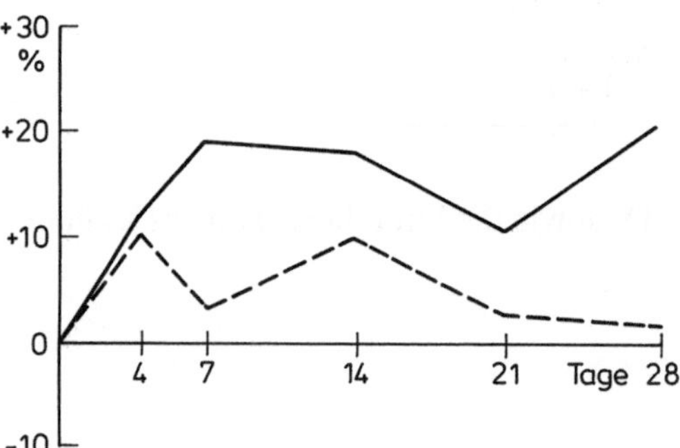

Abb. 3. Prozentuale Änderungen der Mittelwerte der Pirylindolgruppe (n = 11) im Vergleich zum Tag 0 (100%) für den Modus 020; ——— Anzahl/10 min, – – – – mittlere Dauer

In Abb. 2 ist die zeitliche Entwicklung des Sprechmodus 020, also der pausen-flankierten Sprechphasen der Patienten für die Amitriptylingruppe, dargestellt. Während die Häufigkeit der Sprechphasen zum 4. Tag hin eher zunimmt und bis zum 28. Tag etwa zum Ausgangswert zurückkehrt, sinkt ihre mittlere Dauer vom 0. zum 4. Tag stark ab, um vom 4. zum 28. Tag weit über den Ausgangswert hinaus anzusteigen. Damit wird ein Initialeffekt sichtbar, der sowohl aktivierende als auch reduktive Komponenten enthält, die in ihrer Richtung der langfristigen Entwicklung (4. bis 28. Tag) entgegengesetzt sind. Völlig anders stellt sich der zeitliche Verlauf für den Modus 020 in der Pirlindolgruppe dar (Abb. 3). Hier kommt es lediglich zu einer geringen Vermehrung der Sprechhäufigkeit, während die mittlere Dauer der einzelnen Sprechphasen praktisch unverändert bleibt. Insgesamt weisen diese Befunde auf beträchtliche Unterschiede im Wirkungsprofil beider Pharmaka hin, die an dieser Stelle nicht weiter interpretiert werden können.

Alle signifikanten Unterschiede zwischen dem 0. und den übrigen sowie zwischen dem 4. und dem 28. Tag sind für beide Behandlungsgruppen hinsichtlich der 16 überprüften Sprechparameter in Tabelle 2 zusammengestellt. Für die Entwicklung der Sprechaktivität der Patienten zwischen 0./4. und 28. Tag ergeben

Tabelle 2. Signifikante Unterschiede für Sprechmodus M zwischen 0. und 4., 0. und 7., 0. und 14., 0. und 21., 0. und 28. sowie 4. und 28. Untersuchungstag, getrennt nach beiden Behandlungsgruppen. Spalte S enthält das zugehörige Signifikanzniveau in Prozent. Außerdem ist angegeben, ob es zu einer Zunahme (+) oder Abnahme (−) des zugehörigen Wertes kommt. Benutzt wurde der Vorzeichenrangtest für abhängige Paare nach Wilcoxon

| 0.–4. Tag | | 0.–7. Tag | | 0.–14. Tag | | 0.–21. Tag | | 0.–28. Tag | | 4.–28. Tag | |
M	S	M	S	M	S	M	S	M	S	M	S
Amitriptylin											
020 D	5% −	101 K	5% +	231 D	5% +	102 N	5% +	−0− K	5% −	−0− D	1% −
202 K	5% +	LA2 D	5% −			132 D	5% −	−1− D	5% −	−0− K	1% −
102 N	5% +					LA1 D	5% −	202 D	5% −	−2− D	5% +
								202 K	5% −	−2− K	1% +
								231 N	5% +	−3− N	1% +
								231 K	5% +	−3− K	2% −
										020 D	1% +
										202 D	1% −
										202 K	1% −
										102 K	5% −
										201 D	5% −
										201 K	2% −
										232 N	5% +
										232 K	5% +
										231 N	1% +
										231 K	1% +
Pirlindol											
−0− D	5% +	−1− D	1% −	−1− D	1% −	−3− D	2% +	−1− D	1% −	−3− N	5% +
−0− K	5% +	010 D	1% −	010 D	1% −	231 D	2% +	010 D	1% −		
−1− D	1% −	102 N	5% +	LA1 D	5% −			020 N	1% +		
−1− K	1% −	LA1 N	5% +					202 N	1% +		
010 D	1% −	LA2 N	5% +								
202 D	5% +										
201 D	5% +										
201 K	5% +										

sich danach in der Amitriptylingruppe insgesamt eine Verkürzung der Pausendauer, eine Verlängerung der Sprechphasen sowie ein häufigeres und längeres gleichzeitiges Sprechen von Arzt und Patient, während es in der Pirlindolgruppe zu einer Zunahme der Häufigkeit von Sprechphasen, Sprechpausen und gleichzeitigem Sprechen kommt. Die höhere Anzahl signifikanter Unterschiede zwischen dem 4. und 28. als zwischen dem 0. und 28. Tag in der Amitriptylingruppe ist ein Hinweis darauf, daß sich entsprechend dem Modus 020 (s. oben) auch für eine Reihe weiterer Variablen inverse, jedoch nicht immer signifikante Veränderungen vom 0. zum 4. Tag vollzogen haben müssen.

Schließlich wurde auf der Ebene aller untersuchten Patienten überprüft, inwieweit die prozentualen Änderungen ihrer zeitblind ermittelten AMP-Scores zwischen dem 0. und 28. Tag mit den prozentualen Veränderungen ihrer Sprechkoeffizienten zwischen dem 0. und 28. Tag korrelieren (Tabelle 3, rechte Spalten). Eine Besserung spiegelt sich danach v. a. in einer Verkürzung unterschiedlicher Sprechpausentypen wider, zusätzlich aber auch in der Zunahme der kumulierten Dauer des Sprechens des Patienten (Modus − 2 − K).

Auf der Suche nach prädiktiven Initialeffekten wurden außerdem die prozentualen Änderungen der AMP-Scores zwischen dem 0. und 28. Tag mit den pro-

Tabelle 3. Spearman-Rangkorrelation zwischen prozentualer Änderung der zeitblinden AMP-Auswertung vom 0. zum 28. Tag mit prozentualer Änderung des Sprachmodus M vom 0. zum 4. und vom 0. zum 28. Tag. Unter S sind das zugehörige Signifikanzniveau und die Korrelationsrichtung eingetragen

0.–4. Tag		0.–28. Tag	
M	S	M	S
–0– D	5,0 % +	–0– D	0,1 % +
–0– K	2,0 % +	–0– K	0,1 % +
010 D	5,0 % −	–2– K	5,0 % −
101 K	5,0 % +	101 D	2,0 % +
201 N	5,0 % +	202 D	1,0 % +
201 K	0,1 % +	202 K	2,0 % +
131 D	0,1 % +	102 D	1,0 % +
132 D	2,0 % +	102 K	5,0 % +
LA1 N	5,0 % +	201 D	0,1 % +
LA2 N	5,0 % +	201 K	0,1 % +
LA2 D	5,0 % −		

zentualen Änderungen der Sprechkoeffizienten zwischen dem 0. und 4. Tag korreliert (Tabelle 3, linke Spalten).

Neben anderen Variablen kann danach besonders aus einer Verkürzung der mittleren und kumulierten Dauer bestimmter Sprechpausentypen zwischen dem 0. und 4. Tag auf einen günstigen Therapieerfolg nach 4 wöchiger Behandlung geschlossen werden. Bemerkenswert erscheint auch der Befund, daß eine Verlängerung der mittleren Sprechphasendauer des Arztes am 4. Tag (Modus −1− D) mit einem guten Behandlungseffekt beim Patienten korreliert.

Literatur

1. Ellgring H, Wagner H, Clarke AH (1980) Psychopathological states and their effects on speech and gaze behavior. In: Giles H, Robinson WP, Smith PM (eds) Language – social psychological perspectives. Pergamon, Oxford
2. Feighner JP, Robins E, Guze SB, Woodruff RA, Winokur G, Munoz R (1972) Diagnostic criteria for use in psychiatric research. Arch Gen Psychiatry 26:57–63
3. Greden JE, Albala AA, Smohler IA, Gardner R, Carroll BI (1981) Speech pause time: A marker for psychomotor retardation among endogenous depressives. Biol Psychiatry 16:851–856
4. Newman SS, Mather VG (1938) Analysis of spoken language of patients with affective disorders. Am J Psychiatry 94:913–941
5. Renfordt E (1978) Fortschritte in der klinisch-psychopharmakologischen Forschung durch fernsehtechnische Hilfsmittel. Pharmakopsychiatria 11:266–284
6. Scharfetter C (Hrsg) (1972) Das AMP-System, 2. Aufl. Springer, Berlin Heidelberg New York

Pharmakoendokrinologie und Depressionsforschung

G. Laakmann, M. Wittmann, E. Neulinger

Pharmakoendokrinologie

Ausgehend von den Befunden, daß verschiedene Neuroleptika sowohl bei Patienten als auch bei Probanden die Prolaktin-(PRL)-Sekretion signifikant erhöhen [17], wurde unsererseits der Effekt von verschiedenen Psychopharmaka (Antidepressiva, Neuroleptika und Tranquilizer) auf die Hypophysenvorderlappen(HVL)-Hormonsekretion beim Menschen systematisch untersucht. Neben PRL wurden Wachstumshormon (GH), luteinisierendes Hormon (LH), thyreotropes Hormon (TSH), adrenokortikotropes Hormon (ACTH) und Kortisol bestimmt.

Antidepressiva mit einer starken Noradrenalin-(NA-)Wiederaufnahmehemmung führen beim Menschen zu einer GH-Stimulation. So konnte gezeigt werden, daß Desimipramin (DMI), ein primär NA- und sekundär Serotonin-(5-HT-) Wiederaufnahme-hemmendes Antidepressivum, bei Probanden eine reproduzierbare und dosisabhängige GH-Stimulation [12] bewirkt, die nach p.o. Gabe später auftritt als nach i.m. Applikation [5]. Im Vergleich zu DMI führt das primär 5-HT-Wiederaufnahme-hemmende Antidepressivum Chlorimipramin (CI) zu einer signifikant geringeren GH-Stimulation [10]. Auch andere Antidepressiva wie Nomifensin (NF) [6] und Oxaprotilin stimulieren die GH-Sekretion. Das primär NA-Wiederaufnahme-hemmende Isomer D-Oxaprotilin (D-OXA) führt zu einer signifikanten GH-Stimulation, wohingegen das gering NA-Wiederaufnahme-hemmende Isomer L-Oxaprotilin (L-OXA) diese Wirkung nicht zeigt [9].

Die PRL-Sekretion kann durch stark 5-HT-Wiederaufnahme-hemmende Antidepressiva stimuliert werden [8]. So führen CI und Indalpin (IND) zu einer guten PRL-Stimulation [9]. In gleicher Dosierung wie DMI hat CI eine signifikant stärkere PRL-stimulierende Wirkung [10]. D- und L-Oxaprotilin und Bupropion (BUP) zeigten in unseren Untersuchungen keine PRL-Stimulation. NF, das neben einer starken NA-Wiederaufnahmehemmung auch eine Dopamin-(DA-)-Wiederaufnahme-hemmende Wirkung hat, führt zu einer Hemmung der PRL-Sekretion [6, 20]. Die LH- und TSH-Sekretion konnte in unseren Untersuchungen mit Antidepressiva nicht beeinflußt werden.

Antidepressiva wie DMI, CI und D-Oxaprotilin führen bei Probanden zu einer dosisabhängigen Kortisol- und ACTH-Stimulation [11, 12].

Neuroleptika bewirken, wie bereits einleitend erwähnt, bei Probanden und Patienten eine signifikante PRL-Stimulation [16], die auch in unseren Untersuchungen nachgewiesen werden konnte. Ein Effekt von Haldol (HAL) oder Sulpirid (SULP) auf die GH- oder Kortisolsekretion konnte nicht gefunden werden [9].

Tabelle 1. Wiederaufnahmehemmende Wirkung (IC 50 nM [2]) und endokrine Effekte verschiedener Antidepressiva, Neuroleptika und Benzodiazepinderivate auf die HVL-Hormonsekretion bei Probanden

NA	5-HT	DA			GH	PRL	LH	TSH	Kortisol
0,9	210	–*	DMI	25 mg i.v.	+ + +	+ +			+ + +
				100 mg p.o.	+ + +	+	0	0	
1,1	–*	–*	D–OXA						
				75 mg p.o.	+ + +	0			+ + +
–*	–*	–*	L–OXA						
				75 mg p.o.	0	0			0
6,6	830	48	NF	200 mg p.o.	+ + +	–	0	0	
24	1,5	–*	CI	25 mg i.v.	+ + +	+ + +			+ + +
				100 mg p.o.	+ +	+	0	0	+
–*	–*	600	BUP	100 mg p.o.	0	0			
–*	2,4	–*	IND	25 mg i.v.	0	+ +			+ + +
DA-Rezeptorenblocker			HAL	1 mg i.v.	0	+ + +			0
			SULP	100 mg i.v.	0	+ + +			0
GABA-agonistisch			DIAZ	10 mg p.o.	+	0			0
				10 mg i.v.	+	0			0
			MET	10 mg p.o.	+				
				30 mg p.o.	+	0			0

–* IC-50 über 1000 nM; + + + ausgeprägte Stimulation; + + mittlere Stimulation; + leichte Stimulation; – Hemmung; 0 kein significanter Effekt

Benzodiazepine scheinen einen nur geringen GH-stimulierenden Effekt zu haben, der besonders für Diazepam (DIAZ) [3, 24] und Metaclazepam (MET) [7] gezeigt werden konnte. Eine signifikante Beeinflussung der PRL- und Kortisolsekretion konnte nicht nachgewiesen werden.

Es scheint somit möglich, wie in Tabelle 1 dargestellt, die 3 großen Psychopharmakagruppen anhand ihrer endokrinologischen Effekte zu unterscheiden. So führen die Benzodiazepinderivate lediglich zu einer leichten GH-Stimulation und die Neuroleptika zu einer ausgeprägten PRL-Stimulation, ohne die anderen HVL-Hormone zu beeinflussen. Die verschiedenen Antidepressiva scheinen entsprechend ihrer NA-Wiederaufnahme-hemmenden Potenz die GH-Sekretion und entsprechend ihrer 5-HT-Wiederaufnahme-hemmenden Wirkung die PRL-Sekretion zu beeinflussen. Weiter zeigen sie einen deutlich ACTH- und Kortisolstimulierenden Effekt.

Einfluß von Rezeptorenblockern auf die DMI-induzierte GH-, PRL- und Kortisolstimulation

Um weitere Informationen darüber zu erhalten, mit Hilfe welcher neuronalen Systeme DMI die GH-, PRL- und ACTH-/Kortisolsekretion beim Menschen hervorruft, wurde unsererseits der Effekt von verschiedenen Rezeptorenblockern auf die DMI-induzierte GH-, PRL- und Kortisolstimulation untersucht. Hierbei konnte gezeigt werden, daß die DMI-induzierte GH-Stimulation sowohl durch

Tabelle 2. Wirkung von rezeptorblockierenden Substanzen auf die DMI-Induzierte GH-, PRL- und Kortisolstimulation

	Prazosin α_1	Phentolamin α_1/α_2	Yohimbin α_2	Propranolol β	Methysergid 5-HT
DMI-induzierte Sekretion von:					
GH	0	–	–	+ +	0
PRL	0	0	0	+ +	–
Kortisol	–	0	+ +	0	0

+ + deutliche Stimulation; + mittlere Stimulation; – Hemmung; 0 keine Wirkung

Phentolamin (α_1-/α_2-Rezeptorblocker) und durch Yohimbim (α_2-Rezeptor-blocker) signifikant unterdrückt wird, nicht aber durch Prazosin (α_1-Rezeptor-blocker). Propranolol (β-Rezeptorblocker) führt zu einer signifikanten Erhöhung der DMI-induzierten GH-Stimulation. Dieses kann dahingehend interpretiert werden, daß die DMI-induzierte GH-Stimulation über α_2-Rezeptoren vermittelt und von β-Rezeptoren inhibierend beeinflußt wird [13].

Die DMI-induzierte PRL-Stimulation wird durch Methysergid (5-HT-Rezeptorblocker) signifikant unterdrückt wohingegen Propranolol zu einer signifikanten Erhöhung der DMI-induzierten PRL-Stimulation führt. Dies weist darauf hin, daß die DMI-induzierte PRL-Stimulation, über 5-HT-Rezeptoren vermittelt wird und β-Rezeptoren scheinen diese Stimulation inhibierend zu beeinflussen [14].

Die DMI-induzierte Kortisolstimulation wird signifikant durch Prazosin (α_1-Rezeptorblocker) unterdrückt und durch Yohimbim (α_2-Rezeptorblocker) erhöht, was darauf hinweist, daß der DMI-induzierte ACTH- und Kortisolstimu-lus mit Hilfe von α_1-Rezeptoren vermittelt wird und α_2-Rezeptoren einen hemmenden Effekt ausüben [15].

Die Untersuchungen zeigen somit, daß für jedes der einzelnen Hormone beim Menschen eine unterschiedliche agonistisch-antagonistische Regulation vorhanden ist, die im Sinne einer Balance interpretiert werden kann. Diese Balance würde für die GH-Sekretion zwischen α_2- und β-Rezeptoren, für die PRL-Stimulation zwischen 5-HT- und β-Rezeptoren und für die ACTH-/Kortisolstimulation zwischen α_1 und α_2-Rezeptoren aufgrund unserer Untersuchungsergebnisse vorstellbar sein.

DMI-induzierte GH-Stimulation bei depressiven Patienten

DMI führt, ähnlich wie in anderen GH-Stimulationstests gezeigt werden konnte, bei endogen depressiven Patienten im Vergleich zu gesunden Probanden zu einer signifikant geringeren GH-Stimulation [4, 21].

Unter Berücksichtigung der Probandenuntersuchungen und der Katecholaminmangelhypothese [22, 1, 18] kann eine geringere DMI-induzierte GH-Stimulation bei depressiven Patienten durch einen Mangel an Transmitter-substanzen, speziell von NA, bedingt sein. Da jedoch nach chronischer Verabreichung von Antidepressiva eine Verringerung der Sensibilität von β-Rezeptoren [25, 26, 23] im Tierversuch auftritt, und die β-Rezeptoren bei

Probanden die DMI-bedingte GH-Stimulation hemmend beeinflussen, wird eine andere Interpretationsmöglichkeit der endokrinologischen Untersuchungsergebnisse sichtbar. Sollte, wie Sulser [23] nahelegt, eine Überfunktion von β-Rezeptoren bei depressiven Patienten während der Erkrankung vorliegen, wäre es vorstellbar, daß eine derartige β-Rezeptorüberaktivität zu einer Hemmung der DMI-induzierten GH-Stimulation bei Patienten führen könnte, da β-Rezeptoren die DMI-induzierte GH-Stimulation inhibierend beeinflussen. Eine Hypofunktion von α_2-Rezeptoren wie Matussek et al. [19] aufgrund der Clonidinuntersuchungen nahelegten, würde ebenfalls die verringerte DMI-induzierte GH-Stimulation bei depressiven Patienten verständlich machen können. Eine derartige Interpretation wird besonders auch durch den Befund gestützt, daß Clonidin ebenfalls bei depressiven Patienten eine geringere GH-Stimulation bewirkt als bei gesunden Probanden [19].

Abschließend soll darauf hingewiesen werden, daß die oben diskutierten Vorstellungen wohl eher im Sinne von Arbeitshypothesen anzusehen sind, deren Verifizierung weiteren Untersuchungen vorbehalten bleibt. Trotzdem scheint die Untersuchung des Effekts von verschiedenen Psychopharmaka auf die HVL-Hormonsekretion ein humanpharmakologisches Untersuchungsmodell darzustellen, welches Rückschlüsse der Wirkung von Psychopharmaka auf aminerge Neuronensysteme im ZNS ermöglicht. Mit Hilfe der Rezeptorenblocker scheint es weiter möglich zu sein, genauere Informationen über die komplexen zentralnervösen Interaktionsmechanismen hinsichtlich der HVL-Hormonstimulation, aber auch der verschiedenen Wirkungen von Psychopharmaka im ZNS zu erarbeiten. Durch endokrinologische Vergleichsuntersuchungen von Probanden und Patienten scheint es möglich, zentralnervöse Funktionszustände zu untersuchen und zur Klärung von evtl. vorhandenen krankheitsbedingten Störungen beizutragen.

Literatur

1. Bunney WE, Davis JM (1965) Norepinephrine in depressive reactions: A review. Arch Gen Psychiatry 13:483–494
2. Hyttel J (1982) Citalopram – a pharmacological profile of a specific serotonin uptake inhibitor with antidepressant activity. Prog Neuropsychopharmacol Biol Psychiatry 6:277–295
3. Koulu M, Lamminaustra R, Dahlström S (1979) The effect of methysergide, pimocide and sodium valproate on the diazepam stimulated growth hormone secretion in man. J Clin Endocrinol Metab 48:119–122
4. Laakmann G (1980) Beeinflussung der Hypophysenvorderlappen-Hormonsekretion durch Antidepressiva bei gesunden Probanden, neurotisch und endogen depressiven Patienten. Nervenarzt 51:725–732
5. Laakmann G, Schumacher G, Benkert O, Werder K von (1977) Stimulation of growth hormone secretion by desimipramin and chlorimipramin in man. J Clin Endocrinol Metab 44:1010–1014
6. Laakmann G, Guillery T, Benkert O, Eversmann T (1979) Influence of nomifensine on growth hormone, prolactin, luteinising hormone and thyreotropin in healthy subjects and hyperprolactinaemic patients. In: Obiols J, Ballus C, Gonzalez Monclus E, Pujol J (eds) Biological Psychiatry today. Elsevier/North-Holland, Amsterdam, pp 705–710
7. Laakmann G, Treusch J, Schmauss M, Schmitt E, Treusch U (1982) Comparison of growth hormone stimulation induced by desimipramine, diazepam and metaclazepam in man. Psychoneuroendocrinology 7:141–146

8. Laakmann G, Chuang I, Gugath M, Ortner M, Schmauss M, Wittmann M (1983) Prolactin and antidepressants. In: Tolis G, Stefanis C, Mountokalakis T, Labrie F (eds) Prolactin and prolactinomas. Raven, New York, pp 151–161
9. Laakmann G, Wittmann M, Neulinger E, Meissner R (1984) Effects of psychotropic drugs on neuroendocrine regulation of pituitary hormones in man. In: Racagni G, Paoletti R, Kielholz P (eds) Proceedings of the 14th C.I.N.P. Congress. Raven, New York, pp 156–157
10. Laakmann G, Gugath M, Kuss H-J, Zygan K (1984) Comparison of growth hormone and prolactin stimulation induced by chlorimipramine and desimipramine in man in connection with chlorimipramine metabolism. Psychopharmacology 82:62–67
11. Laakmann G, Wittmann M, Gugath M, Mueller OA, Treusch J, Wahlster U, Stalla GK (1984) Effects of psychotropic drugs (desimipramine, chlorimipramine, sulpirid and diazepam) on the human HPA axis. Psychopharmacology 84:66–70
12. Laakmann G, Schoen HW, Blaschke D, Wittmann M (1985) Dose-dependent growth hormone, prolactin and cortisol stimulation after i. v. administration of desimipramine in humans. Psychoneuroendocrinology 10:83–93
13. Laakmann G, Zygan K, Schoen HW, Weiss A, Wittmann M, Meissner R, Blaschke D (1986) Effect of receptor blockers (methysergide, propranolol, phentolamine, yohimbine and prazosin) on desimipramine-induced pituitary hormone stimulation in humans. I. Growth hormone. Psychoneuroendocrinology 11
14. Laakmann G, Schoen HW, Zygan K, Weiss A, Wittmann M, Meissner R (1986) Effect of receptor blockers (methysergide, propranolol, phentolamine, yohimbine and prazosin) on desimipramine-induced pituitary hormone stimulation in humans. II. Prolactin. Psychoneuroendocrinology 11
15. Laakmann G, Wittmann M, Schoen HW, et al. (1986) Effect of receptor blockers (methysergide, propranolol, phentolamine, yohombine and prazosin) on desimipramine-induced pituitary hormone stimulation in humans. III. Hypothalamo-pituitary-adrenocortical axis. Psychoneuroendocrinology 11
16. Langer G (1979) The "prolactin-model" for the study of the pharmacodynamics of neuroleptic drugs in man. In: Müller EE, Agnoli A (eds) Neuroendocrine correlates in neurology and psychiatry. Elsevier/North-Holland, Amsterdam, pp 71–88
17. Martin JB, Reichlin S, Brown GM (1977) Clinical neuroendocrinology. Davis, Philadelphia
18. Matussek N (1966) Neurologie und Depression. Med Monatsschr 20:109–112
19. Matussek N, Ackenheil M, Hippius H, Müller F, Schröder HT, Schultes H, Wasilewski B (1980) Effect of clonidine on growth hormone release in psychiatric patients and controls. Psychiatry Res 2:25–32
20. Müller EE, Benazzani AR, Murri S (1978) Nomifensine: Diagnostic test in hyperprolactinemic states. J Clin Endocrinol Metab 42:1352–1357
21. Sawa Y, Odo S, Nakazawa T (1982) Growth hormone secretion by tricyclic and non-tricyclic antidepressants in healthy volunteers and depressives. In: Langer SZ, Takahashi R, Segawa T, Briley M (eds) New vistas in depression. Pergamon, Oxford (Advances in the Biosciences, vol 40, pp 309–315)
22. Schildkraut JJ (1965) The catecholamine hypothesis of affective disorders: A review of supporting evidence. Am J Psychiatry 122:509–522
23. Sulser F, Vetulani J, Mobby PL (1978) Mode of action of antidepressant drugs. Biochem Pharmacol 27:74–82
24. Syvälahti EKG, Kanto JH (1975) Serum growth hormone, serum Immunoreactive insulin and blood glucose response to oral and intravenous diazepam in man. Int J Clin Pharmacol 12:74–82
25. Vetulani J, Sulser F (1975) Action of various antidepressant treatments reduces reactivity of the noradrenergic cyclic AMP-generating system in limbic forebrain. Nature 257:495–496
26. Vetulani J, Stawarz RJ, Dingell JV, Sulser F (1976) A possible common mechanism of action of antidepressant treatments: Reduction in the sensitivity of the noradrenergic cyclic AMP-generating system. Naunyn Schmiedebergs Arch Pharmacol 293:109–114

Der Dexamethasonsuppressionstest bei Depressiven und Schizophrenen unter kontrollierten Behandlungsbedingungen

H. J. Möller, W. Kissling

Der Dexamethasonsuppressionstest (DST) wurde in den letzten Jahren, insbesondere in der amerikanischen Psychiatrie, als ein depressionsrelevantes Untersuchungsverfahren propagiert (Carrol et al. 1981; Greden et al. 1983). Neben der Hoffnung, einen einfachen Laboratoriumstest für die Diagnostik endogen depressiver Erkrankungen zu haben, war dieser Ansatz verbunden mit dem Gedanken, ein theoretisch relevantes biologisches Korrelat für die endogene Depression gefunden zu haben. Obendrein wurden dem DST gute prognostische Möglichkeiten zugeschrieben, sowohl in bezug auf das Ansprechen auf bestimmte Antidepressiva-Typen (Beckmann et al. 1984) als auch hinsichtlich der Frage, wann das Absetzen einer antidepressiven Medikation indiziert ist (Goldberg 1980; Holsboer et al. 1982). Dieser prädiktive Aspekt sei hier nur der Vollständigkeit halber erwähnt und wird in der folgenden Darstellung nicht weiter behandelt.

Der Optimismus bezüglich der diagnostischen Möglichkeiten des DST wurde in den letzten Jahren zunehmend erschüttert, als verschiedentlich Befunde publiziert wurden, daß es auch bei anderen psychiatrischen Erkrankungen zu einer relativ hohen Quote von Nonsupression im DST kommt und daß Nonsupression in diesem Test offenbar wesentlich von Einflußfaktoren wie Streß, Gewichtsabnahme, Schlafentzug u. a. sowie von der Intensität depressiver Symptomatik abhängt (vgl. die Übersichtsarbeit von Berger u. Klein 1984). Da diese Faktoren oft bei Patienten mit endogener Depression zusammentreffen, wurde das gehäufte Auftreten von Nonsupression bei endogen Depressiven in Fortführung dieses Gedankens nicht als pathognomonisch für die Erkrankung angesehen, sondern lediglich als Ausdruck der genannten intervenierenden Variablen.

Diese kritische Position hat bei weitem noch nicht dazu geführt, den ursprünglichen Optimismus bezüglich der Brauchbarkeit des DST als diagnostischen Test zu erschüttern. Deshalb schien es uns sinnvoll, die Ergebnisse unserer eigenen diesbezüglichen Untersuchungen darzustellen.

Im Rahmen von 3 kontrollierten Therapiestudien führten wir wiederholt den DST durch. In 2 Studien handelte es sich um Patienten mit endogenen Depressionen (gemäß den Kriterien der "International Classification of Diseases" und den "Research Diagnostic Criteria"). In der 3. Studie handelte es sich um Patienten mit schizophrenen Erkrankungen (gemäß den Kriterien der "International Classification of Diseases" und dem "Diagnostic and Statistical Manual III"). Durch die strengen operationalen Kriterien des DSM-III-Systems war dabei gewährleistet, daß nur eine Kerngruppe von Schizophrenien in die Studie aufgenommen wurde: Schizophrenien, deren Schübe mindestens 6 Monate dauerten und die keine Symptomatik im Sinne affektiver Psychosen aufwiesen. Die Patienten mit endogenen Depressionen wurden in der 1. Studie mit Chlorimipramin (150 mg oral) behandelt, in der 2. Studie mit Maprotilin (150 mg oral). Die schizophrenen Patienten wurden in den ersten 14 Tagen mit Des-Enkephalin-γ-Endorphin oder mit 15 mg Haloperidol behandelt (vgl. die Darstellung der diesbezüglichen Therapiestudie in diesem Band, Kissling et al., S. 233), im weiteren Verlauf je nach Ansprechen entweder weiter mit Endorphin oder mit 15 mg Haloperidol oral. Es sei gleich an dieser Stelle vermerkt, daß nach der derzeit gängigen Auffassung weder Antidepressiva noch Neuroleptika einen direkten Einfluß auf den Ausfall des DST haben (Greden et al. 1983).

Der DST wurde in der von Carrol (1982) für diesen Zweck vorgeschlagenen Modifikation durchgeführt: Am Vorabend gegen 23 Uhr 1 mg Dexamethason oral, am darauffolgenden Tag um 16 Uhr und um 23 Uhr Blutentnahmen. Radioimmunologische Bestimmung der Plasmakortisolspiegel. Kriterium für Nonsuppression: Werte über 0,110 mol/l (4 ng/dl) an mindestens einem der beiden Zeitpunkte.

Beim Vergleich der auswertbaren DST-Daten aus den beiden Depressionsstudien wird deutlich, daß die Quote von Nonsuppressoren bei Beginn der Chlorimipraminstudie mit 73% wesentlich größer ist als in der Maprotilinstudie, wo lediglich 50% der Patienten anfänglich Nonsuppressoren sind (Tabellen 1 und 2). Zwar liegen diese Werte durchaus in der Größenordnung, die in der Literatur für Patienten mit endogenen Depressionen angegeben werden, sie weisen in ihrer Diskrepanz aber gleichzeitig auf die hohe Variabilität von DST-Befunden bei verschiedenen Stichproben gleichartig diagnostizierter endogen depressiver Patienten hin. Der äußere Rahmen des Studienablaufs gibt für diese Diskrepanz keine Erklärung, da die beiden Studien, von gewissen kleineren Modifikationen abgesehen, gleichartig durchgeführt wurden; insbesondere lag der Beginn der beiden Studien jeweils in den ersten 2–4 Tagen nach Aufnahme des Patienten. Auch die jeweilige Depressionstiefe scheint die Unterschiede nicht zu erklären, im Gegenteil, bei der Chlorimipraminstudie war der Mittelwert des Scores der Hamilton-Skala niedriger (21,8) als bei der Maprotilinstudie (27,8).

Faßt man die DST-Resultate aus den beiden Depressionsstudien zusammen und vergleicht sie mit den Aufnahmedaten aus der Schizophreniestudie, so ergibt

Tabelle 1. Chlorimipraminstudie (S Suppressor, NS Nonsuppressor)

DST	Tag 1	Tag 10	Tag 21
NS	11	6	5
S	4	9	7
NS [%]	73	40	42

Tabelle 2. Maprotilinstudie

DST	Tag 1	Tag 7	Tag 14	Tag 21
NS	11	7	4	1
S	13	15	16	17
NS [%]	46	32	20	6

sich in etwa der gleiche Prozentsatz von Nonsuppressoren, 59% bei den endogen Depressiven, 60% bei den Schizophrenen (Tabelle 3). Daß der DST auch bei Schizophrenen häufig pathologisch ausfällt, wurde bereits von anderen Autoren berichtet. Der hohe Prozentsatz von Nonsuppressoren ist aber insofern doch überraschend, als es sich bei den untersuchten Schizophrenen gerade um eine Kerngruppe im Sinne der DSM-III-Kriterien der Schizophrenie handelt, die keine Symptomatik im Sinne affektiver Psychosen aufweisen dürfen. Insgesamt läßt das Resultat dieses Vergleichs größte Zweifel an der Spezifität des DST bezüglich der Differenzierung von endogen-depressiven Erkrankungen gegenüber anderen psychotischen Störungen aufkommen.

Bei der Analyse der Verläufe ergibt sich, daß es sowohl bei den endogen Depressiven wie auch bei den Schizophrenen unter der Therapie zu einer deutlichen Reduktion der relativen Häufigkeit pathologischer Testresultate kommt (Tabellen 1, 2, 4). Diese Normalisierung hat in den einzelnen Studien unterschiedliche Verlaufscharakteristiken. In der Chlorimipraminstudie findet diese Normalisierung – gruppenstatistisch betrachtet – zwischen dem 1. und 2. Meßzeitpunkt (Tag 1, Tag 10) statt, während im weiteren Verlauf der Messungen (Tag 21) eine darüber hinausgehende Reduktion der Quote von Nonsuppressoren nicht mehr eintritt. In der Maprotilinstudie ist die Normalisierung stetiger, wird also auch bei den späteren Meßzeitpunkten (Tag 14, Tag 21) noch fortgesetzt, und ist zwischen den ersten beiden Meßzeitpunkten (Tag 1, Tag 7) nicht so ausgeprägt wie in der Chlorimipraminstudie (was mit dem kürzeren Intervall zusammenhängen könnte). In der Endorphinstudie kommt es, ähnlich dem Verlauf in der Chlorimiprinstudie zwischen dem 1. und 2. Meßzeitpunkt (Tag 1, Tag 7), zu einer erheblichen Verringerung pathologischer Testwerte, die aber im weiteren Verlauf (Tag 23) wieder etwas zunehmen (was ggf. mit der Reduktion der Stichprobe zusammenhängen könnte). Bemerkenswert ist in allen 3 Studien, daß die Normalisierung der Testwerte schon relativ früh einsetzt, zu einem Behandlungszeitpunkt, wo nach

Tabelle 3. Aufnahme-DST bei endogen depressiven und schizophrenen Patienten

	Endogene Depression (ICD, RDC)	Schizophrenie (ICD, DSM-III)
NS	23	12
S	16	8
NS [%]	59	60

Tabelle 4. Endorphinstudie

DST	Tag 1	Tag 7	Tag 23
NS	12	7	6
S	8	12	7
NS [%]	60	37	46

allgemeiner klinischer Erfahrung zumeist noch nicht eine ausreichende psychopathologische Besserung erfolgt ist. Insofern scheint fraglich, ob sich hier wirklich therapeutische Effekte bzw. Spontanremissionstendenzen abbilden (Greden et al. 1983; Holsboer et al. 1982) oder aber lediglich der Wegfall anderer Streßfaktoren, wie z. B. des Aufnahmestreß' (Berger u. Klein 1984).

Das leitet über zu der Frage nach dem psychopathologischen Korrelat des Hyperkortisolismus. Bezüglich der Depressiven wurde angenommen, daß der Hyperkortisolismus im DST mit der Depressionstiefe korreliert (Kasper u. Beckmann 1983). Um diese Hypothese zu prüfen, wurden die 16-Uhr-Kortisolwerte an den einzelnen Untersuchungstagen korreliert mit dem jeweiligen Gesamtscore der Hamilton-Depressionsskala (Hamilton 1960) sowie mit den Werten der Befindlichkeitsskala (von Zerssen u. Koeller 1976). Entsprechend der Hypothese ergab sich ein gewisser, allerdings nicht sehr enger Zusammenhang zwischen fremdbeurteilter Depressivität (Hamilton Skala) und Kortisolwerten, der durchgehend an den einzelnen Meßtagen nachweisbar war (Tabelle 5). Mit der vom Patienten selbst beurteilten Befindlichkeit hingegen ließ sich eine solche Beziehung nicht nachweisen. Diesbezüglich ergaben sich zu den einzelnen Meßzeitpunkten völlig inkonsistente Befunde (Tabelle 5). Ergänzend wurde untersucht, ob sich Beziehungen zwischen Hyperkortisolismus und solchen Items der Hamilton-Skala herstellen lassen, die möglicherweise mit einem abnormen DST-Resultat einhergehende Konditionen kennzeichnen (Berger u. Klein 1984), wie z. B. Suizidalität, Gewichtsverlust, Angst, Schlafstörungen. Bei der Korrelation dieser Einzelmerkmale mit dem 16-Uhr-Kortisolwert ergab sich lediglich für das Merkmal Gewichtsverlust ein gewisser Zusammenhang ($r = 0{,}33$) mit Hyperkortisolismus. Auch bei den schizophrenen Patienten wurde versucht, die 16-Uhr-Kortisolwerte mit Psychopathologiedaten zu korrelieren. Dabei wurde zunächst nur der Globalscore der Brief Psychiatric Rating Scale (Overall u. Gorham 1962) und der Globalscore der Comprehensive Psychiatric Rating Scale (Asberg u. Schalling 1979) untersucht. Dies geschah unter der Hypothese, daß ggf. der Hyperkortisolismus auch hier korreliert sei mit dem Ausmaß der psychopathologischen Gestörtheit, bei den Schizophrenen mit dem Ausmaß schizophrener Gestörtheit, wie sie in den beiden Globalscores zum Ausdruck kommt. Diese Hypothese ließ sich nicht bestätigen. Im Gegenteil, es fanden sich enge negative Korrelationen zwischen BPRS-Score bzw. CPRS-Score und den 16-Uhr-Kortisolwerten in der Größenordnung von $r = -0{,}50$ zu allen untersuchten Zeitpunkten (Tag 1, Tag 7, Tag 28). Die Frage, ob ggf. auch bei den Schizophrenen das psychopathologische Korrelat für einen abnormen DST-Befund in der Depressivität liegt, ließ sich erst ansatzweise klären, da ein Großteil der diesbezüglichen Auswertungen noch nicht

Tabelle 5. Maprotilinstudie ($n = 18$–24): Korrelation von Depressionsscores und DST-Kortisolwerten. HAMD Hamilton-Depressionsskala, Bf Befindlichkeitsskala

	Tag 1	Tag 7	Tag 14	Tag 21
HAMD	0,33	0,29	0,23	0,24
Bf	−0,16	−0,35	−0,04	0,28

durchgeführt worden ist. Diesbezügliche Korrelationen zwischen dem BPRS-Subscore „ängstliche Depression" und den Kortisolwerten ergaben zu den verschiedenen Zeitpunkten keine konsistenten Befunde.

Auf der Einzelfallebene zeigen sich bei den DST-Resultaten unterschiedliche Verlaufstypen. Bezieht man nur die Depressionspatienten in die Analyse ein, so ist der häufigste Verlaufstyp die Normalisierung ehemals pathologischer DST-Befunde – bei etwa 34% der Patienten. Dabei ist die schnelle Normalisierung, d. h. die Normalisierung bereits beim 2. Meßzeitpunkt (Tag 7 bzw. Tag 10), weitaus das häufigste. Die Persistenz bereits bei Aufnahme normaler Werte stellt mit 28% ebenfalls einen relativ häufigen Verlaufstyp dar, während das Beibehalten abnormer DST-Werte mit 10% relativ selten vorkommt. Ein drittes häufiges Verlaufsmuster (28% der Fälle) ist durch Pathologisierung ursprünglich normaler Testbefunde bzw. durch instabile Fluktuationen gekennzeichnet. Gerade dieser Verlaufstyp ist besonders problematisch unter dem Aspekt der Reteststabilität, insbesondere dann, wenn mit diesem Verlaufsmuster nicht gleichsinnige Veränderungen der Depressivität einhergehen. Die DST-Verlaufsmuster bei den schizophrenen Patienten verteilen sich in etwa analog.

Die Frage, inwieweit Veränderungen auf der Ebene der DST-Resultate mit Veränderungen der Depressivität einhergehen, wurde orientierend an Einzelfallverläufen aus der Chlorimipraminstudie untersucht. Insbesondere interessierte dabei aus den eben genannten Gründen der Übergang von normalen DST-Resultaten zu pathologischen DST-Resultaten bzw. die Fluktuation der DST-Werte und deren psychopathologische Äquivalente. Dabei zeigte sich, daß die DST-Resultate kaum mit Änderungen der Depressivitätswerte (Hamilton-Skala; Hamilton 1960) bei diesem Verlaufstyp zusammenhängen (Tabelle 6). Betrachtet man die DST-Normalisierungsverläufe, so scheint eine engere Beziehung zur Veränderung der Depressivität vorzuliegen, wie auch von anderen Autoren beschrieben wurde (Brown et al. 1979; Holsboer et al. 1982; Greden et al. 1983). Die Normalisierung der DST-Resultate geht größtenteils mit einer Reduktion der Depressivität einher, allerdings auch nicht immer; z. B. tritt hier ein Fall auf, bei dem trotz völliger Reduktion der Depressivität (Hamilton-Score 3) zum 2. Meßzeitpunkt der DST-Befund noch pathologisch ist und sich erst beim 3. Meßzeitpunkt (Hamilton-Wert 0) normalisiert (Tabelle 7).

Tabelle 6. Fluktuation der DST-Resultate im Therapieverlauf

	Tag 1	Tag 10	Tag 21
HAMD	26	19	13
[9]			
DST	NS	S	NS
[15]	25	0	0
	S	NS	NS
[16]	25	9	23
	S	S	NS

Tabelle 7. DST-Normalisierung

	Tag 1	Tag 10	Tag 21
HAMD [20]	34	19	24
DST	NS	S	S
[7]	25 NS	3 NS	0 S
[1]	24 NS	18 S	12 S
[5]	30 NS	4 S	8 S

Aus diesen noch vorläufigen Befunden und auf der Basis neuerer Untersuchungsergebnisse anderer Autoren (vgl. die Übersichtsarbeit von Berger u. Klein 1984) sollen hier mit aller Vorsicht folgende Schlußfolgerungen gezogen werden:

1) Abnorme Werte im DST sind nicht als spezifischer "marker" für die endogene Depression aufzufassen.
2) Sowohl bei endogen depressiven Patienten wie auch bei schizophrenen Patienten (auch wenn schizoaffektive Psychosen ausgeschlossen sind) kommt es in einem gewissen Prozentsatz unter entsprechender psychopharmakologischer Behandlung zur Normalisierung anfänglich pathologischer DST-Resultate.
3) Abnorme DST-Resultate bei Depressiven sind "state"-abhängig und stehen u. a. im Zusammenhang mit der Depressionstiefe, Gewichtsverlust und anderen psychopathologischen Variablen. Bei schizophrenen Patienten sind die psychopathologischen Äquivalente bisher unzureichend geklärt.
4) Als Ursachen für pathologische DST-Resultate kommen, von internistischen Erkrankungen abgesehen, insbesondere in Betracht: Gewichtsverlust, Schlafentzug, Streß jeglicher Art (u. a. Aufnahmestreß des Patienten im Krankenhaus).
5) Die Einzelfallverläufe zeigen eine hohe inter- und intraindividuelle Variabilität bezüglich der Assoziation von DST-Resultaten und Depressivitätswerten, insbesondere beim Übergang von normalen zu pathologischen Werten. Die Reteststabilität des DST als Diagnostikum für Depression bzw. Depressivität ist fraglich.

Literatur

Asberg M, Schalling D (1979) Construction of a new psychiatric rating instrument, the comprehension psychopathological rating scale – CPRS. Prog Neuropsychopharmacol Biol Psychiatry 3:405–412
Beckmann H, Holzmüller B, Fleckenstein P (1984) Dexamethasone suppression test predicts response to nomifensine or amitryiptyline. Br J Psychiatry 144:440–441

Berger M, Klein HE (1984) Der Dexamethason-Suppressions-Test: Ein biologischer Marker der endogenen Depression? Eur Arch Psychiatr Neurol Sci 234:137–146

Brown WA, Johnston R, Mayfield D (1979) The 24-hour dexamethasone suppression test in a clinical setting: Relationship to diagnosis, symptoms, and response to treatment. Am J Psychiatry 136:543–547

Carroll BJ (1982) Clinical applications of the dexamethasone suppression test for endogenous depression. Pharmacopsychiatria 15:19–24

Carroll BJ, Feinberg M, Greden JF et al. (1981) A specific laboratory test for the diagnosis of melancholia. Arch Gen Psychiatry 38:15–22

Goldberg IK (1980) Dexamethasone suppression test as indicator of safe withdrawal of antidepressant therapy. Lancet I:376

Greden JF, Gardner R, King D, Grunhaus L, Carrol BJ, Kronfol Z (1983) Dexamethasone suppression tests in antidepressant treatment of melancholia. Arch Gen Psychiatry 40:493–500

Hamilton M (1960) A rating scale for depression. J Neurol Neurosurg Psychiatry 23:56–62

Holsboer F, Liebl R, Hofschuster E (1982) Repeated dexamethasone suppression test during depressive illness. Normalisation of test result compared with clinical improvement. J Affective Disord 4:93–101

Kasper S, Beckmann H (1983) Dexamethasone suppression test in a pluridiagnostic approach: Its relationship to psychopathological and clinical variables. Acta Psychiatr Scand 68:31–37

Overall JE, Gorham DR (1962) BPRS. Brief psychiatric rating scale. In: Guy W (ed) EC-DEU. Assessment manuals for psychopharmacology. Rev Ec Rockville, Maryland

Zerssen D von, Koeller DM (1976) Klinische Selbstbeurteilungs-Skalen (KSb-S) aus dem Münchener Psychiatrischen Informationssystem (PSYCHIS München), Manuale: a) Allgemeiner Teil, b) Paranoid-Depressivitäts-Skala, c) Befindlichkeits-Skala, d) Beschwerden-Liste. Beltz, Weinheim

Einfluß des Schweregrades auf die diagnostische Assoziation von Dexamethason-Nonsuppression und endogener Depression*

M. Philipp, W. Maier, F. Holsboer

Einleitung

In einigen Untersuchungen des Dexamethasonsuppressionstests (DST) bei depressiven Patienten hat sich bei Dexamethasonnonsuppressoren ein signifikant höherer Schweregrad der Depressivität gezeigt als bei Dexamethasonsuppressoren (Aggernaes et al. 1983; Kasper u. Beckmann 1983; Klein et al. 1984; Rabkin et al. 1983; Reus 1982). Dieser Befund konnte in anderen Untersuchungen nicht bestätigt werden (Ames et al. 1984; Amsterdam et al. 1982; Brown u. Shuey 1980; Carroll et al. 1980; Mendlewicz et al. 1982; Nasr u. Gibbons 1983; Rudorfer et al. 1982; Saleem 1984; Yerevanian et al. 1984). Es fragt sich, in welcher Beziehung diese widersprüchlichen Befunde zu jenen Befundunterschieden stehen, die über die Assoziation einer Dexamethasonnonsuppression mit dem Vorliegen einer endogenen Depression erhoben wurden. Es ist denkbar, daß Befunde eines häufigeren Auftretens einer Dexamethasonnonsuppression bei endogenen Depressionen lediglich Ausdruck eines im Vergleich zu nichtendogenen Depressionen höheren Schweregrades der Depression sind. Wir sind dieser Frage im Rahmen einer polydiagnostischen Untersuchung des Dexamethasonsuppressionstests nachgegangen (s. auch Philipp et al., S. 90 in diesem Band; Philipp et al., im Druck).

Patienten und Methodik

Untersucht wurden 77 stationär behandelte Patienten mit einem operational definierten depressiven Syndrom (Kriterien A und B von Minor Depressive Disorder, Research Diagnostic Criteria; Spitzer et al. 1978) von mindestens einer Woche Dauer. Die Ausschlußkriterien bezogen sich auf die bekannten (Carroll 1982; Holsboer 1983) mit dem Dexamethasonsuppressionstest intervenierenden somatischen und pharmakologischen Variablen. Es handelte sich um 19 Männer und 58 Frauen mit einem Durchschnittsalter von 41,1 Jahren (Bereich: 21–60 Jahre). Die klinischen Diagnosen (ICD-9) verteilen sich wie folgt: 10 schizophrene Psychosen (ICD 295; davon n = 6 schizoaffektive Psychosen); 51 endogene Depressionen (ICD 296; davon 32 unipolare und 19 bipolare Depressionen); 16 depressive Reaktionen bzw. Neurosen (ICD 300, 308 und 309).

Innerhalb der 1. Woche nach stationärer Aufnahme wurden nach einem strukturierten Interview mittels Present State Examination (Wing et al. 1974) die

---

* Diese Untersuchung wurde z. T. durch die Smith Kline Danelsberg GmbH München und durch die Troponwerke Köln unterstützt.

Hamilton-Depressionsskala (HAMD; Hamilton 1960) und die Kriterien der folgenden 8 operationalisierten Diagnosen endogener Depressionen beurteilt:
- RDC (Research Diagnostic Criteria): Major Depressive Disorder, definitiver endogener Typ (Spitzer et al. 1978);
- DSM-III (Diagnostic and Statistical Manual of Mental Disorders, III): Major Depressive Episode, with melancholia (American Psychiatric Association 1980);
- MDI (Michigan-Diskriminationsindex): definitive unipolare oder bipolare endogene Depression (Feinberg u. Carroll 1982, 1983);
- NCS-I (Newcastle-Skala I), definitive endogene Depression (Carney et al. 1965; mod. nach Bech et al. 1980);
- NSC-II (Newcastle-Skala II), definitive endogene Depression (Gurney 1971; modifiziert nach Bech et al. 1980);
- TAC (Taylor-Abrams-Kriterien), endogene Depression (Taylor et al. 1981);
- VRC (Vienna Research Criteria), endogenomorph-depressives Achsensyndrom (Berner et al. 1983);
- HES (Hamilton-Endogenomorphitätssubskala), endogene Depression (Kovacs et al. 1981; Thase et al. 1983).

Der DST wurde unter Beibehaltung der Aufnahmemedikation und unter 4 tägiger Gewichtskontrolle am Ende der 1. Woche nach stationärer Aufnahme mit 1,5 mg Dexamethason und 3 Blutentnahmen am Folgetag (8, 16 und 23 Uhr) durchgeführt. Die Kortisolbestimmung erfolgte mittels Radioimmunoassay. Der "cut-off" für eine Dexamethasonnonsuppression wurde mit 50 ng/ml zu mindestens einem Abnahmezeitpunkt festgelegt. Für Korrelationsuntersuchungen wurden die Kortisolwerte log-transformiert.

Ergebnisse

Bei 33,8% (n = 26) der 77 Patienten zeigt sich eine Dexamethasonnonsuppression. Nonsuppressoren sind mit einem mittleren HAMD-Score von 23,4 als signifikant schwerer depressiv als Suppressoren mit einem Score von 19,6 (U-Test, 2 seitig: p = 0,03).

Die Produkt-Moment-Korrelation zwischen den HAMD-Scores und den log-transformierten maximalen Post-Dexamethason-Kortisolwerten ergibt einen signifikanten korrelativen Zusammenhang zwischen beiden Variablen (r = 0,26; p = 0,02). Ebenfalls signifikant bleiben Partialkorrelationen mit den Kovariaten Alter (r = 0,24; p = 0,02), Geschlecht (r = 0,24; p = 0,02), aktuelle Gewichtsabnahme (r = 0,26; p = 0,01), der RDC-Diagnose einer endogenen Depression (r = 0,24; p = 0,02) und der DSM-III-Diagnose einer Melancholie (r = 0,26; p = 0,01).

In 4 der 8 operationalisierten Diagnosen endogener Depressionen (MDI, NCS-I, NCS-II, TAC) erreichen die Patienten mit endogenen Depressionen einen signifikant höheren Schweregrad in der HAMD als die Patienten mit nichtendogenen Depressionen (U-Test, 2 seitig s. Tabelle 1). Nach Bonferoni-Adjustierung des Signifikanzniveaus entsprechend der Anzahl simultaner Testungen bleibt nur noch der Unterschied in der NCS-I signifikant.

Tabelle 1. Schweregradunterschied zwischen endogenen und nichtendogenen Depressionen in 8 Diagnosen

Diagnostisches System	Prozent endogene Depressionen	HAMD-Score			
		Mittelwert		U-Test	
		Endogen	Nicht-endogen	u	p
RDC	64,9	21,5	20,4	0,46 n.s.	
DSM-III	39,0	23,0	20,0	1,67 n.s.	
MDI	68,8	22,5	17,7	2,32[a]	
NCS-I	46,8	24,5	17,8	3,46[b]	
NCS-II	37,7	23,6	19,5	2,08[a]	
TAC	74,0	22,2	17,6	2,03[a]	
VRC	59,7	22,0	19,8	1,18 n.s.	
HES	64,9	21,7	20,0	0,96 n.s.	

[a] $p = 0,05$;   [b] $p = 0,001$

Tabelle 2. Assoziation zwischen Dexamethsonnonsuppression und endogener Depression in 8 operationalisierte Diagnosen. Angaben in Klammern: $n = 52$ Patienten (26 Nonsupressoren und 26 Suppressoren, nach gleichem Schweregrad gepaart)

Diagnostisches System	% endogene Depressionen bei		χ^2	
	Dexamethason-suppression	Dexamethason-nonsuppression		
DSM-III	42,3 (35,7)	37,3 (32,1)	0,19 n.s.	(0,80) n.s.
MDI	84,6 (82,1)	60,8 (71,4)	4,56[a]	(0,90) n.s.
RDC	84,6 (85,7)	54,9 (46,4)	6,67[b]	(9,64)[b]
HES	84,6 (82,1)	54,9 (64,3)	6,68[b]	(2,28) n.s.
MCS-I	69,2 (67,9)	35,3 (39,3)	7,79[b]	(4,60)[a]
NCS-II	61,5 (60,7)	25,5 (25,0)	9,53[b]	(7,29)[b]
TAC	96,1 (96,4)	62,8 (67,9)	10,00[b]	(7,79)[b]
VRC	88,5 (82,1)	45,1 (39,3)	13,46[c]	(10,78)[a]

[a] $p \leq 0,05$;   [b] $p \leq 0,01$;   [c] $p \leq 0,001$

An anderer Stelle (Philipp et al., S. 90) in diesem Band; Philipp et al., im Druck) wurde bereits beschrieben, daß sich in 7 der 8 Diagnosensysteme eine signifikante Assoziation zwischen dem Vorliegen einer Dexamethasonnonsuppression und der Diagnose einer endogenen Depression findet (Ausnahme: DSM-III; s. Tabelle 2).

Um den möglichen Einfluß des Schweregrades der Depressivität auf diese Assoziation zu kontrollieren, wurde jedem der 26 Patienten mit einer Dexamethasonnonsuppression ein supprimierender Patient vergleichbaren Schweregrades zugeordnet (erlaubte Abweichung: ± 2 Punkte im HAMD-Score). In der Gruppe der Suppressoren finden sich in 5 der 8 Diagnosesysteme häufiger endogene Depressionen als dies in der Gruppe der Nonsuppressoren der Fall ist (s. Tabelle 2).

Die vor der Schweregradkontrolle noch bestehende signifikante Assoziation von Nonsuppression und endogener Depression im MDI und im HES läßt sich jetzt nicht mehr feststellen.

Diskussion

Auch in dieser Untersuchung konnte ein korrelativer Zusammenhang zwischen dem Schweregrad der Depression und dem (log-transformierten) maximalen Post-Dexamethason-Kortisolwert gefunden werden. Diese Korrelation ist jedoch nur schwach signifikant ($p = 0,02$). Ebenso zeigt sich beim Vergleich zwischen Suppressoren und Nonsuppressoren in der 1. Gruppe mit nur schwacher Signifikanz ein höherer Schweregrad der Depression ($p = 0,03$). Angesichts dieser nur schwachen Beziehung wundert es nicht, daß bei variierenden Stichprobenumfängen genauso viele Bestätigungen wie Nichtbestätigungen einer Schweregradabhängigkeit der Dexamethasonnonsuppression in der Literatur zu finden (s. oben).

Weder Alter noch Geschlecht oder akute Gewichtsveränderung können für diese (diskrete) Schweregradabhängigkeit verantwortlich gemacht werden. Sie erklärt sich auch nicht aus dem Einfluß der diagnostischen Verteilung endogener und nichtendogener Depressionen (zumindest was deren Klassifizierung nach RDC und DSM-III betrifft).

Der Befund der signifikant höheren Schweregradausprägung der Depressivität in 4 der 8 Diagnosesystemen und der Schweregradabhängigkeit der Dexamethasonnonsuppression legen die Hypothese nahe, daß die Häufigkeit von Nonsuppressionsbefunden bei endogen depressiven Patienten über deren höheren Schweregrad vermittelt wird. Die Kontrolle des Schweregrades durch Paarbildung von Suppressoren und Nonsuppressoren gleicher HAMD-Scores widerlegt die Annahme einer Schweregradvermittlung der diagnostischen Assoziation einer Dexamethasonnonsuppression zumindest in 5 der 8 operationalisierten Diagnosen endogener Depressionen (RDC, NCS-I, NCS-II, TAC und VRC). Lediglich im MDI und in der HES verliert sich diese Assoziation nach Schweregradkontrolle. Beide Kriterienlisten leiten sich teilweise (MDI) bzw. vollständig (HES) aus Items der Hamilton-Depressionsskala her, so daß die Unterscheidung endogen-nichtendogen vorwiegend Schweregradunterschiede widerspiegelt (s. auch Maier u. Philipp, im Druck). So ist dieser Befund für die Diagnosen nach MDI und HES nicht überraschend. Für Diagnosensysteme, in denen sich endogene und nichtendogene Patienten nicht im Schweregrad unterscheiden, sieht sich die Hypothese einer Häufung von Nonsuppressoren bei endogenen Depressionen infolge eines höheren Schweregrades nicht bestätigt.

Zusammenfassend kann festgestellt werden, daß eine diskrete und nicht über die Verteilung endogener und nichtendogener Depressionen vermittelte Schweregradabhängigkeit der Dexamethasonnonsuppression besteht, die ihrerseits jedoch nicht die in den meisten der 8 operationalisierten Diagnosen gefundene Assoziation zwischen Nonsuppression und endogener Depression zu erklären vermag. Hieraus folgt, daß die Dexamethasonnonsuppression bei depressiven Patienten in diskreter Form sowohl vom Schweregrad als auch von der diagnostischen Zuordnung abhängig ist.

Zusammenfassung

In einer polydiagnostischen Untersuchung an 77 stationären depressiven Patienten wird der Einfluß der Depressionsschweregrades auf den Dexamethasonsuppressionstest und auf die Assoziation zwischen Dexamethasonnonsuppression und endogener Depression in 8 operationalisierten Diagnosensystemen untersucht. Es wird eine diskrete, aber signifikante (p ≤ 0,05) Schweregradabhängigkeit der Dexamethasonnonsuppression gefunden. Diese Schweregradabhängigkeit wird nicht allein über die diagnostische Differenzierung endogener und nichtendogener Depressionen vermittelt, obwohl bei endogenen Depressionen häufiger eine Dexamethasonnonsuppression und gleichzeitig ein höherer Schweregrad der Depression vorliegt. Schweregrad und diagnostische Zuordnung sind danach als gleichermaßen relevante Einflußgrößen auf den Dexamethasonsuppressionstest zu betrachten.

Literatur

Aggernaes H, Kirkegaard C, Krog-Meyer I et al. (1983) Dexamethasone suppression test and TRH test in endogenous depression. Acta Psychiatr Scand 67:258–264

American Psychiatric Association (1980) Diagnostic and statistical manual of mental disorders, 3rd edn (DSM III). APA, Washington

Ames D, Burrows G, Davies B, Maguire K, Norman T (1984) A study of the dexamethasone suppression test in hospitalized depressed patients. Br J Psychiatry 144:311–313

Amsterdam JD, Winokur A, Caroff SN, Conn J (1982) The dexamethasone suppression test in outpatients with primary affective disorder and healthy control subjects. Am J Psychiatry 139:287–291

Bech P, Gram LF, Reisby N, Rafaelsen OJ (1980) The WHO depression scale: Relationship to the Newcastle scales. Acta Psychiatr Scand 62:140–153

Berner P, Gabriel E, Katschnig H, Kieffer W, Koehler K, Lenz G, Simhandl Ch (1983) Diagnostic criteria of schizophrenic and affective disorders. World Psychiatric Association, Wien

Brown WA, Shuey I (1980) Response to dexamethasone and subtype of depression. Arch Gen Psychiatry 37:747–751

Carney MWP, Roth M, Garside RF (1965) The diagnosis of depressive syndromes and the prediction of ECT response. Br J Psychiatry 111:659–674

Carroll BJ (1982) The dexamethasone suppression test for melancholia. Br J Psychiatry 140:292–394

Carroll BJ, Greden JF, Feinberg M, James NM, Haskett RF, Steiner M, Tarika J (1980) Neuroendocrine dysfunction in genetic subtypes of primary unipolar depression. Psychiatry Res 2:251–258

Feinberg M, Carroll BJ (1982) Separation of subtypes of depression using discriminant analysis. I. Separation of unipolar endogenous depression from non-endogenous depression. Br J Psychiatry 140:384–391

Feinberg M, Carroll BJ (1983) Separation of bipolar endogenous depression from nonendogenous ("neurotic") depression. J Affective Disord 5:129–139

Gurney C (1971) Diagnostic scales for affective disorders. Proceedings of the Fifth World Changes of Psychiatry, Mexico City, p 330

Hamilton M (1960) A rating scale for depression. J Neurol Neurosurg Psychiatry 23:56–62

Holsboer F (1983) Prediction of clinical course by dexamethasone suppression test (DST) response in depressed patients – physiological and clinical construct validity of the DST. Pharmacopsychiatria 16:186–191

Kasper S, Beckmann H (1983) Dexamethasone suppression test in a pluridiagnostic approach: Its relationship to psychopathological and clinical variables. Acta Psychiatr Scand 68:31–37

Klein HE, Bender W, Mayr H, Niederschweiberer A, Schmauss M (1984) The DST and its relationship to psychiatric diagnosis, symptoms and treatment outcome. Br J Psychiatry 145:591–599

Kovacs M, Rush AJ, Beck AT, Hollon SD (1981) Depressed outpatients treated with cognitive therapy or pharmacotherapy – a one-year-follow-up. Arch Gen Psychiatry 38:33–39

Maier W, Philipp M (im Druck) The OPD-scale for dimensional classification of endogenous depression. I. Derivation and validation. Acta Psychiatr Scand

Mendlewicz J, Charles G, Franckson JM (1982) The dexamethasone suppression test in affective disorders: Relationship to clinical and genetic subgroups. Br J Psychiatry 141:464–470

Nasr SJ, Gibbons RD (1983) Depressive symptoms associated with dexamethasone resistance. Psychiatry Res 10:183–189

Philipp M, Maier W, Holsboer F (im Druck) Psychopathological correlates of plasma cortisol after dexamethasone suppression: A polydiagnostic approach. Psychoneuroendocrinology

Rabkin JG, Quitkin FM, Steward JW, McGrath PJ, Puig-Antich J (1983) The dexamethasone suppression test with mildly to moderately depressed outpatients. Am J Psychiatry 140:926–927

Reus VI (1982) Pituitary-adrenal disinhibition as the independent variable in the assessment of behavioral symptoms. Biol Psychiatry 17:317–326

Rudorfer MV, Hwu HG, Clayton PJ (1982) Dexamethasone suppression test in primary depression: Significance of family history and psychosis. Biol Psychiatry 17:41–48

Saleem PT (1984) Dexamethasone suppression test in depressive illness: Its relation to anxiety symptoms. Br J Psychiatry 144:181–184

Spitzer RL, Endikott J, Robins E (1978) Research diagnostic criteria for a selected group of functional disorders, 3rd edn. New York State Psychiatric Institute, New York

Taylor MA, Redfield J, Adams R (1981) Neurophysiological dysfunction in schizophrenia and affective disease. Biol Psychiatry 16:467–478

Thase ME, Hersen M, Bellack AS, Himmelhoch JM, Kupfer DJ (1983) Validation of a Hamilton subscale for endogenomorphic depression. J Affective Disord 5:267–278

Wing JK, Cooper E, Sartorius N (1974) Present State Examination. Beltz, Weinheim [Deutsche Bearbeitung von M. von Cranach (1982)]

Yerevanian BJ, Privitera MR, Milanese E, Sagi EA, Russotto J (1984) The dexamethasone suppression test during recurrent major depressive episodes. Biol Psychiatry 19:407–412

Zur Eignung des Dexamethasonsuppressionstests als Validierungskriterium operationalisierter Diagnosen endogener Depressionen*

M. Philipp, F. Holsboer, W. Maier, A. Gerken, A. Steiger

Validierungsproblematik operationalisierter Diagnosen

Die Entwicklung operationalisierter Diagnosen hat zu einer erheblichen Verbesserung der Reliabilität psychiatrischer Diagnosen geführt (Spitzer et al. 1978 b). Das durch eine operationalisierte Diagnose abgebildete Konzept einer psychiatrischen Störung spiegelt jedoch nur das klinische Konzept seiner Konstrukteure wider. Dies ist in der Konstruktion operationalisierter Klassifikationen begründet, die in der Regel entweder induktiv durch Operationalisierung des eigenen klinischen Konzeptes wie z. B. die Feighner-Kriterien (Feighner et al. 1972), die Research Diagnostic Criteria (RDC; Spitzer et al. 1978 a) oder die DSM-III-Kriterien (American Psychiatric Association 1980) – oder deduktiv durch diskriminanzanalytische Identifizierung und Gewichtung klinischer Variable an klinisch diagnostizierten Derivationsgruppen entwickelt wurden – wie z. B. die Newcastle-I-Skala (Carney et al. 1965) oder der Michigan Diskriminationsindex für endogene Depressionen (Feinberg u. Carroll 1982, 1983).

Diese Affinität operationalisierter Diagnosen zu idealtypischen Konzepten bestimmter psychiatrischer Schulen oder Kompromißbildungen zwischen verschiedenen Experten (wie im Falle des DSM-III) führt zwangsläufig dazu, daß die Kreuzvalidierung einer solchen Operationalisierung an Patientenstichproben, die nach einem anderen klinischen Konzept diagnostiziert wurden, eine geringere Validität ergibt als dies bei Kreuzvalidierungen am klinischen Konzept der Diagnosenkonstrukteure der Fall ist (siehe z. B. die Kritik von Nelson et al. 1978 an den Feighner-Kriterien für primäre Depressionen).

Potentielle Bedeutung biologischer Validierungskriterien

Aus diesem Grunde wäre es wünschenswert, reliable und valide Außenkriterien zu besitzen, an welchen die Validität einer operationalisierten Diagnose geprüft und quantitativ zum Validitätsvergleich mit anderen konkurrierenden Diagnosen herangezogen werden könnte. Derartige externe Validierungskriterien gibt es jedoch bislang noch nicht.

Biologische Variablen tragen in besonderem Maße die Hoffnung, irgendwann einmal als derartige Validierungskriterien identifiziert werden zu können. Dies hat mehrere Gründe: Zum einen sind sie externe Kriterien, da die bisher entwikkelten operationalisierten Diagnosen genauso wie die traditionellen klinisch-typologischen Diagnosen ausschließlich psychopathologische und anamnestische

---

* Dieser Arbeit liegen Untersuchungen zugrunde, die z. T. mit Unterstützung der Smith Kline Dauelsberg GmbH München und der Troponwerke Köln durchgeführt wurden.

Variablen heranziehen (Philipp 1980). Zum zweiten kann man von der Annahme ausgehen, daß zumindest im Bereich der endogenen Psychosen eine biologische Variable dem pathogenetischen Prozeß näher steht und folglich auch ein höheres Maß an Übereinstimmungsvalidität erreichen kann als eine psychopathologische Variable.

Diagnostische Wertigkeit des DST

In der Entwicklung der biologischen Psychiatrie haben Mitteilungen über diagnostisch diskriminierende biologische Variable immer wieder die Hoffnung aufkeimen lassen, nun endlich ein derartiges externes Validierungskriterium erhalten zu können. Kaum einmal haben diese Hoffnungen jedoch eine derartige Resonanz und Lebensdauer gehabt, wie dies aufgrund der Arbeiten von Carroll (Übersicht: 1982) beim DST der Fall war. Dies ist um so erstaunlicher, als schon frühzeitig Untersuchungen publiziert wurden, in denen die von Carroll behauptete hohe Spezifität und Sensitivität des DST nicht hat bestätigt werden können (z. B. Holsboer et al. 1980).

Es ist versucht worden, diese Mitteilungen mit der Annahme zu entkräften, daß sie nicht auf der gleichen diagnostischen Konzeption gründen wie die eine hohe diagnostische Spezifität der Dexamethasonnonsuppression stützenden Befunde (Carroll 1981). Wenn dies aber der Fall ist, wäre die diagnostische Wertigkeit des DST nicht unabhängig von jenen Unterschieden, die zwischen verschiedenen klinischen Konzepten endogener Depressionen bestehen und die auch für verschiedene Operationalisierungen endogener Depressionen nachgewiesen wurden (Philipp u. Maier 1985a; Philipp et al. 1985). Folglich müßten sich auch verschiedene operationalisierte Diagnosen in bezug auf die an ihnen zu erzielende diagnostische Wertigkeit einer Dexamethasonnonsuppression unterscheiden.

Klassifikationsabhängigkeit der diagnostischen Affinität
der Dexamethasonnonsuppression

Die oben angeführte Folgerung aus Carrolls Einwand hat sich in einer polydiagnostischen Untersuchung mit 8 operationalisierten Diagnosen endogener Depressionen (siehe Tabelle 1) an 77 stationären Patienten mit operational definierten depressiven Syndromen aller ICD-Bereiche bestätigen lassen (Philipp et al., im Druck).

8 operationalisierte Diagnosen endogener Depressionen

RDC	(Research Diagnostic Criteria)	Spitzer et al. (1978a)
DSM-III	(Diagnostic and Statistical Manual III)	American Psychiatric Association (1980)
MDI	(Michigan Discriminatory Index)	Feinberg u. Carroll (1982, 1983)
NCS-I	(Newcastle Scale I)	Carney et al. (1965)
NCS-II	(Newcastle Scale II)	Gurney (1971)
TAC	(Taylor Abrams Criteria)	Taylor et al. (1981)
VRC	(Vienna Research Criteria)	Berner et al. (1983)
HES	(Hamilton Endogenomorphicity Subscale)	Kovacs et al. (1981) Thase et al. (1983)

Tabelle 1. Assoziation von Dexamethasonnonsuppression mit der Diagnose einer endogenen Depression in 8 operationalisierten Diagnosensystemen

Diagnosen-System	Sensitivität	Spezifität	Prädiktiver Wert (PPV 50)	χ^2
RDC	44,0	85,2	74,8	6,67[b] (n.s.)
DSM-III	37,7	68,1	53,5	0,19 ns (n.s.)
MDI	41,5	83,3	71,4	4,56[a] (n.s.)
NCS-I	50,0	80,5	71,9	7,97[b] (n.s.)
NCS-II	55,2	79,2	72,6	·9,53[b] ($p \leq 0{,}05$)
TAC	43,9	95,0	89,8	10,00[b] ($p \leq 0{,}05$)
VRC	50,0	90,3	83,8	13,46[c] ($p \leq 0{,}01$)
HES	44,0	85,2	74,8	6,68[b] (n.s.)

[a] $0 \leq 0{,}05$; [b] $p \leq 0{,}01$; [c] $p \leq 0{,}001$. (Die in Klammern angeführten Signifikanzen beziehen sich auf die Adjustierung des Signifikanzniveaus nach Bonferoni; s. Hays 1981, S. 437.)

Die Verteilung des Befundes einer Dexamethasonnonsuppression bei endogenen und nichtendogenen Depressionen zeigte die erwartete Abhängigkeit vom verwendeten Klassifikationssystem (s. Tabelle 2).

In 7 der 8 Klassifikationssysteme (Ausnahme: DSM-III) konnte eine signifikante Assoziation zwischen einer Dexamethasonnonsuppression und der Diagnose einer endogenen Depression festgestellt werden (χ^2-Quadrat; $p \leq 0{,}05$). Diese Assoziation wird nicht über eine für verschiedene Diagnosensysteme zutreffende erhöhte Affinität endogener Depressionen zu höheren Schweregraden der Depression vermittelt (s. hierzu Philipp et al., S. 84 in diesem Band). Das Ausmaß der diagnostischen Assoziation einer Dexamethasonnonsuppression ist in der Mehrzahl der Diagnosensysteme jedoch sehr schwach. Adjustiert man das Signifikanzniveau nach Bonferoni entsprechend der Anzahl simultan vorgenommener Testungen (n = 8), so unterschreiten die χ^2-Werte nur noch in 3 der 8 Kriterienlisten (NCS-II, TAC und VRC) das Signifikanzniveau von 0,05.

Die von Carroll (1982) beschriebene hohe Spezifität von 95% konnte nur in einem Diagnosensystem (TAC) bestätigt werden. In allen übrigen operationalisierten Diagnosen liegt die Spezifität unter 90% (bis hin zu 68,1% im DSM-III). Zusammen mit einer überwiegend unter 50% liegenden Sensitivität resultiert hieraus ein auf eine diagnostische Gleichverteilung von endogenen und nichtendogenen Depressionen adjustierter prädiktiver Wert (PPV50) von nicht mehr als 90% (bis herab zu 53,5% im DSM-III, bei der Mehrzahl der Diagnosen jedoch zwischen 70 und 90%). Bedenkt man, daß bei einer diagnostischen Gleichverteilung schon eine zufallsbedingte Trefferquote von 50% erreicht würde, so belegen die Befunde, daß eine Dexamethasonnonsuppression in keiner der untersuchten operationalisierten Diagnosen eine befriedigende Höhe erreicht.

Schlußfolgerungen für die Diagnosenvalidierung

Der DST wurde bereits von Davidson et al. (1984) zur Validierung bestehender und von Feinberg u. Carroll (1982, 1983) zur Kreuzvalidierung neu entwickelter

Operationalisierungen endogener Depressionen eingesetzt, ohne daß diese biologische Variable bereits hinreichend als externes Validierungskriterium ausgewiesen war. Unsere Befunde lassen die Berechtigung eines solchen Vorgehens in Zweifel ziehen. Die nur schwache und zudem in erheblichem Maße klassifikationsabhängige Assoziation der Dexamethasonnonsuppression mit der Diagnose einer endogenen Depression weisen den DST zusammen mit einer fast durchweg niedrigen Spezifität und einem in keiner Diagnose befriedigenden prädiktiven Wert als ungeeignetes Außenkriterium für die Validierung operationalisierter Diagnosen endogener Depressionen aus.

Während auf der einen Seite zu bedauern ist, daß damit wieder einmal die Hoffnung auf einen biologischen Marker endogener Depressionen zerstört ist, ist es auf der anderen Seite zu begrüßen, daß der polydiagnostische Ansatz neue Möglichkeiten eröffnet, die Klassifikationsabhängigkeit biologischer Untersuchungsbefunde frühzeitig zu entdecken und damit einer vorschnellen Generalisierung scheinbar hochspezifischer Befunde, wie dies beim DST der Fall war, vorzubeugen.

Zusammenfassung

Das Aufkommen operationalisierter Diagnosen psychiatrischer Störungen läßt den Bedarf an gültigen externen Validierungskriterien in dem Maße ansteigen, wie die Anzahl konkurrierender Operationalisierungen ein und derselben Diagnose wächst. Biologische Validierungskriterien sind dabei aus verschiedenen Gründen besonders wünschenswert. Im Bereich der Operationalisierung endogener Depressionen wurde dem Dexamethasonsuppressionstest (DST) besondere Bedeutung als derartiges externes Validierungskriterium beigemessen. In einer polydiagnostischen Untersuchung mit 8 verschiedenen operationalisierten Diagnosen endogener Depressionen konnte an einer Gruppe von 77 stationären depressiven Patienten aufgezeigt werden, daß eine Dexamethasonnonsuppression zwar in 7 der 8 Kriterienlisten mit der Diagnose einer endogenen Depression assoziiert ist; da das Ausmaß der Assoziation jedoch nur schwach ist und sich zudem die Spezifität einer Dexamethasonnonsuppression in den meisten Diagnosen als sehr niedrig erweist, kann dem DST nicht die Bedeutung eines externen Validierungskriteriums für die Operationalisierung endogener Depressionen beigemessen werden.

Literatur

American Psychiatric Association (1980) Diagnostic and statistical manual of mental disorders, 3rd edn (DSM-III). APA, Washington

Berner P, Gabriel E, Katschnig H, Kieffer W, Koehler K, Lenz G, Simhandl C (1983) Diagnostic criteria for schizophrenic and affective psychoses. American Psychiatric Press, Vienna

Carney MWP, Roth M, Garside RF (1965) The diagnosis of depressive syndromes and the prediction of ECT response. Br J Psychiatry 111:659–674

Carroll BJ (1981) Dexamethasone suppression test and diagnosis of melancholia (letter to the editor). Arch Gen Psychiatry 38:1067–1068

Carroll BJ (1982) The dexamethasone suppression test for melancholia. Br J Psychiatry 140:292–304

Davidson J, Lipper S, Zung WWK, Strickland R, Krishnan R, Mahorney S (1984) Validation of four definitions of melancholia by the dexamethasone suppression test. Am J Psychiatry 141:1220–1223

Feighner JP, Robins E, Guze SB (1972) Diagnostic criteria for use in psychiatric research. Arch Gen Psychiatry 26:57–63

Feinberg M, Carroll BJ (1982) Separation of subtypes of depression using discriminant analysis. I. Separation of unipolar endogenous depression from non-endogenous depression. Br J Psychiatry 140:384–391

Feinberg M, Carroll BJ (1983) Separation of bipolar endogenous depression from nonendogenous ("neurotic") depression. J Affective Disord 5:129–139

Gurney C (1971) Diagnostic scales for affective disorders. Proceedings of the Fifth World Congress of Psychiatry, Mexico City, p 330

Hays WL (1981) Statistics, 3rd ed. Holt-Saunders, New York

Holsboer F, Bender W, Benkert O, Klein HS, Schmauß M (1980) Diagnostic value of dexamethasone suppression test in depression (letter to the editor). Lancet II:706

Kovacs M, Rush AJ, Beck AT, Hollon SD (1981) Depressed outpatients treated with cognitive therapy or pharmacotherapy. A one year follow-up. Arch Gen Psychiatry 38:33–39

Nelson JC, Charney DS, Vingiano AW (1978) False-positive diagnosis with primary-affective-disorder criteria (letter to the editor). Lancet II:1152–1153

Philipp M (1980) Klassifikation manischer und depressiver Psychosen. In: Peters UH (Hrsg) Die Psychologie des XX. Jahrhunderts, Bd 10. Ergebnisse für die Medizin (2). Kindler, Zürich, S 471–476

Philipp M, Maier W (1985) Operational diagnosis of endogenous depression. I. Comparison with clinical diagnosis. Pharmacopsychiatria 18:112–113

Philipp M, Maier W, Benkert O (1985) Operational diagnosis of endogenous depression. II. Comparison of eight different diagnoses. Psychopathology 18:218–225

Philipp M, Maier W, Holsboer F (im Druck) Psychopathological correlates of plasma cortisol after dexamethasone suppression: A polydiagnostic approach. Psychoneuroendocrinology

Spitzer RL, Endicott J, Robins E (1978a) Research diagnostic criteria for a selected group of functional disorders, 3rd edn. New York State Psychiatric Institute, New York

Spitzer Rl, Endicott J, Robins E (1978b) Reliability of clinical criteria for psychiatric diagnosis. In: Akiskal HS, Webb WL (eds) Psychiatric diagnosis: Exploration of biological predictors. Spectrum, Jamaica New York, pp 61–73

Taylor MA, Redfield J, Abrams R (1981) Neurophysiological dysfunction in schizophrenia and affective disease. Biol Psychiatry 16:467–478

Thase ME, Hersen M, Bellack AS, Himmelhoch JM, Kupfer DJ (1983) Validation of a Hamilton subscale for endogenomorphic depression. J Affective Disord 5:267–278

Ergebnisse fortlaufender quantitativer Bestimmungen der Metaboliten von Tyrosin, Dopamin und Noradrenalin im Urin unter klinischen Bedingungen

R. Kuhn, H. Müldner, A. Amsel

„Geisteskrankheiten sind Gehirnkrankheiten!" Diese apodiktische Aussage beherrscht bis in die neueste Zeit die biologisch orientierte Psychiatrie und die Psychopharmakologie. Der Satz wird auf den Begründer der deutschsprachigen wissenschaftlichen Psychiatrie Wilhelm Griesinger zurückgeführt, der zwar etwas Ähnliches gesagt, jedoch der „Natur der Sache" entsprechend auch die „Einheit der Seelentätigkeiten mit dem Leibe und namentlich mit dem Gehirn" betont hat. Es ist diese Auffassung der psychischen Krankheiten, die heute zahlreiche Argumente bestätigen, welche aus neurophysiologischen, psychopharmakologischen, allgemein psychologischen und psychopathologischen Erfahrungen, Forschungsergebnissen und Überlegungen stammen. Heute muß deshalb klar gesagt werden: *Psychische Krankheiten sind zwar auch, aber nicht ausschließlich Krankheiten des Gehirns, sie betreffen den ganzen Organismus in seiner leiblich, seelisch, mit- und umweltlich bestimmten Einheit!* Diese Einsicht dringt nur langsam und spärlich in das Bewußtsein der Psychiater, welche die sich daraus ergebenden Konsequenzen noch kaum sehen.

Verständlicherweise neigt man dazu, für biologische Untersuchungen in der Psychiatrie möglichst einfache, klar durchschaubare Verhältnisse zu schaffen, wie sie etwa „Stoffwechselbedingungen" in besonderen geschlossenen Abteilungen darstellen. Bereits eine Hospitalisierung verändert jedoch die in Frage kommenden Reaktionsweisen, weshalb wir unsere Untersuchungen unter „rein klinischen Lebensbedingungen" durchführten, die den gewohnten alltäglichen Verhältnissen möglichst nahekommen. Ambulant behandelte Kranke sind für derartige Untersuchungen sogar der Idealfall.

Manches spricht dafür, daß zwischen zyklothymen, besonders depressiven Krankheitsbildern und Störungen in den Systemen der katecholinergen, der serotoninergen und der cholinergen Synapsen eine Beziehung besteht. Entsprechende Synapsen existieren jedoch nicht nur im Gehirn, sondern im ganzen Organismus. Bei psychischen Erkrankungen sind sicher periphere, durch diese Systeme geregelte Funktionen mitbetroffen. Wahrscheinlich stehen einzelne neurovegetative, sensorische und motorische Symptome der Krankheit und gewisse Wirkungen der diese Synapsen beeinflussenden spezifischen Antidepressiva damit in Zusammenhang. Wenn heute auch noch keine endgültige und erschöpfende Zuordnung vorgenommen werden kann, so gestatten unsere Kenntnisse der vielfältigen, teils synergistisch, teils antagonistisch gekoppelten und rückgekoppelten Systeme doch lokalisatorische Hinweise und erste Vermutungen über das Zustandekommen der psychopathologischen Symptomatik.

Die außerordentliche Labilität der betreffenden Stoffwechselvorgänge hat zur Folge, daß die quantitative Erfassung einzelner Konzentrationen von Überträgersubstanzen und ihren Metaboliten im Liquor, im Blut oder im 24-h-Urin keine konstanten Unterschiede zwischen Gesunden und Kranken ergeben kann.

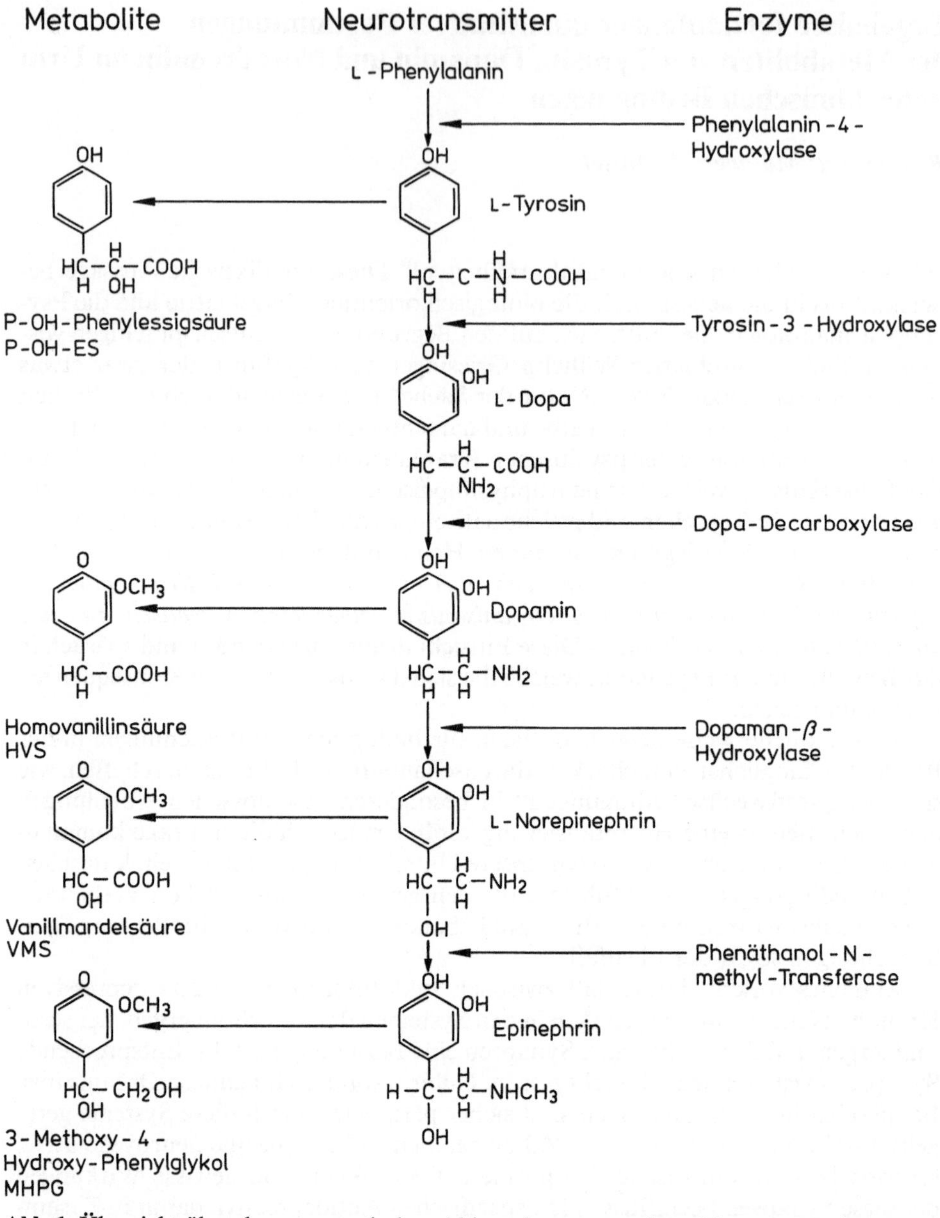

Metabolite   Neurotransmitter   Enzyme

L-Phenylalanin

Phenylalanin-4-Hydroxylase

L-Tyrosin

P-OH-Phenylessigsäure
P-OH-ES

Tyrosin-3-Hydroxylase

L-Dopa

Dopa-Decarboxylase

Homovanillinsäure
HVS

Dopamin

Dopaman-β-Hydroxylase

Vanillmandelsäure
VMS

L-Norepinephrin

Phenäthanol-N-methyl-Transferase

3-Methoxy-4-Hydroxy-Phenylglykol
MHPG

Epinephrin

Abb. 1. Übersicht über den enzymatischen Abbau der untersuchten Neurotransmitter

Seit über 10 Jahren führen wir an der Psychiatrischen Klinik Münsterlingen Katecholaminstoffwechseluntersuchungen durch. Da wir die Tagesschwankungen nach wie vor als das 1. Leitsymptom depressiver Zustände betrachten, haben wir zunächst lediglich Morgen- und Abendkonzentrationen von Katecholaminmetaboliten im Urin, auf Kreatinin bezogen, bestimmt. Aus weit über 20 000 Werten für organische Säuren und aus über 1 000 MHPG-Bestimmungen haben wir bei geeigneten Fällen vorerst als Metabolit des Tyrosins Parahydroxyphenyl-essigsäure, bei Dopamin Homovanillinsäure (HVS), bei Noradrenalin (MHPG) und Vanillinmandelsäure (VMS) ausgewählt (Abb. 1).

Über erste Ergebnisse, die – um Kurvenbeispiele, Anmerkungen und Literatur vermehrt – nun gedruckt vorliegen, haben wir im Juni 1982 in Landeck berichtet. Zusammengefaßt ergab sich folgendes: Unterschiede zwischen den kranken und remittierten Patienten, die meist in beiden Zuständen unter medikamentöser antidepressiver Behandlung standen, lassen sich durch eine *Desynchronisierung* der Ausscheidung der 4 Metaboliten im depressiven Zustand und deren *Synchronisierung* im remittierten Zustand – wie es auch dem Verhalten Gesunder entspricht – fassen [3].

Einsicht in die Dynamik der biochemischen Vorgänge dieser Erscheinung gestatten die keineswegs seltenen Fälle, bei denen der depressive Zustand von Eisenmangel im Blut begleitet ist – sei es, daß dieser von Anfang der Behandlung an besteht, sei es, daß er während einer solchen auftritt. Es erfolgt dann keine Remission, weder spontan noch durch Medikamente, bis der Eisenmangel behoben ist.

Unsere Untersuchungen haben eindeutig gezeigt, daß in derartigen Fällen die Tyrosinhydroxylierung durch die Tyrosinhydroxylase beeinträchtigt ist, was die oft enorm gesteigerte Ausscheidung von Parahydroxyphenylessigsäure anzeigt, während die Metaboliten von Dopamin und Noradrenalin niedrig sind. Mit der raschen, oft spektakulären Besserung des klinischen Zustands unter zusätzlicher Gabe von Eisenpräparaten sinkt die Ausscheidung von Parahydroxyphenylessigsäure sofort stark ab, während meist zuerst HVS und dann auch MHPG und VMS ansteigen (Abb. 2).

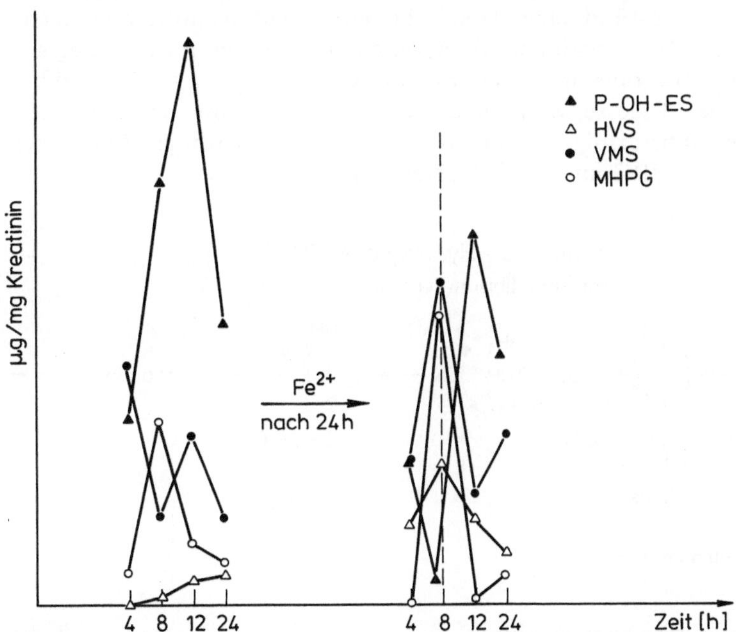

Abb. 2. Synchronisation nach einmaliger Fe^{++}-Gabe und Erhöhung von HVS, VMS und MHPG

Von Interesse ist, daß der Tyrosinabbau über Tyramin erfolgen kann, das seinerseits ein MAO-Hemmer ist und zudem die Adrenalinbildung aus Noradrenalin hemmt. Es liegt ferner nahe zu vermuten, daß die Beeinträchtigung des Tyrosinumbaus zu Dopa und Dopamin eine vermehrte Jodierung des Tyrosins zur Folge haben kann, falls Jod zur Verfügung steht. So ließen sich die gelegentlich zu beobachtenden Hyperthyreosen bei depressiven Zuständen erklären, die möglicherweise ihrerseits sogar einen gewissen therapeutischen Effekt auf die Depression ausüben können.

Die Wirkung der Eisentherapie bei solchen Fällen erklärt sich durch die Abhängigkeit der Tyrosinhydroxylase von 2wertigen Eisenionen. Damit steht wohl in Zusammenhang, daß diejenigen Kerngebiete des Gehirns, in denen aus Tyrosin über Dopa Dopamin entsteht, diejenigen sind, welche am meisten Eisen enthalten. Eisen wirkt zudem wahrscheinlich ebenfalls auf die spezifischen Rezeptoren. Analoge Verhältnisse bestehen ferner auch für die Tryptophanhydroxylase und damit für die Serotoninsynthese (Abb. 3).

Die Tyrosinhydroxylase hat neben Eisen als obligates Koferment Tetrahydrobiopterin. Diese Substanz kann, wie jüngst bekannt wurde, auch antidepressiv wirken.

Aus diesen wenigen Andeutungen geht bereits hervor, daß die Tyrosinhydroxylase (und ebenso die Tryptophanhydroxylase) wichtige regulative Funktionen innerhalb des Transmitterstoffwechsels ausübt. Damit ist ein komplexes biochemisches Geschehen zu erwarten, und die Betrachtung quantitativer Veränderungen eines einzelnen Parameters wie MHPG kann kaum zu tieferen Einsichten in die biochemischen Teilabläufe depressiver Zustände führen [3].

Wesentliche Einsichten in das biochemische Geschehen depressiver Zustände haben sich bei uns aus 2stündlichen Metabolitenausscheidungswerten ergeben. Werden die einzelnen oben erwähnten Metaboliten miteinander in Beziehung gesetzt und ihre Konzentrationen in ein Koordinatensystem eingetragen, so sind bei Normalen deutliche Tagesschwankungen der Ausscheidung zu erkennen (Abb. 4). Ähnliche, sinusförmig verlaufende Muster hat neuerdings Halaris bei der Bestimmung des MHPG im Blut festgestellt [2].

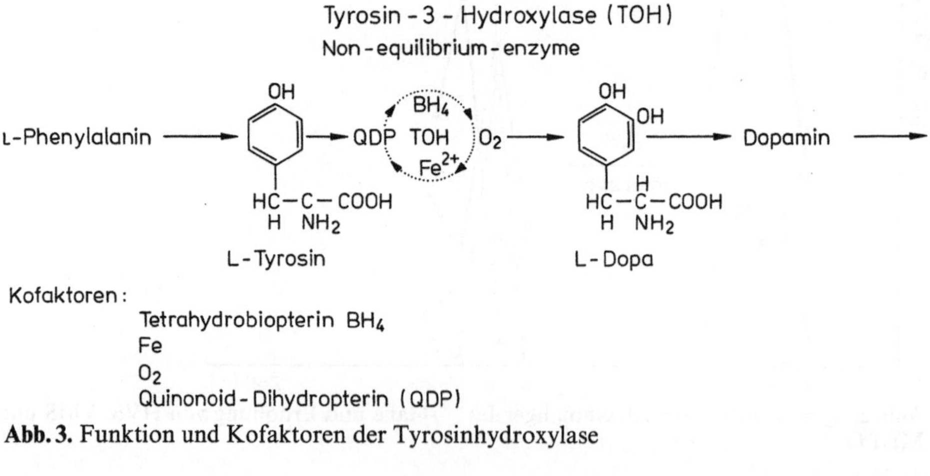

Abb. 3. Funktion und Kofaktoren der Tyrosinhydroxylase

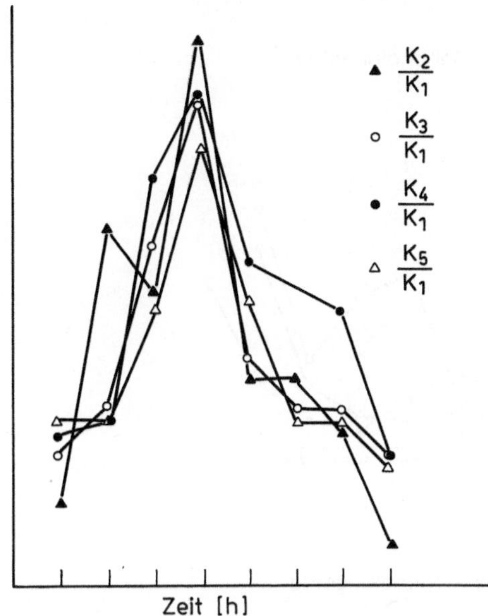

Abb. 4. Tagesausscheidung einzelner Neurotransmittermetaboliten im Urin gesunder Probanden. K_1 MHPG, K_2 P-OH-ES, K_3 HVS, K_4 VMS, K_5 Hydracrylsäure

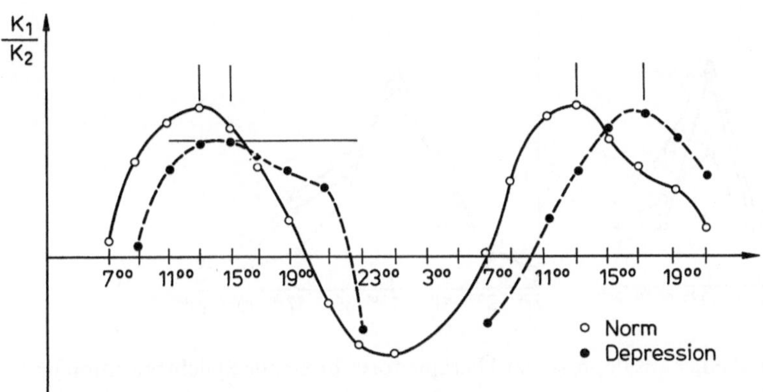

Abb. 5. Phasenförmige (sinusförmige) Ausscheidung von MHPG (K_1) und P-OH-ES (K_2) bei Gesunden (o–o–o) und im depressiven Zustand (□–□–□). Veränderte Amplitude und Frequenz

Bei depressiven Zuständen dagegen kommt es zu Phasenverschiebungen. Minima und Maxima treten verspätet auf, die sinusförmige Schwankung geht in eine kosinusförmige über (Abb. 5). Wir können so bestätigen, was Supprian 1975 bereits aufgrund theoretischer Überlegungen vorausgesagt [5] und Halaris soeben für das MHPG berichtet hat [2].

Darüber hinaus zeigt sich jedoch auch, daß die zeitlichen Verschiebungen keineswegs konstant bleiben, sondern kürzer und länger werden können. Die Phasen wechseln nicht nur in ihrer Dauer, sondern auch in ihrer Höhe. Vor allem jedoch verlaufen die Phasenverschiebungen für die verschiedenen Metaboliten im Zu-

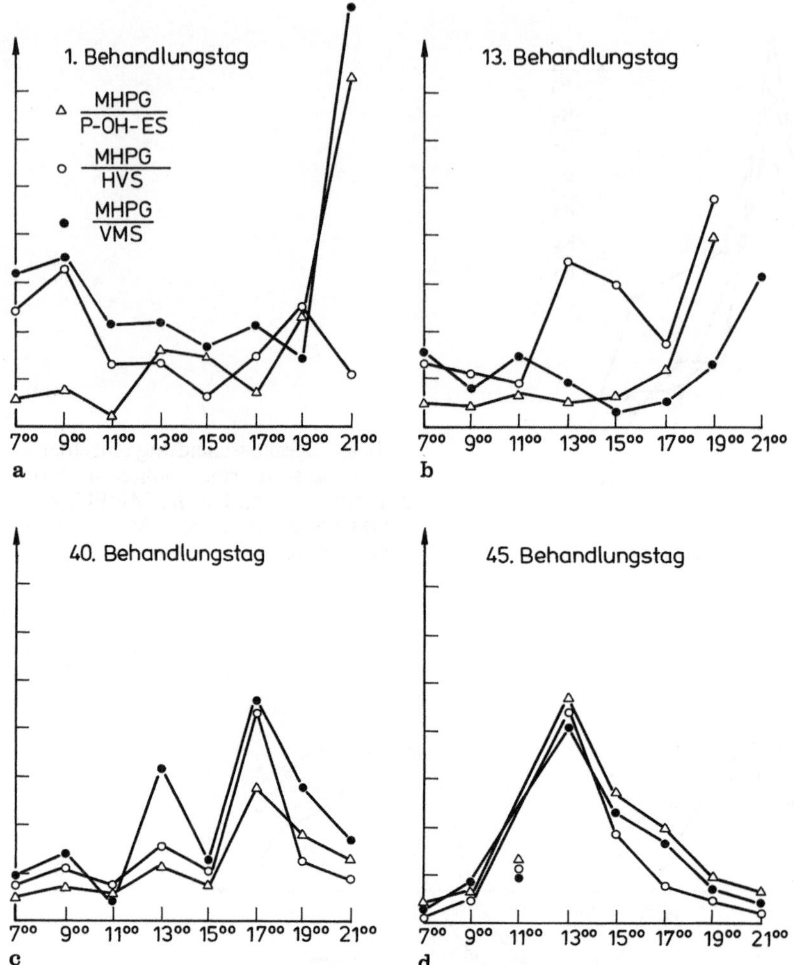

Abb. 6 a–d. Im Verlauf einer antidepressiven Therapie fortschreitende Synchronisation und Phasenangleichung

stand der Depression nicht immer synchron (Abb. 6). Damit ist die Desynchronisierung unserer früheren Befunde auf Phasenverschiebungen zirkadianer Rhythmen zurückgeführt, und die Tagesschwankungen im klinischen Bild der depressiven Zustände sind somit in eine neue Beziehung gesetzt.

Falls sich unsere Ergebnisse an dem weiteren uns zur Verfügung stehenden umfangreichen Untersuchungsmaterial und in neuen Prüfungen bestätigen, so eröffnen sie der biologischen und psychopharmakologischen Erforschung depressiver, zyklothymer und überhaupt psychotischer Zustände und Entwicklungen ein weites Feld. Auf diesem sind damit aussichtsreiche Wege gewiesen, aus dem Gewirr sich widersprechender und für Wissenschaft wie Praxis unfruchtbar bleibender Befunde hinauszutreten in neue Dimensionen.

Literatur

1. Griesinger W (1871) Pathologie und Therapie der Psychischen Krankheiten, 3. Aufl.
2. Halaris A, Piletz J (1984) Circadian patterns of plasma 3-methoxy-4-hydroxyphenyl-glycol (MHPG) in normal and depressed subjects. Collegium Internationale Neuro-Psycho-Pharmacologigum, 14. Kongress Florenz, p 198
3. Kuhn R, Müldner H, Amsel A (1984) Methoden und Ergebnisse rein klinischer Depressionsforschung. In: Haase H-J (Hrsg) Die depressive Erkrankung. Perimed, Erlangen
4. Mandell A (1984) Non-equilibrium behaviour of some brain enzyme and receptor systems. Am Rev Pharmacol Toxicol 24:237–274
5. Supprian U (1975) Ein theoretisches Modell für den Gesamtablauf der manisch-depressiven Psychosen. Fortschr Neurol Psychiat 43:358–379

Über die Messung des Speichelkortisols bei depressiven Patienten im Rahmen des Dexamethasonsupressionstests

K. Demisch, T. Nickelsen, J. Bauer, P. H. Althoff

Einleitung

Einige Steroidhormone, insbesondere Kortisol [8], Testosteron [6] und Progesteron [2] lassen sich mit empfindlichen Radio- und Enzymimmunoassays im Speichel nachweisen. Die Ausscheidung dieser Substanzen erfolgt dabei passiv durch Diffusion entsprechend dem Konzentrationsgradienten. So bleibt die Kortisolmenge pro Flüssigkeitsvolumen konstant und ist deshalb auch unabhängig von der Konsistenz des Speichels. Der Anteil des Speichelkortisols beträgt beim Menschen etwa 3–6% des Plasmakortisols und entspricht der „freien", d. h. nicht proteingebundenen Fraktion des Gesamtkortikols. Die Spiegel von „freiem" und Gesamtkortisol verändern sich im Plasma parallel [7], lediglich nach akuter Nebennierenrindenstimulation mit Tetracosactrin (Synacthen) steigt der „freie" Anteil im Plasma kurzfristig auf etwa 10% an, da die Bindungskapazität des kortisolbindenden Globulins überschritten wird [1].

Bekanntlich liegt bei etwa 40–60% der Patienten mit einer endogenen Depression ein Hyperkortisolismus vor, der sich klinisch ohne großen Aufwand mit dem von Carrol et al. [3] standardisierten 1-mg-Dexamethasonsuppressionstest (DST) nachweisen läßt. Dabei ist es wünschenswert, besonders in den Nachmittags- und Abendstunden häufig Messungen des Plasmakortisols vorzunehmen, um ein Überschreiten der nach Vereinbarung festgelegten Grenze von 5 µg/dl („Nonsuppressoren") ausreichend sicher erfassen zu können. Um den Patienten nicht zu sehr zu behelligen, begnügt man sich in der Klinik mit Messungen um 16 und 23 Uhr, wogegen bei ambulanten Patienten i. allg. nur eine Blutentnahme um 16 Uhr vorgenommen werden kann. Dadurch nimmt die Empfindlichkeit des DST noch weiter ab, und dieser wurde nunmehr von dem "American College of Physicians" als ein "test of unproven value in the diagnosis and management of endogenous depression" eingestuft.

Speichel läßt sich ohne großen Aufwand beliebig oft gewinnen, so daß die Erstellung von Cortisoltagesprofilen ohne große Belästigung des Patienten möglich wird. In der vorliegenden Arbeit soll geprüft werden, ob die Messung des Speichelkortisols bei depressiven Patienten im Rahmen des DST praktikabel ist, ob sich ähnlich verläßliche Daten wie bei der Plasmakortisomessung gewinnen lassen oder ob sich die Empfindlichkeit des DST durch das Erstellen von Tagesprofilen des Speichelkortisols gar steigern läßt.

Patienten und Methoden

Es wurden 10 ambulante und 10 stationäre Patienten mit einer depressiven Symptomatik untersucht, insgesamt 13 Frauen und 7 Männer. Das Durchschnittsalter betrug 51,4 Jahre in einem Bereich von 19–73 Jahren. Die 10 ambulanten Patienten wurden wegen einer Depression von auswärts in die psychiatrische Poliklinik überwiesen, die stationären Patienten wurden teils auf einer offenen, teils auf einer geschlossenen Station behandelt. Diagnostisch handelte es sich bei den ambulanten Patienten 8 mal um eine endogene Depression (bis auf einen Patienten waren bereits mehrfach Phasen aufgetreten) und um 2 neurotische Depressionen. Bei den stationären Patienten lag in 8 Fällen eine endogene Depression vor – bei allen Patienten waren bereits mehrere Phasen aufgetreten – und bei 2 Patienten eine manisch-depressive Erkrankung in der depressiven Phase. Die Diagnose wurde gemäß den Kriterien der ICD und DMS-III erstellt. Die Schwere des depressiven Syndroms wurde nach der Hamilton-Depressionsskala beurteilt [4]. Der DST wurde in gewohnter Weise (23 Uhr, 1 mg Dexamethason) durchgeführt und anderntags bei den stationären Patienten um 16 und 23 Uhr, bei den ambulanten Patienten lediglich um 16 Uhr Blut zur Plasmakortisolbestimmung entnommen. Gleichzeitig sammelten die Patienten zu den Zeiten 9 Uhr, 12 Uhr und ab 15 Uhr stündlich bis 23 Uhr eine Speichelprobe in ein normales 10-ml-Plastikröhrchen. Die Patienten wurden instruiert, sich 10 min vor dem Sammeln den Mund zu spülen. Das Speichelsammeln (ohne zu saugen und zu räuspern) wurde den Patienten demonstriert, insbesondere auch, wie sich durch Reiben der Zungenspitze an den Schneidezähnen und ähnliche Techniken ein dünnflüssiger Speichel gewinnen läßt, von dem etwa 1 ml in das Röhrchen gegeben werden sollte. Den ambulanten Patienten wurden die beschrifteten Röhrchen nach Hause mitgegeben, nach dem Sammeln bewahrten sie diese bis zum Untersuchungstermin zu Hause im Kühlschrank auf. Bei Mundtrockenheit, insbesondere bei Einnahme von Antidepressiva, konnte die Speichelbildung durch Lutschen von Pfefferminzbonbons angeregt werden, wodurch die Messung nicht verfälscht wird. Bei den ambulanten Patienten wurde der DST vor Beginn der antidepressiven Therapie durchgeführt, ferner bei 2 Verlaufskontrollen nach 1- bzw. 2 monatiger Therapie. Bei den stationären Patienten wurde die Untersuchung auch teilweise nach Besserung der Symptomatik unter antidepressiver Therapie durchgeführt, da diese Patienten bei initial schwerer depressiv gehemmter Symptomatik nicht zur Mitarbeit zu bewegen waren. Plasma- und Speichelproben wurden bis zur Bestimmung bei $-20\,°C$ aufbewahrt. Die Kortisolmessung erfolgte mit einem kommerziellen Radioimmunoassay der Firma Corning Medical (6301 Fernwald 2). Bei der Plasmakortisolbestimmung folgten wir den Richtlinien des Herstellers und fanden einen Intraassayvariationskoeffizienten (10 fach-Bestimmung) von 4,3% und einen Interassayvariationskoeffizienten von 6,4%. Die Speichelkortisolmessung wurde mit dem gleichen Kit durchgeführt, wobei nach Auftauen und Zentrifugieren 25 µl Speichel eingesetzt wurden und nach der Modifikation von Al Ansari et al. [1] verfahren wurde. Die untere Nachweisgrenze des Speichelkortisols betrug 0,72 ng/ml, der Intraassayvariationskoeffizient (10 fach-Bestimmung) war 5,9%, der Interassayvariationskoeffizient 8,4%.

Ergebnisse

Abbildung 1 zeigt, daß das Speichelkortisol während des Aufbewahrens bei Zimmertemperatur stabil bleibt. Dazu wurde eine Probe in 4 Portionen unterteilt und jeweils 1–4 Tage bei Zimmertemperatur stehen gelassen. Die anschließende Messung ergab eine Konzentration von 4,68 ± 0,07 ng/ml (VK = 1,5%) ohne abfallende Tendenz. Weiterhin wurde untersucht, wie sich der Anteil des Speichelkortisols zum Plasmakortisol verhält, wenn das letztere kontinuierlich abfällt. Dazu wurde 4 gesunden Probanden 1 mg Dexamethason um 9 Uhr i.v. injiziert und die Speichel- und Plasmakortisolkonzentration fortlaufend über 4 h bestimmt (Abb. 2). Zu Beginn (Plasmakortisol 15,9 µg/dl) betrug der Anteil des Speichelkortisols 3,63% und nach 4 h (Plasmakortisol 5,15 µg/dl) 3,86%. Die mittlere Menge des Speichelkortisols belief sich unter Berücksichtigung aller Meßpunkte auf 3,78 ± 0,22% (VK 5,8%) des Plasmakortisols.

In Abb. 3 sind die Mittelwerte der Speicheltagesprofile dargestellt, wobei es sich um 13 Suppressoren und 7 Nonsuppressoren handelt. Dabei wurde in Analogie zu 5 µg/dl bezüglich des Plasmakortisols eine Grenze von 1,85 ng/ml beim Speichelkortisol angenomen, um Suppression und Nonsuppression zu unterscheiden.

Unter Zugrundelegung des Plasmakortisols waren in der Gruppe der 18 endogen depressiven Patienten 4 Nonsuppressoren (22,2%); wurde dagegen nach den

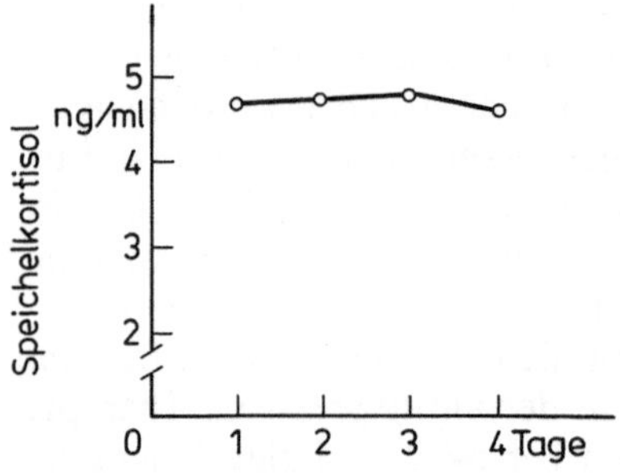

Abb. 1. Messung aliquoter Teile einer Speichelprobe nach Aufbewahren bis zu 4 Tagen (Speichelkortisol: 4,68 ng/ml ± 0,07) (VK = 1,5%)

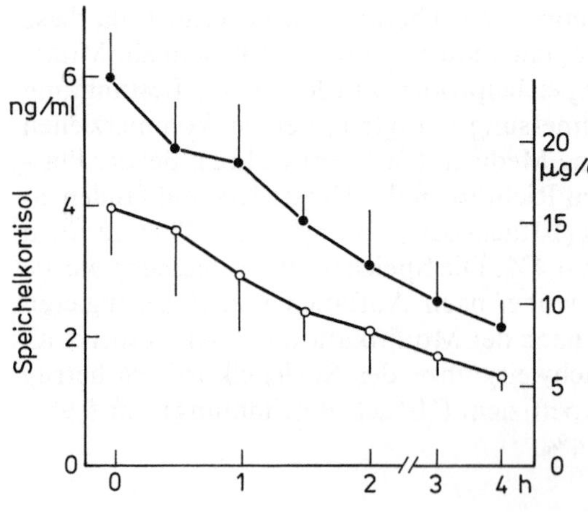

Abb. 2. Anteil des Speichelkortisols am Plasmagesamtkortisol nach Injektion von 1 mg Dexamethason i.v. um 9 Uhr bei 4 gesunden Probanden. Zeit 0: 3,63%, 30 min: 3,77%, 60 min: 4,06%; 90 min: 3,97%, 120 min: 3,81%, 180 min: 3,79%, 240 min: 3,86%, Gesamt: 3,78 ± 0,22% (VK = 5,8%). ● Speichelkortisol; ○ Plasmakortisol

Profilen des Speichelkortisols gewertet, so fanden sich 7 Nonsuppressoren (38,8%). Dies beruht darauf, daß durch Messung der Tagesprofile auch Kortisolspitzen erfaßt werden, die vor bzw. zwischen der 16- und 23-Uhr-Bestimmung liegen. So betrug, wie in Abb. 4 dargestellt, das Plasmakortisol um 16 Uhr 1,4 µg/dl und um 23 Uhr 4,0 µg/dl. Zwischen diesen Werten, die Suppression anzeigten, befand sich jedoch ein Kortisolgipfel, der durch die stündliche Speichelmessung erfaßt werden konnte.

In Abb. 5 und 6 ist die Anwendung der Speichelkortisolmessung bei ambulanter Behandlung endogener Depressionen dargestellt. Bei monatlichen Kontrollen eines 34jährigen Mannes mit einer endogenen Depression besserte sich die depressive Symptomatik unter einer Behandlung mit Amitryptilin und Clomi-

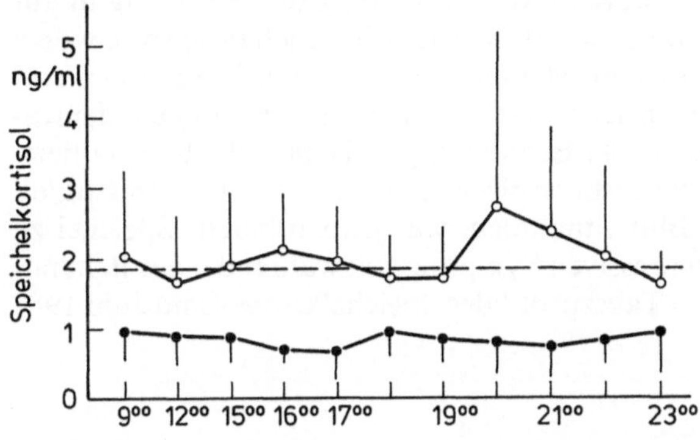

Abb. 3. Mittelwerte der Speichelkortisoltagesprofile im DST. ○ Nonsuppressoren, n = 7; 2 oder mehr Meßpunkte über 1,85 ng/ml, ● Suppressoren, n = 13; weniger als 2 Meßpunkte über 1,85 ng/ml

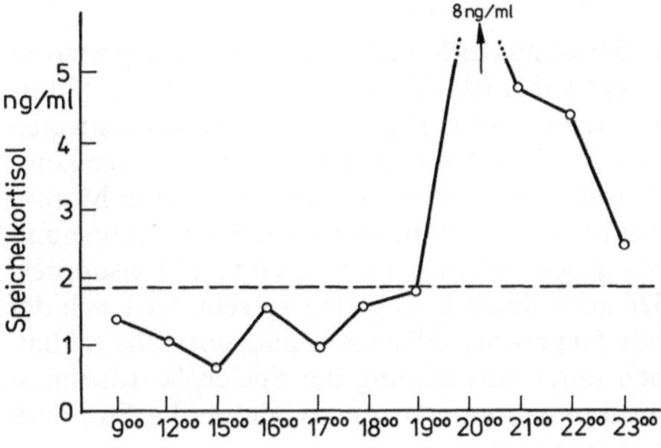

Abb. 4. Speichelkortisoltagesprofil bei einer 46jährigen Frau mit einer endogenen Depression nach Verabreichung von 1 mg Dexamethason um 23 Uhr am vorangegangenen Tag. Plasmakortisol: 16 Uhr 1,4 µg/dl, 23 Uhr 4,0 µg/dl

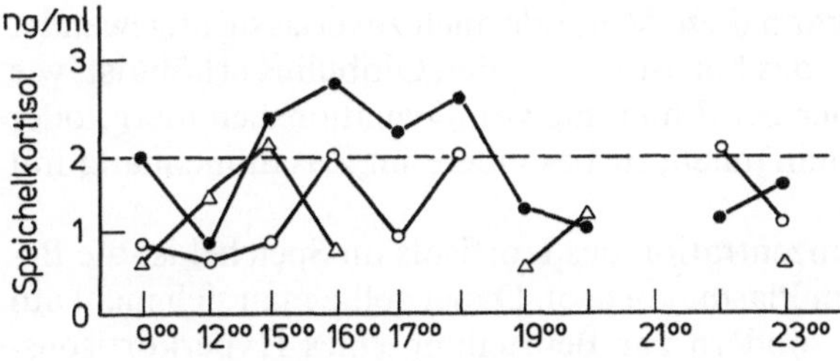

Abb. 5. Speichelkortisoltagesprofile im DST bei einem 34jährigen Mann mit einer endogenen Depression. ● 25.1.84, Plasmakortisol um 16 Uhr: 8,0 µg/dl; ○ 24.2.84, Plasmakortisol um 16 Uhr: 5,2 µg/dl; △ 27.3.84, Plasmakortisol um 16 Uhr: 2,1 µg/dl

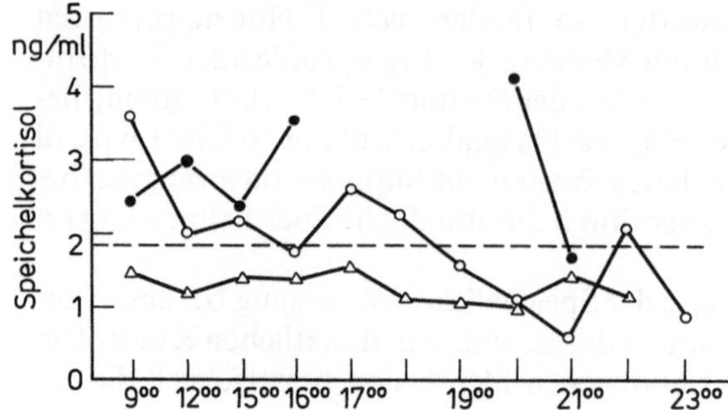

Abb. 6. Speichelkortisoltagesprofile bei einer 65jährigen Frau mit einer endogenen Depression im DST. ● 16.4.84, Plasmakortisol um 16 Uhr: 18,1 µg/dl; ○ 8.5.84, △ 6.6.84; Blutentnahmen wurden im Mai und Juni verweigert, Speichel dagegen gesammelt

pramin (Abb. 5), wobei der Plasmakortisolwert von 8,0 µg/dl über 5,2 µg/dl auf 2,1 µg/dl fiel. Dazu korrelierend normalisierte sich das Speicheltagesprofil, wobei im März 1984 lediglich noch die 15-Uhr-Messung über 1,85 ng/dl lag. Einen entsprechenden Verlauf bei einer 65jährigen Frau mit mehrfachen endogen depressiven Phasen zeigt Abb. 6. Zu Beginn der Behandlung, bei einem deutlich agitiertdepressiven Bild, betrug der Plasmakortisolspiegel im DST um 16 Uhr 18,1 µg/dl. Die Patientin verweigerte dann Blutentnahmen, war jedoch bereit, Speichel zu sammeln. Unter Besserung der depressiven Symptomatik während einer Behandlung mit Maprotilin hatte sich das Tagesprofil des Speichelkortisols im Juni 1984 normalisiert.

Diskussion

Unsere Ergebnisse zeigen, daß die Messung des Speichelkortisols bei depressiven Patienten im Rahmen des DST praktikabel ist. Allerdings ist eine aktive Mitarbeit bei der Speichelgewinnung notwendig, so daß Patienten mit einer schweren depressiv-gehemmten Symptomatik für diese Untersuchung nicht in Frage kommen. Da das wesentliche Ziel der vorliegenden Arbeit im Vergleich zweier Methoden bestand, wurden auch stationär behandelte Patienten in die Studie aufgenommen, deren Depression sich bereits gebessert hatte. Der Anteil von Nonsuppressoren mit 22,2% scheint u. E. hier auch deshalb so gering zu sein, weil sich der möglicherweise anfangs bestehende Hyperkortisolismus bereits normalisiert hat.

Wichtig ist allerdings, daß sich unter Anwendung der Speichelkortisolmessung 3 weitere Patienten als Nonsuppressoren erwiesen, wodurch die Empfindlichkeit des DST gesteigert wurde.

Da das Speichelkortisol mit dem Anteil des freien, d. h. nicht proteingebundenen Plasmakortisols korreliert, kann diese Methode auch zuverlässig angewendet werden, wenn die Konzentration des kortisolbindenden Globulins erhöht ist, wie etwa in der Schwangerschaft oder bei Einnahme von Ovulationshemmern, oder erniedrigt, wie z. B. bei Dysproteinämien, insbesondere im Zusammenhang mit Lebererkrankungen.

Durch die weit geringere Konzentration des Kortisols im Speichel ist die Bestimmung weniger genau als beim Plasmakortisol. Daher sollte man sich nicht auf Einzelbestimmungen verlassen, sondern zur Beurteilung eines Hyperkortisolismus Tagesprofile anlegen, wobei möglicherweise die Zeiten von 15–23 Uhr ausreichen. Ein Nachteil ist somit der größere Anfall von Proben.

Besonders gut eignet sich die hier beschriebene Methode zur Verlaufsbeobachtung von depressiven Patienten, besonders im Rahmen einer ambulanten Behandlung. Einsichtige Patienten können dabei den DST selbständig zu Hause durchführen und die Speichelproben auch längere Zeit aufbewahren (im Kühlschrank, evtl. auch unbegrenzt in der Tiefkühltruhe), bis sie zur erneuten ambulanten Untersuchung bestellt sind.

Literatur

Al Ansari AAK, Perry LA, Smith DS, Landon J (1982) Salivary cortisol determination: Adaption of a commercial serum cortisol kit. Ann Clin Biochem 19:163–166

Arnstadt K, Berg D (1981) Sensitive enzyme-immunoassay for progesterone in human plasma and saliva. J Clin Chem Clin Biochem 19:602

Carrol BJ, Feinberg M, Grden JF et al. (1981) A specific laboratory test for the diagnosis of melancholia. Arch Gen Psychiatry 38:15–22

Hamilton M (1960) A rating scale for depression. J Neurol Neurosurg Psychiatry 23:56–62

Health and Public Policy Committee, American College of Physicians (1984) The dexamethasone suppression test for the detection, diagnosis and management of depression. Ann Intern Med 100:307–308

Luisi M, Bernini GP, Del Genovese A (1980) Radioimmunoassay for "free" testosterone in human saliva. J Steroid Biochem 12:513–517

Nickelsen T, Schultz F, Demisch K (1983) Studies on cortisol substitution therapy in patients with adrenal insufficiency. Exp Clin Endocrinol 82:35–41

Umeda T, Hiramatsu R, Iwaoaka T (1981) Use of saliva for monitoring unbound free cortisol levels in serum. Clin Chim Acta 110:1460–1463

Zur zellulären Immunfunktion bei Patienten mit depressiven Syndromen vor und während somatischer Therapie – Eine kontrollierte Untersuchung

J. Albrecht, J. H. Helderman, A. J. Rush

Einleitung

Enge Beziehungen zwischen Immunsystem und ZNS, endokrinem System und ZNS sowie der Einfluß psychologischer Faktoren wie emotionale Belastung und Streß auf die Immunfunktionen sind in den letzten Jahren mehrfach beschrieben worden. Zumindest teilweise scheinen als Bindeglied Neurohormone und Neurotransmitter eine Rolle zu spielen. So wurde beispielsweise die Existenz spezifischer Rezeptoren für Hormone und Neurotransmitter wie auch für Histamin und Prostaglandine auf Lymphozyten nachgewiesen. Dies wäre eine weitere Evidenz für eine spezifische Beziehung zwischen ZNS und endokrinem System auf der einen und Immunsystem auf der anderen Seite.

In jüngster Zeit wurde von einigen Arbeitsgruppen eine generalisierte Verminderung der Lymphozytenaktivität bei depressiven Patienten im Vergleich zu normalen Kontrollen beschrieben. Inwieweit psychotrope Medikamente bestimmte Immunfunktionsparameter bei psychiatrischen Patienten verändern, ist bisher nicht geklärt.

Die Studie, die hier präsentiert wird, sollte einen Beitrag zu der Frage leisten, inwieweit sich Patienten mit depressiven Syndromen ("major affective disorder") von gesunden Kontrollpersonen bezüglich zellulärer Immunhänomene unterscheiden und ob dieselben Veränderungen unter Antidepressiva- oder Elektrokrampftherapie auftreten können.

Tabelle 1 zeigt die Daten der Patientengruppe.

27 Patienten mit depressiven Syndromen (10 Männer, 17 Frauen) wurden gemäß der RDC-Kriterien diagnostiziert. Zusätzlich erfolgte eine Evaluierung des Schweregrades mit der Hamilton-Ratingskala. Neben der Untersuchung der Lymphozytenfunktion wurden bei den Patienten darüber hinaus der 1-mg-Dexamethasonsuppressionstest (DST) sowie über 2 Nächte Schlaf-EEG-Ableitungen

Tabelle 1. Demographische Daten der untersuchten Patientengruppe

	Frauen	Alter (Spanne)	Phasendauer (Wochen)	HRS-D[a] (SD)
Gesamt (n=27)	17	34,9 (21–56)	68,8 (92,0)	19,5 (7,3)
Endogen (n=18)[b]	10	34,6 (21–54)	81,9 (109,2)	20,2 (8,6)
Nichtendogen (n=9)	7	35,4 (21–56)	42,8 (32,8)	19,0 (4,6)

[a] Hamilton Rating Scale for Depression; SD Standardabweichung.
[b] Die Bezeichnung „endogen" umfaßt Patienten in der depressiven Phase bipolarer Erkrankungen und unipolare Depressionen

durchgeführt. Alle Patienten waren zu Beginn der Untersuchung in einem depressiven Zustand. Patienten mit anderen psychiatrischen oder internistischen Erkrankungen wurden ausgeschlossen. Die deskriptive Diagnosestellung und die Typisierung endogener und nichtendogener Fälle wurden von Untersuchern vorgenommen, die die Ergebnisse der Laboruntersuchungen nicht kannten. Sowohl Patienten als auch normale Kontrollpersonen waren für mindestens 7 Tage vor der immunologischen Testung medikationsfrei. 13 gesunde Versuchspersonen (10 Männer, 3 Frauen; Durchschnittsalter 29 Jahre) ohne Familien- oder Eigenanamnese mit affektiven Erkrankungen dienten als Kontrollen für die immunologischen Untersuchungen.

15 Patienten der Originalgruppe (8 Patienten mit endogenen Depressionen, 3 Patienten mit bipolaren affektiven Psychosen und 4 Patienten mit nichtendogenen Depressionen) wurden nach 3–6 Wochen kontinuierlicher Behandlung mit trizyklischen Antidepressiva (n = 7), Lithium (n = 2) oder Elektrokrampftherapie (EKT) (n = 6) nachuntersucht. Die Kontrollpersonen wurden ebenfalls nach diesem Zeitraum bezüglich der zellulären Immunfunktion nachuntersucht.

Methode

Lymphozytenkulturen wurden mit 3 Mitogenen (PHA, ConA, PWM) inkubiert; nach 44 h wurde ^{3}H-Thymidin zugefügt und nach 48 h die Radioaktivität als Ausdruck des intranukleären DNS-Gehalts gemessen. Jeder Assay umfaßte mindestens *eine* Probe von einer normalen Versuchsperson und wurde blind durchgeführt. Die Ergebnisse sind angegeben als die Differenz der cpm ("counts per minute") in Kulturen mit und ohne Mitogen. Darüber hinaus wurde eine T-Zellanalyse durchgeführt und T_4/T_8-Quotienten errechnet.

Eine Varianzanalyse diente zur Untersuchung der Frage, ob die abhängigen Variablen (Ergebnisse der Lymphozytentestung) Patienten von Kontrollpersonen differenzieren und inwieweit die Behandlung einen Einfluß auf die Lymphozytenfunktion hat.

Ergebnisse

Tabelle 2 zeigt die Ergebnisse der Lymphozytenblastogenese nach Stimulation mit 3 Mitogenen (PHA, ConA und PWM) vor Beginn der Behandlung. Es fanden sich weder Unterschiede zwischen den Gruppen noch signifikante Korrelationen zwischen der Blastogeneserate und Alter, Geschlecht oder Länge der gegenwärtigen depressiven Episode. Deshalb und aufgrund der Tatsache, daß sich die beiden Patientengruppen bezüglich der Lymphozytentestung nicht unterschieden, wurden in der weiteren Datenanalyse beide Patientengruppen zusammengefaßt mit den Kontrollen verglichen.

In Tabelle 3 sind die Mittelwerte der Ergebnisse des Lymphozytenstimulationstests vor und nach Behandlung aufgelistet. Für die beiden Mitogene PHA und ConA ergab die Varianzanalyse ein hochsignifikantes Ergebnis: Bei den Depressiven fand sich nämlich eine Reduktion der PHA- und ConA-induzierten Blastogenese nach Behandlung. Für PWM zeigte sich derselbe Trend.

Tabelle 2. Gruppenmittelwerte der Lymphozytenblastogenese nach Stimulation vor der Behandlung (T_1). SE-Angaben in Klammern. Die Signifikanzangaben beziehen sich auf Unterschiede zwischen den Gruppen für jedes Mitogen. MDD-E endogene Depression ("major depressive disorder"), unipolar; BP-D depressive Phase einer bipolaren Erkrankung; MDD-NE nichtendogene Depression

Untersuchungs-gruppen	PHA cpm	Con A cpm	PWM cpm
MDD-E+BP-D (n=18)	26909 (1749)	8651 (925)	14507 (1491)
MDD-E (n=9)	27671 (4169)	7536 (1207)	12461 (1714)
Kontrollen (n=13)	23337 (3307) p=0,41	6749 (1012) p=0,83	10025 (1056) p=0,44

Tabelle 3. Gruppenmittelwerte der Lymphozytenantwort auf Stimulation vor (T_1) und nach Behandlung (T_2). SE-Angaben in Klammern, Signifikanzangaben für den "trial effect" (ANOVA)

	PHA cpm		Con A cpm		PWM cpm	
	T_1	T_2	T_1	T_2	T_1	T_2
Depressive Gruppe (n=15)	26836 (2903)	15470 (2003)	7912 (1069)	5302 (631)	13383 (1863)	10771 (1417)
Kontrollen (n=13)	23337 (3306)	22919 (1508)	6749 (1011)	5986 (906)	10025 (1056)	11849 (1444)
	p=0,003		p=0,02		p=0,58	

Abbildung 1 zeigt die Δ-Werte, also die Differenz der Lymphozytenstimulationswerte mit PHA vor und nach Behandlung bzw. zwischen Erst- und Zweituntersuchung bei den Kontrollpersonen. Man muß darauf hinweisen, daß – obwohl die Varianz innerhalb der einzelnen Gruppen hoch ist – ein eindeutiges Abfallen der PHA-induzierten Blastogene festzustellen ist. Mit Ausnahme eines Patienten findet sich bei allen übrigen ein negativer Δ-Wert.

Bezüglich der T-Zellanalyse fand sich bei Patienten wie bei gesunden Kontrollen keinerlei pathologische Abweichung. Die T_4/T_8-Quotienten (Ausdruck des Verhältnisses von sog. Helfer- und Suppressorzellen) zeigten Werte im Bereich des unteren Normbereichs (1,50 für die Patienten, 1,64 für die Kontrollen). Signifikante Veränderungen über die Zeit wurden nicht gefunden. Es ergab sich auch keine Korrelation zwischen dem Schweregrad der Depression (Hamilton-Score) und der Lymphozytenstimulierbarkeit. Nach Aufteilung der Patienten in Gruppen mit Dexamethasonsuppression und Nonsuppression sowie verkürzter und

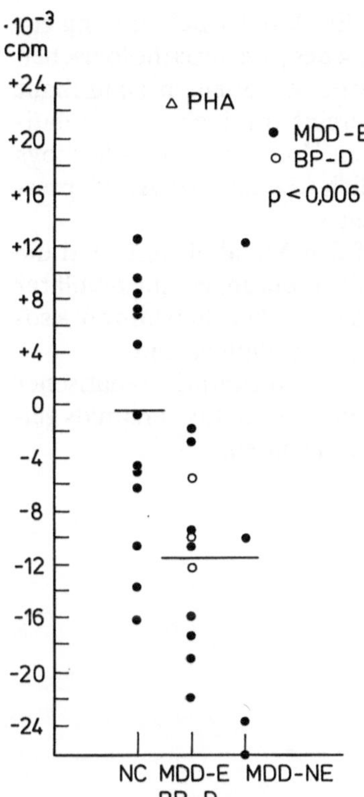

Abb. 1. Unterschied zwischen der Lymphozytenantwort auf Mitogengabe (PHA) vor (T_1) und nach Behandlung (T_2). *NC* normale Kontrollen, *MDD-E* endogene Depression ("major depressive disorder"), unipolar; *BP-D* depressive Phase einer bipolaren Erkrankung; *MDD-NE* nichtendogene Depression

normaler REM-Latenz ließ sich ebenfalls kein Unterschied bezüglich der zellulären Immunfunktion nachweisen. Behandlung mit trizyklischen Antidepressiva und Elektrokrampfbehandlung hat offenbar den gleichen eindeutigen Effekt auf die mitogeninduzierte Blastogenese.

Zusammenfassung

Wir konnten die Hypothese, daß Änderungen der zellulären Immunfunktion ein sog. "state marker" für affektive Erkrankungen sein könnte, nicht bestätigen. Auch die diagnostischen Untergruppen der endogenen Depressionen bzw. der bipolaren affektiven Psychosen oder Patienten mit Dexamethasonnonsuppression und verkürzter REM-Latenz im Schlaf-EEG zeigten keinerlei Unterschiede im Lymphozytenstimulationstest.

Unsere 2. Hypothese, die den Einfluß somatischer antidepressiver Therapieverfahren auf die Lymphozytenstimulierbarkeit betraf, konnte bestätigt werden. Es zeigte sich eine signifikante Verminderung der PHA- und ConA-induzierten Lymphozytenblastogenese bei Patienten nach Behandlung mit Antidepressiva, Lithium bzw. EKT. Dagegen fanden sich bei den Kontrollpersonen keine solchen Veränderungen.

Wir sind der Ansicht, daß diese Befunde auf den Einfluß der Behandlung zurückzuführen sind, nicht dagegen auf die Verbesserung des psychopathologischen Befundes. Die Tatsache, daß gebesserte oder remittierte Patienten signifikant niedrigere Werte als Gesunde zeigen, scheint nicht vereinbar mit einer Korrelation von Lymphozytenstimulierbarkeit und klinischem Zustandsbild. Allerdings ist bekannt, daß psychotrope Substanzen einschließlich trizyklischer Antidepressiva in vitro die Lymphozytenblastogenese reduzieren.

Die Effekte einer Elektrokrampfbehandlung auf den Metabolismus und die Verteilung verschiedener Neurotransmitter könnte Veränderungen auf zellulärer oder neuronaler Ebene auslösen, die der Wirkung trizyklischer Substanzen – soweit die zelluläre Immunfunktion betroffen ist – durchaus ähnlich sind.

Wir glauben, daß diese Ergebnisse, die einen deutlichen Einfluß somatischer psychiatrischer Therapieverfahren auf die zelluläre Immunfunktion erstmals zeigen konnten, zu weiteren Untersuchungen Anlaß geben sollten.

Chronifizierte Depressionen –
Eine klinische Verlaufsuntersuchung
unter Berücksichtigung typologischer, therapeutischer
und prognostischer Aspekte

G. Laux

Einleitung

Sogenannte therapieresistente, chronische und chronifizierte Depressionen machen sowohl bei klinisch tätigen als auch bei niedergelassenen Psychiatern in offenbar zunehmendem Maße die Hauptklientel der depressiven Patienten aus. Von den meisten Autoren wird eine Häufigkeit chronischer Depressionsverläufe von ca. 15% angenommen, in Anbetracht unterschiedlicher nosologischer Konzepte bestehen allerdings z. T. erhebliche Differenzen in den Häufigkeitsangaben. Terminologie und Definition chronischer Depressionen sind bislang völlig uneinheitlich, das Wissen bezüglich Verlauf und Prognose depressiver Erkrankungen ist nach wie vor unpräzise, die Bedingungen der Therapieresistenz und der Chronifizierung depressiver Erkrankungen sind bislang weitgehend unbekannt. In den letzten Jahren wurde die Bedeutung von Verlaufsuntersuchungen für Diagnose, Therapie, Prognose und Prophylaxe wiederentdeckt, denn gerade in der Psychiatrie läßt sich die Diagnose meistens nur durch den Verlauf – im Längsschnitt – stellen. Langzeitverlaufsuntersuchungen sind fast ausschließlich in kleinen Ländern (Island, Schweiz) durchgeführt worden, möglicherweise dadurch begünstigt, daß in diesen Ländern keine Trennung zwischen Universitäts- und Anstaltspsychiatrie erfolgte. Anspruchsvolle wissenschaftliche Untersuchungen werden typischerweise an Universitätskliniken und Forschungsinstituten durchgeführt, deren selektiertes Krankengut jedoch die Untersuchung chronischer Verläufe erschwert oder unmöglich macht. In den Landeskrankenhäusern wiederum finden sich diese Kranken, jedoch existieren bis auf wenige Ausnahmen dort kaum fundierte wissenschaftliche Forschungsprojekte. Die wenigen, aufwendigen Langzeituntersuchungen der letzten Jahre ergaben, daß die früheren Vorstellungen bezüglich der Prognose schizophrener Psychosen zu pessimistisch, bezüglich der Prognose affektiver Erkrankungen jedoch zu optimistisch waren.

Angesichts dieser Situation erschien es angezeigt, chronifizierte Depressionen in Landeskrankenhäusern zu untersuchen. Dieses Vorhaben wurde durch fehlende Dokumentationssysteme und einen rigorosen Datenschutz fast unmöglich gemacht. Die psychiatrischen Fallregister am Psychiatrischen Landeskrankenhaus Weinsberg sowie die Dokumentationszentrale der Landeskrankenhäuser Schleswig-Holsteins ermöglichten eine methodischen Ansprüchen genügende Stichprobenuntersuchung stationär behandelter Patienten. Derartige Untersuchungen sind zweifellos von hohem heuristischem Wert sowie von praktisch-klinischer Bedeutung: Es gibt jedoch zahlreiche methodische Schwierigkeiten. Erwähnt seien das Stichprobenproblem, Meßprobleme (z. B. Bestimmung von Intervall- und Phasendauer, Schweregrad, Remissionsgrad), diagnostische Probleme sowie die Nachteile retrospektiver Untersuchungsmethoden (Langzeitverlaufsuntersuchungen sind nie allein prospektiv durchführbar).

Methodik

Bislang existiert keine allgemein akzeptierte Definition der Begriffe chronisch, chronifiziert oder therapieresistent; es werden vielmehr von verschiedenen Autoren unterschiedliche Chronizitätsmaßstäbe verwendet.

In der vorliegenden Untersuchung wurde eine Depression dann als chronisch angesehen, wenn ein Patient eine kumulative stationäre Verweildauer von über 1 Jahr und/oder mehr als 5 stationäre Aufnahmen aufwies. Diese quantitative Chronizitätsdefinition ist die heute bei psychiatrischen Fallregistern international übliche (Wing 1979). Qualitative Dimensionen der Chronizität wurden durch Einzelfallanalysen erfaßt und bildeten mit die Grundlage für ein typologisches Klassifikationsmodell.

Nach dem oben genannten Kriterium wurden mit Hilfe des kumulativen psychiatrischen Fallregisters sämtliche Patienten des Psychiatrischen Landeskrankenhauses Weinsberg der Jahre 1972–1983 sowie Patienten mit der Diagnose unipolare Depression des Landeskrankenhauses Schleswig der Jahre 1980 und 1981 erfaßt.

Die Häufigkeit chronischer Verläufe ist in den Tabellen 1 und 2 dargestellt.

Von den chonifizierten Depressionen wurde eine Zufallsstichprobe von 80 Patienten (jede 2. bzw. jede 3. Aufnahme der Jahre 1980–1983) nach vorheriger Aussortierung der Wiederaufnahmen untersucht. Anhand eines Erhebungsbogens wurden die Krankengeschichten sorgfältig analysiert, der psychopathologische Befund wurde nach dem AMDP-System während der ersten 3 Tage der jeweiligen letzten stationären Aufnahme erhoben, zum gleichen Zeitpunkt erfolgte dann Fremd- und Selbstrating mittels der Hamilton-Depressionsskala (Hamilton 1960) sowie der Selbstbeurteilungsdepressionsskala nach Zung (1965). Für die Diagnose endogene Depression wurden die RDC-Kriterien angewandt. Die „nichtchro-

Tabelle 1. Häufigkeit „chronischer Verlauf[a]" unipolarer Depressionen im PLK Weinsberg von 1972–1983 (Fallregisterdaten)

Jahr	n (gesamt)	Depression n [%]	Chronische Depression n [%]
1972	2767	416 (15)	49 (12)
1973	2763	355 (13)	54 (15)
1974	2853	365 (13)	44 (12)
1975	3148	402 (13)	53 (13)
1976	3508	457 (13)	60 (13)
1977	3313	407 (12)	56 (14)
1978	3218	416 (13)	58 (14)
1979	3530	463 (13)	72 (16)
1980	3365	340 (10)	62 (18)
1981	3311	201 (6)	55 (27)
1982	3241	151 (5)	33 (22)
1983	3283	166 (5)	26 (16)

[a] Chronizitätskriterium: Verweildauer kumulativ über 1 Jahr und/oder mehr als 5 Hospitalisierungen.

Tabelle 2. Häufigkeit und diagnostische Verteilung chronifizierter Depressionen[a] im Landeskrankenhaus Schleswig-Stadtfeld in den Jahren 1980 und 1981

	ICD 296.1			ICD 300.4		
	n (gesamt) = 152	n (chronisch) = 20 (13,2%)		n (gesamt) = 128	n (chronisch) = 9 (7,1%)	
1980	davon ♀	114	♀ 15 (13,2%)	davon ♀	65	♀ 7 (10,8%)
	davon ♂	38	♂ 5 (13,2%)	davon ♂	63	♂ 2 (3,2%)
	n (gesamt) = 115	n (chronisch) = 27 (23,5%)		n (gesamt) = 109	n (chronisch) = 9 (8,3%)	
1981	davon ♀	80	♀ 25 (31,2%)	davon ♀	59	♀ 6 (10,2%)
	davon ♂	35	♂ 2 (5,7%)	davon ♂	50	♂ 3 (6 %)

Anteile chronischer Depressionen insgesamt   (n = 280) 1980: 29 (10,4%)
(n = 224) 1981: 36 (16,1%)

[a]   Chronizitätskriterium: Verweildauer kumulativ über 1 Jahr und/oder mehr als 5 Aufnahmen.

nische" Kontrollgruppe von 30 Depressiven wies parallelisierte Strukturgleichheit auf. Qualitative Dimensionen der Chronizität wurden durch Einzelfallanalyse erfaßt und bildeten die Grundlage für ein typologisches Klassifikationsmodell. Einige der zahlreichen methodischen Schwierigkeiten, wie das Stichprobenproblem, Meßprobleme etc., wurden einleitend schon genannt. Der Beobachtungszeitraum betrug durchschnittlich 17,6 Jahre.

Ergebnisse

Soziodemographische Befunde

Das Durchschnittsalter im Erhebungsjahr betrug bei chronisch Depressiven 58 Jahre, bei nichtchronisch Depressiven 53 Jahre (kein signifikanter Unterschied). Bezüglich der Geschlechtsverteilung überwiegen Frauen etwa im Verhältnis 3:1 in beiden Untersuchungsgruppen. Die Verteilung des Familienstands beider Patientengruppen ist in Abb. 1 dargestellt.

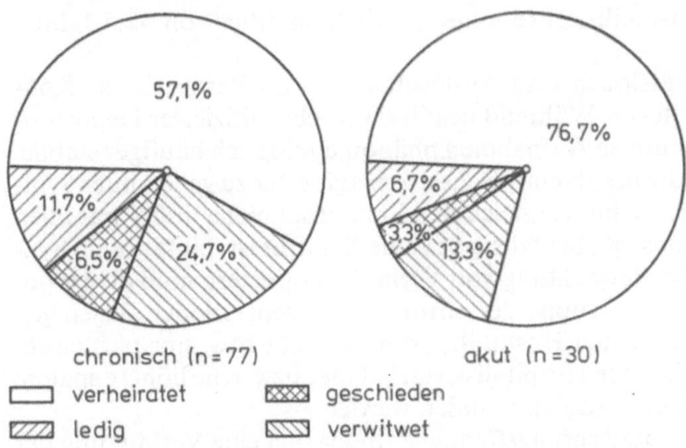

Abb. 1. Familienstand bei chronischen vs. akuten Depressionen

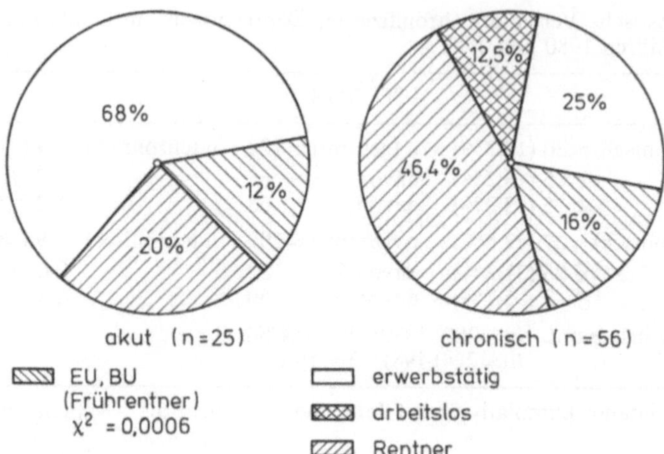

Abb. 2. Erwerbstätigkeit bei akuten vs. chronischen Depressionen (*EU* erwerbsunfähig, *BU* berufsunfähig)

Chronisch Depressive sind statistisch signifikant häufiger unverheiratet. Bezüglich Schulbildung und beruflicher Ausbildung finden sich keine signifikanten Unterschiede zwischen den beiden Gruppen. Die Verteilung der Erwerbstätigkeit gibt Abb. 2 wieder.

Nichterwerbstätig (berentet, arbeitslos, erwerbsunfähig, berufsunfähig) sind 75% der chronisch Depressiven gegenüber 32% der nichtchronisch Depressiven.

Klinische Befunde

Das Ersterkrankungsalter beträgt bei chronischen Depressionen durchschnittlich 39,6 Jahre, bei nichtchronisch Depressiven 41,2 Jahre (kein signifikanter Unterschied). Ein statistisch signifikanter Unterschied zwischen beiden Gruppen besteht demgegenüber bezüglich des Ersthospitalisierungsalters: Chronisch Depressive werden früher ersthospitalisiert (durchschnittlich im Alter von 42,5 Jahren versus 47,0 Jahren).

Bei chronischen Depressionen sind Auslösefaktoren im Vergleich zur Kontrollgruppe tendenziell seltener. Während des Verlaufs chronifizierter Depressionen finden sich bei konsekutiven Aufnahmen phänomenologisch häufiger stabile, konstante depressive Syndrome als ein Wechsel von agitierter zu gehemmter Symptomatik oder umgekehrt. Beim Vergleich des Erstaufnahmebefundes mit allen übrigen Aufnahmen findet sich ebenfalls eine hohe Syndromstabilität ohne Syndromwechselpräferenz. Bei Betrachtung von Verlaufsparametern muß die Hypothese, wonach innerhalb der Gruppe der chronischen Depressionen diejenigen Patienten, die während der ersten Hospitalisierungen nicht bzw. nur partiell remittieren, eine insgesamt längere Hospitalisierungsdauer bzw. eine höhere spätere Aufnahmefrequenz aufweisen, zurückgewiesen werden.

Mit zunehmender Hospitalisierungsfrequenz findet sich eine Verkürzung der Intervalldauer, wie schon von Angst (1980) und anderen Autoren beschrieben.

In der AMDP-Skala wiesen folgende Items bei chronisch Depressiven statistisch signifikant niedrigere Mittelwerte auf: Grübeln, Gefühl der Gefühllosigkeit, Störung der Vitalgefühle, deprimiert, hoffnungslos, Insuffizienzgefühle, Schuldgefühle, morgens schlechter und Durchschlafstörungen. Bei chronisch Depressiven stärker ausgeprägt waren die Parameter pflegebedürftig, sozialer Rückzug, affektstarr, affektlabil, klagsam/jammerig, gereizt, perseverierend, umständlich und Auffassungsstörungen. Eine Analyse des AMDP-Systems gemäß der von Gebhardt et al. (1983) vorgeschlagenen Skalenbildung „Depressives Syndrom" ergab einen signifikanten Unterschied zwischen chronisch und nichtchronisch Depressiven: Der Syndrommittelwert betrug bei chronisch Depressiven 15,5, bei nichtchronisch Depressiven 20,3.

Chronisch Depressive wiesen statistisch signifikant seltener Endogenitätskriterien nach RDC auf. In der Selbstbeurteilungsdepressionsskala nach Zung (1965) fand sich kein signifikanter Unterschied zwischen chronisch Depressiven und der Kontrollgruppe, in der Hamilton-Depressionsskala (Hamilton 1960) wiesen erstere jedoch einen niedrigeren Depressionsscore auf. Diese Diskrepanz zwischen Selbst- und Fremdbeurteilung könnte in Verbindung mit dem AMDP-Profil als Indikator für „Neurotisierung" angesehen werden.

Organische Befunde, Begleiterkrankungen

Chronische Organerkrankungen fanden sich in der Vorgeschichte bei chronifizierten Depressionen statistisch signifikant häufiger; dies gilt insbesondere für chronische Herz-/Kreislauferkrankungen und chronische Infektionskrankheiten.

Psychologische Befunde

Die *biographischen Befunde* lassen sich wie folgt zusammenfassen: Die Trennung von Mutter oder Vater vor dem 11. Lebensjahr oder die Trennung der Eltern nach dem 11. Lebensjahr kam bei chronifizierten Depressionen nicht häufiger vor, chronische familiäre Konfliktsituationen fanden sich tendenziell häufiger. Bei chronisch Depressiven fanden sich Geschwisterverluste als "life events" häufiger als in der Kontrollgruppe nichtchronisch Depressiver; eine statistische Tendenz bestand ebenfalls dahingehend, daß der Tod des Partners häufiger vorkam. Der Tod eines Kindes fand sich statistisch signifikant ebenfalls häufiger bei chronisch Depressiven.

Die Häufigkeitsverteilung der geschilderten *Primärpersönlichkeitszüge* chronisch gegenüber nichtchronisch Depressiver ist in Abb. 3 dargestellt.

Chronisch Depressive waren in ihrer Primärpersönlichkeit häufiger pessimistisch-passiv und/oder gründlich-zwanghaft.

Die den Patienten gestellten Fragen zur *Krankheitsattribuierung* zeigen, daß chronisch Depressive ihre Krankheit ätiopathogenetisch statistisch signifikant häufiger mit Erb- und Körperfaktoren in Zusammenhang bringen.

Im orientierenden Intelligenztest MWT-B nach Lehrl (1977) ergab sich kein signifikanter Unterschied zwischen chronisch Depressiven und nichtchronisch Depressiven.

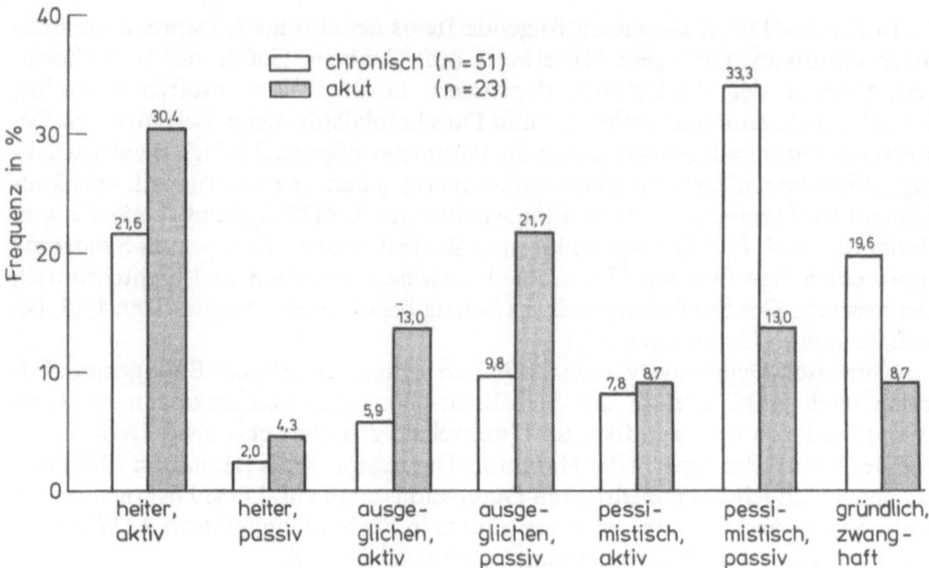

Abb. 3. Primärpersönlichkeit chronisch vs. akut Depressiver

Zur exakteren Beschreibung und Eingrenzung des Terminus „chronische Depression" wird die folgende Verlaufstypologie unipolarer Depressionen vorgeschlagen:

1) Phasenakzeleration

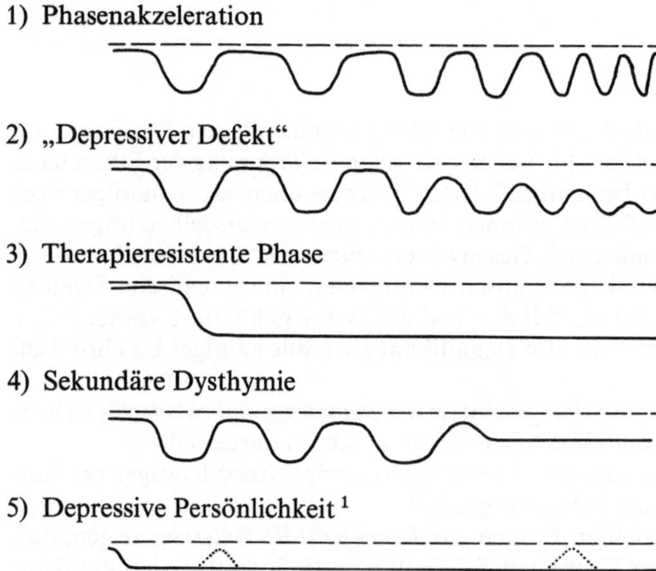

2) „Depressiver Defekt"

3) Therapieresistente Phase

4) Sekundäre Dysthymie

5) Depressive Persönlichkeit [1]

---

[1] Im Gegensatz zu den übrigen Formen, bei denen der Zeitpunkt der Ersterkrankung unterschiedlich sein kann, tritt die Störung hier stets früh auf und bleibt lebenslang bestehen.

6) „Doppelte Depression"

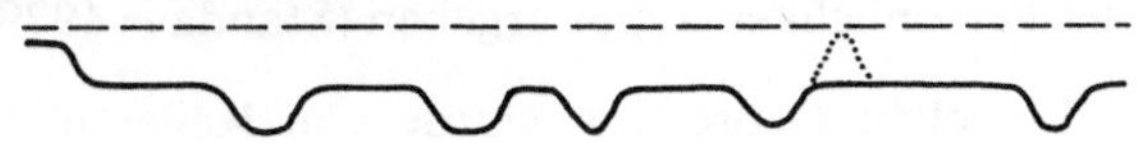

7) Übergang in hirnorganisches Psychosyndrom

8) Übergang in Hypochondrie

9) Übergang in schizoaffektive/schizophrene Psychose

Ad 1: Als Phasenakzeleration wird eine mit der Krankheitsdauer zunehmende Phasenfrequenz bezeichnet.

Ad 2: Der meist progrediente sog. depressive Residualzustand (sinkender Remissionsgrad, „Defekt") bezeichnet die Krankheitsbilder, in denen eine Minussymptomatik dominiert. Die Patienten sind adynam-erstarrt, weisen einen energetischen Potentialverlust auf, ihre affektive Modulationsfähigkeit ist reduziert, sie sind matt, vermehrt erschöpfbar, zeigen Interessenverlust und eine Vitalitätseinbuße; teilweise finden sich rigid-monotone, auch anästhetische Züge. Die Konzentrationsfähigkeit ist herabgesetzt, in schweren Fällen kann ein postdepressiver Autismus eintreten. Als Sonderform kann es zu einer Verflachung, zu einer Entdifferenzierung, zu einem Verlorengehen von Tiefendimensionen, zu einer Vergröberung im Sinne von Janzarik (1974) kommen.

Ad 3): Der Terminus therapieresistente Depression bezeichnet deskriptiv diejenigen Fälle, in denen das therapeutische Ziel trotz optimaler Therapie nicht erreicht wurde, wobei anzugeben ist, welche Therapieversuche im einzelnen durchgeführt wurden.

Ad 4): Mit sekundärer Dysthymie wird die Entwicklung einer sog. neurotischen Plussymptomatik umschrieben: Die Patienten entwickeln eine chronische mißmutig-gereizte Verstimmung, sie sind vermehrt irritierbar, hyperästhetisch, neigen zu sekundären Schuldgefühlen (eventuelles Auftreten sekundärer Derealisationsgefühle), zeigen erhöhte Reagibilität und Empfindlichkeit auf Umgebungseinflüsse. Es herrscht eine ängstlich-überbesorgte Einstellung vor, die tendenziös anmuten kann. Die Patienten sind hypochondrisch-klagsam auf ihre Krankheit fixiert, es hat eine „Bahnung", eine sekundäre Habitualisierung, stattgefunden. Oft werden die Beschwerden in monotoner Weise, teilweise anklagend, unzufrieden-querulatorisch, vorgebracht. Es kann ein paranoisches Mißtrauen bestehen. Meist besteht ein sekundärer Krankheitsgewinn mit Mechanismen der „gelernten Hilflosigkeit".

Ad 5): Dieser Typus umfaßt die depressive Persönlichkeit, den depressiven Charakter, den depressiven Psychopathen im Sinne von K. Schneider (Schneider 1980; Chodoff 1972; Kahn 1975; Weissman 1980). Während alle anderen beschriebenen Krankheitsverlaufstypen im Laufe des Lebens zu verschiedenen Zeitpunkten auftreten können, tritt hier die Störung früh auf und bleibt – in unterschiedlichem Ausmaß – lebenslang bestehen. Umstritten ist, inwieweit kurze euthyme, nichtdepressive Phasen bei diesem pessimistischen – zumindest skeptischen – Lebensstil vorkommen können. Psychometrische Untersuchungen haben eine hohe Reliabilität dieses Persönlichkeitstypus ergeben (Standage 1979).

Ad 6): Das Konzept der doppelten Depression wurde von Keller u. Shapiro (1982) entwickelt. Es beschreibt chronisch dysthyme Zustände von mindestens 2 jähriger Dauer, die von voll ausgeprägten depressiven Phasen ("major depressive disorder") überlagert werden. Die Autoren fanden diese doppelten Depressionen mit einer chronischen "minor depression" bei ca. 25% der von ihnen untersuchten "major depressive disorders" (Keller et al. 1983).

Ad 7): Dieser Gruppe werden die depressiv gefärbten hirnorganischen Psychosyndrome zugeordnet. Übergänge in hirnorganischen Psychosyndrome werden insbesondere bei Spätdepressionen gehäuft beobachtet (Müller 1981; Angst 1980). Die depressive Pseudodemenz ist im Hinblick auf Differentialdiagnose und Therapie von erheblicher Bedeutung.

Ad 8): Gelegentlich ist auch ein Übergang in rein hypochondrische Bilder zu beobachten; hierbei steht eine fast vollständige Somatisierung im Vordergrund, eine dysthyme Verstimmung ist nur im Sinne einer larvierten, maskierten Depressivität nachweisbar.

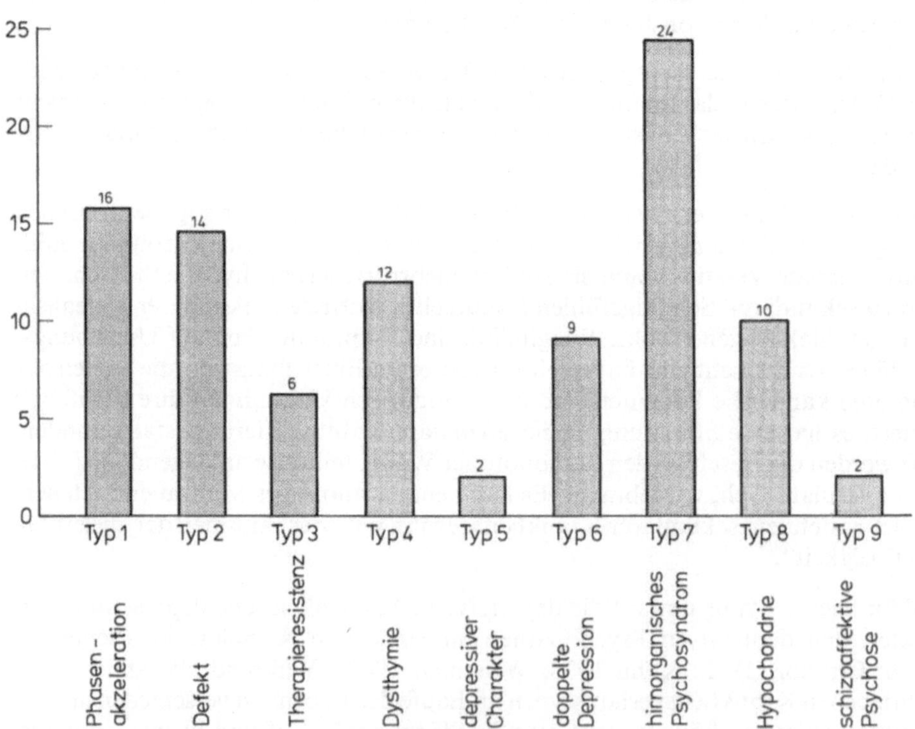

Abb. 4. Häufigkeitsverteilung der Verlaufstypen chronischer Depressionen (n = 76; Mehrfachnennungen möglich)

Ad 9): Der Übergang endogener Depressionen in (chronische) schizoaffektive und schizophrene Psychosen wurde von verschiedenen Autoren beschrieben (Angst 1980; Müller 1981). In diese Kategorie fallen auch definitorisch-nosologisch unklare Krankheitsbilder („Borderlinepersönlichkeiten").

Die in der vorliegenden Untersuchung gefundene Häufigkeitsverteilung der einzelnen Typen ist in Abb. 4 wiedergegeben.

Am häufigsten fanden sich
– Übergang in ein hirnorganisches Psychosyndrom,
– Phasenakzeleration,
– Residualzustand und sekundäre Dysthymie.

Je nach nosologischer Untergruppe ergab sich eine unterschiedliche Typusverteilung: Bei endogenen Depressionen überwogen (erwartungsgemäß) Typ 1 der Phasenakzeleration, die therapieresistente Phase und der Residualzustand, bei nichtendogenen chronischen Depressionen hirnorganische Psychosyndrome, doppelte Depressionen und der Typus Hypochondrie.

Ziel dieses Klassifikationsvorschlags ist es, terminologische Klarheit zu schaffen, um eine exaktere und detailliertere zukünftige Erforschung chronischer Depressionen zu erleichtern.

Behandlung, Rezidivprophylaxe

Die von uns untersuchten chronifizierten Depressionen wurden überwiegend mit trizyklischen Antidepressiva behandelt; eine antidepressive Infusionstherapie wurde mit steigender Zahl der Hospitalisierungen häufiger durchgeführt, demgegenüber wurde eine Elektrokonvulsionsbehandlung überwiegend bei den ersten Hospitalisierungen durchgeführt und nur noch selten bei späteren. Bemerkenswert ist auch der außerordentlich seltene Einsatz von Monoaminoxidasehemmern und des therapeutischen Schlafentzugs sowie die außerordentlich seltene Durchführung psychotherapeutischer Behandlungsmaßnahmen. Diese Befunde legen die Interpretation nahe, daß bei chronifizierten Depressionen mit häufigen stationären Wiederaufnahmen nicht alle Therapiemöglichkeiten ausgeschöpft werden. Der relativ häufig anzutreffende sekundäre Alkohol- und insbesondere Tranquilizerabusus kann als Eigentherapieversuch gewertet werden.

Hervorzuheben ist außerdem, daß im untersuchten Patientengut eine psychotherapeutische Behandlung im Intervall extrem selten durchgeführt wurde. Fast 40% der chronisch Depressiven erhielt während des längsten Intervalls keine Rezidivprophylaxe.

Diskussion

Die Ergebnisse dieser Untersuchung stehen weitgehend in Übereinstimmung mit der vorliegenden Literatur (s. Tabelle 3).

Die Symptomatologie chronifizierter Depressionen kann als eher nichtendogen, neurotisch und organisch bei gleichzeitig vorliegender geringerer Depressionstiefe (nur im Fremdrating) charakterisiert werden. Neben neurotischen Persönlichkeitszügen dürften inadäquate Behandlung, lange Krankheitsvorge-

Tabelle 3. Studien zum Langzeitverlauf unipolarer Depressionen (R retrospektiv, P prospektiv, KA keine Angaben, D. Depression)

Studie	n	Diagnose	Beobachtungs-zeit [Jahre]	Methode	Erkrankungs-alter [Jahre]	Befunde/ ungünstige Parameter/ Prädiktoren	Chronisch [%]
Zis et al. (1980)	229	Primäre D.	KA	R	KA	>3 frühere Phasen höheres Ersterkrankungsalter	KA
Angst (1980)	159	Endogene D.	19	P	45	Ältere längere Phasen	17
Tsuang (1979)	225	Primäre D.	30–40	R	44		18–22
Venkoba, Rao u. Nammalvar (1977)	49	Endogene D.	3–13	P	KA	Erkrankungsalter >40 Jahre	16
D'Elia et al. (1974)	83	Reaktive oder neurotische D.	1	R	32		16 8
Murphy et al. (1974)	37	Primäre D.	5	P	33	Höheres Ersterkrankungsalter (Tendenz)	16
Taschev (1974)	134	Melancholie	Post mortem	R	29	Höheres	16
	335	Involutions-melancholie	Post mortem	R	55	Ersterkrankungsalter	22
Winokur u. Morrison (1973)	74		5–20	R	KA	♀ früher Beginn, Ältere häufiger chronisch ♂ später Beginn, mehr Rezidive	9–33 (18)
Isaakson et al. (1969)	146	Endogene D.	4	R/P	KA	Frühere Phasen, ältere Patienten	KA
Kay et al. (1969)	31 39	Endogene D. Neurotische D.	5–7		45	Körperliche Beschwerden	29
Perris (1968) (1966)	139 200	Endogene D. Endogene D.	20 2	R P	44	♀, Elektrokrampf-therapie plus Psycholeptika	KA

Matussek et al. (1965)	242	Endogene D.	16	R	KA	♀, ledig, Ich-ferne Symptome, frühere Phasen, >50 Jahre, Intervallverkürzung	KA
Kielholz (1959)	138	Endogene D.	20	R	34	Später Krankheitsbeginn	KA
	157	Involutions-D.			51–65		
Bratfos u. Haug (1958)	124	Endogene D.	6	P	49	♂, >50 Jahre, +Familienanamnese	23
Watts (1956)[a]	347	Endogene D.	10	R	45–50	Ältere Patienten	14
Huston u.	93	Involutions-D.	6,5	P	52	Wahn	18
Locher (1948)	80	Endogene D.	6,8	P	30–39	Höheres Erst-erkrankungsalter, Schweregrad, „atypische Symptome"	9
Lundquist (1945)	216	Endogene D.	10–20	R	KA	Höheres Erst-erkrankungsalter, Monotonie, Wahn, schleichender Beginn	20
Hohman (1937)[a]	122	Endogene D.	7	R	KA	Wahn, Hypochondrie, hirnorganische Symptomatik, höheres Ersterkrankungsalter	30
Lewis (1936)	57	Melancholie	7	P	20–40	Ältere Patienten, Wahn, Agitiertheit, Körperkrankheiten	KA
Macdonald (1918)	100	Endogene D.	KA	R	25–40	Längere Phasen, kurze Intervalle +Familienanamnese, höheres Ersterkrankungsalter	KA

[a] Ambulante Patientenstichprobe.

schichte, nebenher bestehende Körperkrankheiten sowie das Vorliegen eines organischen Psychosyndroms eine wesentliche Rolle spielen.

Nach Durchsicht der Literatur und aufgrund eigener Befunde lassen sich die offenbar für eine Chronifizierung depressiver Erkrankungen relevanten Faktoren wie folgt zusammenfassen:

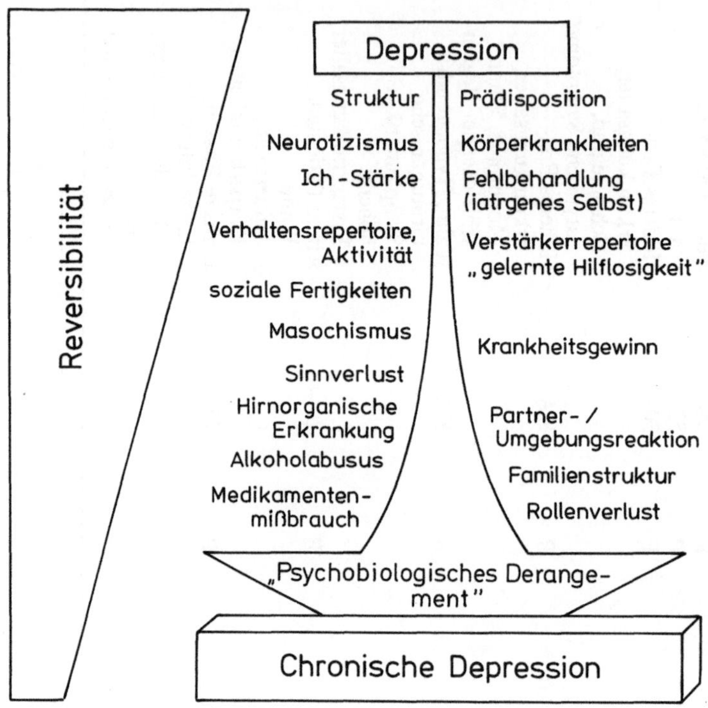

Literatur

Achté K (1974) Incurable depressions. Pharmakopsychiatria 7: 169–177

Akiskal HS (1983) Dysthymic disorder: Psychopathology of proposed chronic depressive subtypes. Am J Psychiatry 140:11–20

Akiskal HS, King D, Rosenthal TL et al. (1981) Chronic depressions. J Affective Disord 3:297–315

Angst J (1980) Verlauf unipolar depressiver, bipolar manisch-depressiver und schizo-affektiver Erkrankungen und Psychosen. Ergebnisse einer prospektiven Studie. Fortschr Neurol Psychiatr 48:3–30

Arbeitsgemeinschaft für Methodik und Dokumentation in der Psychiatrie (Hrsg) (1979) Das AMDP-System. Springer, Berlin Heidelberg New York

Berner P, Kryspin-Exner K, Pöldinger W (1974) Therapy possibilities for therapyresistant depressions. Pharmakopsychiatria 7:189–193

Bratfos O, Haug JO (1968) The course of manic-depressive psychosis. Acta Psychiatr Scand 44:89–112

Chodoff P (1971) The depressive personality. A critical review. Arch Gen Psychiatry 27:666–673

D'Elia G, Knorring L, Perris C (1974) Non-psychotic depressive disorders: A ten year follow-up. Acta Psychiatr Scand [Suppl] 255:173–187
Gebhardt R, Pietzcker A, Strauss A et al. (1983) Skalenbildung im AMDP-System. Arch Psychiatr Nervenkr 233:223–245
Glatzel J (1973) Zur Psychopathologie chronischer spätzyklothymer Depressionen. In: Kranz H, Heinrich K (Hrsg) Chronische endogene Psychosen. Thieme, Stuttgart
Glatzel J, Lungershausen E (1968) Zur Frage der Residualsyndrome nach thymoleptisch behandelten cyclothymen Depressionen. Arch Psychiatr Nervenkr 210:437–446
Gross G, Huber G (1980) Depressive Syndrome im Verlauf von Schizophrenien. Fortschr Neurol Psychiatr 48:438–446
Guensberger E, Fleischer J (1972) Zur Psychopathologie und zur nosologischen Stellung der chronischen Depression. Schweiz Arch Neurol Neurochir Psychiatr 110:109–119
Hamilton M (1960) A rating scale for depression. J Neurol Neurosurg Psychiatr 23:56–62
Heimann H (1974) Therapy-resistant depressions: Symptoms and syndromes. Pharmakopsychiatria 7:139–144
Helmchen H (1974) Symptomatology of therapy-resistant depressions. Pharmakopsychiatria 7:145–155
Hohman LB (1937) A review of one hundred and forty-four cases of affective disorders – after seven years. Am J Psychiatry 94:304–308
Huston PE, Locher LM (1948) Manic-depressive psychosis. Course when treated and untreated with electric shock. Arch Neurol 60:37–48
Isaaksson A, Ottoson JO, Perris C (1969) Methodologische Aspekte der Forschung über prophylaktische Behandlung bei affektiven Psychosen. In: Hippius H, Selbach H (Hrsg) Das depressive Syndrom. Urban & Schwarzenberg, München
Janzarik W (1974) Problem der strukturell-dynamischen Kohärenz in der Zyklothymie-Forschung. Nervenarzt 45:628–638
Kahn E (1975) The depressive character. Folia Psychiatr Neurol Jpn 29:291–303
Kay DWK, Garside RF, Roy JR et al. (1969) "Endogenous" and "neurotic" syndromes of depression: A 5- to 7-year follow-up of 104 cases. Br J Psychiatry 115:389–399
Keller MB, Shapiro RW (1982) "Double depression": Superimposition of acute depressive episodes on chronic depressive disorders. Am J Psychiatry 139:438–442
Keller MB, Lavori PW, Endicott J et al. (1983) "Double depression": Two-year follow-up. Am J Psychiatry 140:689–694
Kielholz P (1959) Klinik, Differentialdiagnostik und Therapie der depressiven Zustandsbilder. Documenta Geigy Basel. Acta Psychosom 2:11–59
Lauter H (1969) Phasenüberdauernder Persönlichkeitswandel und persistierende Symptome bei der endogenen Depression. In: Hippius H, Selbach H (Hrsg) Das depressive Syndrom. Urban & Schwarzenberg, München
Laux G (1982) Die sogenannte therapieresistente Depression und die therapeutischen Möglichkeiten am psychiatrischen Krankenhaus. In: Laux G, Reimer F (Hrsg) Klinische Psychiatrie. Tendenzen, Ergebnisse, Probleme und Aufgaben heute. Hippokrates, Stuttgart
Laux G (1983) Die sogenannte therapieresistente Depression. In: Faust V, Hole G (Hrsg) Depressionen. Hippokrates, Stuttgart
Lehmann HE (1974) Therapy-resistant depressions – a clinical classification. Pharmakopsychiatria 7:156–163
Lehrl S (1977) Mehrfachwahl-Wortschatz-Intelligenztest MWT-B. Perimed, Erlangen
Lewis A (1936) Manic-depressive psychosis. Melancholia: Prognostic study and case-material. J Ment Sci 82:488–558
Lopez-Ibor Alino JJ (1974) Therapeutic resistant depressions: Symptoms, resistance and therapy. Pharmakopsychiatria 7:178–187
Lundquist G (1945) Prognosis and course in manic-depressive psychoses. A follow-up study of 319 first admissions. Acta Psychiatr Neurol [Suppl] 35:5–96
Lungershausen E (1973) Überlegungen zum Problem des Gestaltwandels zyklothymer Depressionen. In: Glatzel J (Hrsg) Gestaltwandel psychiatrischer Krankheitsbilder. Schattauer, Stuttgart
MacDonald JB (1918) Prognosis in manic-depressive insanity. J Nerv Ment Dis 47:20–30

Matussek P et al. (1965) Endogene Depression. Eine statistische Untersuchung unbehandelter Fälle. Urban & Schwarzenberg, München
Mauz F (1930) Die Prognostik der endogenen Psychosen. Thieme, Leipzig
Medow W (1922) Eine Gruppe depressiver Psychosen des Rückbildungsalters mit ungünstiger Prognose (erstarrende Rückbildungsdepression). Arch Psychiatr Nervenkr 64:480
Müller C (1981) Psychische Erkrankungen und ihr Verlauf sowie ihre Beeinflussung durch das Alter. Huber, Bern
Murphy GE, Woodruff RA, Merjanic M et al. (1974) Variability of the clinical course of primary affective disorders. Arch Gen Psychiatry 30:757–761
Perris C (1966) A study of bipolar (manic-depressive) and unipolar recurrent depressive psychoses. Acta Psychiatr Scand [Suppl 194] 42:9–188
Perris C (1968) The course of depressive psychoses. Acta Psychiatr Scand 44:238–248
Sauter-Servaes H (1982) Chronisch Kranke – Herausforderung der Medizin. Dtsch Ärztebl 79:72–74
Schneider K (1980) Klinische Psychopathologie. Thieme, Stuttgart
Spitzer RL, Endicott J (1979) Schedule for affective disorders and schizophrenia (SADS). Biometrics Research, New York
Spitzer RL, Endicott J (1980) Research diagnostic criteria (RDC). Biometrics Research, New York
Standage KF (1979) The use of Schneider's typology for the diagnosis of personality disorders – an examination of reliability. Br J Psychiatry 135:238–242
Taschev T (1974) The course and prognosis of depression on the basis of 652 patients deceased. In: Angst J (ed) Classification and prediction of outcome of depression. Schattauer, Stuttgart
Tsuang MT (1979) Long-term outcome of major psychoses. I. Schizophrenia and affective disorders compared with psychiatrically symptom-free surgical conditions. Arch Gen Psychiatry 36:1295–1301
Venkoba Rao A, Nammalvar N (1977) The course and outcome in depressive illness. Br J Psychiatry 130:392–396
Watts CAH (1956) The incidence and prognosis of endogenous depression. Br Med J 4980:1392–1397
Weissman MM (1980) Acute and chronic depressions and depressive personality. In: Ayd FJ (ed) Clinical depressions: Diagnostic and therapeutic challenges. Ayd medical communications. Waverly, Baltimore
Weissman MM, Klerman GL (1977) The chronic depressive in the community: Unrecognized and poorly treated. Compr Psychiatry 18:523–532
Weitbrecht HJ (1967) Die chronische Depression. Wien Nervenheilkd 24:265–281
Wing JK (1979) Trends in the care of the chronically mentally disabled. In: Wing JK, Olsen R (eds) Community care for the mentally disabled. Oxford University Press, Oxford
Winokur G, Morrison J (1973) The Jowa 500: Follow-up of 225 depressives. Br J Psychiatry 123:543–548
Zis AP et al. (1980) Prediction of relapse in recurrent affective disorder. Psychopharmacol Bull 16:47–49
Zung WWK (1965) A self-rating depression scale. Arch Gen Psychiatry 12:63–70

Einfluß der Auswahl operationalisierter Diagnosen auf die Vergleichsergebnisse endogener und nichtendogener Depressionen*

M. Philipp, W. Maier

Vergleichbarkeit operationalisierter Diagnosen

Die Einführung kriteriologisch operationalisierter Diagnosen hat die Reliabilität psychiatrischer Diagnosen erheblich verbessern können (Spitzer et al. 1978b). Für die empirische Forschung bedeutet die Verfügbarkeit operationalisierter Diagnosen eine Verbesserung der Vergleichbarkeit von Untersuchungsbefunden aufgrund der exakteren und reproduzierbareren Definition der Untersuchungsstichproben.

In den vergangenen Jahren sind mehrere voll operationalisierte Klassifikationssysteme entwickelt worden, zu denen sich in bestimmten Diagnosenbereichen noch eine Reihe weiterer kriteriologischer Diagnosen hinzugesellt haben. Für den Bereich der operationalisierten Diagnostik endogener Depressionen führt dies dazu, daß für die Untersuchung endogen oder nichtendogen depressiver Patientenstichproben annähernd ein Dutzend verschiedener Operationalisierungsmöglichkeiten zur Auswahl stehen. Diese Diagnosen unterscheiden sich beträchtlich bezüglich ihrer Reichweite und Übereinstimmung (Philipp u. Maier 1985) und weichen überdies durch unterschiedliche Konstruktionsprinzipien erheblich voneinander ab. Hierdurch wird die Vergleichbarkeit unterschiedlich operationalisierter Patientenstichproben und damit die Vergleichbarkeit der an ihnen erhobenen Befunde in Frage gestellt (Philipp et al. 1985).

Für die Interpretation von Untersuchungsergebnissen endogener bzw. nichtendogener Depressionen stellt sich entsprechend die Frage, welchen Einfluß die Wahl des Diagnosensystems auf die Untersuchungsergebnisse haben kann. Daß sich grundsätzlich unterschiedliche Einflüsse der verschiedenen Diagnosen ergeben können, soll im folgenden dargestellt und diskutiert werden. Es geht uns dabei darum aufzuzeigen, welche Bedeutung dies für das Auffinden tatsächlicher Unterschiede zwischen endogenen und nichtendogenen Depressionen haben kann und welche Konsequenzen sich hieraus für die Planung von Untersuchungsdesigns bezüglich der Wahl der Diagnosensysteme ergeben können.

Methodik

Die im folgenden berichteten Befundkonstellationen entstammen einer andernorts publizierten Untersuchung (s. hierzu auch Philipp u. Maier 1985; Philipp et al. 1985). An dieser Stelle soll nur folgende Kurzcharakterisierung zur Methodik

---

* Diese Untersuchung wurde z. T. durch die Smith Kline Danelsberg GmbH, München, und durch die Troponwerke, Köln, unterstützt.

gegeben werden (methodische Einzelheiten können den genannten Publikationen entnommen werden):

173 konsekutiv stationär aufgenommene Patienten mit operationalisiert definierten depressiven Syndromen nichtorganischer Ätiologie; Exploration mittels Present State Examination (PSE; Wing et al. 1974), anschließend Bewertung verschiedener Schweregradskalen und diagnostischer Kriterienlisten in freier Exploration. Neben 8 Operationalisierungen endogener Depressionen (s. unten) wird im folgenden auf Symptome und Kriterien Bezug genommen, die dem PSE, dem Diagnostic und Statistical Manual for Mental Disorders (DSM-III) und der Gurney-Skala zur Differenzierung von Angst und Depression) (Gurney et al. 1972) entnommen sind.

Die diagnostische Klassifikation erfolgte simultan für folgende Operationalisierungen endogener Depressionen:

- RDC (Research Diagnostic Criteria): Major Depressive Disorder, definitiver endogener Typ (Spitzer et al. 1978a);
- DSM-III (Diagnostic and Statistical Manual of Mental Disorders, III): Major Depressive Episode, with melancholia (American Psychiatric Association 1980);
- MDI (Michigan Diskriminations-Index): definitive unipolare oder bipolare endogene Depression (Feinberg u. Carroll 1982, 1983);
- NCS-I (Newcastle-Skala I): definitive endogene Depression (Carney et al. 1965; modifiziert nach Bech et al. 1980);
- NCS-II (Newcastle-Skala II): definitive endogene Depression (Gurney 1971; modifiziert nach Bech et al. 1980);
- TAC (Taylor-Abrams-Kriterien): endogene Depression (Taylor et al. 1981);
- VRC (Vienna Research Criteria): endogenomorph-depressives Achsensyndrom (Berner et al. 1983);
- HES (Hamilton-Endogenomorphitätssubskala): endogene Depression (Kovacs et al. 1981; Thase et al. 1983).

Die Verteilung sämtlicher erfaßter dichotomisierter Merkmale wurde für jede operationalisierte Diagnose bei endogen und nichtendogen depressiven Patienten im χ^2-Vierfeldertest auf Gleichverteilung geprüft. Es kommt allerdings nur eine zu Demonstrationszwecken getroffene Auswahl verschiedener Befundkonstellationen zur Darstellung.

Ergebnisse und Diskussion

In Tabelle 1 finden sich 6 Beispiele unterschiedlicher Merkmalsverteilungen bei endogenen und nichtendogenen Depressionen. Diese Beispiele sind ausschließlich unter dem Gesichtspunkt ausgewählt worden, an ihnen die Problematik des klassifikatorischen Einflusses beispielhaft diskutieren zu können.

Durchgehend gleichsinnige Befunde

Im Idealfall zeigt die Verteilung eines zu untersuchenden Merkmals in allen Diagnosen ein gleichsinniges Ergebnis. So ist z. B. das Symptom „leichte oder schwere Zwangssymptome" (Gurney-Skala, Item 9; Merkmal 1 in Tabelle 1) in keiner

Tabelle 1. Beispiele von Merkmalsverteilungen zwischen endogenen (e) und nichtendogenen (ne) Depressionen in 8 operationalisierten Diagnosen

Merkmal 1: „Zwangssymptome"

OPD	[%] e	ne	χ^2	p
RDC	30,3	37,6	1,01	n. s.
DSM	35,6	33,9	0,04	n. s.
MDI	38,8	28,2	2,06	n. s.
NCI	32,7	35,0	0,09	n. s.
NCII	27,3	36,8	1,31	n. s.
TAC	31,7	38,5	0,80	n. s.
VRC	38,9	30,9	1,16	n. s.
HES	36,3	32,1	0,02	n. s.

Merkmal 2: „inaktivierend"

OPD	[%] e	ne	χ^2	p
RDC	51,9	22,3	16,31	0,001
DSM	61,7	26,2	18,77	0,001
MDI	48,5	18,1	16,96	0,001
NCI	54,6	27,1	12,27	0,001
NCII	66,0	24,6	25,46	0,001
TAC	47,7	16,7	17,06	0,001
VRC	46,6	28,0	6,33	0,05
HES	50,5	18,0	19,77	0,001

Merkmal 3: „Derealisation"

OPD	[%] e	ne	χ^2	p
RDC	18.2	17.4	0,02	n. s.
DSM	22,2	16,1	0,84	n. s.
MDI	26,3	5,7	11,86	0,001
NCI	17,0	18,1	0,03	n. s.
NCII	8,9	21,0	3,30	n. s.
TAC	19,1	15,6	0,32	n. s.
VRC	16,7	18,6	0,10	n. s.
HES	20,9	14,1	1,32	n. s.

Merkmal 4: „Konzentrationsstörungen"

OPD	[%] e	ne	χ^2	p
RDC	88,6	69,2	9,48	0,01
DSM	89,4	73,8	4,83	0,05
MDI	89,1	62,5	17,36	0,001
NCI	89,1	72,9	5,75	0,05
NCII	91,5	73,0	6,82	0,01
TAC	85,1	66,7	8,05	0,01
VRC	84,9	73,0	3,51	n. s.
HES	88,4	65,4	13,26	0,001

Merkmal 5: „Depersonalisation"

OPD	[%] e	ne	χ^2	p
RDC	20,8	21,7	0,02	n. s.
DSM	31,1	17,7	3,52	n. s.
MDI	30,3	8,6	11,55	0,001
NCI	22,6	20,7	0,08	n. s.
NCII	22,2	21,0	0,03	n. s.
TAC	21,0	21,9	0,02	n. s.
VRC	13,9	26,8	4,11	0,05
HES	26,4	15,4	3,03	n. s.

Merkmal 6: „beobachtbare Angst"

OPD	[%] e	ne	χ^2	p
RDC	55,8	45,2	1,92	n. s.
DSM	73,3	41,6	13,33	0,001
MDI	65,7	28,2	23,24	0,001
NCI	50,9	49,6	0,03	n. s.
NCII	57,8	47,2	1,48	n. s.
TAC	59,1	35,4	8,99	0,01
VRC	52,8	48,0	0,39	n. s.
HES	68,5	28,2	27,39	0,001

der 8 Diagnosen signifikant unterschiedlich verteilt. Das Merkmal „inaktivierend" (RDC 9 e; Merkmal 2 in Tabelle 1) ist umgekehrt in allen Diagnosensystemen bei endogen depressiven Patienten signifikant häufiger anzutreffen als bei nichtendogen depressiven Patienten.

Mögliche Ursachen diskrepanter Befunde

Der eben beschriebene Idealfall durchgehend gleichsinniger Befunde wird nicht immer angetroffen. Tabelle 1 führt die Merkmale 3–6 als Beispiele diskrepanter Befunde in Abhängigkeit von der Wahl der jeweiligen Diagnosenoperationalisierung an. Eine Befunddiskrepanz in der Verteilung eines Merkmals in der gleichen, jedoch unterschiedlich dichotomisierter Stichprobe kann unterschiedliche Gründe haben. Folgende Möglichkeiten müssen in Betracht gezogen werden:

1) Das Maß der Übereinstimmungsvalidität der verschiedenen operationalisierten Diagnosen mit dem Vorhandensein einer endogenen bzw. nichtendogenen Depression ist unterschiedlich groß; gibt es tatsächlich eine unterschiedliche Verteilung des Merkmals zwischen beiden Depressionsgruppen, so wird der Verteilungsunterschied zwischen den verschiedenen Diagnosen in dem Maße variieren, wie ihre Übereinstimmungsvalidität variiert.

2) Das Merkmal steht nicht mit der zu diagnostizierenden Krankheit, sondern nur mit einzelnen Kriterien in Beziehung, die zu ihrer operationalisierten Diagnostik herangezogen wurden. Sind diese Kriterien nur in bestimmten Diagnosen enthalten und in anderen nicht oder haben sie in den einen Diagnosen ein stärkeres Gewicht als in den anderen, dann wird hieraus eine unterschiedliche Merkmalsverteilung in den verschiedenen Diagnosen resultieren.

3) Merkmale geringerer Reliabilität werden in ihrer tatsächlichen Verteilung nur unzureichend erfaßt. Die entsprechenden Verteilungsbefunde werden durch Streuungen nichtsystematischer Einflußgrößen überlagert, die das Maß des Mangels an Reliabilität reflektieren. Entsprechend werden auch die Verteilungen im Vergleich verschiedener Operationalisierungen um so eher diskrepant sein, je geringer die Reliabilität des Merkmals ist. Bei tatsächlich vorhandenem Verteilungsunterschied zwischen endogenen und nichtendogenen Depressionen wird sich dies insgesamt in einer Verringerung des Verteilungsunterschieds niederschlagen und damit in einer Erhöhung der Wahrscheinlichkeit, in einzelnen Diagnosen zufallsbedingt einen tatsächlich vorhandenen Verteilungsunterschied nicht zu erfassen. Bei Gleichverteilung des Merkmals zwischen endogenen und nichtendogenen Depressionen wird ein Reliabilitätsmangel in der Merkmalserfassung die Wahrscheinlichkeit erhöhen, zufallsbedingte Verteilungsunterschiede signifikanten Ausmaßes zu finden, und dies um so eher, je mehr Merkmale an je mehr verschiedenen Diagnosen geprüft werden. Diesem letztgenannten Einfluß multipler Testungen auf die Wahrscheinlichkeit zufallsbedingter Verteilungsunterschiede wird man durch Adjustierung des geforderten Signifikanzniveaus – z. B. nach Bonferoni (s. Hays 1981, S. 437) – Rechnung tragen.

Diskrepante Befunde können also nicht nur Ausdruck einer unterschiedlichen Validität der angewendeten operationalisierten Diagnosen, sondern auch Folge einer mangelhaften Reliabilität des untersuchten Merkmals oder einer selektiven Beziehung des Merkmals zu unterschiedlich über die Diagnosen verteilten bzw. unterschiedlich in ihnen gewichteten Einzelkriterien sein. Diese Möglichkeiten wird man bei der Interpretation diskrepanter Verteilungen bei verschiedenen Operationalisierungen berücksichtigen müssen.

Ausreißerbefunde

Beispiele von Ausreißerbefunden, die von der Gleichsinnigkeit der Verteilung in der überwiegenden Mehrheit der übrigen Diagnosen abweichen, finden sich bei den Merkmalen 3 und 4.

Das Symptom „leichte oder ausgeprägte Derealisation" (PSE, Item 47; Merkmal 3 in Tabelle 1) ist bei den nach MDI klassifizierten endogen depressiven Patienten hochsignifikant häufiger als bei nichtendogen depressiven Patienten; in allen anderen Diagnosen findet sich dagegen kein signifikanter Unterschied. Umgekehrt ist das Kriterium „Nachlassen von Aufmerksamkeit, Konzentration oder Denkfähigkeit" (DSM III, Dysthmic Disorder; Merkmal 4 in Tabelle 1) bei allen Diagnosen außer den VRC bei endogen depressiven Patienten signifikant häufiger erfüllt als bei nichtendogen depressiven Patienten.

Im 1. Fall (Merkmal 3) spricht die weitgehende Homogenität der Befunde dafür, daß es sich nicht um einen tatsächlichen Unterschied zwischen endogenen und nichtendogenen Depressionen handelt. Da die Signifikanz des Verteilungsunterschieds auch nach Bonferoni-Adjustierung noch Bestand hat, ist zu fragen, ob hier nicht Unterschiede zutage treten, die mit der besonderen Struktur der betreffenden Klassifikation zusammenhängen. Die isolierte Anwendung nur einer operationalisierten Diagnose, nämlich des MDI, hätte in diesem Falle zu einem falsch positiven Befund geführt, der hier nur durch die gleichzeitige Anwendung mehrerer Diagnosensysteme verhindert werden konnte.

Im 2. Fall (Merkmal 4) könnte die weitgehende Homogenität der statistisch signifikanten Befunde dahingehend interpretiert werden, daß dieses Merkmal wohl tatsächlich zwischen endogenen und nichtendogenen Depressionen ungleich verteilt ist. Der fehlende Nachweis eines signifikanten Unterschieds in den VRC könnte theoretisch Folge einer im Vergleich zu den anderen Diagnosen geringeren Übereinstimmungsvalidität sein. Er könnte jedoch auch zufallsbedingt sein, wenn es sich hierbei um ein nur wenig reliables Merkmal handelte. Da nach Bonferoni-Adjustierung auch in 3 weiteren Operationalisierungen (DSM, NCI und NCII) keine Signifikanz mehr erreicht wird, verliert die erstgenannte Erklärungsmöglichkeit an Wahrscheinlichkeit, da sie nun auf 4 verschiedene Diagnosen ausgedehnt werden müßte. Es verbleibt die Annahme einer geringen Merkmalsreliabilität, die einen tatsächlich vorhandenen Unterschied verschleiert; man wird aber auch die Möglichkeit diskutieren müssen, daß das Merkmal in engerer Beziehung zu bestimmten Merkmalen als zur Erkrankung selber steht und daß diese Merkmale in den verbleibenden Diagnosen mit signifikantem Unterschied vertreten bzw. stärker gewichtet sind als bei den restlichen Diagnosen. Beide Erklärungsmöglichkeiten müßten in einem erneuten Untersuchungsansatz überprüft werden.

Gegenläufige Befunde

Eine besonders ungewöhnliche Befundkonstellation findet sich beim Merkmal 5. Das Merkmal „mäßige oder ausgeprägte Depersonalisation" (PSE, Item 48) ist sowohl beim MDI als auch in den VRC signifikant ungleich verteilt, der Verteilungsunterschied jedoch in beiden Klassifikationen gegensinnig ausgeprägt. Hätten sich 2 Untersucher auf je eines der beiden Klassifikationssysteme beschränkt, so hätten sie am gleichen Patientengut genau entgegengesetzte signifikante Befunde erhoben.

Da sich in der Mehrzahl der Systeme kein Unterschied findet, wird man annehmen können, daß das Merkmal in keiner Beziehung zur Diskrimination endogener und nichtendogener Depressionen steht. Die gegensinnig signifikanten Verteilungsunterschiede des Merkmals 5 könnten zufallsbedingt sein, wofür die Annahme spräche, daß nach Bonferoni-Adjustierung nur noch ein einzelner signifikanter Unterschied (MDI) übrig bleibt. Diese Annahme würde an Wahrscheinlichkeit gewinnen, wenn diese Merkmale eine nur geringe Reliabilität besäßen. Der nach Bonferoni-Adjustierung verbleibende signifikante Verteilungsunterschied im MDI könnte jedoch auch Ausdruck einer besonderen Beziehung des Merkmals zu einzelnen Kriterien sein, die in der jeweiligen Operationalisierung ein besonderes Gewicht einnehmen.

Ausgewogen unterschiedliche Befundverteilung

Auch bei Anwendung aller verfügbaren Operationalisierungen wird man nicht immer zu eindeutigen Beurteilungen der tatsächlichen Merkmalsverteilung kommen können. Das Merkmal 6 zeigt in jeweils 4 Systemen einen signifikanten und in 4 weiteren keinen signifikanten Unterschied. Korrigiert man das geforderte Signifikanzniveau des empirischen p-Werts entsprechend der Anzahl simultan durchgeführter Testungen nach Bonferoni, so können zwar einzelne schwach signifikante Unterschiede insignifikant werden; die grundsätzliche Möglichkeit einer unentschiedenen Verteilung signifikanter und insignifikanter Befunde wird dadurch jedoch keineswegs eliminiert. Beim Merkmal 6 „beobachtbare Angst"; PSE, Item 120) bleibt der Verteilungsunterschied nach Bonferoni-Adjustierung, so daß kein endgültiges Urteil über die wahren Verteilungsverhältnisse dieses Merkmals bei den einander gegenübergestellten Depressionsgruppen erlaubt.

Ausblick

Die angeführten Beispiele haben gezeigt, daß die Wahl des operationalisierten Diagnosensystems tatsächlich einen erheblichen Einfluß auf die Befundverteilung von Merkmalen zwischen endogenen und nichtendogenen Depressionen haben kann. Sowohl falsch positive als auch falsch negative Ergebnisse sind möglich, wenn man nur ein einziges Klassifikationssystem verwendet. Die gleichzeitige Verwendung einer größeren Anzahl von operationalisierten Diagnosen im Sinne der Polydiagnostik (Berner u. Katschnig 1983) kann dazu beitragen, dem Auffinden tatsächlicher Merkmalsverteilungen zwischen endogenen und nichtendogenen Depressionen näher zu kommen und das Erheben falsch positiver oder falsch negativer Befunde zu vermeiden.

Dieses Vorgehen setzt allerdings die Richtigkeit zweier Annahmen voraus, die den oben aufgeführten Interpretationen der Befundkonstellationsbeispiele bereits zugrunde gelegt wurden. Die 1. Annahme lautet, daß es tatsächlich eine Krankheitseinheit endogener Depressionen gibt, die sich bezüglich irgendwelcher Merkmale von nichtendogenen Depressionen unterscheidet, wobei die Frage, ob hier ein dimensionaler oder ein kategorialer Unterschied vorliegt (Kendell 1978), durchaus unentschieden bleiben darf. Diese Annahme wird u. E. mit weitgehender Akzeptanz rechnen dürfen. Die 2. Annahme geht dahin, daß jede der Operationalisierungen eine jeweils unterschiedliche Annäherung an die Abbildung dieser Krankheitseinheit und ihrer Abgrenzung gegen andere Formen depressiver Syndrome darstellt; sie schließt ferner die Annahme mit ein, daß alle wesentlichen Aspekte der tatsächlichen Krankheitseinheit im Gesamtspektrum der Diagnosen erfaßt werden, so daß nun die simultane Anwendung aller Diagnosen ein relatives Optimum der Annäherung an die tatsächlichen Verhältnisse darstellt.

Wir ziehen aus den oben diskutierten Befundkonstellationen die Konsequenz, für Vergleichsuntersuchungen endogener und nichtendogener Depressionen die Anwendung einer möglichst großen Zahl von als valide erachteten Operationalisierungen im Sinne der Polydiagnostik zu empfehlen. Auf diese Weise wird sich eine optimale Annäherung an tatsächlich vorhandene Merkmalsunterschiede erreichen lassen. Die gleiche Schlußfolgerung bietet sich analog auch für andere psychiatrische Krankheitsformen an, für die unterschiedliche Operationalisierungen existieren.

Zusammenfassung

8 operationalisierte Diagnosen endogener Depressionen werden an einer Gruppe von 173 stationären Patienten mit operational definierten depressiven Syndromen darauf hin untersucht, welchen Einfluß sie auf die Befunde von Vergleichsuntersuchungen bei endogenen und nichtendogenen Depressionen haben. Es werden verschiedene Befundkonstellationen vorgestellt, an welchen die Problematik beispielhaft dargestellt und diskutiert wird: Durchgängig gleichsinnigen Befunden werden andere Befundkonstellationen gegenübergestellt, bei welchen in einer, in mehreren oder in fast allen Diagnosen signifikante Ergebnisse gefunden werden, die in den konkurrierenden Diagnosen nicht erreicht werden oder sogar auf ebenfalls signifikantem Niveau in genau entgegengesetzter Richtung ausgeprägt sind. Es wird gezeigt, daß die Arbeit mit nur einer operationalisierten Diagnose zu falsch-positiven oder falsch-negativen Ergebnissen führen kann, die sich bei simultaner Anwendung einer möglichst großen Zahl von operationalisierten Diagnosen weitgehend vermeiden lassen.

Literatur

American Psychiatric Association (1980) Diagnostic and statistical manual of mental disorders, 3rd edn (DSM III). APA, Washington

Bech P, Gram LF, Reisby N, Rafaelsen OJ (1980) The WHO depression scale: Relationship to the Newcastle scales. Acta Psychiatr Scand 62:140–153

Berner P, Katschnig H (1983) Principles of "multiaxial" classification in psychiatry as a basis of modern methodology. In: Helgason T (ed) Methods in evaluation of psychiatric treatment. Cambridge University Press, Cambridge

Berner P, Gabriel E, Katschnig H, Kieffer W, Koehler K, Lenz G, Simhandl Ch (1983) Diagnostic criteria of schizophrenic and affective disorders. World Psychiatric Association, Wien

Carney MWP, Roth M, Garside RF (1965) The diagnosis of depressive syndromes and the prediction of ECT response. Br J Psychiatry 111:659–674

Feinberg M, Carroll BJ (1982) Separation of subtypes of depression using discriminant analysis. I. Separation of unipolar endogenous depression from non-endogenous depression. Br J Psychiatry 140:384–391

Feinberg M, Carroll BJ (1983) Separation of bipolar endogenous depression from nonendogenous ("neurotic") depression. Affective Disord 5:129–139

Gurney C (1971) Diagnostic scales for affective disorders. Proceedings of the Fifth World Congress of Psychiatry. Mexico City, p 330

Gurney C, Roth M, Garside RF, Kerr TA, Schapira K (1972) Studies in the classification of affective disorders. II. The relationship between anxiety state and depressive illness. Br J Psychiatry 121:162–166

Hays WL (1981) Statistics, 3rd ed. Holt-Saunders, New York
Kendell RE (1978) Die Diagnose in der Psychiatrie. Enke, Stuttgart
Kovacs M, Rush AJ, Beck AT, Hollon SD (1981) Depressed outpatients treated with cognitive therapy or pharmacotherapy – a one-year-follow-up. Arch Gen Psychiatry 38:33–39
Philipp M, Maier W (1985) Operational diagnosis of endogenous depression. I. Comparison with clinical diagnosis. Pharmacopsychiatria 18:112–113
Philipp M, Maier W, Benkert O (1985) Operational diagnosis of endogenous depression. II. Comparison of eight different operational diagnoses. Psychopathology 18:218–225
Spitzer RL, Endicott J, Robins E (1978 a) Research diagnostic criteria for a selected group of functional disorders, 3rd edn. New York State Psychiatric Institute, New York
Spitzer RL, Endicott J, Robins E (1978 b) Reliability of clinical criteria for psychiatric diagnosis. In: Akiskal HS, Webb WL (eds) Psychiatric diagnosis: Exploration of biological predictors. Spectrum, Jamaica New York, pp 61–73
Taylor MA, Redfield J, Adams R (1981) Neurophysiological dysfunction in schizophrenia and affective disease. Biol Psychiatry 16:467–478
Thase ME, Hersen M, Bellack AS, Himmelhoch JM, Kupfer DJ (1983) Validation of a Hamilton subscale for endogenomorphic depression. J Affective Disord 5:267–278
Wing JK, Cooper E, Sartorius N (1974) Present state examination. Beltz, Weinheim [Deutsche Bearbeitung von Cranach M v (1982)]

Teil 3
Zur Biologie der Schizophrenie

Dopaminerge Supersensitivität als Sekundärphänomen schizophrener Prozeßpsychosen. Zur pathophysiologischen Endstrecke schizophrener Syndrome

K. Klempel, E. W. Fünfgeld

Die „Dopaminhypothese" schizophrener Erkrankungen postuliert in dysfunktioneller Wertung eine autonome Entsteuerung der zentralen dopamin-(DA-)ergen Transmission. – Der Nachweis regel- oder gesetzmäßiger DA-erger Supersensitivität und ihr beurteilbarer Stellenwert in einem allgemeinen pathophysiologischen Prinzip psychotischer Erkrankungen stehen aus (Oades 1982; Stevens 1973).

Variable der autonom-vegetativen Selbststeuerung blieben bisher einer relativ-numerischen Bestimmung unzugänglich. Regelwerte der ergotrop-trophotropen Bipolarität ließen sich nur als Interferenzprodukte und im Vergleich zu empirisch eingegrenzten Normbereichen einschätzen; das galt für alle vegetativen Vitalfunktionen. Selbach entwarf seit 1949, dem Erscheinungsjahr auch der Cannon-Rosenblueth-Regeln (Cannon u. Rosenblueth 1949), Modelle devianter autonomer Selbststeuerungen neuropsychiatrischer Erkrankungen, die sich nach klinischen und pharmakologischen Kriterien begründen ließen. Weder Selbachs noch Cannons Regeln noch die Suche nach einem pathophysiologischen Prinzip psychotischer Syndrome erfreuten sich breiterer Popularität. In der biologisch orientierten Psychiatrie dominierten Bemühungen, begrenzte metabolische Deviationen oder quantitative Verstellungen vom Zuviel oder Zuwenig im transmittorischen Haushalt zu finden. Die bisherigen Ergebnisse und die „Dopaminhypothese" selbst begründen kein pathophysiologisches Prinzip.

Es hat sich erwiesen, daß die Konzentration des Plasmatyrosins als der Muttersubstanz der Katecholamine einer negativ rückmeldenden Kontrolle unterliegt (Klempel et al. 1982, 1984a, b). Das Regelsystem der Tyrosinverfügbarkeit wurde als Instrument benutzt, um uni- und bipolare Regeläquivalente der autonomen Selbststeuerung zu ermitteln. In Abhängigkeit von psychometrischen Variablen der schizophrenen Plus- und Minussymptomatik fanden sich qualitativ uniforme dysregulatorische Konstellationen, die dem pathophysiologischen Prinzip der Cannon-Regeln zugehören.

Probanden und Methoden

Als tyrosinregulatorische Normwerte dienten Ergebnisse von 20 physisch und psychisch gesunden und medikamentenfreien Probanden (13 Männer, 7 Frauen; mittleres Lebensalter 41 ± 16 Jahre; s. Tabelle 1), die zwischen 7.40–8.20 Uhr untersucht wurden (Hess 1985; Laufhütte 1985).

Untersucht wurden 2 Kollektive residualpsychotischer chronisch Schizophrener: 1) unter laufender neuroleptischer Behandlung, ausgedrückt in Chlorpromazinäquivalenten (CPZ; Haase 1982), $n = 63$; 2) seit mindestens 3 Wochen vor

Tabelle 1. Variationsbereich der Normwerte (N) Gesunder in prozentualer Abweichung der Regelwerte vom Normmittel $= 100\%$ ($\neq$ N: ungleich N $= 100\%$) und das relativprozentuale Maß (R%) der Normschwankungsbreite der bipolaren Dissoziation, R% von U/DA und Tyr/DA im Vergleich zu U/(ACh) und Tyr/(ACh) (Erklärungen s. S. 150). Mittelwerte für die Zeit zwischen 7.40–8.20 Uhr morgens von 20 gesunden und medikamentenfreien Probanden

Regelwert	Normmittel $\pm$ SD	Prozentuale Abweichung vom Normmittelwert (100%) Variation der Norm (N)	Bipolare Dissoziation in R%, Normabweichung von DA vs. (ACh)
Tyrosin-	13,17	$\pm 17\%$	-29 R% bis
konzentration	$\pm$ 2,27	$\neq$ N	$+42$ R%
Umsatzrate	3,92	$\pm 27\%$	-42 R% bis
pro 40 min	$\pm$ 1,04	$\neq$ N	$+72$ R%
Regelaktivität	3,00	$\pm 27\%$	$\emptyset$
pro 40 min	$\pm$ 0,80	$\neq$ N	

Tabelle 2. Diagnostische etc. Daten beider schizophrener Gruppen

	Alter	Prozeßdauer (Jahre)	CPZ	n	RDC (1)	RDC (2)	RDC (5)
Schizophrene mit Neuroleptika	36 $\pm 12,4$	13,7 $\pm$ 8,1	2270 ± 2710	63	33	29	1
Schizophrene ohne Neuroleptika	35,8 $\pm$ 8,3	8,3 $\pm$ 4,7	0	21	4	14	3

CPZ Chlorpromazinäquivalente, *RDC* Research Diagnostic Criteria (Spitzer et al. 1975). Für alle Patienten traf zu: RDC 1: definitive schizophrene Erkrankung und RDC 1 (4): chronisch, d. h. mindestens 2jährige ununterbrochene Symptomatik; weitere und phänomenologische Untergruppen: 1 (4)(1): Paranoide; 1 (4)(2): Hebephrene/Desorganisierte; 1 (4)(5): undifferenzierte Syndrome

der Untersuchung ohne Neuroleptika, davon 6 medikamentenfrei und 15 unter Benzodiazepinen, entweder Diazepam ($25 \pm 6,5$ mg; n $= 4$) oder Lorazepam ($12,8 \pm 5,6$ mg; n $= 11$); n $= 21$.

Zur diagnostischen Zuordnung wurden die Research Diagnostic Criteria (RDC) benutzt (Spitzer et al. 1975; s. Tabelle 2).

Alle Untersuchungen wurden zwischen 7.30–9.00 Uhr morgens an ruhenden Probanden vorgenommen, die 12–14 h über Nacht nüchtern geblieben waren. Diurnale Variationen des Plasmatyrosintiters weisen 2 differenzierbare Muster mit signifikanten Peakbildungen um 16.00 oder um 24.00 Uhr auf. Vergleichbare Tyrosinkonzentrationen beider diurnalen Muster beschränken sich auf die Zeit um 7.40–8.20 Uhr (Hess 1985; Laufhütte 1985).

Abnahmen venösen Bluts erfolgten in 5 minütigen Intervallen über wenigstens 40 min.

Plasmatyrosin wurde nach der fluorometrischen Methode von Waalkes u. Udenfriend (1957) bestimmt, die in folgenden Details modifiziert wurde: 1) Pipettierungen des Reaktionsgemischs im Eiswasserbad; 2) Inkubationszeit von 4 min bei 60 °C; 3) Temperaturgleichheit von Küvette, Küvettenhaus und finaler Reaktionslösung (VK = 1,01 ± 0,27%; Originalmethode: VK = 5,9%).

Bestimmung der Variablen

Die Plasmatyrosinkonzentration ergibt sich als Messungsmittelwert aus 9 Messungseinzelwerten pro 40 min.

Als periphere Tyrosinumsatzrate (U) wird die vorzeichenlose Summe aller Konzentrationsänderungen bezeichnet, die über eine 40minütige Meßzeit registriert werden.

Die spontanen Variationen der peripheren Tyrosinkonzentration repräsentieren Regelprozesse (Klempel et al. 1982, 1984a, b). Für jede pro Meßintervall registrierte Konzentrationsänderung wurde die relative Geschwindigkeitskonstante (v_c) nach dem allgemeinen Zusammenhang

$$c_1 = c_0 \cdot e^{-v_c t}$$

berechnet; für v_c ergibt sich $v_c = \dfrac{\ln c_0 - \ln c_1}{t_2 - t_1}$ ($\cdot$ 10); (c_0 Tyrosinkonzentration zu Beginn, c_1 am Ende des Meßintervalls; t_1 Zeit in min zu Beginn, t_2 am Ende des Meßintervalls). Aus praktischen Gründen wurde das Ergebnis mit dem Faktor 10 multipliziert. Für betragsgleiche Konzentrationsänderungen wird v_c um so kleiner, je höher die Konzentration ist. Daraus ergibt sich eine konzentrationsunabhängige Vergleichbarkeit der regulatorischen „Leistung" oder „Arbeit". Die Variable v_c wurde als „Regelaktivität" (RA) bezeichnet.

Ableitung des Arbeitskonzepts und Eigenschaften des Tyrosinreglers

Die Berechnung relativer uni- und bipolarer Tonusäquivalente der autonomen Selbststeuerung gründet sich auf die folgenden Voraussetzungen und Umstände:
1) auf eine valide Untersuchungsmethode;
2) auf den Nachweis eines zentroperipheren Feedbackregelsystems des Plasmatyrosins;
3) auf das Vorhandensein einer wechselseitigen „relativen Tonusänderung" der bipolaren Führungsgrößen;
4) auf die mathematische Formulierung der Wilder-Ausgangswertregel (Wilder 1967);
5) auf die Übereinstimmung des rechnerischen Modells mit den Regeln der autonomen Selbststeuerung.

1) Validität der Untersuchungsmethode

Bisher berichtete Ergebnisse untersuchter Plasmatyrosinkonzentrationen bei psychiatrischen Erkrankungen gründeten sich auf die Entnahme venöser Blut-

proben in minimal stündlichen bis maximal eintägigen Intervallen (Ambrozi et al.
1974; Benkert et al. 1971; Birkmayer u. Linauer 1970; Kishimoto 1977; Klempel
1972; Niskanen et al. 1976; Riederer et al. 1973; Takahashi et al. 1968; Wurtman
et al. 1967, 1968). Die derart ermittelten Tyrosinkonzentrationen stellen zufällige
Messungseinzelwerte dar, die keinen verbindlichen Rückschluß auf valide Mes-
sungsmittelwerte gestatten. Probeentnahmen in 5- bis 10 minütigen Intervallen
bewiesen frequente und hochamplitudige Spontanoszillationen der Plasmatyrosinkonzentration (Klempel et al. 1982).

2) Existenz eines zentroperipheren Feedbackregelsystems des Plasmatyrosins

Ein zentroperipheres Regelsystem der Tyrosinverfügbarkeit setzt voraus, daß Variationen des autonomen „Tonus" mit variablen Regelwerten des Plasmatyrosins
einhergehen.

Unter „Tonus" wird hier das jeweilige funktionelle Interferenzprodukt aus
der variablen präsynaptischen Dopamin-(DA-)/Katecholamin-(CA-)Synthese-
und Feuerungsrate, der postsynaptischen Rezeptorendichte, -sensitivität und -af-
finität mit ihren Konsequenzen auf die Transmitter-Umsatz- und Nutzungsrate
verstanden. Diese Größen sind durch ein (Short-feed-back-)Rückmeldesystem
miteinander vernetzt (Andén 1969; Bannet et al. 1981; Bartholini et al. 1977; Bunney u. Aghajanian 1975; Burt et al. 1976; Davis 1974; Gey u. Pletscher 1961; Quastel u. Pennefather 1983; Scatton 1977; Zivkovic et al. 1975).

Die Variationen der peripheren Tyrosinkonzentration entsprechen ihrem Er-
scheinungsbild nach Istwertoszillationen um den Sollwert einer Regelgröße
(Klempel et al. 1984).

Es gelang nicht, durch Tyrosininfusionen seine Plasmakonzentration zu steigern (Benkert et al. 1971). Das könnte der homöostatischen Fixierung einer Regelgröße Plasmatyrosinkonzentration entsprechen.

Es fand sich eine direkte Korrelation zwischen der Tyrosinkonzentration im
Plasma und im Gehirn (Gibson u. Wurtman 1977, 1978).

Die Aktivität der Tyrosinhydroxylase im Gehirn korreliert in diurnalen Variationen mit der Rate neusynthetisierter Katecholamine (Zigmond u. Wurtman
1970).

Im sympathikoadrenalen Apparat hängt die CA-Synthese- und Nutzungsrate
in linearer Korrelation von der Tyrosinverfügbarkeit ab (Alonso et al. 1980).

Die Plasmatyrosinkonzentration verläuft dem Anstieg der Hirntyrosinkon-
zentration und der Akkumulation von Dopa parallel (Gibson u. Wurtman 1978;
Wurtman et al. 1974).

Bei haloperidolvorbehandelten Ratten akkumulieren im Striatum bis zu
$+59\%$ der Homovanillinmandelsäure-(HVA-)Konzentration in linearer Regression mit dem Präkursorangebot (Scally et al. 1977); dasselbe trifft auf die 3-Meth-
oxy-4-hydroxy-phenylglykol-(MHPG-)Konzentration im Kältestreß von Ratten
zu (Gibson u. Wurtman 1978). Dabei fand sich eine direkte Korrelation zwischen
Tyrosinverfügbarkeit und der DA-Syntheserate einerseits und der Feuerungsrate
DA-/CA-erger Neuronen andererseits (Alonso et al. 1980; Wurtman 1982); in
dem gleichen Verständnis eines "short feedback" variiert (die akute) Tyrosinbe-
ladung die DA-/CA-erge Feuerungsrate (Wurtman 1982).

Desgleichen variiert die Präkursorverfügbarkeit die Feuerungsrate noradrenalinerger Neuronen im Hirnstamm, die eine inhibitorische Funktion in der Blutdruckkontrolle aufweisen (Sved et al. 1979).

Der Zusammenhang zwischen der peripheren Tyrosinkonzentration und dem zentralen CA-Haushalt wurde schließlich durch den Nachweis im Tierversuch gesichert, daß die periphere und zentrale DA-Syntheserate direkt mit Variationen der Plasmatyrosintiter korrelieren (Alonso et al. 1980; Wurtman 1979, 1982; Wurtman u. Fernstrom 1974; Wurtman et al. 1974).

Eigene Befunde haben bei chronisch Schizophrenen den Zusammenhang zwischen Regelwerten des „Tonus" und variablen peripheren Regelwerten des Präkursors Tyrosin bestätigt.

Der prä- und postsynaptische Feedback läßt voraussagen, daß mit gesteigerter postsynaptischer Rezeptorsensitivität und -dichte eine kompensatorische Minderung der präsynaptischen DA-/CA-Syntheserate zu erwarten ist. Falls wie im Tierversuch auch beim Menschen eine direkte Abhängigkeit zwischen DA-/CA-Syntheserate und Präkursorverfügbarkeit bestehen sollte, wäre mit einer Minderung der Plasmatyrosinkonzentration zu rechnen. Dies ist der Fall; die Reduzierung oder der Entzug neuroleptischer DA-antagonistischer Medikation geht mit DA-erger Post-Blockade-Supersensitivität und mit einer signifikanten Minderung der Plasmatyrosintiter einher (nach Reduzierung von im Mittel 1400 Chlorpromazinäquivalenten über $4,8 \pm 3,8$ Tage: Abfall der mittleren Tyrosinkonzentration von $12,04 \pm 1,90$ auf $9,38 \pm 2,20$ µg/ml; n = 8, p = 0,28; unveröffentlicht).

Desgleichen wäre unter DA-agonistischer Behandlung mit Bromocriptin ein Transmittersubstitutionseffekt und eine kompensatorische Drosselung der DA-Syntheserate vorauszusetzen. Dementsprechend wurden signifikant abfallende Plasmatyrosinkonzentrationen registriert (unter einer mittleren Dosis von $7,1 \pm 4,2$ mg/Tag über eine mittlere Dauer von $7,5 \pm 4,3$ Tagen fielen mittlere Tyrosinkonzentrationen von $14,39 \pm 2,04$ auf $11,37 \pm 1,04$ µg/ml ab; n = 8, p:0,0038; unveröffentlicht).

Träfe die Dopaminhypothese schizophrener Erkrankungen zu, sollte die postulierte DA-erge Supersensitivität mit einer gegenüber Gesunden verminderten Plasmatyrosinkonzentration einhergehen. Auch diese Voraussage trifft zu, doch gilt sie nur für den Zustand des chronischen oder subchronischen psychotischen Steady state (Mittelwert Schizophrener: $11,36 \pm 1,91$ gegenüber einem Mittel Gesunder von $13,17 \pm 2,27$ µg/ml; n = 222, p = 0,0003; unveröffentlicht).

Es lag infolgedessen nahe, Abhängigkeiten zwischen dem psychopathologischen Status chronisch Schizophrener und Regelwerten des Plasmatyrosins zu vermuten.

Die schizophrene Plussymptomatik korreliert invers mit Plasmatyrosinkonzentrationen [psychometrische Einschätzung mit den Skalen 3–5 der Brief Psychiatric Rating Scale (BPRS) von Overall u. Gorham 1962; Klempel et al. 1984a, b]; ferner: Dominanz der schizophrenen Plus- über die simultane Minussymptomatik (Skalen 3–5 minus Skala 2) in linear-regressiver Abhängigkeit von der Plasmatyrosinkonzentration: r = − 0,371, p < 0,001, n = 222; unveröffentlicht.

Die simultan präsentierte schizophrene Minussymptomatik (Skala 2 der BPRS) weist dagegen eine direkte Korrelation mit Plasmatyrosintitern auf

(Klempel et al. 1984 a, b); ferner: Minussymptomatik in linear-regressiver Verbindung mit Tyrosintitern: r = 0,368, p < 0,001, n = 222; unveröffentlicht; multiple Regression zwischen den Rohwerten der BPRS-Skalen 1–5 und der Plasmatyrosinkonzentration: r = 0,370, p = 0,000 0055, n = 222; unveröffentlicht. (Diese Zusammenhänge gelten nicht für die Initialphase eines schizophrenen Schubes oder für intermittierende Exazerbationen; desgleichen nicht für neuroleptikainduzierte Parkinson-Syndrome.)

Es kann deswegen mit hinlänglicher Sicherheit davon ausgegangen werden, daß die im Tierversuch nachgewiesenen Korrelationen zwischen peripherer und zentraler Präkursorverfügbarkeit und der peripheren (van Rooyen u. Offermeier 1981) und zentralen DA-/CA-Syntheserate auf den Menschen übertragbar sind.

Den pharmakologisch und psychopathologisch induzierten Variationen einer Führungsgröße, die als „DA-/CA-erge Transmission" apostrophiert werden kann, folgten Variationen der peripheren Regelgröße Plasmatyrosinkonzentration. Es handelt sich demnach um einen Folgeregler.

Das Postulat einer nutritiven Abhängigkeit der Plasmatyrosinkonzentration mit dem Mechanismus einer „offenen Schleife" ist aufzugeben (Wurtman 1982; Wurtman et al. 1974).

3) Zur „relativen Tonusänderung" der bipolaren Führungsgrößen

Die Selbach-Regel der induktiven Tonussteigerung und -minderung beschreibt die mit Latenz ablaufende betragsgleiche und vorzeichenverkehrte gegenregulatorische Auslenkung des einen Regelpartners nach der Stimulation oder Dämpfung des anderen (Künkel u. Selbach 1958; Selbach 1949, 1969).

Selbachs Regel repräsentiert den Mechanismus der homöostatischen Fixierung des Sollwerts in Regelsystemen der autonomen Selbststeuerung.

Das Tyrosinregelsystem erfaßt nur einen Regelpartner eines vorauszusetzenden bipolaren Rückmeldesystems. Es ist mit Wahrscheinlichkeit von einer katecholamin- und cholin-(ACh-)ergen Bipolarität auszugehen, wie sie allen Systemen der autonomen ergo- und trophotropen Selbststeuerung eigen ist (Selbach 1949).

Der direkt nicht bestimmbare Regelpartner wird vorläufig als „(ACh-erge) Gegenregulation" bezeichnet. Seine vermutliche Regelgröße wäre als „(ACh-erge) gegenregulatorische Präkursorverfügbarkeit" (entsprechend s. auch Wurtman 1979, 1982) und seine Führungsgröße als „(ACh-erge) gegenregulatorische Transmission" zu umschreiben.

Die Bipolarität der Führungsgrößen kann nicht der Selbach-Regel der Induktiven Tonusänderung gehorchen.

Wäre das jedoch der Fall, so folgte der Tonusvariation der einen die betragsgleich gegenregulatorische Variation der anderen Führungsgröße. Die resultierende Fixierung des Sollwerts verunmöglichte dann Führungsgrößen mit unipolarer Dominanz. Es entfielen Variationen der peripheren Regelgrößen, und Folgeregelsysteme wären funktionslos.

Die Begriffe der adäquaten und inadäquaten Sollwertverstellungen schließen bereits ein, daß hierarchisch übergeordnete bipolare Führungsgrößen sich wechselseitig über relative und nicht über induktive Tonusänderungen beeinflussen. In einem „relativen stillen Ausgleich" bedeutet die Tonusminderung der einen die Tonussteigerung der anderen Führungsgrößen, wie es für periphere Regelgrößen ausgeschlossen worden ist (Künkel u. Selbach 1985; Selbach 1949, 1969).

In der Normbreite unbeeinträchtigter Funktionalität resultiert für die peripheren Regelgrößen eine adäquate, im Fall des Gegenteils eine inadäquate Sollwertverstellung.

Teleonomisch setzt die Existenz eines Folgereglers mit induktiver Tonusänderung die Existenz von Führungsgrößen mit relativer Tonusänderung voraus.

4) Die rechnerische Anwendung der Wilder-Regel

Nach der Wilder-Ausgangsregel (Wilder 1967) nehmen uni- und bipolare Erregbarkeit eines Systems mit abnehmendem Tonus zu und zugleich der induzierbare Betrag zusätzlicher Dämpfung ab; umgekehrt verhält es sich im Fall eines hohen initialen Tonus.

Wilders Regel beschreibt damit einen exponentiellen und inversen Zusammenhang zwischen Tonus und Erregbarkeit.

Die periphere Regelgröße Plasmatyrosinkonzentration folgt den Variationen der zentroperipheren (systemischen) Führungsgröße DA-/CA-erge Transmission. Die Tyrosinkonzentration stellt damit ein Tonusäquivalent der Führungsgröße dar.

Nach der hier verwendeten Definition eines hohen Tonus ist mit erhöhter Rezeptorsensitivität, -dichte und -affinität eine kompensatorisch niedrige DA-/CA-erge Synthese- und Feuerungsrate mit entsprechend niedriger Tyrosinverfügbarkeit vorauszusetzen.

Das Tonusäquivalent Tyrosinkonzentration kann infolgedessen im exponentiellen Zusammenhang nach Wilder als (ln-)logarithmische fallende Sequenz mittlerer Tyrosinkonzentrationen dargestellt werden (Abb. 1).

Dasselbe Prinzip gilt für die Amplitude der spontanen Oszillationen der Plasmatyrosinkonzentration (Umsatzrate U); die bipolare Schwingungsfähigkeit im peripheren Regler nimmt nach der Wilder-Regel mit abnehmendem Tonus exponentiell zu und umgekehrt.

Die Umsatzrate repräsentiert daher ein Tonusäquivalent des peripheren Tyrosinreglers (Abb. 2).

Eine bipolare homöostatische Sollwertfixierung bedarf betragsgleicher, aber funktionell vorzeichenverkehrter Normmittelwerte der bipolaren Tonusgrößen. Diese werden durch das meßbare Normmittel der Tyrosinkonzentration und durch ein direkt nicht zugängliches Normmittel des (ACh-ergen) gegenregulatorischen Partners vertreten.

Dessen tonusäquivalenter Betrag kann jedoch stellvertretend in Tyrosintonusäquivalenten ausgedrückt werden:

Für die Zeit zwischen 7.40–8.20 Uhr morgens ergab sich für Gesunde eine mittlere Tyrosinkonzentration von $13{,}17 \pm 2{,}27$ µg/ml Plasma. Dem entspricht als CA-erges Tonusäquivalent nach der Wilder-Regel die Größe K_1 [ln DA(13, 17)].

(ACh-erge)
gegenregulatorische Phase
28,5
24,0
21,0
19,0
17,0
15,5
14,0
13,0
12,0
11,0
10,6
10,0
9,5
9,0
8,5
8,0
7,7
7,4
7,1
6,8
6,5
(ACh-erges) gegenregulatorisches Element
15
14
13
12
11
10
9
8
7
6
5
4
3
2
1
0
Modul: (3,26 - ln Tyr.DA) · 10
6
7
8
9
10
11
12
13
14
15
16
17
18
19
20
21
22
23
24
25
26
Regel-Äquivalent
DA-/CA-erges
10,90
x̄Tyr.   13,17
Sollwert
15,44
ln(Tyr./[ACh])
ln(Tyr./DA)

Abb. 1

U(ACh)/Norm = 3,96 μg/ml   (40')
%(Delta - ln U(ACh))
(4:1)
(1:1)
+500
+450
+400
+350
+300
+250
+200
+175
+150
+125
+100
+75
+50
+25
0
-25
-50
-75
-90
-95
-98
-99
-99,5
-99,75
-99,75
-99,5
-99
-98
-95
-90
-75
-50
1,96
U
1,96
(1:1)
(1:1)
UDA/Norm = 3,92 μg/ml   (40')
% (Delta - ln UDA)
(4:1)
+25
+50
+75
+100
+125
+150
+175
+200
+250
+300
+350
+400
+450
+500
DA
(ACh)

Abb. 2

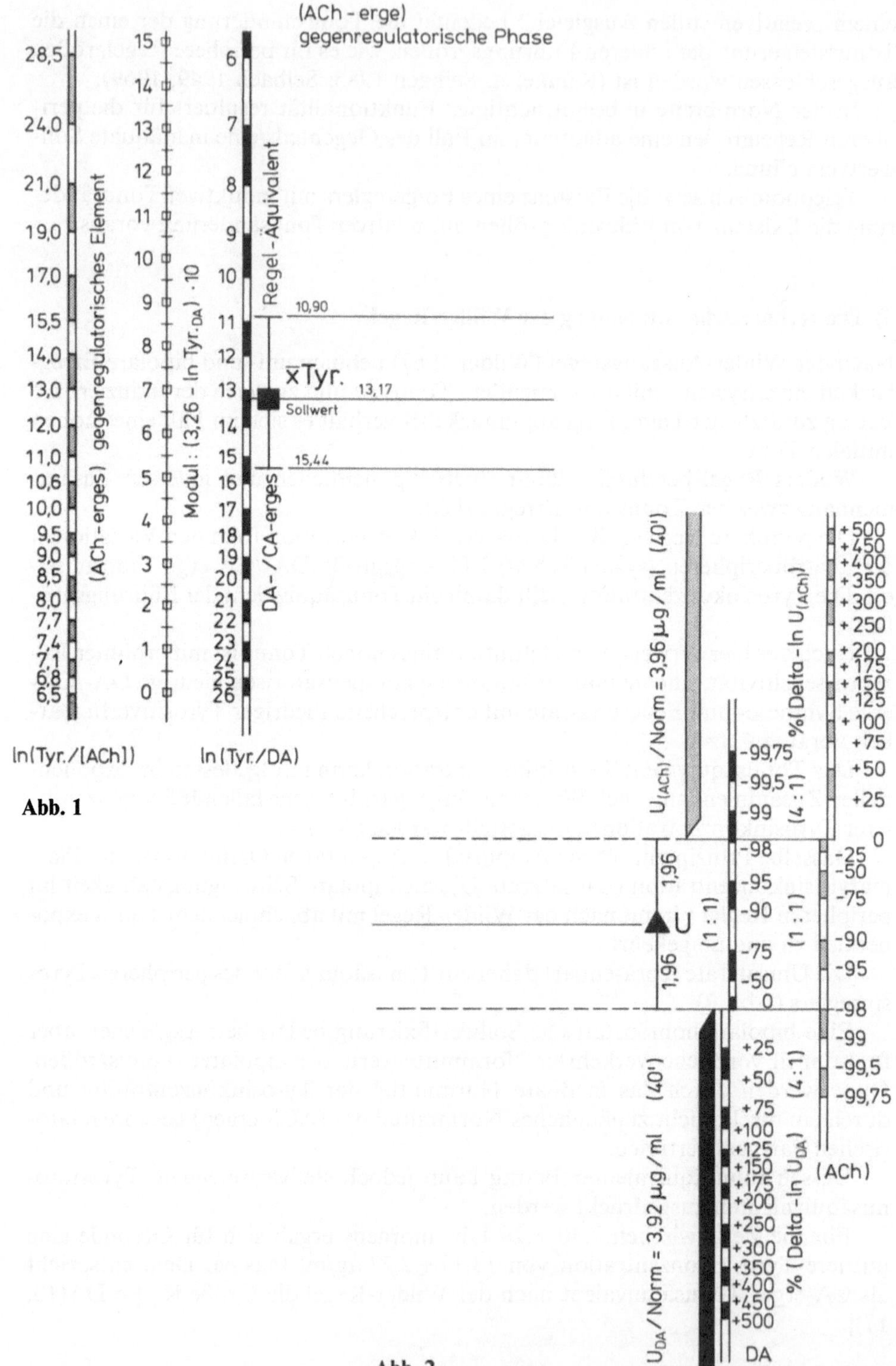

Abb. 1. Bestimmung der Tyrosinäquivalente des Tonus bzw. der Erregbarkeit im Normvariatonsbereich Gesunder zwischen 7.40–8.20 Uhr morgens. $\bar{x}$ Tyrosinsollwert: Normbereich Gesunder, mittlere Tyrosinkonzentration $13,17 \pm 2,27$ µg/ml Plasma; *rechte Skala:* Abfolge der gemessenen (DA-/CA-ergen) Tyrosinkonzentrationen; *mittlere Skala:* zur Umrechnung der (ln-)Tyrosinkonzentrationen auf lineare Werte zum Zweck exakterer graphischer Darstellung; *linke Skala:* (ACh-erge) gegenregulatorische Entsprechung der (DA-/CA-ergen) gemessenen Tyrosinkonzentrationen Gesunder für die Zeit zwischen 7.40–8.20 Uhr.

Die (rechte) Skala wurde nach fallender Sequenz mittlerer Tyrosinkonzentrationen in ln-logarithmischer Abfolge markiert.

Sie strebt nach oben mit abnehmenden realen Tyrosinkonzentrationen (steigende Tonusäquivalente) in den Differenzen benachbarter Werte gegen unendlich und nach unten gegen Null: das entspricht der Wilder-Regel, daß mit zunehmender Entfernung von der Normobergrenze der Tonus exponentiell zunimmt und mit abnehmender Distanz von der Norm-Untergrenze abnimmt.

In direkter Entsprechung sind Äquivalente der Dämpfbarkeit repräsentiert: Diese wird mit zunehmendem Tonus des Systems exponentiell größer und strebt mit abnehmendem Tonus gegen Null.

Das Beispiel demonstriert den Sonderfall eines Vergleichs der Tyrosin-Tonusäquivalente mit dem Normbereich Gesunder. Für beliebige Initialwerte zum Vergleich individueller Verläufe und Reizbeantwortungsmuster ist lediglich die (rechte) Skala DA-/CA-erger Wilder-Äquivalente wesentlich. Sie gestattet die Erfassung falleigener Besonderheiten und die Beurteilung z. B. spontaner und induzierter Regelvariationen, in denen Probanden als eigene Kontrollen dienen.

Abb. 2. Bestimmung der Tonusäquivalente der Umsatzraten (U) in der Normbreite Gesunder zwischen 7.40–8.20 Uhr.

Die Wilder-Skalen sind in (ln-)logarithmischer und prozentualer Abfolge im Verhältnis zum jeweiligen Nullpunkt als dem 100%-Vergleichswert markiert.

DA DA-/CA-erges U-Tonusäquivalent; *ACh* (ACh-erges) gegenregulatorisches U-Tonusäquivalent; *1:1* Differenzen im Normbereich, die kleiner als der 100%-Wert des Normmittels bestimmt wurden, sind im Maßstab 1:1 (Tonus höher als N = 100%) und solche oberhalb des Normbereichs (Tonus niedriger als N = 100%) im Maßstab 4:1 aufgetragen.

Negative Prozentskalen für den Bereich von Null (N = 100%) bis −99,75: In diesem Bereich ist die unipolare periphere Schwingungsfähigkeit (im peripheren Regler) im Verhältnis zu beliebigen U-Vergleichswerten vermindert, d.h. der periphere Tonus ist höher und die Schwingungsfähigkeit (die additive Erregbarkeit) niedriger. *Berechnung:* Vom realen U-Wert (100%) wird der Realbetrag der prozentualen Differenz zum Skalennachbarwert subtrahiert und sein (ln-)Wert bestimmt. Dieser wird vom (ln-)Betrag des 100%-Werts subtrahiert. Das Resultat markiert als Längenmaß die Distanz zum Nullpunkt (100%).

Der (ln-)Zusammenhang steht auch hier für die exponentielle und inverse Abhängigkeit zwischen Tonus und Erregbarkeit gemäß der Wilder-Regel. In direkter Beziehung ist auch hier wie bei den Tyrosinäquivalenten die Dämpfbarkeit der unipolaren U-Äquivalente im peripheren Regler aufgetragen: Sie strebt mit zunehmendem Tonus (Negativprozentwerte) gegen unendlich und mit der Tonusverminderung unterhalb des Nullpunkts (positive Prozentwerte) gegen Null.

Berechnung der positiven Prozentskalen: Der Nullwert bezeichnet den U-Vergleichswert von 100%. Zum realen 100%-Wert wird der Realwert der plusprozentualen Tonusminderung addiert. Von dem (ln-)Wert der Summe wird der (ln-)Wert von 100% subtrahiert. Das Ergebnis bezeichnet als Längenmaß die Distanz zum Nullpunkt = 100% als Vergleichswert der Tonusminderung.

Die Berechnung in prozentualen (ln-)Sequenzen bietet den Vorteil, daß die Skalen für beliebige U-Initialwerte gelten. So können ohne Korrekturen z. B. Gruppenmittelwerte oder individuelle Initialwerte als Bezugspunkte unipolarer Tonusäquivalente im peripheren Regler gewählt werden

Zur Fixierung dieses Sollwerts bedarf es einer funktionell betragsgleichen gegenregulatorischen Äquivalenzgröße. Dieser entspräche stellvertretend in DA-/CA-erger Äquivalenz die Regelwert-Größe $-K_1[\ln DA(13, 17)]$.

Wie oben dargelegt, folgen unipolaren Variationen einer Führungsgröße relative und nicht induktive Tonusänderungen der gegenregulatorischen Führungsgröße.

Die für beide Regelpartner in logarithmischen Sequenzen nach Wilder aufgetragenen (Tyrosin)tonusäquivalente können daher nicht parallel, sondern müssen einander gegenläufig angeordnet werden (s. Abb. 1).

Die homöostatische Fixierung des Sollwerts an der DA-/CA-ergen Obergrenze der Norm (10,90 µg/ml als Tonusäquivalent) setzt deswegen eine gegenläufige relative Tonusänderung der (ACh-ergen) Gegenregulation an ihre Normuntergrenze voraus. Ohne diesen „permissiven" (ACh-ergen) Komplementärwert käme die adäquate DA-/CA-erge Sollwertverschiebung zur Normobergrenze nicht zustande. In stellvertretenden Tyrosintonusäquivalenten folgt daraus:
$$K_2[\ln DA(13,17-2,27)] = k_2[\ln DA(13,17+2,27)] \pm a.$$
Entsprechend finden sich die bipolaren Koordinaten zur DA-/CA-ergen Normuntergrenze (15,54 µg/ml als Tonusäquivalent) als:
$$K_3[\ln DA(13,17+2,27)] = k_3 [\ln DA(13,17-2,27)] \pm b.$$
Mit Hilfe der CA-/DA-ergen Regelwerte des Normbereichs lassen sich derart die bipolar gegenläufigen Wilder-Skalen auf komplementären Niveaus justieren. Dadurch werden beliebig viele relative Äquivalenzpaare in stellvertretenden DA-/CA-ergen Funktionsgrößen ablesbar. In linearer Regression ergibt sich daraus der allgemeine Zusammenhang $[\ln DA(\bar{x}_1 \, Tyr)] = -1[\ln DA(\bar{x}_2 \, Tyr)] + 5,13$, bzw. zur Kennzeichnung der Bipolarität
$$[\ln (ACh) (\bar{x}_2 \, Tyr)] = 5,13 - [\ln DA(\bar{x}_1 \, Tyr)].$$
Diese Gleichung beschreibt den Sonderfall, daß beliebige gemessene Tyrosinregelwerte mit den bipolaren Tonusäquivalenten Gesunder zwischen 7.40–8.20 Uhr morgens verglichen werden sollen. Auf die gleiche Weise können jedoch alle individuellen oder Gruppenmittelwerte in freier Kombination miteinander verglichen werden. Analoges gilt für die prozentual-logarithmischen Wilder-Skalen der Umsatzraten (s. Abb. 2).

Für jeden gemessenen DA-/CA-ergen Tyrosinwert läßt sich aus diesem Zusammenhang der (ACh-erge) gegenregulatorische Komplementärwert errechnen. Dadurch wird ermöglicht, die stellvertretenden (ACh-ergen) gegenregulatorischen Regelwerte auch für die peripheren Tyrosinumsatzraten (U) und für die Regelaktivitäten (RA) zu bestimmen (s. Abb. 3).

U und RA repräsentieren Tonusäquivalente im peripheren Tyrosinregler. Sie befinden sich in nur mittelbarer Abhängigkeit von den zentroperipheren Führungsgrößen (s. auch unten).

Zwischen U und RA einerseits und mittleren Tyrosinkonzentrationen andererseits bestehen keine signifikanten Korrelationen. Daraus folgt, daß der zentroperiphere Tonus der Führungsgrößen (Tyrosinäquivalente) nicht mit dem simultanen Tonus im peripheren Tyrosinregler (U- und RA-Äquivalente) identisch ist.

Die Umsatzraten geben die Amplituden der peripheren Oszillationen der Istwerte um den Sollwert wieder. Sie sind auf den Tonus des Stellglieds des periphe-

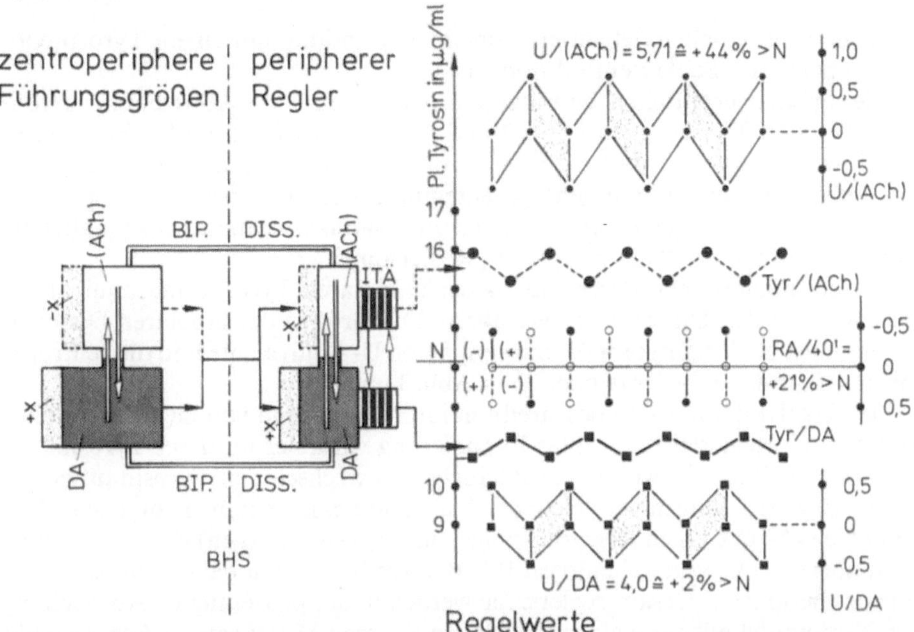

Abb. 3. Schema der zentroperipheren Führungsgrößen, des peripheren Tyrosinreglers und der peripheren meß- und errechenbaren Regelwerte. *Bip. Diss.* bipolare Dissoziation; *BHS* Blut-Hirn-Schranke; *DA* DA-/CA-erger Regelpartner der bipolaren Führungsgrößen und des peripheren Tyrosinreglers; ⇒ gegenseitiger Afferenzaustausch; *ITÄ* Mechanismus der induktiven Tonusänderung nach Selbach im peripheren Regler; *U/(ACh), Tyr/(ACh),* Führungs- und periphere Regelgrößen und -werte der (ACh-ergen) Gegenregulation; *RA/40* für beide periphere Regelpartner betragsgleiche und vorzeichenverschiedene Regelaktivität bzw. Regler-Leistung; *N* Tyrosinnormmittel.
Links: zentroperiphere Führungsgrößen, DA/CA-erge Transmission (*DA*) und (ACh-erge) gegenregulatorische Transmission mit gegenseitigem Afferenzaustausch. Mechanismus der relativen Tonusänderung der Führungsgrößen: Die unipolare Tonusminderung des (ACh-ergen) Gegenregulators vom Betrag (−X) resultiert in einer relativen DA-/CA-ergen Tonussteigerung vom Betrag (+X). Auf den bipolaren peripheren Regler mit der Regelgröße Plasmatyrosinkonzentration wird die Tonusdifferenz der Führungsgrößen (bipolare Dissoziation) projiziert. Dabei können Absolutbeträge des Tonus der Führungsgrößen oder des peripheren Reglers beliebig variieren (dargestellt durch differente Flächeninhalte bei erhaltener bipolarer Dissoziation von (±X).
Rechts: Synopsis der gemessenen (DA-/CA-ergen) Regelwerte und der berechneten (ACh-ergen) gegenregulatorischen Tonusäquivalente.
Das gewählte Beispiel demonstriert regelmäßige Oszillationen von DA-/CA-ergen Umsatzraten von 0,50 μg/ml Tyrosin pro 5 min um den Mittelwert von $\bar{x}$ Tyr = 11,00 μg/ml Plasma (U/DA und Tyr/DA). Nach dem beschriebenen Verfahren ermitteln sich in stellvertretenden Tyrosintonusäquivalenten für den (ACh-ergen) gegenregulatorischen Partner Istwertschwankungen von 0,71 μg/ml pro 5 min [U/(ACh)] um einen komplementären Sollwert von 15,6 μg/ml [Tyr/(ACh)]. Daraus ergibt sich eine für beide Regelpartner betragsgleiche, aber pro Intervall vorzeichenverkehrte Reglerleistung bzw. -aktivität (RA/40'), die mit +21% über der Norm (100%) liegt.
Die bipolare Dissoziation zwischen den Absolutwerten der Umsatzraten und der Tyrosinkonzentration – bzw. den paarweisen unipolaren Tonusäquivalenten – betrug übereinstimmend −30 Relativ% im Vergleich von U/DA gegen U/(ACh) und von Tyr/(DA gegen Tyr/(ACh).
Das arithmetische Mittel von U/DA und U/(ACh): 44 + 2 = 46:2 = 23 stimmt annähernd – wie üblich – mit dem Prozentsatz von +21% N der Regelaktivität überein, die ein Tonusäquivalent des Gesamttonus im peripheren Regler ist

ren Reglers zu beziehen; letzterem käme in Verbindung mit einem Tyrosinpool eine doppelwegige Schleusenfunktion zu.

Die unipolar ermittelten Umsatzraten wurden auf ihre Abweichungen vom Normmittel (100%) bezogen (Abb. 2 und 3). Zudem wurde die Differenz ihrer Absolutwerte bestimmt und als relativprozentige Abweichung (R%) der DA-(CA-ergen von der (ACh-ergen) gegenregulatorischen Umsatzrate angegeben (Abb. 3). Die R%-Differenz zwischen den unipolaren Umsatzraten beinhaltet die „bipolare Dissoziation" des peripheren Reglertonus.

Mit der numerischen Beschreibung der unipolaren Tyrosintonusäquivalente wurde wie mit den Umsatzraten verfahren. Die Größen der bipolaren Dissoziation stimmen hochsignifikant für die peripheren U-Äquivalente und die zentroperipheren Tyrosinäquivalente überein (s. Abb. 3 und 4).

Die Regelaktivität (RA) beschreibt in ihrer Dimension von $\ln(\Delta$-Tyrosinumsatz$)\cdot t^{-1}$ die Reglerleistung unter Eliminierung variabler mittlerer Tyrosinkonzentrationen. Dadurch werden unabhängig von wechselnden Tyrosinmittelwerten alle Reglerleistungen vergleichbar. Aufgrund dessen stimmen zu jedem Zeitpunkt die DA-/CA-ergen Reglerleistungen mit den (ACh-ergen) gegenregulatorischen überein. Die vorzeichenlosen RA-Beträge beinhalten daher Tonusäquivalente des peripheren Gesamtreglers. Sie werden in der prozentualen Abweichung vom Normmittel oder von einem beliebigen anderen Mittelwert als Bezugspunkt angegeben. Sie entsprechen hochsignifikant dem arithmetischen Mittel der unipolaren Umsatzraten (s. Abb. 3 und 5).

5) Zur Übereinstimmung der rechnerischen Methode mit den Regeln der autonomen Selbststeuerung

Die grundsätzlichen Voraussetzungen des Verfahrens sind die relative Tonusänderung der Führungsgrößen und die Anwendung der Wilder-Regel in der logarithmischen Sequenz von Tonusäquivalenten. Aus diesem Ansatz ergeben sich alle übrigen Eigenschaften des Reglermodells. Die Abb. 3 demonstriert eine synoptische Übersicht.

Aus relativen Tonusänderungen der Führungsgrößen folgte, daß der bipolare periphere Regler unipolar differente Afferenzen beziehen müßte. Der mathematische Zusammenhang enthält jedoch den Umstand, daß die unipolaren peripheren Regelpartner betragsgleiche Afferenzen beziehen. Das verweist auf nichtunipolar differenzierte Efferenzen der Führungsgrößen und auf einen Efferenzmittelwert, der betragsgleich auf die peripheren Regelpartner transmittiert wird.

Auf eine betragsgleiche Afferenz der peripheren Regelpartner ist aufgrund betragsgleicher Regelaktivitäten zu schließen. Ungeachtet des Grades der bipolaren Dissoziation der Tonusäquivalente der Tyrosin- und Umsatzratenentsprechungen ergibt sich für eine DA-/CA-Regelaktivität von $+a$ eine simultane (ACh-erge) gegenregulatorische Regelaktivität von $-a$; oder umgekehrt. Die Bilanz der unipolaren Reglerleistungen (RA/40′) bleibt infolgedessen immer ausgeglichen (s. Abb. 3). Das Resultat eines bestimmten Afferenzbetrags für einen $(b-x)$-tonusniedrigen DA-/CA-ergen Regelpartner wäre eine hochamplitudige Schwingungsfähigkeit mit einem entsprechend hohen U/DA-Betrag (Wilder-Regel). Die identische Afferenz eines $(b+x)$-tonushohen (ACh-ergen) Gegenregulators wäre eine niederamplitudige Schwingungsfähigkeit mit niedriger Umsatzrate (Wilder-Regel). Die Regelaktivität (Reglerleistung) ist für beide Regelpartner immer betragsgleich und vorzeichenverschieden (s. Abb. 3).

Wie oben angeführt, besteht keine Korrelation zwischen den Tyrosin- und den Umsatzraten-Tonus-Äquivalenten. Das Schema symbolisiert dies durch differente Flächen der Führungsgrößen und der peripheren Regelpartner (s. Abb. 3).

Eine direkte Korrelation besteht jedoch zwischen den relativprozentualen (R%) Differenzen der Absolutwerte der unipolaren Tonusäquivalente der Tyrosin- und Umsatzratenentsprechungen.

Als identisch oder angenähert erweist sich für die zentroperipheren und für die peripheren Tonusäquivalente der Betrag der bipolaren Dissoziation. Dieser Relativwert bleibt von absolutnumerischen Tonusdifferenzen zwischen den Führungsgrößen und den peripheren Regelpartnern unbeeinflußt (Abb. 3, 6–8).

Die Folgeregulation der peripheren Regelgröße Plasmatyrosinkonzentration findet deswegen nicht über die Tonusgleichheit, sondern über gleiche Relativgrößen der bipolaren Dissoziation der Führungsgrößen statt. Daraus folgt, daß die numerischen Beträge real gemessener Tyrosintiter samt Umsatzraten und Regelaktivitäten nicht unmittelbar auf Tonusniveaus der Führungsgrößen schließen lassen.

Dieser Zusammenhang repräsentiert ein funktionelles Substrat dafür, daß innerhalb von vermutlich großen Variationsbreiten absoluter Tonusminderung und -steigerung der Führungsgrößen die periphere Regelgröße Präkursorverfügbarkeit ihrem Normbereich angenähert oder eingefügt zu bleiben vermag. Die Systemgleichheit der bipolaren Dissoziation ist ein Ergebnis des angewandten Modells und in keiner Vorgabe seines Entwurfs enthalten.

Verlaufsbeobachtungen und Reizbeantwortungsmuster beweisen die qualitative Gültigkeit der Selbach-Regel induktiver Tonusänderung (s. Abb. 4, 6–8). Auch diese Regelmäßigkeit ist in den Voraussetzungen des rechnerischen Verfahrens nicht vorgegeben.

In quantitativer Abweichung von der Selbach-Regel erscheinen in großer Häufigkeit betragsungleiche unipolare Tonusäquivalente der Umsatzraten (Abb. 4, 6–8). Das trifft gleichermaßen auf wechselnde Bezugsgrößen des Vergleichs zu. Auch diese Variation der Selbach-Regel weist übereinstimmende Beträge der bipolaren Dissoziation von Führungsgrößen und peripheren Tonusäquivalenten auf (s. Abb. 4, 6–8).

Die Selbach-Regel setzt funktionell betragsgleiche induktive Tonussteigerungen und -minderungen voraus. Ihre Gültigkeit wäre auf den Variationsbereich der Norm zu beschränken (Tabelle 1).

Für breiter divergierende Induktionsgrößen außerhalb des Normbereichs sind die Cannon-Rosenblueth-Regeln zuständig (Cannon u. Rosenblueth 1949).

Es finden sich Differenzen des Tonus der peripheren Regelpartner, die um mehrere hundert Prozent voneinander abweichen (s. Abb. 6).

Es ist dann nach den Cannon-Regeln davon auszugehen, daß abnorme Niveaus der Erregbarkeit des einen Regelpartners abnorme Grade der Erregbarkeit des anderen induzieren.

Mindert sich aus beliebiger Ursache das Afferenzniveau eines Regelpartners oder -systems oder eines sonstigen zentralen oder peripheren Effektororgans unterhalb einer gewissen Schwelle, so folgt dem die autonome Induktion einer „postdenervativen" bzw. einer „Deafferenz"- oder „Disuse"-Supersensitivität (Cannon u. Rosenblueth 1949; Sharpless 1964). Das Verfahren gestattet es, abnorme Regelkonstellation darzustellen und relativ-numerisch zu beschreiben.

Erläuterungen zu Abb. 4–9

U/DA vs. N = 100%	Umsatzrate des DA-/CA-ergen Regelpartners in Prozenten in der ± Abweichung vom Normmittelwert 100%;
U/(ACh) vs. N = 100%	Umsatzrate des (ACh-ergen) gegenregulatorischen Partners, errechnet als DA-/CA-erger Komplementärwert in der Abweichung von N = 100%;
Tyr/DA vs. N = 100%	prozentuale Abweichung gemessener Tyrosinkonzentration vom Normmittelwert;
Tyr/(ACh) vs. N = 100%	errechnete (ACh-erge) gegenregulatorische Entsprechung in komplementären Tyrosinäquivalenten; in prozentualer Abweichung vom Normmittel;
R% U/DA	gemessene DA-/CA-erge Umsatzrate in relativprozentualem Vergleich zur errechneten (ACh-ergen) gegenregulatorischen Umsatzrate; stellt die bipolare Dissoziation der unipolar bestimmten U-Äquivalente im peripheren Regler dar;
R% Tyr/DA	gemessene (DA-/CA-erge) Tyrosinkonzentration in Relativprozent des errechneten (ACh-ergen) gegenregulatorischen Tyrosinäquivalents; Maß der bipolaren Dissoziation der komplementären Tyrosingrößen;
RA/40'	vorzeichenloser Betrag der Regelaktivität bzw. der Reglerleistung über eine Meßzeit von 40 min, bezogen auf das Normmittel (= 100%); Maß des bipolaren Gesamttonus im peripheren Regler.

Abb. 4. Scheinbar voneinander unabhängige Konstellationen der peripheren und der systemischen Tonusäquivalente in 5 Subgruppierungen chronischer Schizophrenien. ■ DA-/CA-erge Tyrosinäquivalente (systemisch); ▲ gegenregulatorische (ACh-erge) Tyrosinäquivalente (systemisch); schwarze Säulen DA-/CA-erge Umsatzraten-Äquivalente (peripher); schraffierte Säulen gegenregulatorische (ACh-erge) Umsatzraten-Äquivalente (peripher); negative Werte auf der Sollwertlinie der Tyrosinkonzentration: Relativgrößen der bipolaren Dissoziation.
Subgruppierungen: RDC (1)/CPZ < 1,6: Paranoide unter weniger als 1600 Chlorpromazinäquivalenten/Tag; (1)/ > 1,6: Paranoide unter mehr als 1600 CPZ/Tag; (2)/ > 1,6: Hebephrene/Desorganisierte unter mehr als 1600 CPZ/Tag; (2) < 1,6: Hebephrene/Desorganisierte unter weniger als 1600 CPZ/Tag.
Die Relativwerte der peripheren und systemischen Tonusäquivalente verlaufen einander nicht parallel, vielmehr in den Gruppen (1)/CPZ < 1,6 und (1)/CPZ > 1,6 gegenläufig. Dabei erhält sich jedoch für die peripheren wie systemischen Tonusäquivalente eine jeweils identische bipolare Dissoziation unter fortlaufender Sollwertannäherung von − 34 bis − 1 Rel%. Unabhängig von Gabe oder Dosis von Neuroleptika erhält sich in den Mittelwerten die für chronisch Schizophrene charakteristische gegenregulatorische (ACh-erge) Subsensitivität und die DA-/CA-erge Supersensitivität in den beiderseitigen Relativgrößen

(ACh-erge) gegenregulatorische Phase
U(ACh) / Norm = 3,96 µg/ml (1,0')
% (Delta - ln U(ACh))
A B C D E
DISSOZ. BIP
x̄ Tyr.
Sollwert 13,17 ± 2,27
Tonus-Äquivalent
DA-/CA-erges
Modul: (3,26 - ln Tyr.DA) · 10
ln (Tyr./DA)
ln (Tyr./[ACh])
(ACh-erges) gegenregulatorisches Äquivalent
U_DA / Norm = 3,92 µg/ml (1,0')
% (Delta - ln U_DA)
ohne Neuroleptika
RDC (1) CPZ < 1,6
> 1,6 (1)
> 1,6 (2)
< 1,6 (2)
DA-erge (CA-erge) (17⁴⁰ ... 8²⁰ Uhr)
Regelphase

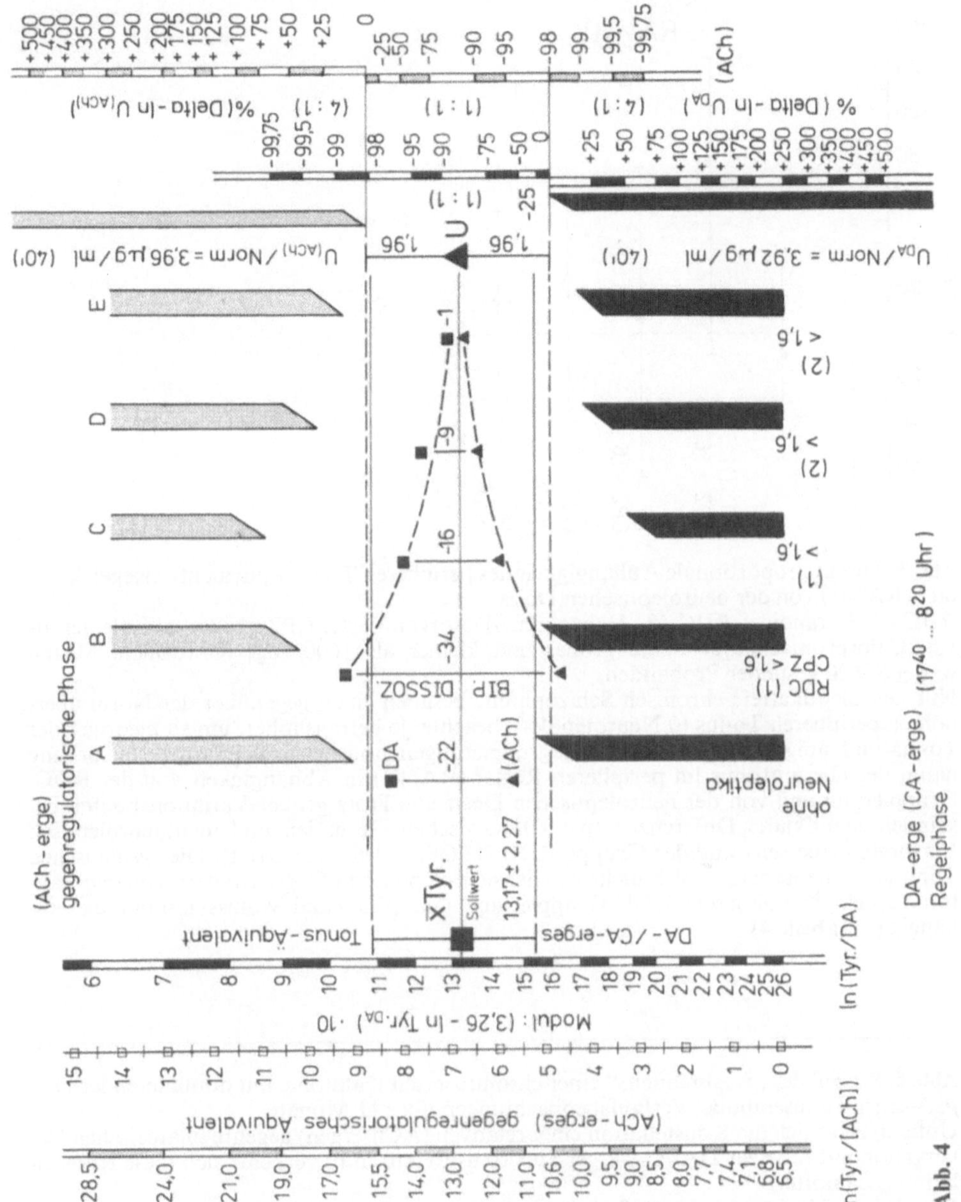

Abb. 4

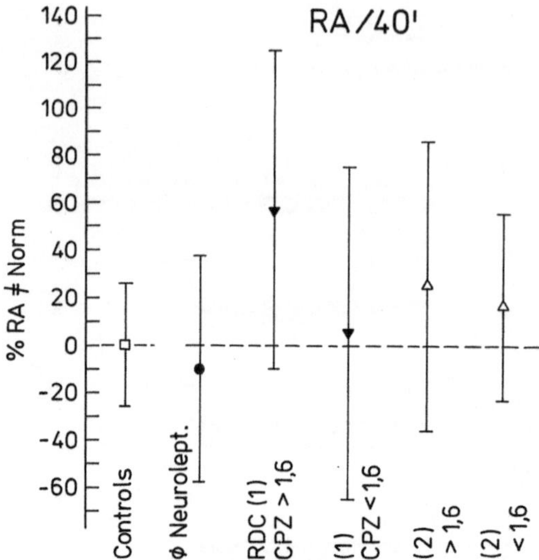

Abb. 5. Direkt proportionale Abhängigkeit des peripheren Tonusäquivalents „Regelaktivität" (RA/40′) von der neuroleptischen Dosis.
RDC (1) Paranoide; *RDC (2)* Hebephrene/Desorganisierte; CPZ größer und kleiner als 1,6.: Chlorpromazinäquivalente größer und kleiner als 1600/Tag; Kontrollen: Mittelwert ± SD 20 gesunder Probanden.
Nur neuroleptikafreie chronisch Schizophrene besaßen einen gegenüber der Norm überhöhten peripheren Tonus (∅ Neuroleptika); beachte: je betragshöher, um so niedriger der Tonus und umgekehrt. In den 4 Subgruppierungen unter neuroleptischer Versorgung nahm der Gesamttonus im peripheren Regler (RA/40′) in Abhängigkeit von der RDC-Gruppierung und von der neuroleptischen Dosis ab. Trotz großer Variationsbreiten bestanden signifikante Differenzen (p = 0,05) zwischen Gesunden und nichtneuroleptisch Versorgten einerseits und der Gruppe RDC (1)/CPZ > 1,6 andererseits. Die systemischen Tonusäquivalente zeigten sich nicht von der neuroleptischen Dosis, sondern von den Faktoren „phänomenologische RDC-Gruppierung" und „Plus- und Minussymptomatik" abhängig (s. Tabelle 4)

Abb. 6. Prozeß des „Ausbrennens" einer chronifizierten Katatonie mit dominierender DA-/CA-erger Tonuseinbuße; Verlaufsbeobachtungen über 11 Monate.
Unter a) zeigt sich die Konstellation einer relativen (ACh-ergen) gegenregulatorischen Denervation mit relativer DA-/CA-erger Supersensitivität; in b) verkehrt sich diese Konstellation gedämpfter.
Die übrigen Messungen von c)–f) sind durch die progrediente Entwicklung einer zunächst induktiven systemischen Tonusminderung gekennzeichnet, die in f) grob DA-/CA-erg dominiert und den Verlust des induktiven Tonusangleichs markiert.
Mit Ausnahme vom e) und f) weisen die relativ-%igen Beträge der bipolaren Dissoziation (R%) die erheblichsten bisher registrierten Diskrepanzen zwischen den zentroperipheren und peripheren Tonusäquivalenten auf. Eine neuerliche Angleichung erfolgt in f).
Dem Verlauf der bipolaren Denervation folgend, nimmt der Tonus im peripheren Gesamtregler (RA/40′) kontinuierlich ab.
Die Entwicklung von c) bis f) fügt sich in die Cannon-Regel, nach der permanent im Zustand der Supersensitivität verharrende Neuronen/Effektororgane eine irreversible Schädigung erleiden

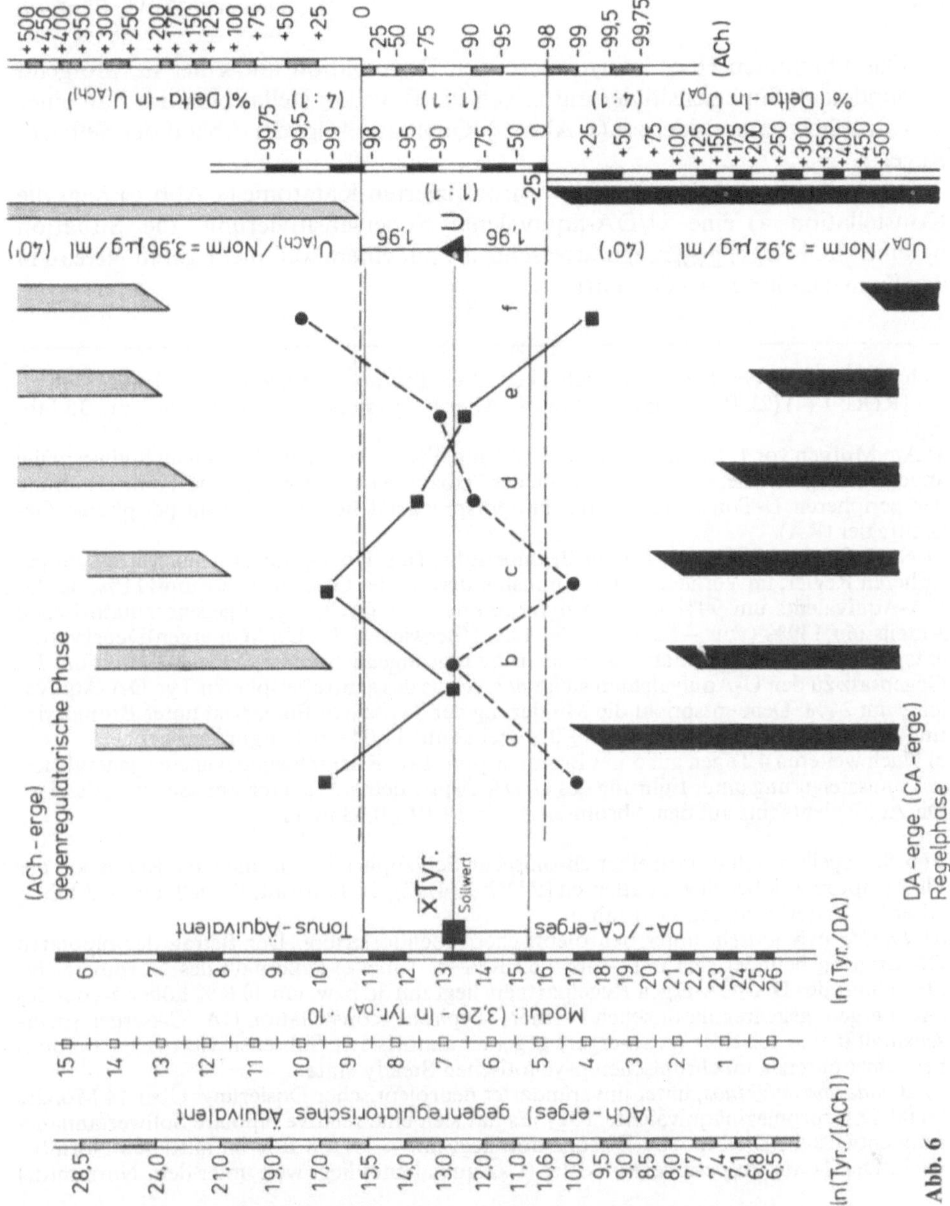

Tabelle der prozentualen Vergleichswerte mit dem Normmittel (zu Abb. 6)

	U/DA	U/ (ACh)	Tyr/DA	Tyr/ (ACh)	R% Tyr/DA	R% U/DA	RA/40'
a)	15	100	−24	30	−42	−25	55
b)	84	19	− 1	0	− 1	53	84
c)	73	107	−25	31	−42	−17	116
d)	153	153	− 6	5	−11	0	156
e)	204	203	2	− 4	6	− 1	219
f)	484	190	37	−28	91	99	307

Das Phänomen einer intermittierenden Denervation und einer nachfolgend „gezündeten" Supersensitivierung zeigen die Regelkonstellationen im Fall einer amyotrophen Lateralsklerose (s. Abb. 9). Qualitativ folgt der Ablauf der Selbach-Regel.

Im Fall einer „ausbrennenden" chronifizierten Katatonie (s. Abb. 6) zeigt die Konstellation a) eine U/DA-äquivalente Supersensitivierung, die Situation b) eine (ACh-erge) gegenregulatorische, die auf einem weit niedrigeren Niveau in der Konstellation f) wiederkehrt.

⟶

Abb. 7. Abnahme der Tyrosinverfügbarkeit unter Bromocryptin am Beispiel eines Patienten [RDC: 1 (4) (2), Prozeßdauer 19 Jahre, Alter bei Ersterkrankung 15 Jahre; m., 35 Jahre].
a) Am Morgen vor 1. Bromocriptingabe (2,5 mg/Tag): Tyrosinäquivalente in Sollwertnähe angeglichen. Extreme, aber bipolar nach der Selbach-Regel ausgeglichene Tonuserhöhung der peripheren U-Tonusäquivalente und entsprechend hoher Tonus im peripheren Gesamtregler (RA).
b) Nach 6tägiger Gabe von 2,5/mg Bromocriptin/Tag: Hochgradiger Tonusverlust im peripheren Regler; im Vergleich zu a) Tonusminderung des Gesamtreglers um 111%, des U/DA-Äquivalents um 90% und am markantesten des (ACh-ergen) gegenregulatorischen Anteils um 139% (von −82 auf +57). Das Überwiegen der U/(ACh-ergen)Denervation entspricht nur noch qualitativ, aber nicht betragsangeglichen der Selbach-Induktion. Im Gegensatz zu den U-Äquivalenten steigt der Tonus des zentroperipheren Tyr/DA-Äquivalents um 24%: Dem entspricht die Minderung der Tyrosinverfügbarkeit unter Bromocriptin (Absoluttyrosinwerte von 14,31 ± 0,25 bei a) auf 11,04 ± 0,41 µg/ml bei b)).
c) Nach weiteren 4 Tagen auf 5 mg Bromocriptin/Tag: Rückschwingen in eine generalisierte Tonussteigerung unter Führung des U/DA-Äquivalents. Weiterer Tonusanstieg des Tyr/Da-Äquivalents (bis auf den Absolutwert von 10,19 ± 0,33 µg/ml)

Abb. 8. Regelkonstellationen einer chronischen Schizophrenie vor und nach Remission der Plussymptomatik bei einem Patienten [RDC: 1 (4) (2), 28 Jahre alt, Prozeßdauer 12 Jahre, Alter bei Ersterkrankung 11(!) Jahre].
a) Floride psychotisch, unter neuroleptischer Hochdosierung. Der Betrag der bipolaren Dissoziation befindet sich mit −36/−40 R% (s. Tabelle) außerhalb des Normbereichs: Der Tonus des DA-/CA-ergen Regelpartners liegt um 36 bzw. um 40 R% höher als der des (ACh-ergen) gegenregulatorischen Partners. Typische Konstellation DA-/CA-erger Supersensitivität und relativer (ACh-erger) gegenregulatorischer Subsensitivität (Denervation) bei Schizophrenen im chronischen psychotischen Steady state
b) Blande und defektuös, unter unveränderter neuroleptischer Dosierung. Über 14 Monate (3600 Chlorpromazinäquivalente/Tag). Es hat sich eine relative bipolare Sollwertannäherung entwickelt. Die bipolare Dissoziation liegt mit −11/−8 R% im mittleren Normbereich. Der Tonus im peripheren Regler (U-Äquivalente) liegt weit unter dem Normmittel

Abb. 9. Pathologische autonome Regelkonstellationen bei einer amyotrophen Lateralsklerose (bulbärer Typ). Beispiel einer 80jährigen Patientin.
a) Zwischen a) und b) (6 Tage) erneute Progredienz bulbärer Ausfälle. Der Initialwert entspricht keiner induktiven Tonusangleichung in den peripheren U-Äquivalenten. Das Bild entspricht einer DA-/CA-ergen Supersensitivität bei (ACh-erger) gegenregulatorischer Denervation.
b) Tag 6. Es hat sich eine hochgradige bipolare Denervation eingestellt, von der dominierend das U/DA-Äquivalent und die Verfügbarkeit des Plasmatyrosins betroffen sind. Die relativprozentualen bipolaren Dissoziationen zeigen eine Differenz von 18 R%.
c) Tag 12. Das System ist in den Zustand einer bipolaren Tonussteigerung zurückgeschwungen. Es dominiert weiterhin ein Tonusanstieg der DA-/CA-ergen Äquivalente. Die Beträge der bipolaren Dissoziation (RA/40′) sind einander wieder angeglichen.

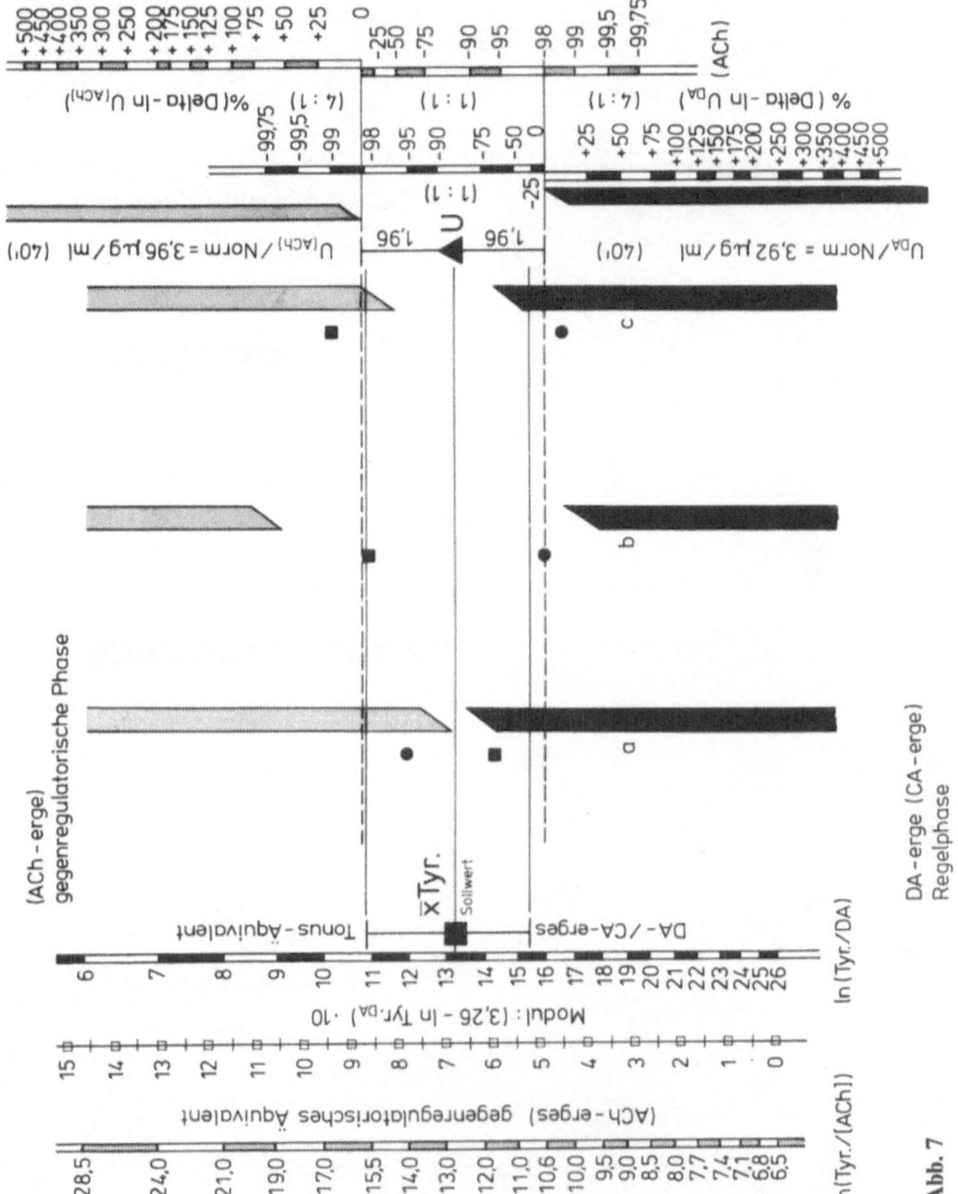

Tabelle der prozentualen Vergleichswerte mit dem Normmittel (zu Abb. 7)

	U/DA	U/ (ACh)	Tyr/DA	Tyr/ (ACh)	R% U/DA	R% Tyr/DA	RA/40′
a) Tag 0	−80	−82	8	− 9	14	20	−81
b) Tag 6	10	57	−16	18	−31	−29	30
c) Tag 10	−62	−42	−23	27	−35	−39	−51

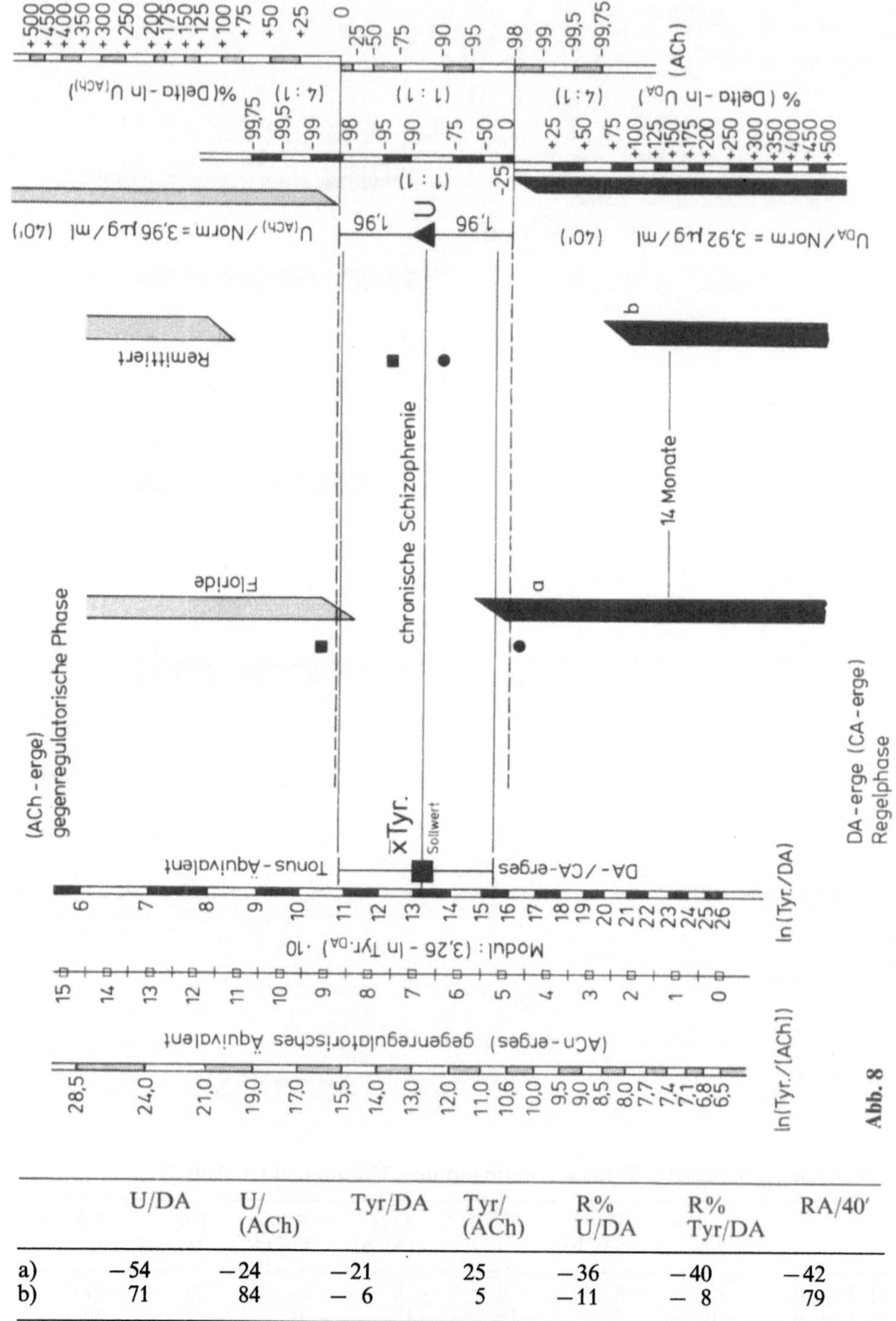

	U/DA	U/(ACh)	Tyr/DA	Tyr/(ACh)	R% U/DA	R% Tyr/DA	RA/40′
a)	−54	−24	−21	25	−36	−40	−42
b)	71	84	− 6	5	−11	− 8	79

Abbildungsunterschrift zu Bild 8 siehe Seite 154

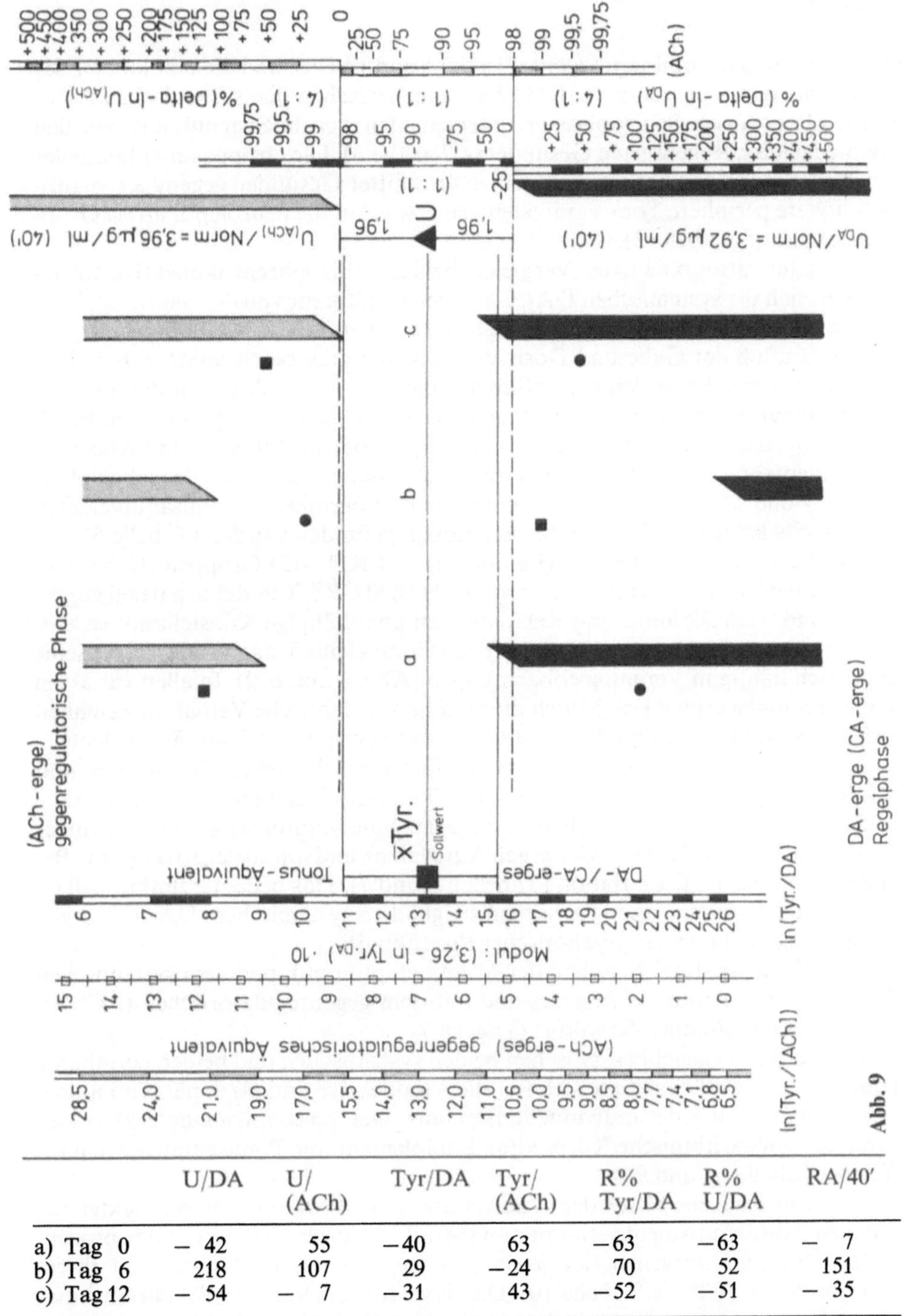

	U/DA	U/(ACh)	Tyr/DA	Tyr/(ACh)	R% Tyr/DA	R% U/DA	RA/40′
a) Tag 0	− 42	55	−40	63	−63	−63	− 7
b) Tag 6	218	107	29	−24	70	52	151
c) Tag 12	− 54	− 7	−31	43	−52	−51	− 35

Abbildungsunterschrift zu Bild 9 siehe Seite 154

Ergebnisse

Die systemischen Tonusäquivalente [Tyr/DA und/(ACh)] und die bipolare Dissoziation [als relativprozentuale (R%) Differenz zwischen den systemischen Äquivalenten] chronisch Schizophrener unterschieden sich hochsignifikant von den entsprechenden Regelwerten Gesunder (s. Tabelle 3). Die Gruppe unter laufender neuroleptischer Medikation wies dem Normmittel Gesunder gegenüber signifikant höhere periphere Tonusäquivalente auf, was auf die neuroleptikafreie Gruppe nicht zutraf (Tabelle 3).

Auch im intrakollektiven Vergleich beider Schizophrenenkollektive unterschieden sich die systemischen DA-/CA-ergen signifikant von den gegenregulatorischen (ACh-ergen) Tonusäquivalenten (t-Test, two-tailed; $p < 0,05$).

Der Einfluß der Gabe und Dosis von Neuroleptika beschränkte sich auf die peripheren Tonusäquivalente. Die Subgruppierung Schizophrener unter mehr als 1600 Chlorpromazinäquivalenten/Tag wies die höchsten Beträge auf, d. h. besaß den niedrigsten peripheren Tonus von allen Gruppen (s. Tabelle 4 und Abb. 5).

Dem entsprach es, daß zwischen psychometrischen Variablen der schizophrenen Plus- und Minussymptomatik einerseits und peripheren Tonusäquivalenten andererseits keine signifikanten Korrelationen gefunden wurden (Tabelle 5).

Der Vergleich von RDC-(1)-(Paranoide) und RDC-(2)-Gruppen (Hebephrene) unter niedrigeren oder höheren Dosen als 1600 CPZ/Tag stellte partiell gegenläufige und nach Absolut- und Relativwerten unabhängige Konstellationen zwischen systemischen und peripheren Tonusäquivalenten dar (Abb. 4); dasselbe zeigte sich häufig in Verlaufsbeobachtungen (Abb. 4 und 6–9). In allen variablen Konstellationen erhielt sich jedoch die annähernd identische Verhältnisgleichheit der bipolaren Dissoziation der systemischen wie peripheren Tonusäquivalente.

Die schizophrene Plus- und Minussymptomatik korrelierte in linearer und multipler Regression mit den systemischen Tonusäquivalenten (Tabellen 6–8).

Je höher die psychometrischen Beträge der Plussymptomatik, um so geringer wurden die Beträge des DA-/CA-ergen Äquivalenz und um so negativer (!) die Beträge der bipolaren Dissoziation (Tabellen 6 und 7). Das bedeutet funktionell einen direkten Zusammenhang zwischen steigendem systemischem DA-/CA-ergen Tonus und zunehmender psychotischer Produktivität.

Umgekehrt bestand zwischen der Minussymptomatik und dem systemischen DA-/CA-ergen Tonus ein inverses und mit dem gegenregulatorischen (ACh-ergen) Tonus ein direktes Verhältnis (Tabelle 7).

Die Verhältnisgleichheit zwischen beiden systemischen und beiden peripheren Tonusäquivalenten bestätigte sich für alle 3 Kollektive und als annähernd numerisch identisch für jedes individuelle Ergebnis. Der Zusammenhang erklärt sich durch die bilogarithmische Korrelation komplementärer Tonusäquivalente nach Wilder (Tabellen 6 und 9).

Das arithmetische Mittel der in normdifferenten Prozenten ausgedrückten peripheren Tonusäquivalente stimmt annähernd identisch überein mit der prozentualen Differenz zwischen der jeweiligen Regelaktivität (RA/40) und ihrem Normmittel (# 100%; s. Tabelle 10). Damit vertritt die Variable RA/40 ein Äquivalent des Gesamttonus im peripheren Tyrosinregler. Weil zwischen der relativen Geschwindigkeitskonstanten von Konzentrationsänderungen [Dimension:

Tabelle 3. $\%Tyr/DA$, $\%Tyr\,(ACh)$ prozentuale Differenz zwischen dem Normmittel (100%) und den systemischen Tonusäquivalenten; $R\%$ $Tyr/DA < Tyr/(ACh)$ relativprozentuale Differenz zwischen den systemischen (und auch den peripheren) Tonusäquivalenten.

Die systemischen Tonusäquivalente chronisch Schizophrener unterscheiden sich signifikant von denen Gesunder: das DA-/CA-erge Äquivalent ist kleiner (der Tonus höher) und das (ACh-erge) gegenregulatorische höher (der Torus niedriger) als bei Gesunden. Die signifikant überhöhten peripheren Äquivalente (der niedrige Tonus) der behandelten Schizophrenengruppe sind neuroleptikainduziert

Verglichene Kollektive	% Tyr/DA	% Tyr/(ACh)	% U/DA	% U/(ACh)	%RA/40′	R% Tyr/DA <Tyr/(ACh) bipolare Dissoziation	n
Gesunde vs. Schizophrene mit Neuroleptika	−10 ±16	14 ±21	21 ±70	49 ±80	31 ±67	−17 ±28	19 63
p:	0,0075	0,0085	(0,195)	0,0147	0,0475	0,0030	
Gesunde vs. Schizophrene ohne Neuroleptika	−13 ±16	18 ±21	−18 ±46	9 ±58	−10 ±47	−22 ±30	19 21
p:	0,0059	0,0054	(0,687)	(0,218)	(0,726)	0,0088	
Gesunde (Mittelwerte)	0 ±16	0 ±16	0 ±21	0 ±34	0 ±26	0 ±36	19

Tabelle 4a, b. Einfluß der Gabe und Dosis von Neuroleptika. Die peripheren Tonusäquivalente allein unterschieden sich signifikant in Abhängigkeit von der neuroleptischen Dosis; dagegen differierten signifikant und unabhängig von neuroleptischen Dosen in den diagnostischen RDC (1)- und RDC (2)-Gruppen die systemischen Tonusäquivalente und die psychometrischen Variablen der BRPS-Skalen 2–5 (Sc 2–Sc 5), ausgedrückt in ihrem prozentualen Anteil an der Gesamtgestörtheit (Δ %) (Sc 2–Sc 5)

a

	% U/DA	% U/(ACh)	% RA/40	% Tyr/DA	% Tyr/(ACh)	R% Tyr/DA $\neq$(ACh)
CPZ > 1,6 vs. CPZ < 1,6	*0,025*	(0,139)	*0,039*	(0,588)	(0,308)	(0,540)
RDC (1) vs. (RDC 2)	(0,955)	(0,057)	(0,542)	*0,003*	*0,003*	*0,004*

b

	Δ% Sc 2	Δ% Sc 3	Δ% Sc 4	Δ% Sc 5	n
CPZ > 1,6 vs. CPZ < 1,6	(0,856)	(0,665)	(0,745)	(0,588)	30 33
RDC (1) vs. RDC (2)	*0,0004*	*0,002*	(0,704)	*0,005*	33 29

% U/DA, % U/(ACh), % RA/40 periphere Tonusäquivalente; *%Tyr/DA, %Tyr/(ACh), R% Tyr/DA ≠ (ACh)* systemische Tonusäquivalente, alle in prozentualer Differenz vom Normmittel (100%) bzw. als R% in der Differenz zwischen DA-/CA-ergem und (ACh-ergem) gegenregulatorischem systemischem Äquivalent (bipolare Dissoziation); s. Text. *CPZ* Chlorpromazinäquivalente unter und über 1600 (*1,6*)/Tag *RDC (1)* Paranoide; *RDC (2)* Hebephrene-Desorganisierte. ANOVA, one-way

Tabelle 5. Plussymptomatische psychometrische Variable vs. periphere „Umsatzraten- und RA-Tonusäquivalente" in linearer Regression: keine signifikanten Korrelationen (Erklärungen s. S. 150)

	%U/DA $\neq$N (100%) r/p	%U/(ACh) $\neq$N (100%) r/p	%RA/40′ $\neq$N (100%) r/p	n
Schizophrene Plussymptomatik				
Δ%-Scores 3–5 (BPRS)	0,167 $\emptyset$	0,145 $\emptyset$	−0,007 $\emptyset$	63
Prozentuale Dominanz schizophrener Plus- über die Minussymptomatik				
Δ%-Scores 3–5 minus Sc 2 (BPRS)	−0,184 $\emptyset$	0,149 $\emptyset$	−0,008 $\emptyset$	63

Tabelle 6. Plussymptomatische psychometrische Variable vs. systemische/zentroperiphere „Tyrosintonusäquivalente" in linearer Regression: hochsignifikante Korrelationen

	% Tyr/DA $\neq$ N (100%) r/p	% Tyr/(ACh) $\neq$ N (100%) r/p	Bipolare Dissoziation r/p	n
Schizophrene Plussymptomatik				
Δ%-Scores 3–5 (BPRS)	−0,568***	0,511***	−0,527***	63
Prozentuale Dominanz schizophrener Plus- über die Minussymptomatik				
Δ%-Scores (3–5) minus Sc 2	−0,665***	0,567***	−0,581***	63

Tabelle 7. Beziehung zwischen schizophrener Minussymptomatik und systemischem DA-/CA-ergem sowie ACh-ergem Tonus. Die 3 systemischen Tonusäquivalente korrelieren sämtlich hochsignifikant mit den psychometrischen Schätzwerten der Minus- (Sc 2) und der Plussymptomatik (Sc 3–5).

Je kleiner die tonusäquivalenten Beträge, desto höher der Tonus; die (ACh-erge) Gegenregulation wird deshalb um so tonushöher, je höher der Schätzwert der Minussymptomatik und je niedriger simultan der DA-/CA-erge Tonus; das jeweils Umgekehrte trifft auf die Beziehungen zwischen der Plussymptomatik und den unipolaren Tonusäquivalenten zu

	% Tyr/DA r (p)	% Tyr/(ACh) r (p)	R% Tyr/DA $\neq$ (ACh) r (p)	n
D% Score 2	0,690 (0,001)	−0,654 (0,001)	0,683 (0,001)	63
D% Score 3	−0,471 (0,001)	0,426 (0,001)	−0,470 (0,001)	63
D% Score 4	−0,528 (0,001)	0,482 (0,001)	−0,538 (0,001)	63
D% Score 5	−0,512 (0,001)	0,554 (0,001)	−0,480 (0,001)	63

D% Scores 2–5 prozentualer Anteil der BPRS-Skalen 2–5 an der Gesamtgestörtheit (100%); *Score 2* Anergie; *Score 3* Denkstörung; *Score 4* Aktivität; *Score 5* Hostilität.

In prozentualen Differenzen vom Normmittel (100%; synchronisiert auf 8.00 Uhr morgens): % *Tyr/DA* systemisches DA-/CA-erges Äquivalent; % *Tyr/(ACh)* systemisches gegenregulatorisches (ACh-erges) Äquivalent; *R*% *Tyr/DA $\neq$ (ACh)* systemische bipolare Dissoziation: R% der Ungleichheit zwischen den systemischen Äquivalenten

ln(Differenz zwischen Konzentration I und Konzentration II) t^{-1}] und der Umsatzrate wie den variablen Absolutwerten der Konzentration (µg/ml Plasma pro 5 min) eine mathematische Beziehung besteht, folgt auch diese Korrelation aus dem rechnerischen Ansatz. Sie vertritt den Summenwert der unipolaren Teilfunktionen.

Sieben chronisch Schizophrene wurden nach intermittierenden akuten Exazerbationen der Plussymptomatik untersucht. Vorausgegangen waren in allen Fällen residualpsychotische Steady states.

Die Plasmatyrosinkonzentrationen (systemische Tonusäquivalente) nahmen signifikant zu. Anstiege der Umsatzraten (U) und Regelaktivitäten (RA; Tonusäquivalente des und im peripheren Regler) blieben nicht signifikant unterschieden (s. Tabellen 11 und 12).

Tabelle 8. Multiple Regressionen zwischen den systemischen Tonusäquivalenten und ihrer bipolaren Dissoziation jeweils einerseits und den psychometrischen Variablen der schizophrenen Plus- und Minussymptomatik andererseits

Zielgröße	Einflußgrößen	R^2	N	N′	N″	p
DA-/CA-erges Tyrosin- äquivalent	Δ%-Score 2	0,458	63	3	59	0,00000008
+						
(ACh-erges) gegen- regulatorisches Tyrosin- äquivalent	Δ%-Scores 3–5	0,323	63	3	59	0,0001
+						
Bipolare Dissoziation: R% Tyr/DA $\mp$ Tyr/(ACh)	„Prozeßakuität"	0,338	63	3	59	0,0001

Δ%-Score 2 prozentuale Anteiligkeit der BPRS-Skala 2/Anergie (Minussymptomatik) an der Gesamtgestörtheit (Skala 6/BPRS); Δ%-Scores 3–5 prozentuale Anteiligkeit der Skalen Denkstörung-Aktivität-Hostilität an der Gesamtgestörtheit; „Prozeßakuität" Dominanz der Plussymptomatik über die simultane Minussymptomatik als Differenz (Δ%-Score 3–5) minus (Δ%-Score 2)

Tabelle 9. Verhältnis zwischen beiden systemischen und beiden peripheren Tonusäquivalenten. Zwischen den systemischen und den peripheren Tonusäquivalenten besteht unbesehen beliebig variabler Absolutwerte eine prozentuale Verhältnisgleichheit.
Der Zusammenhang folgt aus der zugrundegelegten Wilder-Regel zur Bestimmung von Tonusäquivalenten

R% (Tyr/DA $\mp$ Tyr/(ACh)) $\triangleq$ R% (U/DA $\mp$ U/(ACh))

	Gesunde	Schizophrene mit Neuroleptika	Schizophrene ohne Neuroleptika
r	0,981	0,973	0,967
sl	0,95	0,94	1,07
IC	2,36	− 2,12	3,31
n	19	63	21
p<	0,001	0,001	0,001

r Regressionskoeffizient; *sl* Anstieg; *IC* Schnittpunkt mit der Ordinate; *Tyr/DA* $\mp$ *Tyr/(ACh)* Differenz zwischen dem DA-/CA-ergen und dem (ACh-ergen) gegenregulatorischen systemischen Tonusäquivalent in R%, *U/DA* $\mp$ *U/(ACh)* ebenso für die peripheren (Umsatzraten)-tonusäquivalente

Tabelle 10. Das arithmetische Mittel der prozentualen Abweichungen der peripheren (Umsatzraten)tonusäquivalente vom Normmittel Gesunder (100%) entspricht der prozentualen Abweichung von RA/40′ vom Normmittel. RA/40′ stellt damit ein Äquivalent des peripheren Gesamttonus dar

$$\frac{U/DA + U/(ACh)}{2} \cong RA/40'$$

	Gesunde	Schizophrene mit Neuroleptika	Schizophrene ohne Neuroleptika
r	0,990	0,992	0,996
sl	0,99	0,99	1,02
IC	− 0,09	− 1,98	− 1,15
n	19	63	21
p<	0,001	0,001	0,001

U/DA, U/(ACh) periphere (Umsatzraten)tonusäquivalente; *RA/40′* Regelaktivität pro Meßzeit von 40 min

Tabelle 11. Anstiege der Umsatzraten (*U*) und Regelaktivitäten (*RA*). Die 1. Messung wurde im Mittel 25 Tage vor der Exazerbation, die 2. (mittlere) $3,3 \pm 2,1$ Tage nach Exazerbation vorgenommen.

Faktor: Effekt der psychotischen Exazerbation auf die Regelwerte des Plasmatyrosins.

Der signifikante Anstieg der Tyrosinkonzentration schloß eine gleichzeitige DA-/CA-erge Supersensitivität als Ursache der aufblühenden psychotischen Produktivität aus (s. Text)

	$\bar{x}$ Tyr$\pm$SD	U$\pm$SD	RA$\pm$SD	
Vor Exazerbation	$10,62 \pm 1,9$	$0,75 \pm 0,35$	$0,60 \pm 0,15$	7
Nach Exazerbation	$14,59 \pm 3,5$	$1,03 \pm 0,36$	$0,70 \pm 0,31$	7
	p=0,031	p=0,181	p=0,55	

ANOVA, one-way

Tabelle 12. Anstieg der Plus- und Minderung der Minussymptomatik bei 7 chronisch Schizophrenen $3,3 \pm 2,1$ Tage nach Exazerbation der Psychosen.

Die gewünschte Voraussetzung, unter einer Exazerbation einen signifikanten Anstieg dominierender Plussymptomatik zu verstehen, ließ sich bei kleiner Stichprobe nicht erfüllen.

Prozeßakuität: Dominanz der schizophrenen Plussymptomatik als Differenz zwischen den BPRS-Skalen (3–5) minus Skala 2 „Anergie" als Vertreter der Minussymptomatik.

Δ% prozentualer Anteil der Skala an der Gesamtgestörtheit (100%)

	„Prozeßakuität" $\bar{x} \pm$SD	Minussymptomatik (Δ%-Score 2) $\bar{x} \pm$SD	n
Vor Exazerbation	$26,3 \pm 19,5$	$27,9 \pm 10,0$	7
Nach Exazerbation	$43,9 \pm 16,7$	$21,7 \pm 7,5$	7
	p=0,116	$\emptyset$	

ANOVA, one-way

Diskussion

Die mittlere Plasmatyrosinkonzentration chronisch Schizophrener erwies sich in einer umfangreichen Stichprobe als hochsignifikant unter den Mittelwert Gesunder erniedrigt. Dieser Umstand belegt eine inadäquate Sollwertverstellung der Verfügbarkeit des Katecholaminpräkursors, der systemischen Dopamin-/Katecholamin- (DA-/CA-)Syntheserate und der DA-/CA-Rezeptorensensitivität, -dichte und -affinität; denn:

– die Konzentration freien Tyrosins in Plasma und Gehirn ist annähernd gleich (Zigmond u. Wurtman 1970);
– die Präkursorverfügbarkeit (Sedvall u. Kopin 1967) und die Tyrosinkonzentration im Gehirn (Gibson u. Wurtman 1977, 1978) korrelieren direkt mit der DA-/CA-Syntheserate;
– die systemische (d. h. die zentrale wie periphere) DA-Syntheserate korreliert direkt mit der Plasmatyrosinkonzentration (Alonso et al. 1980; Wurtman 1979, 1982; Wurtman et al. 1974);
– die DA-/CA-Synthese- und Feuerungsrate sind in einem System negativer Rückkoppelung mit der postsynaptischen Rezeptorsensitivität, -dichte und -affinität miteinander verbunden (Anden 1969; Bannet et al. 1981; Bartholini et al. 1977; Bunney u. Aghajanian 1975; Burt et al. 1976; Davis 1974; Gey u. Pletscher 1961; Quastel u. Pennefather 1983; Scatton 1977; Zivkovic et al. 1975).

Diese Zusammenhänge scheinen die Dopaminhypothese schizophrener Erkrankungen zu stützen: die postulierte DA-erge Rezeptorensupersensitivität (SST) würde danach eine negativ rückgekoppelte Minderung der DA-Syntheserate und letztere im systemischen Feedback eine Abnahme der Tyrosinverfügbarkeit in den Hirnkompartimenten wie im Plasma bewirken.

Darüber hinaus korreliert die schizophrene Plussymptomatik invers und die Minussymptomatik direkt mit der mittleren Plasmatyrosinkonzentration. Damit wird eine zweifelsfrei zentralnervöse Variable stochastisch gesichert als Einfluß- oder Störgröße in das Kontrollsystem der Tyrosinverfügbarkeit eingebracht.

Die Folgerung, einen kausalen und primären Zusammenhang zwischen schizophrener psychotischer Produktivität und einer DA-/CA-ergen Supersensitivität (SST) anzunehmen, erwies sich jedoch als nicht akzeptabel.

Die Wilder-Regel (1967) bildete die alleinige Grundlage der dargelegten Methode zur Bestimmung relativer uni- und bipolarer Tonusäquivalente der autonomen Selbststeuerung.

Es existiert derzeit keine Möglichkeit, den gegenregulatorischen (GR) Partner der katecholaminergen ermittelbaren Regelwerte zu bestimmen. Analog der Vielzahl bipolarer CA- und cholin- (ACh-)erger autonomer Regelsysteme liegt es nahe, auch für das Kontrollsystem der Tyrosinverfügbarkeit einen trophotropen, ACh-ergen Regelpartner vorauszusetzen. Eine unverbindliche Apostrophierung als „Gegenregulation" (GR) beeinflußt jedoch nicht die Schlußfolgerungen, die sich durch unipolar differenzierte Tonusäquivalente für eine pathophysiologische Endstrecke schizophrener Erkrankungen ergeben.

Als Konsequenz der rechnerisch formulierten Wilder-Regel bestätigte sich bei Gesunden die Selbach-Regel der induktiven Tonusänderung in 2 Erscheinungsformen:

Zum einen bleibt unabhängig vom Grad der aktuellen Sollwertannäherung oder -verstellung der Führungsgrößen die Reglerleistung beider Regelpartner mit jeder Konzentrationsänderung betragsgleich (und vorzeichenverschieden; RA/ 40'; s. Abb. 3); in einem bipolaren System von Führungsgrößen bedeutet die aktiv oder passiv verursachte induzierte Tonusänderung ($+$a) des einen die Tonusänderung ($-$a) des anderen Partners.

Zum anderen erscheinen in Verlaufs- oder Reizbeantwortungsmustern (s. Abb. 4 und 6–9) weitgehend betragsgleiche, d. h. quantitativ angenäherte bipolare Äquivalenzpaare. Mit zunehmender Entfernung vom Sollwert Gesunder bleibt die Selbach-Regel der induktiven Tonusänderung jedoch nur qualitativ erhalten. Selbachs Regel ergibt sich von allein aus der mathematisch formulierten Wilder-Regel.

Residualpsychotische chronisch Schizophrene wiesen durchweg ein gegenregulatorisches (GR) (ACh-erges) Äquivalent auf, das betragsmäßig das DA-/CA-erge Äquivalent übertraf (Tabelle 3; Abb. 8); da Äquivalenzbeträge inverse Tonusäquivalente darstellen, werden bipolare Regelkonstellationen chronisch Schizophrener einheitlich durch eine GR-Subsensitivität und durch eine DA-/CA-erge Supersensitivität gekennzeichnet. Beide systemischen Äquivalente korrelieren vorzeichenverschieden mit psychometrischen Variablen: Mit zunehmender Plussymptomatik steigt der DA-/CA-erge Tonus an und nimmt der GR-(ACh-erge) Tonus ab – und umgekehrt für die Minussymptomatik. In gradueller Abhängigkeit von psychometrischen (zentralnervösen) Variablen hört Selbachs Regel damit auf, ihre quantitative Gültigkeit für schizophrene Erkrankungen zu bewahren.

Es sind die Cannon-Rosenblueth-Regeln, die die dysfunktionelle Einheitlichkeit der bipolaren Entsteuerung chronisch Schizophrener im psychotischen Steady state repräsentieren.

Die GR- (ACh-erge) Subsensitivität entspricht einer unipolaren Denervation. Diese bedingt durch die reduzierte Efferenz eine Deafferenzierung des DA-/CA-ergen Regelpartners. Dem folgt regel- und gesetzmäßig über eine vermutliche Initialphase bipolarer Funktionsminderung die deafferenzinduzierte (und teilkompensatorische) Supersensitivierung des DA-/CA-ergen „Halbreglers". Die Gültigkeit der Cannon-Regeln wurde für periphere wie zentrale Rezeptoren bzw. für beliebige Effektoren nachgewiesen (Cannon u. Rosenblueth 1949; Glick 1975; Glick et al. 1972; Sharpless 1964, 1969, 1975; u. a.).

Cannons Regeln beinhalten für die einheitlichen Entsteuerungen chronisch Schizophrener pathophysiologisch-kausale Zusammenhänge: Das primäre Ereignis ist eine GR- (ACh-erge) Denervation, und die DA-/CA-erge Supersensitivität (SST) repräsentiert ein deafferenzinduziertes Sekundärphänomen. Die katecholerge SST wird so lange bestehen bleiben, wie das CA-/DA-erge Afferenzdefizit überdauert; mit seinem Ausgleich gegen ein Normniveau GR- (ACh-erger) Efferenz kehrt die CA-/DA-erge SST über den Mechanismus der Habituation in den Bereich normaler Erregbarkeit zurück.

Es ergab sich jedoch, daß weder die DA-/CA-erge SST noch das Ausmaß der bipolaren Dissoziation (allein) als das primär involvierte Substrat psychotischer Produktivität unterstellt werden können.

Wäre das jedoch der Fall, müßten für Perioden exazerbierender schizophrener Plussymptomatik abnorm verminderte Präkursorverfügbarkeiten vorausgesetzt werden. Das Gegenteil ist der Fall.

Während der Verlaufsbeobachtung chronisch Schizophrener wurden unter akuten Exazerbationen nach vorausgegangenem psychotischem Steady state einheitliche Anstiege der Plasmatyrosinkonzentration in oder über den oberen Normbereich Gesunder registriert (Tabellen 11 und 12).

Die deafferenzinduzierte DA-/CA-erge SST ("disuse supersensitivity"; Sharpless 1964) entwickelt sich mit Latenz (Cannon u. Rosenblueth 1949; Trendelenburg 1963; Sharpless 1969, 1975). Es geht ihr eine Phase der bipolaren funktionellen Denervation voraus. Bis zur „Zündung" der postdenervativen SST erklärt die initiale DA-/CA-erge Deafferenzierung eine (teilkompensatorische) Erhöhung der Präkursorverfügbarkeit über die Vermittlung des negativen Rückmeldesystems im synaptischen Ventil. Während dieser Vorgänge erweist sich jedoch bereits eine plussymptomatische Exazerbation noch in Abwesenheit DA-/CA-erger SST. Daraus ist zu schließen, daß der primären GR (ACh-ergen) Denervation auf der gemeinsamen pathophysiologischen Endstrecke schizophrener Erkrankungen eine Rolle als dem funktionellen Substrat initialer und exazerbierender Plussymptomatik zuzuschreiben ist.

In diesen Zusammenhängen vermag der neuroleptisch bewirkten Teilblockade sekundärer DA-/CA-erger SST nur ein unilateraler "push effect" und eine dadurch bewirkte relative Zunahme und relative Sollwertannäherung des GR-(ACh-ergen) Tonus zuzukommen. Dieses Behandlungsprinzip imponiert um so zweifelhafter, als jede postsynaptische DA-erge Rezeptorblockade über den synaptischen Feedback eine gesteigerte Transmittersynthese- und DA-erge Feuerungsrate induziert und eine ca. 50%ige Depression der Rezeptorsensitivität einer ca. 80%igen Rezeptorenblockade bedarf (Quastel u. Pennefather 1983).

Supersensitivierte Effektoren erliegen ungefähr nach Jahresfrist einer irreversiblen Läsion, falls ein normales Afferenzniveau nicht wiedererworben wird (Sharpless 1964; Cannon u. Rosenblueth 1949).

Damit bieten die Cannon-Regeln auch eine Erklärung an für Hubers Befunde hirnatrophischer Veränderungen schizophrener Prozeßpsychosen (Huber 1957, 1961) und für nachgewiesene fibrilläre Gliosen (Reynolds et al. 1980; Stevens 1981).

In diesem Zusammenhang entspricht die Entwicklung des „Ausbrennens" dem Verlöschen permanenter DA-/CA-erger SST durch neuronale „Ausdünnung". Die Präkursorverfügbarkeit kehrte alsdann in den Normbereich zurück, und unter gleichzeitigem und relativem GR (ACh-ergen) Tonusgewinn der komplementären Führungsgröße käme eine Sollwertannäherung im Rahmen einer Defektheilung zustande. Dasselbe Prinzip gälte für neuroleptisch induzierte Remissionen (s. Tabelle 4). Das Verhalten der systemischen Tonusäquivalente genügt den Voraussagen Cannons im Detail. Mit zunehmender Minussymptomatik nimmt der DA-/CA-erge Tonus ab und steigt der GR (ACh-erge) Tonus an; das Umgekehrte trifft für die DA-/CA-erge Tonussteigerung und den simultanen GR- (ACh-ergen) Tonusverlust mit zunehmender Plussymptomatik zu (Tabellen 6 und 7).

Eine bedeutsame und bisher nicht objektivierbare Rolle ist theoretisch dem Grad der Synchronisation in der Entwicklung primärer GR- (ACh-erger) Denervation und sekundärer DA-/CA-erger SST beizumessen. Hypothetisch könnte er den Verlauf schizophrener Erkrankungen prägen: hochsynchronisierte denervative und supersensitivierende Prozesse des betroffenen neuronalen Substrats könnten z. B. katatone und akute intermittierende Schübe nach sich zu ziehen, und niedrige Sychronisationsgrade könnten schwellenwertabhängig über hebephrene und Simplexverläufe entscheiden.

Differenzierbare uni- und bipolare Tonusäquivalente im Rückmeldesystem der Tyrosinverfügbarkeit beweisen die Gültigkeit der Cannon-Regeln für die inadäquaten Sollwertverstellungen chronisch Schizophrener. Es handelt sich um ein unspezifisches pathophysiologisches Prinzip analog dem der Entzündung oder degenerativer etc. Erkrankungen: Die Organ- oder Systemmanifestation bliebe über die Vermittlung eines (undefinierten) Locus minoris resistentiae variabel.

Die schizophrenietypische Konstellation DA-/CA-erger SST und GR- (ACh-erger) Subsensitivität/Denervation ist als (teil)kompensatorische Reglerleistung und nicht als Reglerkrankheit zu verstehen. Daraus leiten sich u. a. alternative therapeutische Strategien ab; hypothetisch wären optimale Effekte, die dem synaptischen Feedback und dem Kontrollsystem der Präkursorverfügbarkeit gerecht würden, von einem GR- (ACh-ergen) agonistischen postsynaptischen "pull" und von einem DA-/CA-ergen agonistischen präsynaptischen "push" zu erwarten.

Literatur

Alonso R, Agharanya JC, Wurtman RJ (1980) Tyrosine loading enhances catecholamine excretion by rats. J Neural Transm 49:31

Ambrozi L, Riederer P, Birkmayer W, Neumayer E (1974) Zur Statistik des Tyrosin-Tryptophan-Diagramms bei der Depression. Dtsch Med Wochenschr 99:1087

Andén NE (1969) Adrenergic mechanisms. Ann Rev Pharmacol 9:119

Bannet J, Belmaker RH, Ebstein RP (1981) Individual differences in the response of dopamine receptor number to chronic haloperidol treatment. Biol Psychiatry 16:1059

Bartholini G, Stadler H, Gadea-Ciria M, Lloyd KG (1977) Interaction of dopaminergic and cholinergic neurons in the extrapyramidal and limbic systems. In: Costa E, Gessa GL (eds) Advances in biochemical psychopharmacology. Raven, New York

Benkert O, Renz A, Marano C, Matussek N (1971) Altered tyrosine daytime plasma levels in endogenous depressive patients. Arch Gen Psychiatry 25:359

Birkmayer W, Linauer W (1970) Störung des Tyrosin- und Tryptophanmetabolismus bei Depression. Arch Psychiatr Nervenkr 213:377

Bunney BS, Aghajanian GK (1975) Evidence for drug actions on both pre- and postsynaptic catecholamine receptors in the CNS. In: Usdin E, Bunney WE (eds) Pre- and postsynaptic receptors. Dekker, New York

Burt DR, Creese I, Snyder SH (1976) Antischizophrenic drugs: Chronic treatment elevates dopamine receptor binding in brain. Science 196:326

Cannon WB, Rosenblueth A (1949) The supersensitivity of denervated structures. Macmillan, New York

Davis JM (1974) A two factor theory of schizophrenia. J Psychiatr Res 11:25

Gey KF, Pletscher A (1961) Influence of chlorpromazine and chlorprothixine on the cerebral metabolism of 5-hydroxy-tryptamine, norepinephrine, and dopamine. J Pharmacol Exp Ther 133:18

Gibson CJ, Wurtman RJ (1977) Physiological control of brain catechol synthesis by brain
    tyrosine concentration. Biochem Pharmacol 26:1137
Gibson CJ, Wurtman RJ (1978) Physiological control of brain catecholamine synthesis by
    brain tyrosine concentration. Life Sci 22:1399
Glick SD (1975) Recovery of function and changes in sensitivity to amphetamine following
    caudate lesions in rats. Behav Biol 13:239
Glick SD, Greenstein S, Zimmerberg B (1972) Facilitation of recovery by alpha-methyl-
    p-tyrosine after lateral hypothalamic damage. Science 177:534
Haase H-J (1982) Therapie mit Psychopharmaka und anderen seelisches Befinden beein-
    flussenden Medikamenten. Schattauer, Stuttgart
Hess HJ (1985) Untersuchung einer diurnalen Rhythmik des Plasma-Tyrosins mittels va-
    lider Methodik bei gesunden Probanden verschiedener Altersstufen und Patienten mit
    Psychosen aus dem schizophrenen Formenkreis. Med. Dissertation Universität des
    Saarlandes
Huber G (1957) Pneumencephalographische und psychopathologische Bilder bei endoge-
    nen Psychosen. Springer, Berlin Göttingen Heidelberg
Huber G (1961) Klinische und neuroradiologische Untersuchungen an chronisch Schizo-
    phrenen. Nervenarzt 32:7
Kishimoto H (1977) The level and circadian rhythm of plasma tryptophan, tyrosine and
    cortisol in manic-depressive patients and its clinical significances. Seishin Shinkeigaku
    Zasshi 79:375 (Psychiatria et neurologica Japonica; Übersetzung aus dem Japani-
    schen)
Klempel K (1972) Orientierende Untersuchungen des zirkadianen Plasma-Tyrosin-Rhyth-
    mus depressiver Syndrome unterschiedlicher Ätiologie. Arch Psychiatr Nervenkr
    216:131
Klempel K, Bleeker HE, Fünfgeld EW (1982) Labile Regelmechanismen der Plasma-Tyro-
    sin-Konzentration in gesunden und psychotischen Probanden. In: Beckmann H (Hrsg)
    Biologische Psychiatrie. Thieme, Stuttgart
Klempel K, Fünfgeld EW, Roux JT (1984 a) Parameters of plasma tyrosine regulation as
    biological marker in chronic schizophrenia. In: Meyer BJ, Kramer S (eds) Neuronal
    communications. Balkema, Rotterdam
Klempel K, Hess J, Laufhütte T (1984 b) Argumente für eine Regulation und Feedback-
    kontrolle des Plasmatyrosins als Katecholaminprecursors in chronisch Schizophrenen
    und in gesunden Probanden. In: Hopf A, Beckmann H (Hrsg) Forschungen zur Biolo-
    gischen Psychiatrie. Springer, Berlin Heidelberg New York Tokyo
Künkel H, Selbach H (1958) Die „Induktive Tonussteigerung" als ein Grundphänomen ve-
    getativer Regelabläufe. Wien Nervenheilkd 15:170
Laufhütte T (1985) Zur Regelphysiologie der peripheren Tyrosinkonzentration als Präkur-
    sor der dopaminergen Katecholamine bei Gesunden und chronisch Schizophrenen.
    Med Dissertation, Universität des Saarlandes
Niskanen P, Huttunen M, Tamminen T, Jääskelainen J (1976) The daily rhythm of plasma
    tryptophan and tyrosine in depression. Br J Psychiatry 128:67
Oades RD (1982) Attention and schizophrenia. Pitman, Boston
Overall JE, Gorham DR (1962) The brief psychiatric rating scale. Psychol Rep 10:799
Quastel DMJ, Pennefather P (1983) Receptor blockade and synaptic function. J Neural
    Transm [Suppl] 18:61
Reynolds GP, Reynolds LM, Riederer P, Jellinger K, Gabriel E (1980) Dopamine receptors
    and schizophrenia: Drug effect or illness? Lancet II:1251
Riederer P, Birkmayer W, Neumayer E (1973) The tyrosine/tryptophan-diagram in a long-
    time study with depressed patients. J Neural Transm 34:31
Rooyen JM van, Offermeier J (1981) Peripheral dopaminergic receptors. Physiological and
    pharmaceutical aspects of therapeutic importance. S Afr Med J 59:329
Scally MC, Ulus I, Wurtman RJ (1977) Brain tyrosine level controls striatal dopamine syn-
    thesis in haloperidol-treated rats. J Neural Transm 41:1
Scatton B (1977) Differential regional development of tolerance to increase in dopamine
    turnover upon repeated neuroleptic administration. Eur J Pharmacol 46:363

Sedvall GC, Kopin IJ (1967) Influence of sympathetic denervation and nerve impulse activity on tyrosine hydroxylase in the rat submaxillary gland. Biochem Pharmacol 16:39

Selbach H (1949) Das Kippschwingungsprinzip in der Analyse der vegetativen Selbststeuerung, Teil 1 u. 2. Fortschr Neurol Psychiatr 17:129, 151

Selbach H (1969) Die endogene Depression als Regulationskrankheit. In: Hippius H, Selbach H (Hrsg) Das depressive Syndrom. Urban & Schwarzenberg, München

Sharpless SK (1964) Reorganization of function in the nervous system – use and disuse. Ann Rev Physiol 26:357

Sharpless SK (1969) Isolated and deafferented neurons: Disuse supersensitivity. In: Jasper HH, Ward AA, Pope A (eds) Basic mechanisms of the epilepsies. Little, Brown, Boston

Sharpless SK (1975) Supersensitivity-like phenomena in the central nervous system. Fed Proc 34:1990

Spitzer RL, Endicott J, Robins E, Kuriansky J, Gurland B (1975) Preliminary report of the reliability of research diagnostic criteria applied to psychiatric case reports. In: Sudilovsky A, Gershon S, Beer B (eds) Predictability in psychopharmacology. Raven, New York

Stevens JR (1973) An anatomy of schizophrenia? Arch Gen Psychiatry 29:177

Stevens JR (1981) Neurology and neuropathology of schizophrenia. In: Henn F, Nasrallah H (eds) Schizophrenia as a brain disease. Oxford University Press, New York

Sved AF, Fernstrom JD, Wurtman RJ (1979) Tyrosine administration reduces blood pressure and enhances brain norepinephrine release in spontaneously hypertensive rats. Proc Natl Acad Sci USA 76:3511

Takahashi R, Utena H, Machiyama Y, Kurihara M, Otsuka T, Nakamura T, Kanamura H (1968) Tyrosine metabolism in manic depressive illness. Life Sci 7:1219

Trendelenburg U (1963) Supersensitivity and subsensitivity to sympathomimetic amines. Pharmacol Rev 15:225

Waalkes TP, Udenfried S (1957) A fluorometric method for the estimation of tyrosine in plasma and tissues. J Lab Clin Med 50:733

Wilder J (1967) Stimulus and response. Wright, Bristol

Wurtman RJ (1979) Precursor control of transmitter synthesis. In: Barbeau A, Growdon JH, Wurtman RJ (eds) Nutrition and the brain, vol 5. Cholin and Lecithin in brain disorders. Raven, New York

Wurtman RJ (1982) Nutrients that modify brain function. Sci Am 4:42

Wurtman RJ, Fernstrom JD (1974) Nutrition and the brain. In: Schmitt FO, Worden FG (eds) The neurosciences. MIT Press, Cambridge

Wurtman RJ, Chou C, Rose CM (1967) Daily rhythm in tyrosine concentration in human plasma: Persistence on low-protein diets. Science 158:660

Wurtman RJ, Rose CM, Chou C, Larin FF (1968) Daily rhythms in the concentrations of various amino acids in human plasma. N Engl J Med 279:171

Wurtman RJ Larin FF, Mostafapour S, Fernstrom JD (1974) Brain catechol synthesis: Control by tyrosine concentration. Science 185:183

Zigmond MJ, Wurtman RJ (1970) Daily rhythm in the accumulation of brain catecholamines synthesized from circulating H^3-tyrosine. J Pharmacol Exp Ther 172:416

Zivkovic B, Guidotti A, Revuelta A, Costa E (1975) Effects of thioridazine, clozapine, and other antipsychotics on the kinetic state of tyrosine hydroxylase and on the turnover rate of dopamine in striatum and nucleus accumbens. J Pharmacol Exp Ther 194:36

Hirnatrophische Prozesse bei Schizophrenen –
Ein quantitativer Vergleich mit Parkinson- und
Huntington-Erkrankung

B. Bogerts

In zahlreichen älteren [10, 11] und neueren [6, 8, 9, 12, 17] neuroradiologischen Veröffentlichungen wurde bei einem Teil schizophrener Patienten eine mäßige Erweiterung der inneren und der äußeren Liquorräume beschrieben. Durch postmortale morphometrische Untersuchungen an Gehirnen Schizophrener konnte nachgewiesen werden, daß diese Erweiterungen der Liquorräume nicht durch eine allgemeine Hirnatrophie, sondern durch fokale degenerative Prozesse bestimmter Hirnteile (Hippokampusformation, Gyrus parahippocampalis, Mandelkern, Pallidum internum, Substantia nigra, periventrikuläres dienzephales Grau, Balken) verursacht ist, wohingegen andere Hirnregionen Schizophrener (Thalamus einschließlich aller großen thalamischen Zellgruppen, gesamtes Striatum, Pallidum externum, Endhirnhemisphären und Kleinhirnhemisphären) keine degenerative Volumenschrumpfung aufweisen [1–5, 15].

Degenerative Prozesse sind jedoch auch bei anderen Hirnerkrankungen anzutreffen, bei denen psychotische Symptome nicht im Vordergrund stehen (z. B. M. Parkinson, Chorea, Friedreich-Ataxie, M. Pick, M. Alzheimer). Spezifisch ist somit nicht der Befund einer Hirnatrophie allein, sondern das jeweilige Degenerationsmuster, d. h. die regionale Verteilung und Schwerpunktbildung des atrophischen Prozesses innerhalb des Gehirns.

Um festzustellen, ob die oben beschriebenen fokalen Atrophien für Schizophrene spezifisch sind, untersuchten wir dieselben Hirnregionen sowohl bei 14 Schizophrenen als auch bei 5 Chorea-Huntington-Patienten, 5 Patienten mit postenzephalitischer und 4 Patienten mit idiopathischer Parkinson-Erkrankung sowie bei 10 neurologisch-psychiatrisch unauffälligen Kontrollfällen (s. Tabelle 1). Schizophreniforme Symptome kommen zwar hin und wieder bei choreatischen Erkrankungen und auch bei postenzephalitischem Parkinsonismus vor; jedoch wies keiner der hier untersuchten Huntington- oder Parkinson-Patienten derartige Symptome auf.

Untersucht wurden nur linke Hemisphären der Hirnsammlung des C. u. O. Vogt-Instituts für Hirnforschung der Universität Düsseldorf.

Die diagnostische Klassifikation der Schizophrenen sowie die histologischen und morphometrischen Methoden wurden an anderer Stelle bereits beschrieben [1–5].

Die Ergebnisse sind in Tabelle 2 zusammengefaßt. Das Degenerationsmuster der Huntington- und der Parkinson-Fälle differiert deutlich von dem der Schizophrenen. Das absolute (Tabelle 2) und auch das relative (Abb. 1) Volumen der Hippokampusformation war nur bei Schizophrenen signifikant kleiner, nicht aber bei den Parkinson- und Huntington-Patienten, obwohl letztere Gruppe eine ausgeprägte Verminderung des Hirngewichts aufwies.

Tabelle 1. Daten und Diagnosen der Patienten, deren Gehirne zu der vergleichenden Untersuchung herangezogen wurden[a]

	Geschlecht		Alter (Jahre)	Krankheitsdauer (Jahre)	Dauer der klinischen Behandlung (Jahre)	Autolysedauer [h]	Todesjahr
	♂	♀	Spanne (Mittel)	Spanne (Mittel)	Spanne (Mittel)	Spanne (Mittel)	Spanne (Mittel)
Kontrollfälle (n=10)	7	3	19–84 (42,6)	–	–	2–70 (30,3)	1928–1960 (1939)
Schizophrene (n=14)	4	10	19–74 (41,0)	0,5–37 (11,5)	0,1–23 (6,38)	4–46 (19,0)	1930–1941 (1933)
Chorea (n=5)	1	4	40–72 (54,2)	11 –18 (14,0)	4 –12 (6,84)	6–40 (24,6)	1934–1936 (1935)
Post- enzephalitischer Parkinsonismus (n=5)	4	1	32–63 (50,4)	8 –14 (10,6)	2 – 5 (3,5)	5–40 (23,0)	1931–1934 (1933)
Idiopathischer Parkinsonismus (n=4)	4	–	66–70 (68,0)	6 –12 (8,8)	2 – 5 (3,6)		1932–1934 (1933)

[a] Spanne und Mittelwerte des Alters, der Krankheitsdauer, der klinischen Behandlungsdauer und des Todesjahres waren bei allen untersuchten Gruppen ungefähr gleich, mit Ausnahme des Alters der idiopathischen Parkinson-Patienten, das im Vergleich zur gesamten Kontrollgruppe signifikant höher lag. In Tabelle 2 wurden deshalb die idiopathischen Parkinson-Patienten nur mit den 5 ältesten Kontrollfällen verglichen.

Wegen der ungleichen Geschlechtsverteilung in allen Gruppen wurde eine 2faktorielle Varianzanalyse (Diagnose × Geschlecht) erforderlich, in der jede Patientengruppe mit der Kontrollgruppe verglichen wurde.

In keiner Gruppe zeigten die F- und p-Werte signifikante geschlechtsabhängige Differenzen an. Ausnahme hierbei waren das Hirngewicht, das bei Frauen signifikant niedriger lag (mittlere Differenz: 12%, F=10,06, p=0,003) und das relative Hippokampusvolumen, das bei Frauen signifikant höher war (mittlere Differenz 11%; F=5,4, p=0,031).

Alle Patienten verstarben vor 1941, also vor der Einführung der Neuroleptika- und L-Dopabehandlung.

Tabelle 2. Volumina der einzelnen Hirnteile und Mittellinienfläche des Corpus callosum bei den verschiedenen Krankheitsbildern und Kontrollfällen.

	Kontroll-fälle	Schizo-phrene	Huntington-Patienten	Patienten mit postenzepha-litischem Parkin-sonismus	Kontroll-fälle[b]	Idio-pathischer Parkin-sonismus
Hirngewicht [g]	1245[e] 145[f] 10[g]	1184 101 −5[h] 13 n.s.	988 97 −21 5 *	1294 147 +3 5 n.s.	1189 144 5	1213 64 +2 5 n.s.
Volumina [cm³][a]						
Hippokampus-formation	3,13 0,41 10	2,52 0,38 −20 ** 14	2,80 0,60 −11 5 n.s.	3,08 0,22 −2 5 n.s.	3,22 0,38 5	3,12 0,41 −3 5 n.s.
Mandelkern	1,70 0,19 10	1,49 0,26 −14 * 12	1,24 0,29 −26 * 5	1,59 0,11 −6 5 n.s.	1,47 0,33 6	1,66 0,23 +13 5 n.s.
Thalamus	7,79 0,92 10	7,23 0,65 −7 12 n.s.	6,74 1,52 −14 5 n.s.	8,07 1,54 +4 5 n.s.	7,16 1,18 5	7,19 0,65 −0 4 n.s.
Hypo-thalamus	1,18 0,17 9	1,21 0,33 +3 8 n.s.	1,10 0,12 −7 5 n.s.	0,92 0,15 −22 * 5	1,09 0,22 5	1,20 0,38 +11 4 n.s.
Striatum	10,24 1,08 9	10,50 1,14 +3 12 n.s.	4,83 1,01 −53 ** 5	10,26 1,27 +0 5 n.s.	9,18 0,35 5	10,29 0,38 +12 * 4
− Caudatum	4,16 0,56 9	4,17 0,61 +1 12 n.s.	1,96 0,68 −53 ** 5	3,86 0,81 −7 5 n.s.	3,78 0,26 5	3,91 0,27 +4 4 n.s.
− Putamen	5,32 0,49 9	5,48 0,66 +3 12 n.s.	2,48 0,37 −54 ** 5	5,66 0,50 +6 5 n.s.	4,81 0,24 5	5,69 0,18 +18 (*) 4
− Accumbens	0,76 0,21 9	0,84 0,15 +11 12 n.s.	0,40 0,07 −47 ** 5	0,73 0,18 −4 5 n.s.	0,63 0,19 5	0,69 0,11 +8 4 n.s.
Pallidum internum	0,49 0,05 10 d	0,43 0,05 −14 ** 14	d −40 **	d −7 n.s.	d	d +1 n.s.
Pallidum extermum	1,08 0,13 10	1,06 0,18 −2 12 n.s.	d −50 **	d −7 n.s.	d	d −2 n.s.
Substantia nigra compacta	0,29 0,05 7	0,23 0,02 −19 (*) 6	0,17 0,06 −39 ** 3	0,08 0,03 −70 ** 6	d	0,20 0,04 −29 * 5
Mittellinienfläche [cm²][c]						
Corpus callosum	6,53 0,88 15	5,58 0,77 −14 * 19	4,72 1,19 −28 ** 5	7,00 0,91 +7 10 n.s.	6,31 0,95 8	6,78 1,26 +7 9 n.s.

Im Vergleich zur Kontrollgruppe: n.s. nicht signifikant; *p = 0,05, **p = 0,01.

[a] Die Volumina wurden durch Planimetrie von Markscheiden–gefärbten Schnittserien bestimmt [2–5].

In den Choreagehirnen waren Striatum und Pallidum am stärksten geschrumpft; aber auch Mandelkern, Substantia nigra und Balken dieser nichtpsychotischen Choreapatienten waren stärker atrophiert als die gleichen Hirnregionen der schizophrenen Patienten. Die geringgradigen Atrophien des Pallidum internum, des Mandelkerns, der Substantia nigra und des Balkens Schizophrener sind somit unspezifische Befunde und können nicht für das Zustandekommen der psychotischen Symptome verantwortlich gemacht werden.

Für postenzephalitischen Parkinsonismus ist eine mäßige Atrophie des Hypothalmus und ein fast vollständiger Ausfall der Substantia nigra compacta charakteristisch; für Paralysis-agitans-Patienten eine etwas geringgradigere Atrophie der Substantia nigra und interessanterweise eine signifikante Hypertrophie des Striatums (diese Volumenvergrößerung des Striatums könnte als Aktivitätshypertrophie, die durch die Reduktion inhibitorischer dopaminerger Afferenzen aus der Substantia nigra verursacht ist, gedeutet werden).

Im Vergleich zur Parkinson- und Huntington-Erkrankung ist in Gehirnen Schizophrener als einzige der ausgewerteten Hirnstrukturen die Hippokampusformation spezifisch degeneriert.

Es ist deshalb wahrscheinlich, daß eine Minderfunktion dieser wichtigen limbischen Struktur für die Pathophysiologie schizophrener Symptome bedeutsamer ist als Funktionsstörungen der anderen mituntersuchten Hirnteile.

In der Vogtschen Sammlung fanden wir ein Gehirn eines Huntington-Chorea-Patienten, der neben den typischen extrapyramidalmotorischen Bewegungsstörungen eine ausgeprägte paranoid-halluzinatorische und katatone Symptomatik aufwies. Das Volumen der Hippokampusformation dieses Gehirns lag im Gegensatz zu dem der übrigen (nichtpsychotischen) Choreatikern unter der normalen Streubreite (s. Abb. 1). Es ist daher denkbar, daß die symptomatische Schizophrenie dieses Choreapatienten ebenfalls durch eine Insuffizienz der Hippokampusformation verursacht sein könnte.

Das relative Hippokampusvolumen lag bei 7 von 13 Schizophrenen unter dem niedrigsten normalen Wert. Dieses Ergebnis konnte weder durch Gruppenunterschiede des Alters, der Hospitalisierungsdauer, der postmortalen Autolysedauer (s. Tabelle 1) noch durch die unterschiedliche Geschlechtsverteilung (2 faktorielle Varianzanalyse) erklärt werden.

---

[b] Wegen der Altersdifferenz zur gesamten Kontrollgruppe (s. Tab. 1) wurden die Strukturvolumina der idiopathischen Parkinson-Patienten nur mit den 5 ältesten Kontrollfällen (41–84 Jahre, Mittel: 64,6 Jahre), die Corpus callosum Fläche mit den 8 ältesten Kontrollfällen (40–99 Jahre, Mittel: 63,7 Jahre), verglichen.
[c] Die Balkenfläche wurde auf Fotografien der Medianfläche der Hemisphären planimetriert. Hierfür waren mehr Normal-, Schizophrenie-, Chorea- und Parkinsonhirne verfügbar als für die Volumenbestimmungen.
[d] Differenzen und Signifikanzniveau der Pallidumwerte der Huntington- und Parkinson-Patienten wurden von Lange (1982) [14] übernommen, der z. T. dasselbe Material auswertete; die Daten der Substantia nigra wurden teilweise schon von Bogerts et al. (1983) [2] veröffentlicht.
[e] Mittelwert.
[f] Standardabweichung.
[g] Fallzahl.
[h] Mittlere Differenz zur Kontrollgruppe in % (Kontrollgruppe = 100 %).

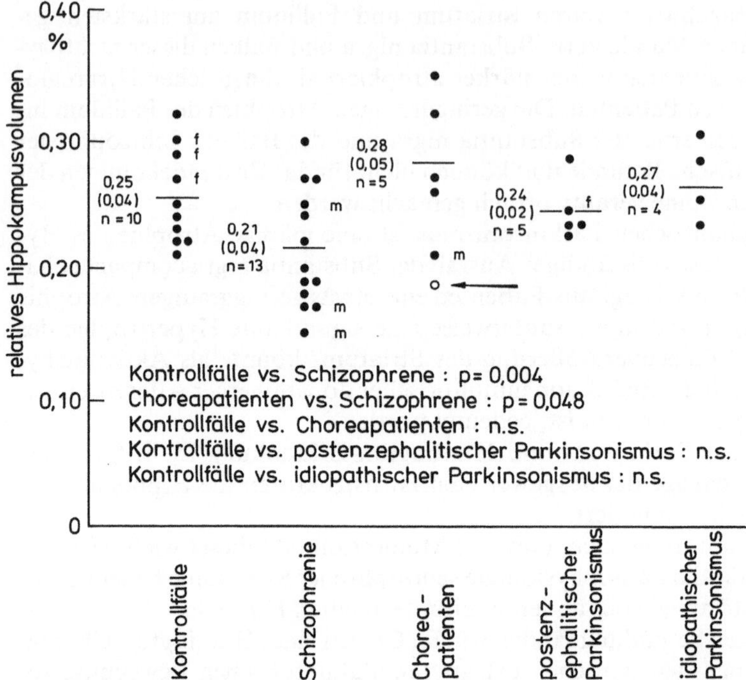

Abb. 1. Relatives Hippokampusvolumen [absolutes Hippokampusvolumen / Hirngewicht / spezifisches Hirngewicht (1,036)] bei den untersuchten Krankheitsbildern und Kontrollen. Angaben in % des Hirnvolumens. Der Mittelwert der Schizophreniegruppe war nicht nur signifikant kleiner als der der Normalgruppe, sondern auch als der der Huntington-Gruppe. 7 von 14 Schizophreniewerten lagen unter dem niedrigsten Normalwert und unter dem niedrigsten Wert der nichtpsychotischen Choreatiker. o← Choreafall mit paranoid-halluzinatorischer Symptomatik, *m* männliche Fälle, *f* weibliche Fälle (weitere Erläuterungen s. Text)

Unbeantwortet bleibt vorerst die Frage, ob die Hippokampusformation auch im Vergleich zu hier nicht untersuchten degenerativen Hirnerkrankungen ohne schizophreniforme Psychosen (z. B. M. Pick oder M. Alzheimer) spezifisch degeneriert bleibt. Auch sollte erwähnt werden, daß andere Hirnteile als die Hippokampusformation, v. a. der Frontallappen, als mögliches Substrat schizophrener Erkrankungen diskutiert werden [7, 13, 16].

Weitere Untersuchungen werden klären müssen, ob die Schizophrenen mit normalen Volumenswerten der linken Hippokampusformation (s. Abb. 1) eine Atrophie des Frontallappens oder degenerative Prozesse in der kontralateralen Hemisphäre aufweisen oder ob es tatsächlich eine Untergruppe schizophrener Patienten gibt, in der kein hirnatrophisches Substrat nachweisbar ist.

Literatur

1. Bogerts B (1984) Zur Neuropathologie der Schizophrenien. Fortschr Neurol Psychiatr 52:428–437
2. Bogerts B, Häntsch J, Herzer ·M (1983) A morphometric study of the dopamine-containing cell groups in the mesencephalon of normals, Parkinson patients, and schizophrenics. Biol Psychiatry 18:951–969
3. Bogerts B, Lesch A, Lange H, Zech M (1983) Hypotrophy of the corpus callosum in schizophrenia. Neurosci Lett [Suppl] 14:34
4. Bogerts B, Meertz E, Schönfeld-Bausch R (1984) Morphometrische Untersuchungen an Gehirnen Schizophrener. In: Hopf A, Beckmann H (Hrsg) Forschungen zur Biologischen Psychiatrie. Springer, Berlin Heidelberg New York Tokyo, S 227–232
5. Bogerts B, Meertz E, Schönfeld-Bausch R (1985) Basal ganglia and limbic system pathology in schizophrenia: A morphometric study. Arch Gen Psychiatry 42:784–791
6. Dewan JM, Pandurangi AK, Lee SH et al. (1983) Central brain morphology in chronic schizophrenic patients: A controlled CT study. Biol Psychiatry 18:1133–1140
7. Farkas T, Wolf AP, Jaeger J, Brodie JD, Christman DR, Fowler JS (1984) Regional brain glucose metabolism in chronic schizophrenia: A positron emission transaxial tomographic study. Arch Gen Psychiatry 41:293–300
8. Gattaz WF, Kasper S, Kohlmeyer K, Beckman H (1981) Die craniale Computertomographie in der Schizophrenieforschung. Fortschr Neurol Psychiatr 49:286–291
9. Gross G, Huber G, Schüttler R (1982) Computerized tomography studies on schizophrenic diseases. Arch Psychiatr Nervenkr 231:519–526
10. Huber G (1961) Chronische Schizophrenie. Synopsis klinischer und radiologischer Untersuchungen an defektschizophrenen Anstaltspatienten. In: Huber G (Hrsg) Einzeldarstellungen aus der theoretischen und klinischen Medizin, Bd 13. Hüthig, Heidelberg
11. Jacobi W, Winkler H (1927) Encephalographische Studien an chronischen Schizophrenen. Arch Psychiatr Nervenkr 81:299–332
12. Johnstone EC, Crow TJ, Frith CD, Husband J, Keel L (1976) Cerebral ventricular size and cognitive impairment in chronic schizophrenia. Lancet II:924–926
13. Kolb B, Whishaw IQ (1983) Performance of schizophrenic patients on tests sensitive to left or right frontal, temporal, or parietal function in neurological patients. J Nerv Ment Dis 171:435–443
14. Lange HW (1981) Quantitative changes of telencephalon, diencephalon, and mesencephalon in Huntington's chorea, postencephalitic, and idiopathic Parkinsonism. Verh Anat Ges 75:923–925
15. Lesch A, Bogerts B (1984) The diencephalon in schizophrenia: Evidence for reduced thickness of the periventricular grey matter. Eur Arch Psychiatr Neurol Sci 234:212–219
16. Levin S (1984) Frontal lobe dysfunction in schizophrenia – II. Impairments of psychological and brain functions. J Psychiatr Res 18:57–72
17. Weinberger DR, Torrey EF, Neophytides AN, Wyatt RJ (1979) Structural abnormalities in the cerebral cortex of chronic schizophrenic patients. Arch Gen Psychiatry 36:935–939

Phencyclidin und das glutamaterge System

M. E. Kornhuber, J. Kornhuber, H. Zettlmeißl, H. H. Kornhuber

Kürzlich wurde von Kim et al. [20] festgestellt, daß Glutamat, ein erregender Neurotransmitter v. a. kortikosubkortikaler Verbindungen (z. B. [19, 23]), im Liquor schizophrener Patienten auf die Hälfte erniedrigt ist. Dieser Befund führte zur Glutamathypothese der Schizophrenie [18, 20, 21]. In 2 neueren Studien wurden ebenfalls erniedrigte Glutamatspiegel im Liquor schizophrener Patienten gefunden, wenn auch nicht signifikant [1, 31], einerseits wegen der Streuung der Daten oder andererseits wegen der geringen Patientenzahl. Es wurden auch widersprüchliche Ergebnisse veröffentlicht [14, 24], die möglicherweise auf methodische Probleme zurückzuführen sind. Ein anderer Befund, der die Glutamathypothese stützt, stammt aus Japan: Nishikawa et al. [28] berichten über eine Vermehrung der glutamatsensitiven ^{3}H-Kainsäure-Bindung in bestimmten kortikalen Gebieten schizophrener Patienten. Dieser Befund läßt sich gut mit einer Denervationsüberempfindlichkeit erklären.

Der Zusammenhang der Glutamathypothese der Schizophrenie mit der therapeutischen Wirkung der Neuroleptika besteht wahrscheinlich darin, daß diese die dopaminergen D_2-Rezeptoren blockieren, welche die Freisetzung von Glutamat präsynaptisch hemmen [8, 35, 37]. Dies bedeutet vermehrte Glutamatfreisetzung unter Neuroleptikatherapie. Demnach sollten im pharmakologischen Modell entweder Dopaminagonisten (z. B. Amphetamin) [17, 36] oder Glutamatantagonisten (z. B. GDEE) [22] oder eine Kombination von beiden schizophrenomimetisch sein. – Und tatsächlich gibt es eine Gruppe von Substanzen, die beide Eigenschaften vereinen: Phencyclidin ist neben dem Anästhetikum Ketamin prominentester Vertreter dieser Gruppe. Phencyclidin wurde unter dem chemischen Namen 1-(1-Phenylcyclohexyl-)piperidin (PCP) Ende der 50er Jahre als Allgemeinanästhetikum entwickelt, kam jedoch nur in der Veterinärmedizin zur Anwendung, da es am Menschen ausgeprägte psychotomimetische Nebenwirkungen zeigte [32]. Bald darauf wurde erkannt, daß es häufig eine schizophreniforme Psychose hervorrufen kann, die seither als das beste pharmakologische Schizophreniemodell angesehen wird [25, 39]. Seit Mitte der 60er Jahre wird PCP in den Vereinigten Staaten vermehrt als Rauschdroge verwendet, und heute nehmen etwa 14% der 18- bis 25jährigen Amerikaner PCP [30]. Damit ist es in den USA nach dem Alkohol die am häufigsten mißbrauchte Droge. Seit 1965 steht das schwächer wirksame PCP-Derivat Ketamin als Allgemeinanästhetikum beim Menschen zur Verfügung [11, 27]. Ketamin ist weniger potent und kürzer wirksam, sonst aber dem PCP sehr ähnlich [11]. So treten in der Aufwachphase teilweise Halluzinationen auf [11]. Da PCP häufig eine schizophreniforme Psychose verursacht, ist sein Wirkungsmechanismus möglicherweise von Bedeutung für das Verständnis der Pathogenese der Schizophrenie. Neben einem Einfluß z. B. auf katecholaminerge Mechanismen [5, 12] mehren sich v. a. die Hinweise auf einen PCP-Einfluß auf die synaptische Transmission saurer Aminosäuren. So wird die durch N-Methyl-Aspartat (NMA) evozierte Erregung zentraler Neurone von Katze und Ratte selektiv durch PCP bzw. Ketamin vermindert [4]. Endogener Ligand des Rezeptors, an den NMA bindet, ist wahrscheinlich Glutamat [29, 44] oder Aspartat [43]. Zusammengefaßt sprechen die Ergebnisse dafür, daß saure Aminosäuren wie z. B. Glutamat sowohl in der Wirkung von PCP als auch bei der Schizophrenie eine Rolle spielen. Die nachfolgend aufgezeigten Daten unterstützen diese Hypothese.

1) PCP- [33], Glutamat- [6, 15] und NMA-Bindungsstellen [29] im Gehirn sind ähnlich verteilt. Die höchste Dichte findet sich jeweils in Hippokampus, Kortex und Striatum. Dies sind Regionen, denen eine Bedeutung in der Pathogenese der Schizophrenie zugeschrieben wird.

2) PCP vermindert das durch Glutamat evozierte Feuern hippokampaler Neurone [34], wahrscheinlich über einen postsynaptischen Mechanismus. Ähnliche Resultate liegen für Ketamin in Hippokampus, Amygdala und Thalamus vor [38]. Diese Befunde sind nicht durch eine lokalanästhetische Wirkung von Ketamin und PCP zu erklären. Weiterhin vermindern sowohl PCP als auch Ketamin die Erregung spinaler Neurone, die durch mikroiontophoretisch appliziertes NMA hervorgerufen wurde [4]. Wie schon eingangs erwähnt, repräsentiert der NMA-Rezeptor wahrscheinlich eine Untergruppe von Glutamat- [29, 44] bzw. Aspartatrezeptoren [43].

3) Eine Untergruppe der Opiate, die sog. σ-Opiate (typische Vertreter: N-Allyl-Normetazocin und Cyclazocin), rufen im Tierversuch ähnliche Verhaltensänderungen hervor wie PCP [7] und wirken ebenfalls psychotomimetisch [16]. σ-Opiate interagieren sowohl mit PCP- [33] als auch mit NMA-Bindungsstellen [3] und unterscheiden sich in verschiedenen wichtigen Aspekten von den anderen Opiatrezeptoren [47]. Dieser Befund hat bereits zu der gemeinsamen Bezeichnung PCP/σ-Opiatrezeptor geführt [33, 46] und legt nahe, daß die Wirkung über denselben Rezeptor vermittelt ist.

4) PCP erhöht Blutdruck und Pulsfrequenz [32]. Einer der wesentlichen Schaltpunkte der Blutdruckregulation ist der N. tractus solitarii, ein Kerngebiet des N. vagus, zu dem die Barorezeptoren projizieren. Glutamat scheint hier eine bedeutende Rolle zu spielen. Beidseitige Injektion von Glutamatantagonisten in diesen Kern erzeugt ähnlich der systemischen PCP-Gabe Blutdruck- und Pulsfrequenzsteigerung [41].

5) Die analgetischen Eigenschaften von PCP und Ketamin könnten ebenfalls über eine glutamatantagonistische Wirkung vermittelt sein, da 2-Amino-Phosphono-Valerat, ein NMA-Antagonist [43], bei intrathekaler Injektion ebenfalls Analgesie erzeugt [9].

6) PCP verursacht Gedächtnisstörung bei 90% der Konsumenten [32]. In jüngster Zeit verdichten sich die Hinweise dafür, daß der Hippokampus und dort speziell die sog. "long-term potentiation" (LTP) wesentlich an der Gedächtnisbildung beteiligt ist [26, 42]. Die LTP wiederum scheint an Glutamatausschüttung gebunden zu sein [10], und Glutamatantagonisten können das Lernverhalten beeinflussen [13]. PCP vermindert die LTP im Hippokampus [40] und bewirkt möglicherweise hierüber den Gedächtnisverlust. Natürlich ist auch der Neokortex für die Gedächtnisbildung wichtig, und auch hier könnte Glutamatantagonismus zur Gedächtnisstörung führen.

7) Es gibt Hinweise für eine strukturelle Übereinstimmung zwischen Glutamat und PCP [45], was für einen kompetitiven Antagonismus an derselben Bindungsstelle sprechen würde. Neuere Arbeiten sind jedoch eher vereinbar mit einem nichtkompetitiven Antagonismus zwischen Glutamat und PCP. Möglicherweise werden die PCP-Wirkungen auf das glutamaterge System über eine Beeinflussung rezeptorgekoppelter Ionenkanäle vermittelt.

Neben der eben dargestellten Beeinflussung glutamaterger Systeme wirkt PCP indirekt agonistisch auf die Transmission katecholaminerger Neurone [5, 12]. Diese Effekte sind wahrscheinlich ebenfalls am Zustandekommen der psychotomimetischen Eigenschaften des PCP beteiligt. So verursacht der indirekte Dopaminagonist Amphetamin ebenfalls eine schizophrenieähnliche Psychose, wenngleich weniger häufig als PCP [17, 36]. Weiterhin gibt es einen unterschiedlichen Zeitverlauf in der Entwicklung der psychotischen Symptome unter PCP verglichen mit Amphetamin, der nicht über Unterschiede in der Pharmakokinetik bedingt zu sein scheint. Die schizophrenieähnlichen Symptome treten bei PCP viel früher auf als bei Amphetamin; v. a. aber verursacht PCP neben produktiv-psychotischen Symptomen auch Minussymptome, wie Katalepsie und Sedierung [2], während diese Minussymptome bei der Amphetaminwirkung fehlen. Dies spricht für einen zusätzlichen Mechanismus in der PCP-Wirkung, der in einem Glutamatantagonismus bestehen könnte.

Zusammenfassung

Phencyclidin (PCP) ist eine Rauschdroge, die in den USA in epidemischem Umfang mißbraucht wird und häufig eine schizophreniforme Psychose hervorruft. Da eine Unterfunktion des glutamatergen Systems als pathogenetischer Faktor der Schizophrenie diskutiert wird, haben wir die Evidenzen für eine Beeinflussung des glutamatergen Systems durch PCP zusammengetragen.

Literatur

1. Alfredsson G, Lindberg M, Sedvall G (1985) Relationship between glutamate and glutamine in cerebrospinal fluid. J Neurochem 44:S195D
2. Allen RM, Young SJ (1978) Phencyclidine-induced psychosis. Am J Psychiatr 135:1081–1084
3. Anis NA, Berry SC, Burton NR, Lodge D (1983) Cyclazocine, like ketamine, blocks N-methylaspartate actions on spinal neurones in cat and rat. J Physiol (London) 338:37–38P
4. Anis NA, Berry SC, Burton NR, Lodge D (1983) The dissociative anaesthetics, ketamine and phencyclidine, selectively reduce excitation of central mammalian neurones by N-methyl-aspartate. Br J Pharmacol 79:565–575
5. Ary TE, Komiskey HL (1982) Phencyclidine-induced release of (^{3}H)dopamine from chopped striatal tissue. Neuropharmacology 21:639–645
6. Biziere K, Thompson H, Coyle JT (1980) Characterization of specific, high-affinity binding sites for L-(^{3}H) glutamic acid in rat brain membranes. Brain Res 183:421–433
7. Brady KT, Balster RL, May EL (1982) Stereoisomers of N-allylnormetazocine: phencyclidine-like behavioral effects in squirrel monkeys and rats. Science 215:178–180

8. Brown JR, Arbuthnott GW (1983) The electrophysiology of dopamine (D$_2$)receptors: a study of the actions of dopamine on corticostriatal transmission. Neuroscience 10:349–355

9. Cahusac PMB, Evans RH, Hill RG, Rodriquez RE, Smith DAS (1984) The behavioural effects of an N-methylaspartate receptor antagonist following application to the lumbar spinal cord of conscious rats. Neuropharmacology 23:719–724

10. Dolphin AC, Errington ML, Bliss TVP (1982) Long-term potentiation of the perforant path in vivo is associated with increased glutamate release. Nature 297:496–498

11. Domino EF, Chodoff P, Corssen G (1965) Pharmacologic effects of Cl-581, a new dissociative anesthetic, in man. Clin Pharmacol Ther 6:279–291

12. Fessler RG, Sturgeon RD, Meltzer HY (1979) Phencyclidine-induced ipsilateral rotation in rats with unilateral 6-hydroxydopamine-induced lesions of the substantia nigra. Life Sci 24:1281–1288

13. Freed WJ, Wyatt RJ (1981) Impairment of instrumental learning in rats by glutamic acid diethyl ester. Pharmacol Biochem Behav 14:223–226

14. Gattaz WF, Gattaz D, Beckmann H (1982) Glutamate in schizophrenics and healthy controls. Arch Psychiatr Nervenkr 231:221–225

15. Greenamyre JT, Young AB, Penney JB (1983) Quantitative autoradiography of L-(^{3}H)glutamate binding to rat brain. Neurosci Lett 37:155–160

16. Haertzen CA (1970) Subjective effects of narcotic antagonists cyclazocine and nalorphine on the Addiction Research Center Inventory (ARCI). Psychopharmacology 18:366–377

17. Janowsky DS, Risch C (1979) Amphetamine psychosis and psychotic symptoms. Psychopharmacology 65:73–77

18. Kim JS, Kornhuber HH (1982) The glutamate theory in schizophrenia: Clinical and experimental evidence. In: Namba M, Kaiya H (eds) Psychobiology of schizophrenia. Pergamon, Oxford, pp 221–234

19. Kim JS, Hassler R, Haug P, Paik K (1977) Effect of frontal cortex ablation on striatal glutamic acid level in rat. Brain Res 132:370–374

20. Kim JS, Kornhuber HH, Schmid-Burgk W, Holzmüller B (1980) Low cerebrospinal fluid glutamate in schizophrenic patients and a new hypothesis on schizophrenia. Neurosci Lett 20:379–382

21. Kim JS, Kornhuber HH, Kornhuber J, Kornhuber ME (1986) Glutamic acid and the dopamine hypothesis of schizophrenia. In: Shagass et al. (eds) Biological Psychiatry, Philadelphia. Elsevier, Amsterdam, pp 1109–1111

22. Kornhuber J, Fischer EG (1982) Glutamic acid diethyl ester induces catalepsy in rats. A new model for schizophrenia? Neurosci Lett 34:325–329

23. Kornhuber J, Kim JS, Kornhuber ME, Kornhuber HH (1984) The cortico-nigral projection: reduced glutamate content in the substantia nigra following frontal cortex ablation in the rat. Brain Res 322:124–126

24. Korpi ER, Kaufman CA, Marnela K-M, Weinberger D, Kleinman JE, Wyatt RJ (1985) L-glutamate in chronic schizophrenic patients: a CSF and postmortem brain study. J Neurochem 44:S194C

25. Luby ED, Cohen BD, Rosenbaum G, Gottlieb JS, Kelley R (1959) Study of a new schizophrenomimetic drug – Sernyl. Arch Neurol Psychiatr 81:363–369

26. Lynch G, Baudry M (1984) The biochemistry of memory: a new and specific hypothesis. Science 224:1057–1064

27. McCarthy DA, Chen GM (1965) General anesthetic action of 2-(O-chlorophenyl)-2-methylaminocyclohexanone HCl (Cl-581) in the rhesus monkey. Fed Proc 24:268

28. Nishikawa T, Takashima M, Toru M (1983) Increased (^{3}H)kainic acid binding in the prefrontal cortex in schizophrenia. Neurosci Lett 40:245–250

29. Olverman HJ, Jones AW, Watkins JC (1984) L-glutamate has higher affinity than other amino acids for (^{3}H)-D-AP5 binding sites in rat brain membranes. Nature 307:460–462

30. Pearlson GD (1981) Psychiatric and medical syndromes associated with phencyclidine. Johns Hopkins Med J 148:25–33

31. Perry TL (1982) Normal cerebrospinal fluid and brain glutamate levels in schizophrenia do not support the hypothesis of glutamatergic neuronal dysfunction. Neurosci Lett 28:81–85
32. Petersen RC, Stillman RC (eds) (1978) Phencyclidine abuse: An appraisal. NIDA Research Monograph 21
33. Quirion R, Hammer RP, Herkenham M, Pert CB (1981) Phencyclidine (angel dust)/ "σ-opiate" receptor: visualization by tritium-sensitive film. Proc Natl Acad Sci USA 78:5881–5885
34. Raja SN, Guyenet PG (1982) Action of phencyclidine on synaptic transmission in the hippocampus. Brain Res 236:289–304
35. Rowlands GJ, Roberts PJ (1980) Activation of dopamine receptors inhibits calcium-dependent glutamate release from cortico-striatal terminals in vitro. Eur J Pharmacol 62:241–244
36. Rupniak NMJ, Jenner PG, Marsden CD (1983) Long-term neuroleptic treatment and the status of the dopamine hypothesis of schizophrenia. In: Cooper SJ (ed) Theory in psychopharmacology, vol 2. Academic Press, London New York, pp 195–237
37. Schwarcz R, Creese J, Coyle JT, Snyder SH (1978) Dopamine receptors localized on cerebral cortical afferents to the rat corpus striatum. Nature 271:766–768
38. Sinclair JG, Tien AF (1979) Neuronal responses to ketamine administered microiontophoretically or intraperitoneally in the rat. Gen Pharmacol 10:51–55
39. Snyder SH (1980) Phencyclidine. Nature 285:355–356
40. Stringer JL, Guyenet PG (1983) Elimination of long-term potentiation in the hippocampus by phencyclidine and ketamine. Brain Res 258:159–164
41. Talman WT, Perrone MH, Scher P, Kwo S, Reis DJ (1981) Antagonism of the baroreceptor reflex by glutamate diethyl ester, an antagonist to L-glutamate. Brain Res 217:186–191
42. Teyler TJ, Discenna P (1984) Long-term potentiation as a candidate mnemonic device. Brain Res Rev 7:15–28
43. Watkins JC (1981) Pharmacology of excitatory amino acid receptors. In: Roberts PJ, Storm-Mathisen J, Johnston GAR (eds) Glutamate: Transmitter in the central nervous system. Wiley & Sons, New York Chichester, pp 1–24
44. Westbrook GL, Mayer ML (1984) Glutamate currents in mammalian spinal neurons: Resolution of a paradox. Brain Res 301:375–379
45. Zettlmeißl H, Kornhuber J, Kornhuber ME, Kornhuber HH, Kim JS (1984) Conformational similarities between glutamate aspartate, dopamine, other neurotransmitters and phencyclidine: possible significance for psychotomimetic, analgesic and cardiovascular effects of phencyclidine. 14th C.I.N.P. Congress, Florence/Italy, p 189
46. Zukin RS, Zukin SR (1981) Demonstration of (^{3}H)cyclazocine binding to multiple opiate receptor sites. Mol Pharmacol 20:246–254
47. Zukin RS, Zukin SR (1984) The case for multiple opiate receptors. Trends Neurosci 7:160–164

Schizophrene Patienten und Gesunde: EEG-Unterschiede bei Willkürbewegungen

*B. Grözinger, K. P. Westphal, V. Diekmann, M. M. Frech, J. Nitsch, C. Andersen,
W. Scherb, K. D. Neher, H. H. Kornhuber, Section Neurophysiol., Univ. Ulm,
D 7900 Ulm, FRG.*

Einleitung

Untersuchungen an Verwandten schizophrener Patienten zeigen, daß es sehr viel
mehr blande verlaufende schizophrene Erkrankungen gibt, als allgemein angenommen wird. Da die Patienten keine produktiv-psychotischen Symptome aufweisen und die Minussymptome sich oft ganz langsam entwickeln, ist häufig die
Diagnose schwierig zu stellen und eine Behandlung bleibt aus. Statt dessen sitzt
ein Teil der Patienten im Gefängnis [3]. Aber auch wenn eine Psychose mit Halluzinationen und Wahn auftritt, zeigt die Anamnese in vielen Fällen, daß der Patient schon seit Jahren krank war und sich seine soziale und berufliche Lage dadurch entscheidend verschlechtert hatte. Dies ist eine Entwicklung, die die Rehabilitation unnötig und gravierend erschwert. Die Behandlung der Schizophrenien
wäre effizienter, wenn eine frühere Diagnose möglich wäre [5]. Die Ausarbeitung
einer biologisch fundierten Diagnostik schizophrener Erkrankungen, die nur mit
Minussymptomen einhergehen, ist deshalb eine dringende Aufgabe. Da die primären Minussymptome den Defektsymptomen nach abgeklungener Psychose
gleichen [4], kann man zur Ausarbeitung der Diagnostik von Patienten ausgehen,
deren schizophrene Erkrankung aus dem Auftreten produktiv-psychotischer Zeichen gesichert ist. Wir haben kürzlich gefunden, daß man eine Gruppe schizophrener Patienten von Gesunden auch am EEG unterscheiden kann [2, 9]. Daß
dies nicht früher festgestellt wurde, liegt daran, daß das EEG nur in Ruhe untersucht worden war [7], obgleich die Patienten darüber klagen, daß ihnen v. a.
Handlungen schwerfallen. Alle von uns gefundenen EEG-Zeichen bei schizophrenen Patienten treten nur bei Willkürbewegungen auf. Es waren Veränderungen
in 3 Frequenzbereichen: im langsamen Bereitschaftspotential (BP) [6, 9] vor Willkürbewegungen, im ϑ-Band [2] und im α-Band [8]. Zur Erfassung dieser Daten
war es erforderlich, eine EEG-Analyse zu entwickeln, die auch bei Verwendung
kurzer Kurvenausschnitte (1-s-Dauer) hinreichend genaue Daten liefert [1]. Die
so gefundenen EEG-Zeichen passen zu charakteristischen Minussymptomen der
Schizophrenie: Aufmerksamkeits- und Antriebstörungen sowie Verlängerung der
Reaktionszeit. Da diese Zeichen an einer kleinen Gruppe von 16 schizophrenen
Patienten und 15 Kontrollpersonen erhoben worden waren, wurde jetzt zur Prüfung der Zuverlässigkeit außerdem eine größere Gruppe von Kranken und
Gesunden untersucht.

Patienten und Methode

Die Untersuchung wurde an 31 Patienten, die an einer Psychose aus dem schizophrenen Formenkreis erkrankt waren, und an 21 gesunden Kontrollpersonen

durchgeführt. Das Patientengut stammte aus den psychiatrischen Landeskrankenhäusern Zwiefalten und Bad Schussenried und der Abteilung Neurologie und Psychiatrie des Bundeswehrkrankenhauses Ulm. Die Klassifikation erfolgte nach dem ICD-Schlüssel: 17 Patienten waren paranoid-halluzinatorisch, 10 hebephren, einer kataton, 3 Patienten hatten ein Residualsyndrom. Das Durchschnittsalter lag bei 34,2 ($\pm$ 3,9) Jahren (95%-Vertrauensbereich). Das Normalkollektiv war den Patienten in Alter, Geschlecht und Schulbildung angepaßt, Durchschnittsalter 30,9 ($\pm$ 3,4) Jahre (95%-Vertrauensbereich). Die schizophrenen Patienten bestanden aus 23 Männern und 8 Frauen, die Gesunden aus 14 Männern und 7 Frauen. Alle 31 Patienten waren neuroleptisch (Haloperidol, Flupentixol, Fluphenazin u. a.), 18 zusätzlich mit Biperiden behandelt. Daneben wurden Untersuchungen an Patienten mit Psychosen aus dem schizophrenen Formenkreis ohne Medikation begonnen. Bis jetzt konnte bei 6 Patienten mit gesicherter Diagnose ein EEG abgeleitet werden. Patienten mit Drogen- oder Alkoholabusus oder mit neurologischen Erkrankungen wurden von der Untersuchung ausgeschlossen.

Als Versuchsbedingung mußten die Probanden in unregelmäßigen Abständen aus eigener Initiative einen schnellen Faustschluß der rechten Hand ausführen (alle Versuchspersonen waren Rechtshänder). Der Beginn des Faustschlusses wurde durch den Beginn des Elektromyogramms des Flexor digitorum superficialis gekennzeichnet. Die exakte Festlegung des Bewegungsbeginns ist wegen der bewegungsbezogenen Analyse der Daten von großer Bedeutung. Das EEG wurde bei geschlossenen Augen von der Mittellinie (F_z, C_z, P_z) und den zentralen und parietalen lateralen Elektrodenpositionen (C_3', C_4', P_3, P_4; C_3' und C_4' liegen 1 cm vor der Rolando-Furche über den Motorkortex) abgeleitet. Als Referenzen dienten die zusammengeschalteten Ohren. Zum Ausschluß von Artefakten wurden das Elektrookulogramm und der galvanische Hautreflex mitregistriert. Das EEG und die Kontrollkanäle der Patienten wurden in den psychiatrischen Kliniken zunächst auf Analogband gespeichert und erst später in unserem Labor digitalisiert. Für die Analysen der Daten wurden anschließend 20–50 artefaktfreie EEG-Segmente ausgelesen. Das Bereitschaftspotential wurde durch Mittelungsverfahren gewonnen. Für die EEG-Frequenzanalyse wurden mit Hilfe der Fast-Fourier-Transformation die gemittelten Leistungsdichtespektren errechnet und die Schwerpunktfrequenz (SPF) bestimmt [1]. Die Leistungsdichtespektren wurden in die 4 üblichen Frequenzbereiche δ, ϑ, α und β eingeteilt; 3 verschiedene EEG-Abschnitte von je 1 s Dauer wurden miteinander verglichen: ein Ruheabschnitt (Beginn 2,5 s vor der Bewegung), der BP-Abschnitt (Beginn 1 s vor Bewegung; zeitlicher Bereich, in welchem das BP auftritt) und der Bewegungsabschnitt (Beginn mit der Bewegung). Für die statistische Auswertung wurden der Test nach Friedmann, Wilcoxon-Wilcox-Test für multiple Vergleiche und der Mann-Whitney-U-Test für Vergleiche von 2 unabhängigen Kollektiven angewandt.

Ergebnisse

Bereitschaftspotential (BP): Das BP beginnt bei den schizophrenen neuroleptisch medizierten Patienten deutlich früher als bei dem Vergleichskollektiv (Abb. 1). Der Mittelwert der Latenz beträgt z. B. für die Elektrodenposition C_z bei den

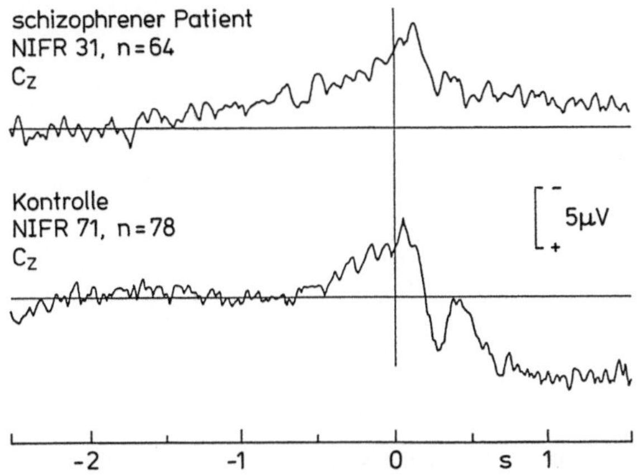

Abb. 1. Das Bereitschaftspotential vor Faustschluß beginnt bei schizophrenen Patienten deutlich früher als bei Gesunden. Hier typische Beispiele von einem schizophrenen Patienten (oben) und einem Gesunden. Die *obere Kurve* wurde aus 64, die *untere* aus 78 artefaktfreien Einzelergebnissen gemittelt

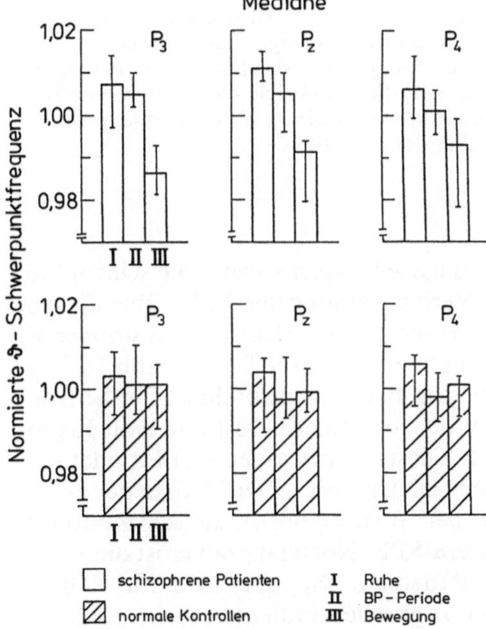

Abb. 2. Normierte Mediane der ϑ-Schwerpunktfrequenz von 3 verschiedenen EEG-Abschnitten: *I* Ruhe, *II* BP-Abschnitt, *III* Bewegungsabschnitt. Signifikante Abnahme der ϑ-SPF vom Ruhe- zum Bewegungsabschnitt bei den schizophrenen Patienten (n = 31), hingegen kein signifikanter Unterschied zwischen den 3 EEG-Abschnitten bei den Gesunden (n = 21). Schizophrene Patienten *oberer Teil*, Gesunde *unterer Teil*; P_3, P_z, P_4 parietale Elektrodenpositionen

schizophrenen Patienten 1143 ms und bei den Gesunden nur 871 ms (p < 0,10). Für die Amplitude des BP konnten keine signifikanten Unterschiede zwischen den beiden Gruppen errechnet werden.

EEG-Spektralanalyse: Die ϑ-SPF nimmt bei den schizophrenen Patienten über den parietalen Elektroden vom Ruheabschnitt zum Bewegungsabschnitt signifikant ab (Wilcoxon-Wilcox-Test, p < 0,05; Abb. 2, oberer Teil). Die Gesunden zeigen parietal keine signifikante Frequenzabnahme (Abb. 2, unterer Teil).

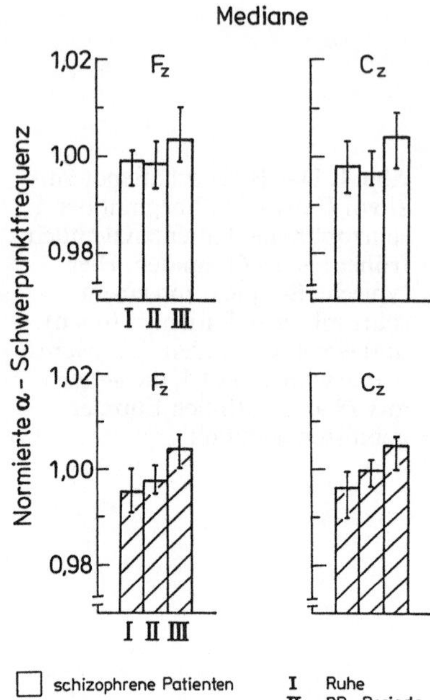

Abb. 3. Normierte Mediane der α-Schwerpunktfrequenz von 3 verschiedenen EEG-Abschnitten: *I* Ruhe, *II* BP-Abschnitt, *III* Bewegungsabschnitt. Bei den schizophrenen Patienten (n = 31) Anstieg der α-SPF vom BP-Abschnitt zum Bewegungsabschnitt. Kein signifikanter Unterschied zwischen den 3 EEG-Abschnitten bei den Gesunden (n = 21). Schizophrene Patienten *oberer Teil*, Gesunde *unterer Teil*; F_z, C_z Elektrodenpositionen über der Mittellinie

Über den frontozentralen Ableitpunkten dagegen zeigen sowohl die schizophrenen Patienten als auch die Gesunden eine Verlangsamung der ϑ-SPF über die Abschnitte. In Abb. 3 sind die Ergebnisse der α-SPF für die Elektrodenpositionen F_z und C_z dargestellt. Bei den schizophrenen Patienten (oberer Teil der Abb.) erfolgt ein Anstieg der α-SPF vom BP-Abschnitt zum Bewegungsabschnitt für die frontale und zentrale Elektrodenposition. Im Wilcoxon-Wilcox-Test waren die Ergebnisse für F_z und C_3: $p < 0,05$ bzw. $p < 0,1$. Dieser Anstieg der α-SPF findet sich bei den Gesunden wiederum nicht (unterer Teil der Abb.). Der Median der α-SPF im BP-Abschnitt liegt bei den Gesunden bei 10 Hz (Abb. 4); die schizophrenen Patienten zeigen eine signifikant erniedrigte α-SPF. Noch langsamer ist die α-SPF bei den 6 unbehandelten schizophrenen Patienten. Dies spricht dafür, daß die Frequenzabnahme der α-SPF bei den schizophrenen Patienten nicht durch die neuroleptische Medikation bedingt sein kann. Weitere Ergebnisse der 6 unbehandelten Patienten weisen darauf hin, daß weder die neuroleptische noch die anticholinerge Medikation die bei den schizophrenen Patienten gefundenen EEG-Veränderungen hervorrufen. Auch bei den Unbehandelten wurde der Frequenzanstieg der α-SPF vom BP-Abschnitt zum Bewegungsabschnitt und die Frequenzabnahme der ϑ-SPF von der Ruhe zur Bewegung wiedergefunden [2]. Auch das BP vor der Willkürbewegung weist bei den 6 unbehandelten Patienten eine weniger negative Amplitude auf als bei Gesunden [8]. Es wurden also für die unbehandelten Patienten dieselben Trends wie bei den Behandelten gefunden, jedoch konnten wegen der bisher kleinen Anzahl der unbehandelten Patienten (n = 6) keine signifikanten Ergebnisse errechnet werden.

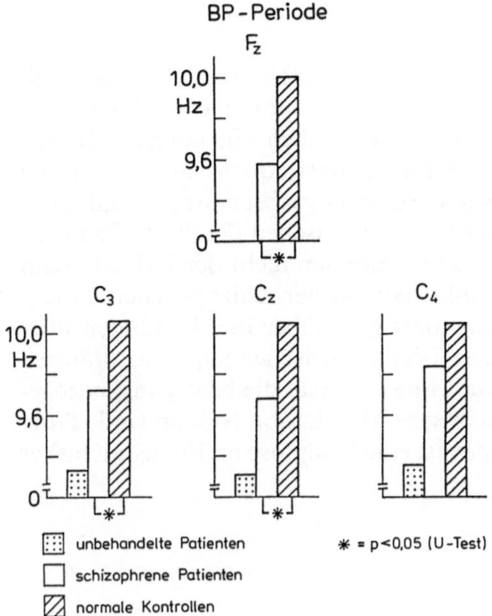

Abb. 4. Unterschiede der Mediane der α-SPF im BP-Abschnitt bei 3 verschiedenen Gruppen. Die α-SPF ist bei schizophrenen Patienten (n = 31; *leere Säulen*) langsamer als bei den Gesunden (n = 21; *gestreifte Säulen*). Die noch langsamere α-SPF der unbehandelten Patienten (n = 6; *getüpfelte Säulen*) spricht gegen einen Medikamenteneffekt. *p < 0,05 für den Unterschied zwischen den 31 Patienten und den 21 Gesunden (U-Test; F_z, C_3, C_z, C_4 frontozentrale Elektrodenpositionen)

Diskussion

Die zuvor an einer kleinen Gruppe von schizophrenen Patienten gefundenen EEG-Veränderungen wurden an größeren Gruppen von Schizophrenen (n = 31) und Gesunden (n = 21) geprüft und bestätigt. Die Ergebnisse in unserer zweiten hier vorgestellten Gruppe waren nicht ganz so eindeutig wie in der zuvor untersuchten kleineren Gruppe. Die Tendenz der Veränderungen ist aber durchgängig dieselbe. Es liegt vielleicht daran, daß viele von den jetzt untersuchten schizophrenen Patienten die akute Psychose noch nicht ganz hinter sich hatten und sich deshalb noch teilweise in einem Zustand erhöhter zerebraler Aktivität dopaminerger und noradrenerger Mechanismen befanden, was den Selbstaktivierungseffekt durch die Willkürbewegung maskiert und den Unterschied zu den Gesunden vermindert. Daß sich die α- und die ϑ-SPF mit Beginn der Willkürbewegung bei den schizophrenen Patienten stärker und über größeren Hirngebieten verändern als bei den Gesunden paßt dazu, daß es die schizophrenen Patienten mehr Anstrengung kostet, eine Willkürbewegung in Gang zu setzen. Der frühere Beginn des BP bei den schizophrenen Patienten paßt zu deren Konzentrationsstörungen und verlängerten Reaktionszeiten [5]. Da auch die 6 unbehandelten Patienten dieselben EEG-Veränderungen wie die medizierten zeigen, können diese EEG-Zeichen bisher weder auf die neuroleptische noch auf die anticholinerge Medikation zurückgeführt werden. Kontrolluntersuchungen, die z. Z. bei uns mit Biperiden an Normalpersonen durchgeführt werden, weisen darauf hin, daß Biperiden (Akineton) nicht jene EEG-Veränderungen hervorruft, die schizophrene Patienten von Gesunden unterscheiden. Unsere Befunde sind weder durch Unterschiede in Alter, Geschlecht und Bildung noch durch unterschiedliche Ableitbedingungen erklärbar.

Zusammenfassung

Mit Hilfe der EEG-Spektralanalyse und des Bereitschaftspotentials lassen sich bewegungsbezogene EEG-Unterschiede zwischen schizophrenen Patienten und Gesunden aufzeigen. Die schizophrenen Patienten haben ein längeres Bereitschaftspotential als die Gesunden. Die ϑ-Schwerpunktfrequenz nimmt bei den schizophrenen Patienten zwischen Ruhe- und Bewegungsabschnitt parietal signifikant ab, die α-Schwerpunktfrequenz frontozentral zwischen Bereitschaftspotential- und Bewegungsabschnitt zu, was bei den Gesunden nicht der Fall ist. Beim Vergleich der Gruppen ist die α-Schwerpunktfrequenz der schizophrenen Patienten im Zeitabschnitt des Bereitschaftspotentials gegenüber den Gesunden über dem kontraleteralen motorischen Kortex und der motorischen Supplementärarea signifikant erniedrigt. Es fanden sich keine Hinweise, daß die bewegungsbezogenen EEG-Unterschiede durch die neuroleptische Medikation bedingt sind. Trotz der signifikanten Unterschiede der Gruppen ist eine Diagnose im Einzelfall bisher nicht möglich.

Literatur

1. Diekmann V (1985) Kurzzeit-Spektral-Analyse von ereignisbezogenen EEG-Abschnitten. In: Gänshirt H, Berlit P und Haack G (Hrsg) Verhandlungen der Deutschen Gesellschaft für Neurologie 3:881–885 Springer, Berlin Heidelberg New York Tokyo
2. Grözinger B, Neher KD, Westphal KP, Diekmann V, Kornhuber HH (1984) The EEG in schizophrenia. Changes in relation to voluntary movement in the theta and delta band. Naturwissenschaften 17:320–321
3. Heston LL (1966) Psychiatric disorders in foster home reared children of schizophrenic mothers. Br J Psychiatry 112:819–826
4. Huber G, Gross G, Schüttler R (1979) Schizophrenie. Eine verlaufs- und sozialpsychiatrische Langzeitstudie. Springer, Berlin Heidelberg New York
5. Kornhuber HH (1983) Chemistry, physiology and neurophysiology of schizophrenia: Towards an earlier diagnosis of schizophrenia I. Arch Psychiatr Nervenkr 233:415–422
6. Kornhuber HH, Deecke L (1965) Hirnpotentialänderungen bei Willkürbewegungen und passiven Bewegungen des Menschen: Bereitschaftspotential und reafferente Potentiale. Pflügers Arch 284:1–17
7. Künkel H (1980) Eletroencephalographie und Psychiatrie. In: Kisker KP, Meyer JE, Müller C, Strömgren E (Hrsg) Psychiatrie der Gegenwart, Grundlagen und Methoden der Psychiatrie, Bd 1/2. Springer, Berlin Heidelberg New York, S 115–196
8. Westphal KP, Neher KD, Grözinger E, Diekmann V, Kornhuber HH (1983) Six EEG signs of schizophrenia. VII. World Congress of Psychiatry Wien, F101, pp 284
9. Westphal KP, Neher KD, Grözinger B, Diekmann V, Kornhuber HH (1986, in press) Differences between Schizophrenic Patients and Normal Controls in Bereitschaftspotential, Alpha Activity and Other EEG-Signs. Electroencephalogr Clin Neurophysiol [Suppl]

Amphetamin-SPECT-Untersuchung bei schizophrenen Patienten

H. Hinterhuber, H. Fill, R. Neumann, G. Riccabona, H. Rössler, E. Weber

Beim Amphetamin-SPECT (abgeleitet von Single Photon Emission Computer Tomography) handelt es sich um ein nuklearmedizinisches Bildverfahren, das über dreidimensionale Bilddaten pathologische Veränderungen im Gehirn darstellt. Die von dem radioaktiv markierten Amphetamin emittierten γ-Strahlen werden von rotierenden Detektorsystemen in Form von Gammakameras aufgenommen. Aus diesen Projektionsdaten werden Schnittbilder rekonstruiert. Die Interpretation der Amphetaminspeicherdefekte geht derzeit über lokale Durchblutungsveränderungen hinaus, es werden mit der Amphetamintomographie auch isolierte lokale zerebrale Funktionsstörungen erfaßt.

Neben exogenen Schädigungen der Gehirnzelle (z. B. O_2-Mangel im Rahmen einer CO-Intoxikation) wurden auch Speicherdefekte bei primären Erkrankungen des Gehirns gesehen wie bei Migräne, Epilepsie, multipler Sklerose, M. Parkinson und anderen.

Methodik

Ziel unserer Studie war, schizophren erkrankte Patienten, bei denen weder klinisch-neurologisch, noch im CT, EEG und Echoflow Hinweise für ein hirnorganisches Geschehen vorlagen, mittels Amphetamin-SPECT zu untersuchen. Zusätzlich wurde testpsychologisch ein organisches Psychosyndrom ausgeschlossen. Die Untersuchung mit ^{123}J-Amphetamin (^{123}J-N-Isopropyl-p-iodoamphetaminhydroacetat, kurz ^{123}J-IMP) fand jeweils am 2. oder 3. Tag nach der stationären Aufnahme im Institut für Nuklearmedizin der Universität Innsbruck um 9 Uhr vormittags im Wachzustand bei Ruhe und geschlossenen Augen statt. Es wurden Dosen von 0,25–1 mg ^{123}J-IMP appliziert. Bei der rechnerischen Auswertung wurden 5 Regionen des Gehirns berücksichtigt [Okzipital- (1), Temporoparietal- (2), Temporobasal- (3), Frontal- (4), Frontobasalregion (5). Innerhalb dieser Bereiche wurde auf Verteilung, Größe und Beschaffenheit der Speicherausfälle nicht eingegangen. Pro Patient wurden die Regionen mit vorhandenen Speicherdefekten gezählt. Zur Optimierung der quantifizierenden Erfassung wird derzeit ein rechnerisches Modell erstellt.

Auswahl der Patienten

Wir untersuchten 24 Patienten mit schizophrenen Erkrankungen, die nach ICD klassifiziert wurden (Tabelle 1).

Tabelle 1. ICD-Klassifikation der untersuchten Patienten

Gruppe	Diagnose	ICD-Nr.	n	Alter (Jahre)
I	Paranoide Schizophrenie	295.3	11	$30,7 \pm 7,2$
II	Schizophrenes Residualsyndrom	295.6	5	$32,2 \pm 4,3$
III	Schizophrene Episode	295.4	3	$28,3 \pm 9,5$
IV	Schizophrenia simplex	295.0	2	$20,7 \pm 5,1$
	Hebephrenie	295.1	2	
V	Katatone Schizophrenie	295.2	1	20

8 Patienten waren vor und zum Zeitpunkt der Untersuchung ohne Medikation.

16 Patienten waren zum Zeitpunkt der Untersuchung vorbehandelt.

Ergebnisse

Bei der zahlenmäßigen Analyse der Speicherausfälle ergab sich das in Tabelle 2 dargestellte Bild.

Tabelle 2. Analyse der Speicherausfälle

Gruppe	Anzahl der pathologischen Regionen pro Patient
I	3,9
II	4,2
III	3,2
IV	2,0
V	3,0

Tabelle 3. Hemisphäre – Anzahl der pathologischen Reaktionen pro Patient

Gruppe	(rechts)	(links)
I	2,3	1,6
II	2,6	1,6
III	1,6	1,6
IV	1,2	0,8
V	2	1

Unter Berücksichtigung der Hemisphären ergibt sich innerhalb der Gruppen eine unterschiedliche Darstellung. Wegen des zahlenmäßigen Überwiegens der paranoiden Formen der Schizophrenie und der schizophrenen Residualsyndrome imponiert eine Rechtsakzentuierung (Tabelle 3).

In der 1. und 2. Gruppe befanden sich die Speicherdefekte v. a. in der Temporal- und Okzipitalregion (s. Abb. 1–4). In der Gruppe der Patienten mit Residualzuständen können Speicherdefekte zusätzlich über das ganze Gehirn verteilt auftreten. Bei der Gruppe der paranoiden Schizophrenien zeigten sich kleinere isolierte Speicherdefekte.

Die Anzahl der Patienten in den Gruppen III und IV ist zu klein, um ein spezifisches Speicherdefizitmuster zu beschreiben.

Das Verteilungsmuster der Speicherdefekte war bei Patienten mit Medikation und bei Patienten ohne Medikation gleich, alle Patienten waren Rechtshänder.

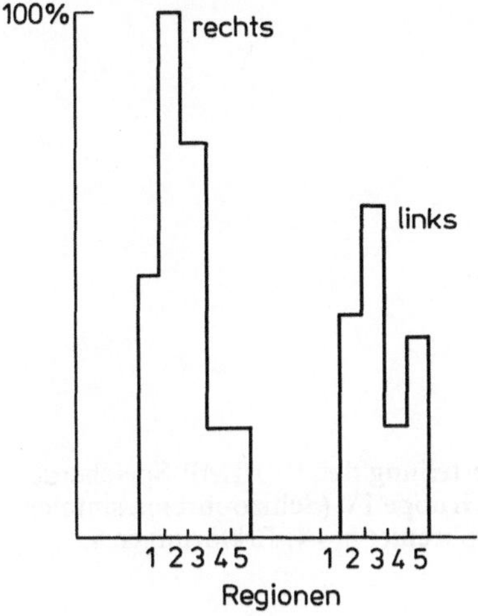

Abb. 1. Verteilung der ^{123}J-IMP-Speicherdefekte bei Gruppe I (paranoide Schizophrenie; n = 11). *1* Okzipitalregion, *2* Temporoparietalregion, *3* Temporobasalregion, *4* Frontalregion, *5* Frontobasalregion

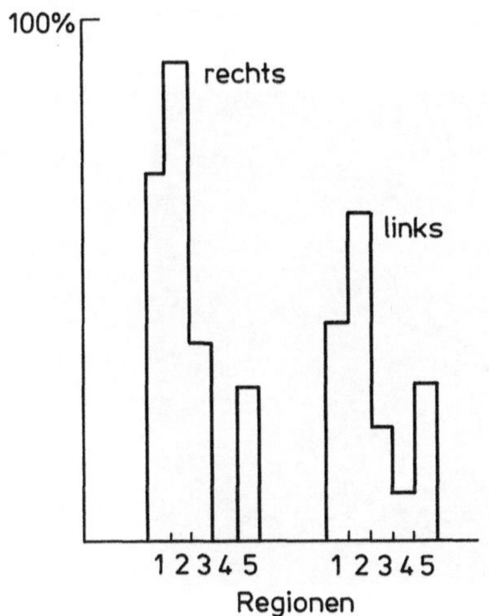

Abb. 2. Verteilung der ^{123}J-IMP-Speicherdefekte bei Gruppe II (schizophrenes Residualsyndrom; n = 5; Erklärungen s. Abb. 1)

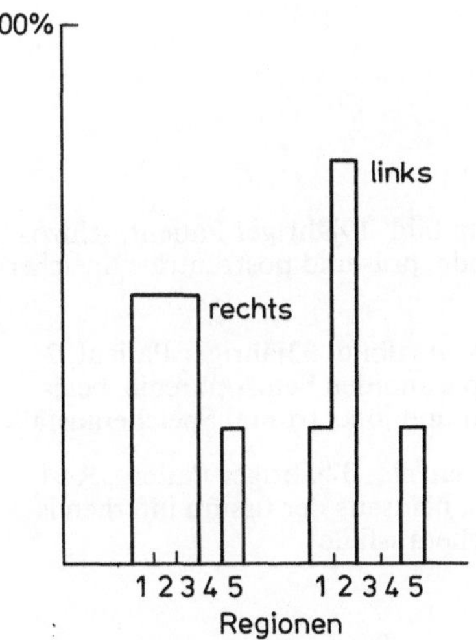

Abb. 3. Verteilung der ^{123}J-IMP-Speicherdefekte bei Gruppe III (schizophrene Episode; n = 3; Erklärungen s. Abb. 1)

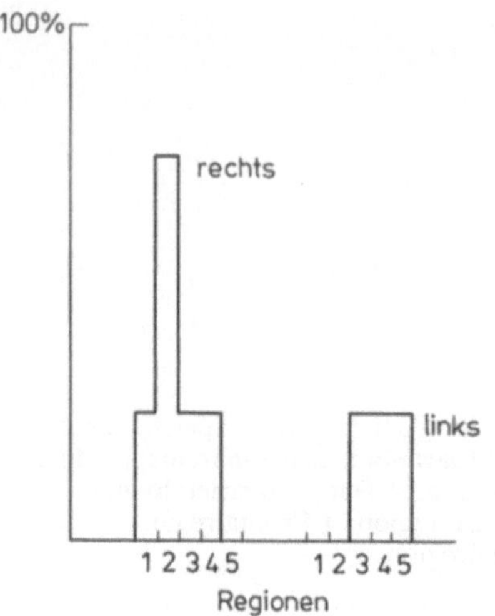

Abb. 4. Verteilung der ^{123}J-IMP-Speicherdefekte bei Gruppe IV (Schizophrenia simplex und Hebephrenie; n = 4; Erklärungen s. Abb. 1)

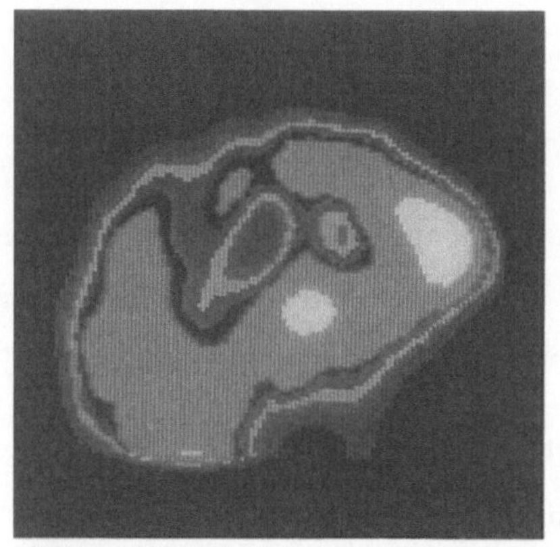

Abb. 5

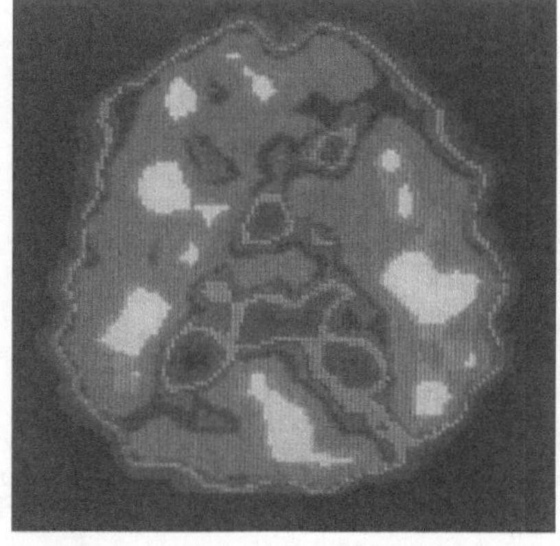

Abb. 6

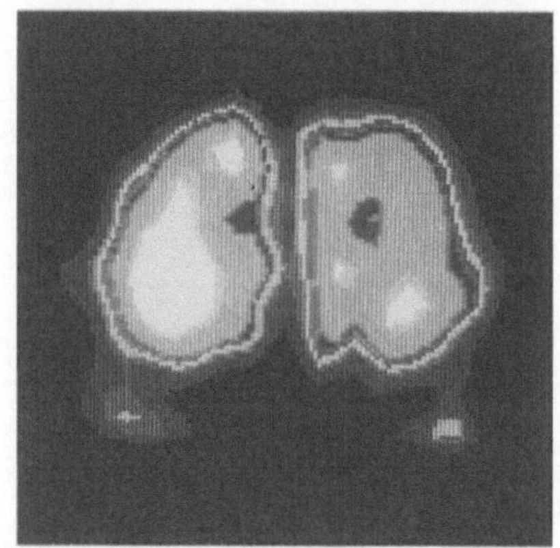

Abb. 7

Abb. 5. Sagittalbild. 19jähriger Patient, schizophrene Episode, prä- und postzentrale Speicherausfälle

Abb. 6. Transversalbild. 33jähriger Patient, 2. Schub einer paranoiden Schizophrenie, beidseits okzipital und links frontal Speicherausfälle

Abb. 7. Koronarbild. 32jähriger Patient, Residualsyndrom, beidseits der fissura interhemispherica Speicherausfälle

Die Größe der Speicherdefekte wurde bei der Auswertung vorerst nicht berücksichtigt. Auf den Amphetamin-SPECT-Bildern konnten jedoch relevante Unterschiede in der Größe festgestellt werden, die von der kleinsten Auflösungskapazität (ca. 1,5 cm bzw. in der Dreidimensionalität 1,5 cm^3) bis zu einem Vielfachen derselben, im Zweidimensionalen Schnittbild 7–8 cm^2, reichten.

Als besonders gravierend haben sich Speicherausfälle herausgestellt, die hemisphärenübergreifend waren bzw. korrespondierende Bereiche beider Hemisphären betrafen. Diesen Bildern waren Patienten mit klinisch besonders schweren Verläufen zuzuordnen (Abb. 5–7).

Literatur

1. Fill H, Vogl G, Zechmann W, Riccabona G (1983) SPECT with [123]J-amphetamine – a way for the determination of regional cerebral function in the morphologically intact brain. In: Schultheiss GK von, Bekier A, Schubiger PA (eds) [123]J-Amphetamine (Perfusamine™). Proceedings of a Colloquium held at Würenlingen, Switzerland. Roche, Basel
2. Fill H, Riccabona G, Vogl G, Zechmann W (1984) SPECT with [123]J-amphetamine in clinical neurology, Profitable? In: Gerstenbrand F (Hrsg) Neuroimaging. Fischer, Stuttgart
3. Fill H, Riccabona G, Rössler H, Schwitzer J, Hinterhuber H (1984) [123]J-Amphetamine (IMP) SPECT in patients with schizophrenia. Proceedings Nuclearmed Congress, Helsinki
4. Haerten RL, Hernandez T (1983) Einzelphotonen – Emissionscomputertomographie (SPECT): Grundlagen, Technik und klinische Anwendung. Siemens Gammasoucs Inc, Des Plaines, III. 60018, USA
5. Holmann BL, Hill TC, Lee RGL, Zimmermann RE, Moore SC, Royal HD (1983) Brain imaging with radiolabelled amines; Nuclear medicine annual. Raven, New York, p 131
6. Ingvar DH (1982) Psychische Krankheit und regionaler Hirnstoffwechsel. Trends Neurosci 5:199–203
7. Ingvar DH (1983) Psychische Krankheit und regionaler Hirnstoffwechsel. Nervenheilkunde 3:148–154
8. Morihisa JM, Duffy RH, Wyatt RJ (1983) Brain electrical activity mapping (BEAM) in schizophrenic patients. Arch Gen Psychiatry 40:719
9. Morstyn R, Duffy FH, Carley RW (1983) Altered P 300 topography in schizophrenia. Arch Gen Psychiatry 40:729
10. Platz T, Hinterhuber H, Biebl W, Pallua A, Mayr U (1984) Möglichkeiten und Grenzen der kranialen Computertomographie für die klinische Psychiatrie. Psychiatr Neurol Med Psychol (Leipzig) 11:109–115
11. Schulthess GK von, Bekier A, Schubiger PA (1984) [123]J-Amphetamine (Perfusamine™). Proceedings of a Colloquium held at Würenlingen, Switzerland. Roche, Basel
12. Winchell HS, Baldwin RM, Lin TH (1980) J[123]-labelled amines for brain studies: Localization of J[123]-idophenylamines in rat brain. J Nucl Med 21:940

Basisstörungen bei Psychosen im Jugendalter

H.-G. Reinhard, A. Rosenschon

Einleitung

Seit Kraepelin [17] Forschungsergebnisse zur Dementia praecox zusammenfaßte, hat sich von unterschiedlichen theoretischen Forschungsrichtungen aus immer wieder die Frage nach kognitiven Störungen als zentraler Punkt und gemeinsamer Nenner schizophrener Krankheitsprozesse gestellt. Obwohl eine solche Fragerichtung auch von Bleuler [1, 2] nachdrücklich gefördert wurde, hat ihre lange Tradition noch nicht zu einer deutlichen Änderung der klinischen Praxis geführt. Brenner [4] führt dies auf die einseitige Betonung kognitiver „Ergebnisse" auf der Suche nach einem „schizophrenen Defizit" zurück; erst in jüngster Zeit wendet sich die experimentell orientierte Forschung der Untersuchung von Formen der *Anforderungsbewältigung* zu. Hier sind v. a. Störungen der Informationsverarbeitung untersucht worden [20, 21], die zu einem vertieften Verständnis schizophrener Krankheitsprozesse führen.

In der Kinder- und Jugendpsychiatrie hat sich in den letzten Jahren unter dem Eindruck der Arbeiten von Süllwold [24, 25, 26], Gross [10] und Huber u. Zerbin-Rüdin [14] zur Thematik der Basisstörungen eine Verschiebung des Interesses weg von den bisher nahezu ausschließlich beachteten, sehr eindrucksvollen klinisch manifesten Symptomen der Schizophrenie des Jugendalters [6] und hin zu einer Beschreibung klinisch „tolerabler" Symptome ergeben, die nicht manifest werden. Friedrich [7] hat kürzlich zeigen können, daß in der Prodromalphase adoleszenter Psychosen sich die von Süllwold ([28], S. 68) beschriebene „Anfälligkeit funktionaler zerebraler Systeme für Zerfall durch Interferenz" ebenso aufzeigen läßt wie die „Anhedonie" im Sinne einer Energieverarmung. Auch im Jugendalter sind hier Antriebsstörung und Orientierungsstörung von besonderer Bedeutung.

Ob dies auch im weiteren Verlauf bei stationär behandelten Jugendlichen mit einer Psychose zutrifft, ob sich Basisstörungen nach Überwindung der akuten Phase zeigen lassen, war unsere Ausgangsfrage.

Auf der Suche nach einem „gemeinsamen Nenner" schizophrener Psychosen

Die angesprochenen Basisstörungen Schizophrener sind als „kognitive Grundstörungen" [5], als „primäre kognitive Defekte" [13] und als „prodromale Attribute" [8] beschrieben worden. Der Arbeitskreis um Huber [14] hat aus klinischer Perspektive unter der Bezeichnung „substratnahe Basisstörungen" ebenfalls Grundstörungen beschrieben, die er selbst in Beziehung zu experimentellen Befunden setzt. Süllwold [24] hat für diese Störungen im Bereich subjektiven Erlebens den Begriff der Basisstörungen eingeführt, der nach Brenner [4] am besten die Gemeinsamkeiten der vorliegenden Untersuchungsansätze kennzeichnet. Die auch in der prämorbiden und in der Remissionsphase auftretenden, eher unspezifischen Symptome weisen nach dieser Auffassung einen engeren Bezug zum „eigentlichen" Krankheitsprozeß auf als die manifeste Symptomatik, die sich auf der Basis dieser Störungen erst entwickelt.

Zubin u. Spring [34] haben dann sehr konsequent zwischen einer Anfälligkeit für Schizophrenie als konstantem Merkmal im Sinne einer Persönlichkeitseigenschaft ("trait") und wechselnden Episoden schizophrener Erkrankung im Sinne wechselnder Zustände ("states") unterschieden. Wird die Verarbeitungskapazität eines Jugendlichen im Sinne einer „Vulnerabilitätsschwelle" durch eine zu große Belastung überschritten, dann kommt es zur klinisch manifesten Erkrankung. Diese Auffassung läßt sich nach Brenner [4] und Friedrich [7] mit zahlreichen Untersuchungen zum Verlauf schizophrener Psychosen in Übereinstimmung bringen [11]. Sie erlaubt die Interpretation der geringeren Rückfallquote bei einer Dauermedikation mit Neuroleptika als Ergebnis der protektiven Wirkung dieser Substanzen gegenüber Streßbelastung und die Interpretation langfristiger Verläufe als Abfolge von Krankheitsepisoden und stummen Intervallen. Als primäres und konstantes Merkmal könnte dann die Vulnerabilität gegenüber Schizophrenie gelten [4].

Auch die klinisch manifeste Symptomatik kann entsprechend der Vermutung Bleulers [2] z. T. als Effekt einer Wechselwirkung von primären kognitiven Störungen und Anforderungen der Umwelt verstanden und im Sinne einer mehrgliedrigen Kausalkette interpretiert werden [4, 25, 26]. Besonders Shakow [23] ist es gelungen, von experimentellen Befunden zur Reaktionsbereitschaft schizophrener Patienten ausgehend, weitreichende Ergebnisse zu erzielen. Vor allem aus seinen Ergebnissen haben wir die Hypothesen unserer Untersuchung abgeleitet, da bis auf die Hinweise zum Prodromalstadium Friedrichs [7] Ergebnisse zum Jugendalter noch weithin fehlen.

Shakow [23] geht davon aus, daß die Fähigkeit zur konstanten, aufgabenadäquaten Reaktionsbereitschaft bei schizophrenen Patienten durch aufgabenirrelevante Reaktionsbereitschaften ständig unterbrochen wird. Dies zeigt sich am deutlichsten in Reaktionszeitexperimenten [20] und wird auf eine mangelhafte Kontrolle innerer Reaktionsbereitschaften zurückgeführt. Eine solche Sichtweise entspricht der von Lempp [19] erarbeiteten Interpretation der Schizophrenie im Jugendalter, die er als Realitätsbezugsstörung beschreibt. In unserer Untersuchung wollen wir diesen experimentellen Ansatz erweitern und uns auf das Alltagsverhalten der jugendlichen Patienten auf der Station beziehen. Die Erlebensseite kommt daher zwar sicher zu kurz, wird jedoch durch biographische Einheiten (Tages- und Lebenslaufschilderung der Jugendlichen) z. T. erfaßt. Die kürzlich vorgetragene Kritik an der Fragebogenmethode Süllwolds wird damit berücksichtigt [29].

In Anlehnung an die vorgetragenen Auffassungen erwarten wir im Alltagsverhalten schizophrener Jugendlicher eine mangelhafte Kontrolle von Reaktionsbereitschaften. Das sollte sich in Form sprunghaft-fluktuierender Reaktionen, einer Antriebsverarmung und depressiver Reaktion (Anhedonie) und einer Kompensationsbemühung in Form erhöhter Steuerung und Kontrolle auf *formaler* Verhaltensebene zeigen. Auf der Ebene der Bewältigungsformen erwarten wir eine Ver-

armung von aufgabenadäquaten Bewältigungsformen und eine Verstärkung von
Formen der Abwehr und Verzerrung der Realität. Thematisch ist schließlich von
einem hohen Ausmaß an Belastung auszugehen, das die Verarbeitungskapazität
der Jugendlichen überschreitet. Um die Einwände von Teusch [29] zu berücksichtigen, ist ein Vergleich mit anderen klinischen Gruppen notwendig.

Mit einer hier vorgetragenen Sichtweise sind Hypothesen formulierbar, die die
Suche nach dem „gemeinsamen Nenner" einer schizophrenen Symptomatik auch
im Jugendalter erfolgversprechend macht [4]. Bisher für das Erwachsenenalter
vorgelegte Untersuchungen haben eine bemerkenswerte Konstanz dieser Befunde
auch über klinisch manifeste Episoden hinweg belegen können [9].

Methodik der Untersuchung

Um Verarbeitungsmechanismen schizophrener Jugendlicher über ein experimentelles Vorgehen hinaus gültig erfassen zu können, haben wir den deskriptiven Ansatz der dynamischen Persönlichkeitstheorie Thomäs [30, 31, 32] gewählt. Er erlaubt es, neben den körpernahen Basisvariablen im Sinne formaler Persönlichkeitseigenschaften auch Abwehr- und Bewältigungsformen sowie subjektiv erlebte Belastungen zu erfassen und so über die klinische Symptomatik hinaus die von
der experimentalpsychologischen Forschung als bedeutsam postulierten Persön-
lichkeitsfaktoren zu beschreiben. Als Ausgangsbasis der Einschätzungen nach
den Ratingskalen des Arbeitskreises um Thomä [15, 30, 31] dienten ausführliche
Explorationen, Verhaltensbeobachtungen und Tages- und Lebenslaufschilderun-
gen von 55 psychotischen Jugendlichen. Sie wurden in einem varianzanalytischen
Ansatz mit 1257 ebenfalls stationär behandelten Jugendlichen verglichen, die
hauptsächlich den Gruppen der Neurosen (ICD 300), der sozialen Störungen
(ICD 312), dem hyperkinetischen Syndrom (ICD 314) und anderen psychiatrischen Störungen des Jugendalters zuzuordnen sind. In einen varianzanalytischen
Ansatz gingen neben der Diagnose als Haupteffekt auch Alter, Geschlecht und
soziale Schicht als zu kontrollierende Kovarianten ein.

Die Kategorien nach Thomä sollen im folgenden näher charakterisiert werden. Zur Erfassung eines *formalen* Verhaltensstils dienen die Dimensionen der
Größe und Variabilität der Aktivität, der Qualität und Variabilität der Stimmung, der Anregbarkeit, der Angepaßtheit, der Steuerung. Exemplarisch sei hier
die Kategorie der Variabilität der Aktivität näher beschrieben (Ankerwerte 1 und
6):

Gleichförmigkeit	*Wechsel*
Gehäufte Wiederholung gleichartiger	Ständiger Wechsel verschiedenartiger
Verhaltensweisen; starke Tendenz zu	Betätigungsrichtungen und -formen.
Routineabläufen.	

Formale Gleichförmigkeiten von Bewegungsabläufen legen so einen bestimmten „Stil" nahe. Dies ist jedoch durch inhaltliche Momente zu ergänzen – durch
Themen und Techniken der Daseinsbewältigung – und kann erst in dieser voll-
ständigen Form eine sinnbestimmte Regelmäßigkeit des Handelns als „Lebens-

stil" (Adler) oder bezogen auf Risiken der Erkrankung an Schizophrenie als „Persönlichkeitsstil mit hoher/geringer Vulnerabilität" beschreiben.

Während die Daseins*thematik* hier nur als Formen der Belastung und Restriktion (z. B. Bestimmtsein durch Elternprobleme, Endgültigkeit der Lebenssituation) bzw. Expansion (Bestimmtsein vom Wunsch nach Ausweitung der Interessen, des sozialen Lebenskreises) erwähnt sei, sind die Daseins*techniken* (das „Wie" der Daseinsbewältigung) ausführlicher zu charakterisieren. Hiermit gemeint sind zunächst leistungsbezogene Techniken, die ein intensives Bemühen zur Erreichung eines Zieles beinhalten. Der Erfolg ist hier nicht maßgebend. Die Techniken der Anpassung stehen hierzu in einem gewissen Gegensatz [15]. Hier ist der Energieaufwand geringer. Evasion und Egression stehen dem Abwehrbegriff der Psychoanalyse nahe und umgreifen Verhaltensweisen nach dem Muster des „Aus-dem-Felde-Gehens". In eine ähnliche Richtung weisen defensive Techniken, die der Abwehr sonst nicht zu bewältigender Bedrohung dienen. Aggressive Techniken richten sich schließlich auf eine direkte oder indirekte Schädigung eines Individuums [15, 30, 31].

Ergebnisse

Ein erster Blick auf die Ergebnisse (Tabelle 1) macht bereits deutlich, daß in fast allen Bereichen der *formalen* Basisvariablen deutliche Unterschiede zu anderen Diagnosegruppen bestehen, die nicht auf Alter, Geschlecht oder soziale Schicht zurückführbar sind. Verhaltenheit als Form der Aktivität, übermäßige Steuerung, geringe Aktivität und Anregbarkeit, Sprunghaftigkeit bei gleichförmiger, ·eher depressiv getönter Stimmungslage bei einem Bild äußerer Angepaßtheit bestimmen das Bild eines Jugendlichen nach Überwindung der dramatischen Akutphase der Erkrankung. Damit unterscheidet er sich deutlich von anderen stationär behandelten Jugendlichen.

Das Bild der Daseinstechniken wird zunächst von Formen der Wahrnehmungsverzerrung und Realitätsabwehr bestimmt – insbesondere depressiv-resignative Realitätsverarbeitung, Illusionsbildung, defensive Reaktionen sind hier entscheidend. In dieser Hinsicht werden auch neurotische Jugendliche übertroffen. Demgegenüber sind Bewältigungsweisen, die einer gesunden Grenzsetzung gegenüber anderen dienen, geringer ausgeprägt. Mangelnde Durchsetzung bei fehlender Kritik gegenüber anderen, Verzicht und Zurückstellung eigener Bedürfnisse sind hier typisch.

Hinsichtlich der Daseins*thematik* zeigt sich schließlich eine Dominanz des Erlebens einer Endgültigkeit der Situation. Während Schulprobleme nicht wie bei neurotischen Jugendlichen im Vordergrund stehen, sind Probleme mit dem eigenen Körper und Probleme mit den Eltern wichtiger. Konkrete Enttäuschungen sind weniger wichtig als die Einschränkung des sozialen Lebenskreises. Mangelnde Lebensfreude rundet das Bild eines übermäßig belasteten Jugendlichen ab.

Zusammenfassend kann für psychotische Jugendliche gesagt werden, daß sie sich tatsächlich durch einen besonderen Verhaltens-„Stil" auszeichnen. Antriebs- und Energieverarmung, Sprunghaftigkeit einerseits und überstarke Kontrolle und Steuerung andererseits sind kennzeichnend für das formale Verhaltensbild.

Tabelle 1. Ergebnisse der Varianzanalysen. Haupteffekt: diagnostische Zuordnung (Psychosen: n = 55); Kovarianten: Alter, Geschlecht, soziale Schicht (**p = 0,01)

	Erklärter Varianzanteil [%]	Gesamt-korrelation R
1) Formale Basisvariablen		
Form der Aktivität	10,7	−0,33
Steuerung	7,2	0,27
Größe der Aktivität	7,1	−0,27
Anregbarkeit	6,4	−0,25
Variabilität der Aktivität	4,4	0,21
Variabilität der Stimmung	2,5	−0,16
Angepaßtheit	2,3	0,15
2) Realitätsabwehr		
Depression, Resignation	18,9	0,44
Illusionsbildung	10,6	0,33
Defensive Reaktion	8,6	0,29
Evasive Reaktion	7,6	0,28
3) Realitätsbewältigung		
Durchsetzung	20,0	−0,45
Kritik gegenüber anderen	8,0	−0,28
Zurückstellen, Verzicht	5,3	0,23
Eingehen auf andere	4,6	0,21
Widerstand	4,3	0,21
Situationsakzeptanz	3,1	−0,18
Lösung den Umständen überlassen	2,0	0,14
Aufgreifen von Chancen	1,7	−0,13
Stiftung sozialer Kontakte	1,6	−0,13
4) Daseinsthematik		
Endgültigkeit der Lebenssituation	11,2	0,34
Schulprobleme	6,3	−0,25
Körperliche Probleme	5,9	0,24
Elternprobleme	5,4	0,23
Enttäuschungen	5,4	−0,23
Einschränkungen des sozialen Lebenskreises	5,1	0,23
Wunsch nach Ausweitung des sozialen Lebenskreises	4,0	−0,20
Sich freuen, Chancen aufgreifen	1,5	−0,12

Hinzu treten ausgeprägte Tendenzen zur Realitätsverzerrung und Realitätsabwehr, während zugleich Schwächen der Realitätsbewältigung im Sinne der Durchsetzung und Abgrenzung deutlich werden.

Diskussion

In den vorliegenden Befunden zur Psychose im Jugendalter kann ein zusätzlicher Beleg für einen „gemeinsamen Nenner" in der Symptomatik dieses Lebensalters gesehen werden. Er entspricht den experimentellen Befunden im Ewachsenenalter und damit auch den Erwartungen Friedrichs [7], der im Prodromalstadium als

„Basisstörung" v. a. die Antriebsstörung im Sinne einer Verarmung und die Orientierungsstörung im Sinne einer mangelhaften, vorwiegend durch Abwehr geprägten Realitätsverarbeitung herausgestellt hat. Den Besonderheiten auf formaler Ebene – der Antriebsverarmung, aber auch der Sprunghaftigkeit bei hoher Kontrolle – könnte eine nicht aufgabenadäquate Verfügbarkeit über innere Reaktionsbereitschaften zugrunde liegen. Dies ist bei den psychotischen Jugendlichen – im Gegensatz zu Ergebnissen, die mit Fragebögen erzielt wurden [29] – stärker als bei anderen Diagnosegruppen der Fall. Ergänzt wird das Bild durch die stark dominierende Realitätsabwehr und Realitätsverzerrung, die der von Lempp [19] gegebenen Beschreibung einer Realitätsbezugsstörung nahekommt. Eine erhöhte Belastung im subjektiven Lebensraum psychotischer Jugendlicher, die sich auf die Endgültigkeit und geringe Veränderungsmöglichkeit im subjektiven Erleben ebenso stützt wie auf Probleme mit dem eigenen Körper und mit den Eltern, rundet das Bild eines Jugendlichen ab, der durch erheblich ausgeprägte Vulnerabilität bei geringer Möglichkeit adäquater Bewältigung beschrieben werden kann.

Wir sehen uns durch die vorliegenden Ergebnisse ermutigt, auf dem Weg einer psychopathologisch-empirischen Aufklärung der Schizophrenie im Jugendalter weiterzugehen. Dennoch bleiben unsere Befunde vorläufig, entsprechend dem Anfangsstadium, in dem sich die Erfassung von Basisstörungen befindet.

Literatur

1. Bleuler E (1911) Dementia praecox oder die Gruppe der Schizophrenien. Deuticke, Leipzig
2. Bleuler E (1930) Primäre und sekundäre Symptome der Schizophrenie. Ges Neurol Psychiatrie 124:607–672
3. Brenner HD (1979) Experimentalpsychologische Untersuchungen zur Verwertung früherer Erfahrungen bei chronisch Schizophrenen. In: Eckensberger L (Hrsg) Bericht über den 31. Kongreß der Deutschen Gesellschaft für Psychologie. Hogrefe, Göttingen
4. Brenner HD (1983) Die Bedeutung experimentalpsychologischer Forschung für Theorie und Therapie der Schizophrenie. In: Brenner HD, Rey ER, Stramke WG (Hrsg) Empirische Schizophrenieforschung. Huber, Bern, S 17–36
5. Chapman LJ (1980) Recent advances in the study of schizophrenic cognition. NIMH, Bethesda
6. Eggers C (1973) Verlaufsweisen kindlicher und puberaler Schizophrenien. Springer, Berlin Heidelberg New York
7. Friedrich MH (1983) Adoleszentenpsychosen. Pathoplastische und psychopathologische Kriterien. Karger, Basel
8. Garmezy N (1978) Attentional process in adult schizophrenia and in children at risk. J Psychiatr Res 14:3–34
9. Gerstner G (1981) Eine experimentalpsychologische Untersuchung zur beeinträchtigten Aufmerksamkeit bei schizophrenen Patienten am Beispiel von Reaktionszeiten. Diplomarbeit, Psycholog. Institut der Universität Mannheim
10. Gross G (1981) Das Konzept der Basissymptome und Basisstadien schizophrener Erkrankungen. In: Gross G, Schüttler R (Hrsg) Empirische Forschung in der Psychiatrie. Schattauer, Stuttgart, S 107–117
11. Gross G, Huber G, Schüttler R (1981) Übereinstimmungen und Unterschiede in den Ergebnissen neuerer Langzeitstudien bei schizophrenen Kranken. In: Huber G (Hrsg) Schizophrenie. Schattauer, Stuttgart

12. Hemsley DR (1976) Stimulus uncertainty, response uncertainty, and stimulus-response compatibility as determinants of schizophrenic reaction time performance. Bull Psychosom Soc 866:425–427
13. Hemsley DR (1977) What have cognition deficits to do with schizophrenic symptoms? Br J Psychiatry 130:167–173
14. Huber G, Zerbin-Rüdin E (1979) Schizophrenie. Wissenschaftliche Buchgesellschaft, Darmstadt
15. Kipnowski A (1980) Daseinsbewältigung bei chronischer Krankheit. Phil. Dissertation, Universität Bonn
16. Koh SD, Marusarz TZ, Rosen AJ (1980) Remembering of sentences by schizophrenic young adults. J Abnorm Psychol 89:291–294
17. Kraepelin E (1909) Psychiatrie. Ein Lehrbuch für Studierende und Ärzte, Bd 1. Barth, Leipzig
18. Kukla F (1980) Zum Konzept der Informationsverarbeitung bei der Untersuchung und Erklärung kognitiver Störungen. Ein Überblick unter besonderer Berücksichtigung der Schizophrenie. Probl Ergebn Psychol 73:75–94
19. Lempp R (1973) Psychosen im Kindes- und Jugendalter. Eine Realitätsbezugsstörung. Huber, Bern
20. Oldigs J, Rey ER, Ulardt I von (1983) Aufmerksamkeitsstörungen bei Schizophrenie: Darstellung, empirische Ergebnisse und kritische Bewertung des experimentellen Ansatzes von Joseph Zubin. In: Brenner HD, Rey ER, Stramke WG (Hrsg) Empirische Schizophrenieforschung. Huber, Bern, S 73–96
21. Rey ER (1983) Ein kritischer Rückblick auf die empirische Schizophrenieforschung und ein Ausblick auf künftige Entwicklungen. In: Brenner HD, Rey ER, Stramke WG (Hrsg) Empirische Schizophrenieforschung. Huber, Bern, S 235–242
22. Ruckstuhl U (1981) Schizophrenieforschung. Die theoretischen und empirischen Beiträge der experimentellen Psychologie. Beltz, Weinheim
23. Shakow D (1979) Adaption in schizophrenia: The theory of segmental set. Wiley, New York
24. Süllwold L (1977) Symptome schizophrener Erkrankungen. Uncharakteristische Basisstörungen. Springer, Berlin Heidelberg New York
25. Süllwold L (1981) Basisstörungen. Ergebnisse und offene Fragen. In: Huber G (Hrsg) Schizophrenie. Schattauer, Stuttgart
26. Süllwold L (1982) Zum Einfluß von Sekundärreaktionen auf die Langzeitentwicklung schizophrener Psychosen. In: Beckmann H (Hrsg) Biologische Psychiatrie. Thieme, Stuttgart
27. Süllwold L (1983) Integration psychologischer und psychopathologischer Forschungsergebnisse in das Gesamtkonzept der Schizophrenieforschung. In: Gross G, Schüttler R (Hrsg) Empirische Forschung in der Psychiatrie. Schattauer, Stuttgart, S 65–70
28. Süllwold L (1983) Subjektive defizitäre Störungen bei schizophren Erkrankten. In: Brenner HD, Rey ER, Stramke WG (Hrsg) Empirische Schizophrenieforschung. Huber, Bern, S 168–181
29. Teusch L (1984) Ein kritischer Beitrag zur Diagnostik der sog. Basisstörungen mit dem Frankfurter Beschwerdefragebogen. In: Hopf A, Beckmann H (Hrsg) Forschungen zur Biologischen Psychiatrie. Springer, Berlin Heidelberg New York Tokyo, S 309–315
30. Thomä H (1968) Das Individuum und seine Welt. Eine Persönlichkeitstheorie. Hogrefe, Göttingen
31. Thomä H (1976) Patterns of aging. Karger, Basel
32. Thomä H (1984) Formen der Auseinandersetzung mit Konflikt und Belastung im Jugendalter. In: Olbrich E, Todt E (Hrsg) Probleme des Jugendalters. Neuere Sichtweisen. Springer, Berlin Heidelberg New York Tokyo, S 89–110
33. Traupman KL (1980) Encoding processes and memory for categorically related works by schizophrenic patients. J Abnorm Psychol 89:704–716
34. Zubin J, Spring B (1977) Vulnerability. A new view of schizophrenia. J Abnorm Psychol 86:102–126

Pupillometrie bei schizophrenen Patienten

J. Grünberger, L. Linzmayer, B. Küfferle, B. Saletu

Einleitung

In den letzten Jahren hat die Objektivierung der Pupillenreaktion aufgrund der wesentlich verbesserten Aufnahme- und Auswertungstechniken zunehmend an Bedeutung gewonnen. Da die Pupillenreaktion einen Parameter des autonomen „arousal" bzw. der vegetativen Reaktivität darstellt, ist es verständlich, daß wir die objektive und ökonomische Messung dieser Reaktionen gerade im Kontext von psychischen Erkrankungen, die meist von psychovegetativen Veränderungen begleitet sind, zur Anwendung bringen.

Schon 1727 brachte Du Petit das Pupillenspiel mit verschiedenen Krankheiten in Verbindung und bezeichnete seine Erfassung als wichtige medizinische Methode. Kraepelin (1896) schrieb ausführlich über seine Beobachtungen von Pupillenunruhe und meinte, daß das Vorhandensein oder Fehlen der oszillatorischen Pupillenbewegungen einen Prognosefaktor darstellen könnte.

1911 berichtete Bumke in seiner Monographie, daß bei Schizophrenen das normale Pupillenspiel fehlt. Westphal veröffentlichte 1907 eine bedeutende Arbeit, in welcher er ein besonderes Pupillenphänomen bei katatonen Patienten beschrieb. Diese Patienten hatten erweiterte Pupillen, die auf Licht nicht reagierten. Der Zustand konnte vergehen, und die Pupillen reagierten wieder normal. Minuten später kam es wieder zu erweiterten reaktionslosen Pupillen. Diese Phänomene wurden als katatone Pupille oder Spasmus mobilis bezeichnet. Die Untersuchungsergebnisse Westphals wurden später von Koester (1927) und Levine u. Schilder (1942) bestätigt. Lowenstein u. Westphal (1933) fanden bei psychiatrischen Patienten nach Einsetzen des Lichtstimulus eine langsame Kontraktion und eine langsame Wiedererweiterung der Pupille nach Ende des Reizes. Rubin (1964) konnte bei psychotischen Patienten im Vergleich zu Gesunden nach starken Lichtstimuli entweder eine Störung der Kontraktion oder der Dilatation der Pupille aber auch beides zusammen beobachten. Beim Vergleich der Pupillenreaktion von akuten und chronischen Schizophrenen und normalen Kontrollpersonen fanden Hakerem et al. (1964) bzw. Hakerem u. Lidsky (1975), daß die Patienten mit akutem Leiden gegenüber denen mit chronischem und der Normgruppe kleinere Pupillendurchmesser aufwiesen. Die Patienten reagierten auf Licht mit maximaler Kontraktion während einer kürzeren Zeitspanne als die Gesunden.

Die Verengung und Erweiterung der Pupille, also der Pupillenreflex, wird hauptsächlich durch das autonome Nervensystem, das auf die Irismuskulatur wirkt, gesteuert. Die Neuronen des Parasympathikus innervieren die zirkulären Muskelfasern der Iris (M. sphincter pupillae), die eine Verengung der Pupille bewirken, während Sympathikusaktivität, über die radialen Muskelfasern (M. dilatator pupillae) eine Erweiterung zur Folge hat. Der M. sphincter pupillae weist vorwiegend cholinerge, aber auch einige α_1- und β-adrenerge Rezeptoren auf. Die Bedeutung der adrenergen Rezeptoren im M. sphincter pupillae ist unbekannt. Der Dilatator der Pupille hat hauptsächlich α_1-Rezeptoren, die die erwähnte Pupillenerweiterung beeinflussen, und einige β-Rezeptoren, deren Bedeutung noch unbekannt ist (Ishikawa et al. 1976).

Das autonome Nervensystem ist sehr eng mit dem emotionalen Verhalten gekoppelt. Aus Tierexperimenten wissen wir, daß die Pupillenerweiterung durch eine Stimulation von Hypothalamus, Thalamus und der Formatio reticularis zustande kommt. Diese Areale sind auch am emotionalen Verhalten und am Verhaltensarousal beteiligt (Andreassi 1980). Aus diesen Literaturhinweisen wird deutlich, daß die Pupillenreaktion einen wichtigen Indikator für psychopathologische Zustände darstellt. Für die Messung der Pupillenreaktion im psychopathologischen Bereich spricht, daß

1) psychophysiologische Variable bei Menschen ohne invasive Techniken erfaßt werden können,
2) die Pupille leicht zugänglich ist und mit großer Genauigkeit und ohne Beeinträchtigung des Patienten nach kurzer Zeit eine wiederholte Messung erfolgen kann,
3) die Pupillenreaktion ein objektives Maß der vegetativen Regulation darstellt,
4) die neurochemischen Kontrollmechanismen nach dem jetzigen Wissensstand überwiegend aus α_1-adrenergen und cholinergen Systemen bestehen, die eine Interpretation der Antwort des Endorgans erleichtern (Sitaram et al. 1983).

Da die Irismuskeln die einzigen glatten Muskeln des Organsystems sind, die von außen mit nicht invasiven Techniken beobachtet werden können, ist es mit Hilfe der Pupillometrie auch möglich, Effekte von Pharmaka, die ihren Angriffspunkt im vegetativen System haben, einerseits quantitativ und andererseits in ihrem zeitlichen Verlauf zu erfassen (Grünberger et al. 1986). Bei der Messung der Pupillenweite bzw. der Pupillenreaktion ist darauf zu achten, daß die Pupillengröße abhängig von verschiedenen Einflußfaktoren ist:

a) vom Funktionszustand der Leitungsbahnen,
b) von der Reizstärke des einfallenden Lichts oder anderer Stimuli und
c) vom Alter (bei älteren Menschen ist die Pupillenöffnung kleiner).

Gruzelier u. Venables (1975) konnten zeigen, daß Niveauunterschiede des „arousal" sich keineswegs auf das elektrodermale System beschränken, sondern auch in anderen Variablen des autonomen Nervensystems nachweisbar sind. Ziel unserer Untersuchung war es daher, die psychovegetativen Veränderungen, die die schizophrenen Erkrankungsformen begleiten, mit Hilfe der Pupillometrie zu erfassen, Beziehungen zwischen der Pupillometrie und der psychopathologischen Beobachtungsebene herzustellen und den Einfluß der Neuroleptikatherapie auf die psychovegetative Erregung zu erkennen.

Beschreibung der Patienten und der Medikation

20 schizophrene Patienten mit ICD-Diagnosen 295.3 (n = 18), 295.2 (n = 1) und 295.1 (n = 1) wurden in die Untersuchung einbezogen. Es handelte sich dabei um 18 Patienten mit akuten Rückfällen bzw. Exazerbationen mit einer durchschnitt-

lichen Krankheitsdauer von 6,3 Jahren (SD = 4,89) und um 2 Ersterkrankte. Das Alter der Patienten lag zwischen 20 und 45 Jahren ($\bar{x}$ = 29,7, SD = 6,83). Die Patienten wurden stationär an der Wiener Psychiatrischen Universitätsklinik mit Fluperlapin bzw. Haloperidol behandelt. Bei Fluperlapin handelt es sich um ein 3-Fluor-6-(4-methylpiperazinyl)-11 H-dibenz (b, e)azepin. Es ist dem Clozapin qualitativ und quantitativ ähnlich und verursacht im Tierversuch Sedation, Muskelrelaxation, wirkt anticholinerg, nicht kataleptogen, hemmt Apomorphin- und Amphetaminstereotypien nur wenig, verlängert im Ratten-EEG das Dösen und vermehrt die Spindelaktivität. Wie Clozapin und im Gegensatz zu Haloperidol wirkt es im Striatum, Nucleus accumbens und Kortex etwa gleich stark. Fluperlapin zeigt für Antidepressiva typische Wirkungen wie Tetrabenazinantagonismus und Norepinephrin- (Noradrenalin-)Aufnahmehemmung in vitro und ex vivo (Eichenberger 1984). Die Wirkung von Haloperidol wurde schon beschrieben und soll an dieser Stelle nicht näher ausgeführt werden. Die Therapiestudie wurde doppelblind durchgeführt. Es erwies sich als notwendig, bei allen mit Haloperidol behandelten Patienten eine Zusatzmedikation mit Procyclidin wegen aufgetretener extrapyramidaler Nebenwirkungen vorzunehmen, während sich in der Fluperlapingruppe kein Patient befand, bei dem eine solche Zusatzmedikation notwendig wurde.

Methodik

Lanc (1977) bezeichnet die Pupillometrie als technisch saubere Methode. Wir verwenden für unsere Untersuchung ein TV-Pupillometer der Serie 1050, das von den G + W Applied Science Laboratories entwickelt wurde, in Kombination mit einem Mikroprozessor. Das Pupillometer verfügt über ein Fernsehsystem mit geschlossenem Schaltkreis zur Beobachtung des Auges und einen Signalprozessor zur Auffindung der Pupillen bzw. zur Messung und zur Anzeige des vertikalen Pupillendurchmessers. Eine elektronische Diskriminatorschaltung erlaubt die Messung der Pupillengröße, die durch Zählen der Abtastlinien, die die Pupille durchschneiden, erfolgt (Grünberger et al. 1984c).

Bei der statischen Pupillenmessung bedienen wir uns folgender Methode: Nachdem sich der Patient an die Raumbeleuchtung von 160 Lux in einem etwa 3 × 4 m messenden Raum 3 min lang adaptiert und seinen Kopf auf die dafür vorgesehene Kinn- bzw. Stirnstütze gelegt hat, wird er instruiert, auf einer weißen Wand einen 150 cm entfernten 1 cm großen schwarzen Punkt zu fixieren. Damit soll verhindert werden, daß es zu einer Pupillenverengung aufgrund von Akkomodation und Konvergenz kommt. Nach erfolgter Adjustierung des Pupillometers und der Eingabe von 20 s Aufnahmedauer – wir verwenden diese Zeit einerseits um Ermüdungserscheinungen zu verhindern und andererseits eine genügende Anzahl von Registrierungen zu erhalten, die für die Bestimmung des durchschnittlichen Pupillendurchmessers unerläßlich sind – wird die Aufnahme durchgeführt. Die computermäßige Auswertung der Meßdaten erlaubt uns, neben einem sofortigen Ausdruck des Pupillendurchmessers auch Artefakte auszuschließen (Grünberger et al. 1984b). Für die dynamische Pupillenmessung verwenden wir die bereits oben beschriebenen Geräte. Für die Eingabe in den Computer wird zusätzlich zur statischen Messung ein optischer Stimulus, der 20 s nach Aufnahmebeginn einsetzt, gegeben. Nach Setzen des Stimulus erfolgt die Registrierungsphase, die auf 15 s begrenzt ist. Als optischen Reiz verwenden wir das 0,3 s dauernde Aufleuchten einer weiß mattierten 60 W Spotlampe mit einer Beleuchtungsstärke von 145 Lux, wobei die Lampe, die von der Decke auf eine weiße Wand leuchtet, so adjustiert ist, daß möglichst viel Licht auf den 150 cm vor der Wand sitzenden Patienten fällt (Ganzfeldbeleuchtung).

Folgende Variablen werden ausgedruckt: der Mittelwert des Pupillendurchmessers vor dem Stimulus, der Ausgangswert (letzter Einzelwert vor der Darbietung des Stimulus), die Latenzzeit (Zeitspanne vom Setzen des Reizes bis zum Einsetzen der Pupillenreaktion), die Abstiegszeit (Zeitspanne vom Beginn der Pupillenreaktion bis zum Erreichen des Minimums), das Minimum (stärkste Pupillenverengung), die relative und absolute Änderung (Verhältnis vom Ausgangswert zum Minimum, Maße der Amplitude der Pupillenreaktion) und die Halbwertszeit bzw. physiologische Restitution (halbe Erholungszeit nach dem Lichtreiz; Grünberger et al. 1984 a, b, c). Diese Aufnahme- und Auswertungstechnik bezeichnen wir als „dynamische Pupillometrie".

Am ersten Versuchstag, an dem wir bei 20 Patienten die statische Pupillenreaktion und bei 8 die dynamische Pupillenreaktion untersuchten, waren die Patienten medikamentenfrei. Danach wurde doppelblind 100 mg Fluperlapin bzw. 5 mg Haloperidol verabreicht und nach 3 h eine neuerliche Messung durchgeführt.

Des weiteren wurden die Patienten am 42. Tag untersucht, nachdem sie mit einer durchschnittlichen Tagesdosis von 519,1 mg Fluperlapin oder 20,4 mg Haloperidol plus 15 mg Procyclidin behandelt worden waren.

Zusätzlich wurden die Patienten zu diesen Zeitpunkten mit Hilfe der FSCL-NL (Fischer Symptom Check List-Neuroleptika) untersucht, die aus 46 in 11 Gruppen unterteilten Einzelsymptomen besteht und der Erhebung des Symptombildes und des Schweregrades psychopathologischer Zustände bei schizophrenen Erwachsenen dient (Fischer-Cornelssen 1981), sowie nach der BPRS (Brief Psychiatric Rating Scale) von Overall u. Gorham (1962) beurteilt.

Als Selbstbeurteilungsverfahren dienten der STAI ("state/trait anxiety index") von Laux et al. (1981), der aus insgesamt 20 Items besteht und zur Erfassung von "state" und "trait anxiety" dient sowie v. Zerssens Befindlichkeitsskala, die aus Parallelformen mit je 28 Gegensatzpaaren von Eigenschaftswörtern besteht und zur Erhebung des Ausmaßes momentaner Beeinträchtigung des subjektiven Befindens verwendet wird.

Fragestellungen

1) Besteht ein Unterschied im Pupillendurchmesser [statische Pupillometrie bei Schizophrenen (n = 20)] im Vergleich zu einer Normgruppe (n = 20, altersgematcht)?
2) Unterscheiden sich unsere schizophrenen Patienten von anderen psychopathologischen Gruppen (Depressionen, Psychosomatiker)?
3) Lassen sich mit Hilfe der statischen und dynamischen Pupillometrie bei schizophrenen Patienten (n = 8) im Vergleich zu einer nach Alter und Geschlecht gematchten Normgruppe (n = 8) Unterschiede fassen?

4) Bestehen Zusammenhänge zwischen der psychopathologischen Beobachtungsebene (FSCL-NL) und der Pupillenweite bei der an Schizophrenie erkrankten Patientengruppe?
5) Lassen sich Beziehungen zwischen dem Pupillendurchmesser der Patienten und der subjektiven Einschätzung der Angst und der Befindlichkeit aufzeigen?
6) Zeigen sich bei den Patienten nach 42 Tage dauernder Behandlung mit 519,1 mg/Tag Fluperlapin oder 20,4 mg/Tag Haloperidol + 15 mg Procyclidin Veränderungen der Pupillenweite?

Statistische Auswertungsmethoden

Zur statistischen Auswertung unserer gewonnenen Daten verwenden wir den U-Test von Mann u. Whitney, den Duncan-Test, die lineare Regressions- und Korrelationsanalyse, die 3-Weg-Varianzanalyse sowie die Diskriminanzanalyse (Sachs 1972; Cooley u. Lohnes 1971).

Ergebnisse

Zu den Fragestellungen:

ad 1). Beim Vergleich der Pupillendurchmesser der Schizophrenen (n = 20; Mittelwert $\bar{x}$ = 4,71; Streuung s = 1,13) mit 20 gesunden Kontrollpersonen ($\bar{x}$ = 5,70, s = 0,83) ergab sich auf dem 5%-Niveau mit Hilfe des U-Tests ein signifikanter Unterschied (z = 2,611), d. h. die Schizophrenen zeigen gegenüber der Normgruppe einen kleineren Pupillendurchmesser.

ad 2). Betrachtet man die Pupillenweite der schizophrenen Patienten (n = 20) vor der Behandlung im Vergleich zu einer Gruppe von Depressiven (n = 34), einer

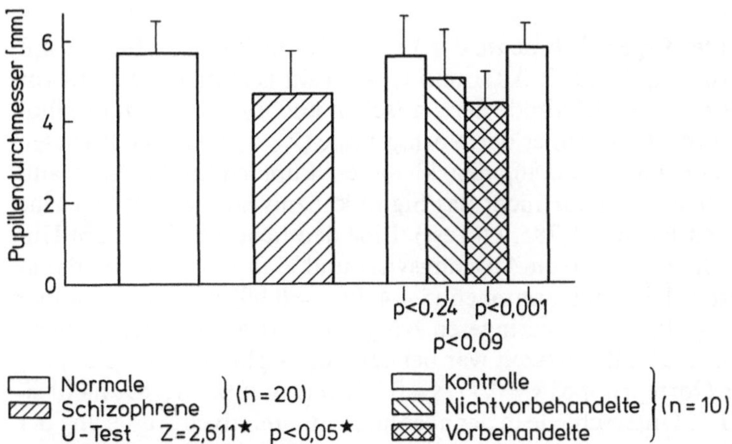

Abb. 1. Statische Pupillometrie bei akut Schizophrenen vor Behandlungsbeginn im Vergleich zu einer normalen Kontrollgruppe. Die Abb. zeigt den Pupillendurchmesser in mm. *Links* ist der Vergleich Schizophrene – Normale dargestellt. Die Gruppe der Schizophrenen wurde weiter in vorbehandelte und nicht vorbehandelte Patienten geteilt und mit alters- sowie geschlechtsgematchten Gesunden verglichen (*rechts*)

Gruppe von psychosomatischen Kranken (n = 108) und einer Normgruppe (n = 108), so zeigt sich ein signifikanter Unterschied zwischen der Normgruppe ($\bar{x}$ = 5,23, s = 0,95) und der Gruppe der Depressiven ($\bar{x}$ = 4,8, s = 0,91) auf dem 5%-Niveau (D = 2,18, Duncan-Test); weiter unterscheiden sich die Depressiven von der Gruppe der psychosomatisch Kranken ($\bar{x}$ = 5,45, s = 1,04) durch einen kleineren Pupillendurchmesser (D = 3,29, p < 0,01, Duncan-Test); eine Tendenz zum Unterschied zeigt die Gruppe der Schizophrenen ($\bar{x}$ = 4,71, s = 1,13) gegenüber der Normgruppe ($\bar{x}$ = 5,23, s = ,095; D = 2,13, Duncan-Test), d. h. die Schizophrenen haben gegenüber der Norm eine geringere Pupillenweite. Auch gegenüber den psychosomatisch Kranken war die Pupillenöffnung schizophrener Patienten signifikant kleiner (D:3,03, p < 0,01, Duncan-Test). Die beschriebenen psychopathologischen Gruppen waren zur Kontrollgruppe altersgematcht und (ausgenommen die Depressiven) zum Zeitpunkt der Untersuchung medikamentenfrei.

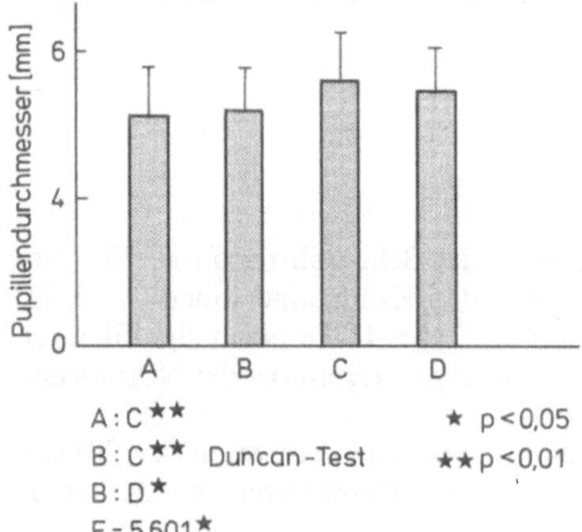

Abb. 2. Vergleich der Pupillenweite verschiedener psychopathologischer Gruppen mit einer gesunden Kontrollgruppe [*A* Schizophrenie (n = 20), *B* Depression (n = 34), *C* Psychosomatik (n = 108), *D* Norm (n = 108)]

ad 3). Ein interessantes Ergebnis brachte der Vergleich von 8 Schizophrenen mit einer Normgruppe (n = 8), die nach Alter und Geschlecht gematcht war und vor der Behandlung mit Hilfe der Methode der statischen und dynamischen Pupillometrie untersucht wurde. Gegenüber der Normgruppe ($\bar{x}$ = 5,78, s = 0,63) wiesen die Schizophrenen ($\bar{x}$ = 4,84, s = 0,86) den kleineren Pupillendurchmesser auf. Dieser Unterschied erreichte zwar nicht das Signifikanzniveau, jedoch war eine deutliche Tendenz sichtbar (z = 1,785, U-Test). Eine deutliche Tendenz zum Unterschied zeigten auch die Variablen Ausgangswert und Halbwertszeit der dynamischen Pupillometrie. Die Schizophrenen ($\bar{x}$ = 4,79, s = 0,99) wiesen gegenüber der Norm ($\bar{x}$ = 5,71, s = 0,71) den geringeren Ausgangswert auf (z = 1,734, nicht signifikant, U-Test). Die Halbwertszeit war bei den Schizophrenen ($\bar{x}$ = 0,53, s = 0,15) gegenüber der Normgruppe ($\bar{x}$ = 0,77, s = 0,33) verkürzt (z = 1,789, nicht signifikant, U-Test). Die Unterschiede in der absoluten und relativen Änderung der dynamischen Pupillometrie zwischen den Schizophrenen ($\bar{x}$ = 1,02, s = 0,33 bzw. 21,48, s = 6,47) und der Norm ($\bar{x}$ = 1,55, s = 0,29 bzw. $\bar{x}$ = 6,92, s = 2,65) erreichten das Signifikanzniveau (z = 2,419 bzw. 2,100, p < 0,05, U-Test). Prüft man die oben genannten Mittelwertsdifferenzen mit dem t-Test für unabhängige Stichproben, so zeigen sich noch zusätzliche signifikante Unterschiede bei den Variablen:

Tabelle 1. Statische und dynamische Papillometrie bei akut Schizophrenen (n = 8)[a] im Vergleich zu einer nach Alter und Geschlecht gemachten Normgruppe (n = 8)

	Schizophrenie	Norm	U-Test
Mittelwert [mm]	4,84 (0,86)	5,78 (0,63)	1,785 n.s.!
Ausgangswert [mm]	4,79 (0,99)	5,71 (0,71)	1,734 n.s.!
Latenz [s]	0,21 (0,06)	0,17 (0,05)	1,583 n.s.
Minimum [mm]	3,77 (0,88)	4,16 (0,48)	0,527 n.s.
Abfallzeit [s]	0,76 (0,07)	0,79 (0,12)	0,579 n.s.
Relative Änderung [% mm]	21,48 (6,47)	26,92 (2,65)	2,100*
Absolute Änderung [mm]	1,02 (0,33)	1,55 (0,29)	2,419*
Halbwertszeit [s]	0,53 (0,15)	0,77 (0,33)	1,789 n.s.!

[a] Vor der Behandlung.
* p < 0,005

Pupillendurchmesser (t = −2.49*), Ausgangswert (t = −2.14*) und Halbwertszeit (t = −2.32*).

ad 4). Zwischen der Fremdbeurteilung der Patienten mit Hilfe des FSCL-NL, die vor der Behandlung durchgeführt wurde ($\bar{x}$ = 35,35, s = 6,41), und der Pupillenweite konnte eine Korrelation von r = 0,269 errechnet werden.

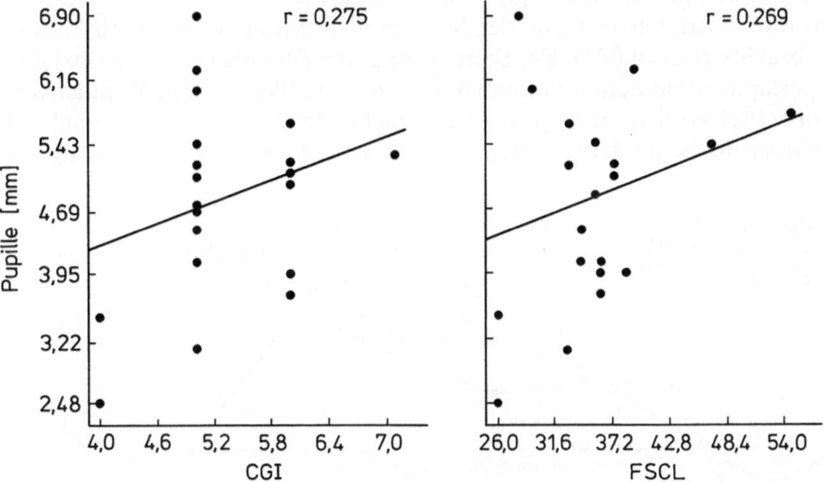

Abb. 3. Regression und Korrelation zwischen Globalscores und Pupillendurchmesser bei 20 akut Schizophrenen vor Behandlung (*CGI* "clinical global impressions")

ad 5). Die Berechnung der linearen Regression und Korrelation zwischen dem Pupillendurchmesser und dem Angstscore (Selbstbeurteilung) bei schizophrenen Patienten (n = 20) weist auf einen positiven Zusammenhang hin. Der Korrelationskoeffizient betrug 0,43. Eine Beziehung konnte auch zwischen dem Pupillendurchmesser und der subjektiven Befindlichkeit bei den Schizophrenen vor der Behandlung gefunden werden (r = 0,323).

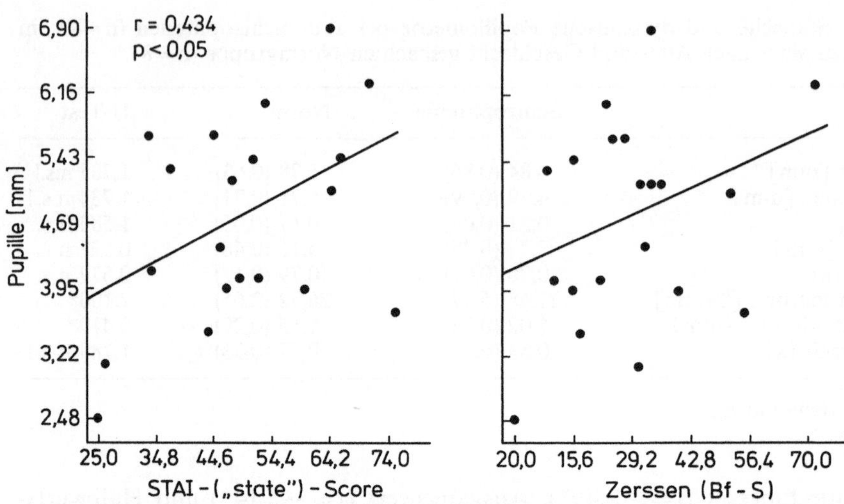

Abb. 4. Regression und Korrelation zwischen Angstscore bzw. Befindlichkeit und Pupillendurchmesser bei akut Schizophrenen vor Behandlung (n = 20)

ad 6). Die Daten der 10 mit Fluperlapin und der 10 mit Haloperidol und Procyclidin behandelten Patienten wurden einer 3-Weg-Varianzanalyse unterzogen. Bei Betrachtung der Zeitenfolge ergab sich ein signifikanter F-Wert ($F_b = 5{,}548$, $p < 0{,}01$), während die Betrachtung der Medikamentenfolge keine signifikanten Ergebnisse brachte ($F_c = 0{,}023$). Bei Betrachtung der Zeitenfolge konnte bei den 10 mit Fluperlapin behandelten Patienten 3 h nach Medikation eine Pupillenverengung beobachtet werden. Insgesamt zeigte sich bei dieser Gruppe, aber auch bei den mit Haloperidol behandelten Patienten, eine kontinuierliche Erweiterung der

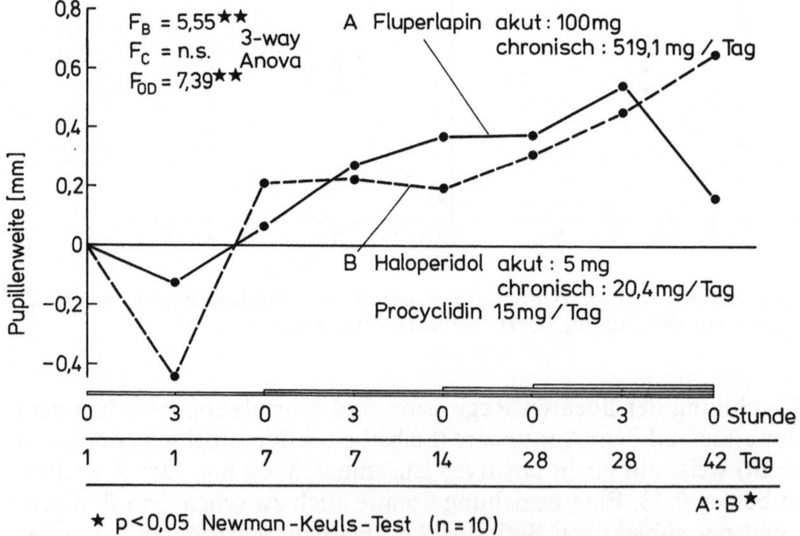

Abb. 5. Veränderungen der Pupillenweite nach Fluperlapin und Haloperidol

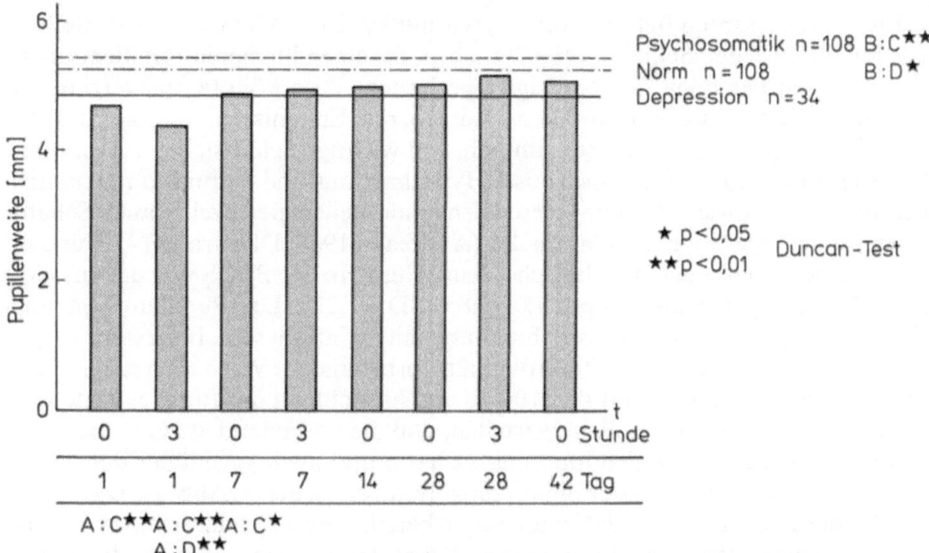

Abb. 6. Zeitlicher Verlauf der Pupillenweite von 20 akut Schizophrenen während einer Neuroleptikabehandlung (*A* Schizophrenie, *B* Depression, *C* Psychosomatik, *D* Norm)

Pupille bis zum 42. Behandlungstag. An diesem Tag unterschieden sich die Veränderungswerte der mit Haloperidol behandelten Patienten signifikant (auf dem 5%-Niveau) von den mit Fluperlapin behandelten ($t = 1,53$, Newman-Keuls). Bei der Fluperlapingruppe konnte eine stärkere Pupillenerweiterung festgestellt werden.

Diskussion

Wichtige Ziele der klinischen Psychophysiologie sind u. a.:
1) die Beschreibung von Auffälligkeiten auf der physiologischen Ebene bei verschiedenen Formen psychischer Störungen,
2) die Kontrolle bestimmter Therapiemaßnahmen durch die Beobachtung physiologischer Veränderungen (Schandry 1981).

Mit unserer computerassistierten Pupillometrie haben wir ein Instrument zur Hand, das uns eine präzise Erfassung vegetativer Veränderungen gestattet, wie sie nach psychischen Erkrankungen, z. B. der Schizophrenie, auftreten. Gleichzeitig haben wir aber bei einer Stichprobe von schizophrenen Patienten mit Störfaktoren wie Einfluß der Medikation, Ernährung, Hospitalisierung, subjektives Erleben der Laborsituation und schließlich Zusammensetzung der Stichprobe aus Patienten unterschiedlicher Subkategorien der Schizophrenie zu rechnen. Wenn auch im Fall einer Vormedikation diese 3 Tage vor der Untersuchung abgesetzt wurde, kann dennoch ein Einfluß von dieser Seite nicht völlig ausgeschlossen werden. Die Zusammensetzung der Patientenstichprobe ist jedoch annähernd homogen, zumal nur ein Patient mit der Diagnose ICD 295.1 und einer mit ICD 295.2 zu der Gruppe von 18 Patienten mit ICD 295.3 hinzukam.

Einen interessanten Befund konnten wir mit Hilfe der Methode der statischen Pupillometrie bei den Schizophrenen erheben, die einen kleineren Pupillendurchmesser als die Personen der Normgruppe hatten. Dies könnte auf verringerte emotionale Bewertung von äußeren und inneren Ereignissen, wie sie Straube (1984) beschreibt, hinweisen. Bekanntlich sind wichtige Schaltstellen für emotionales Verhalten und Verhaltensarousal Hypothalamus und Formatio reticularis, aber auch das limbische System; diese Hirnareale stellen gleichzeitig auch Schaltstellen für die vegetative Regulation dar (Andreassi 1980; Di Cara 1974). Für diese Annahme spricht auch die klinische Beurteilung: In der BPRS war der emotionale Rückzug mäßig ausgeprägt ($\bar{x} = 3{,}85$, SD $= 1{,}27$). Die Pupillenverengung könnte natürlich auch durch Vorbehandlung mitbeeinflußt sein. Insgesamt 10 unserer 20 Patienten wurden mit Neuroleptika vorbehandelt. Wir haben daher diese vorbehandelten Patienten mit den 10 anderen hinsichtlich der Pupillenweite verglichen und konnten tatsächlich feststellen, daß die vorbehandelte Gruppe einen signifikant kleineren Pupillendurchmesser hatte und auch gegenüber der Norm einen Unterschied aufwies, der Signifikanzniveau erreichte (s. Abb. 1). Die Pupillenweite der unbehandelten Patienten zeigte bereits eine Tendenz zu einem gegenüber der Norm kleineren Durchmesser. Keine Unterschiede der Pupillenweite konnten zwischen Schizophrenen und Depressiven gefunden werden (s. Abb. 2). Die in Behandlung stehenden depressiven Patienten waren jedoch gegenüber den Gesunden und den psychosomatisch Kranken weniger vegetativ aktiviert. Wir untersuchten eine medikamentenfreie Gruppe von psychosomatisch Kranken vor und nach einer 6 wöchigen Psychotherapie und konnten bei den einzelnen Krankheitsgruppen Pupillenveränderungen feststellen (Grünberger et al. 1985). Die Pupillendurchmesser der Schizophrenen war signifikant kleiner; gegenüber der Norm zeigte sich ein ähnliches Ergebnis, das allerdings nicht Signifikanzniveau erreichte; dies legt die Annahme eines schwachen vegetativen "arousals" nahe. Auch Hakerem et al. (1964) und Hakerem u. Lidsky (1975) beobachteten bei akut Schizophrenen einen kleineren Pupillendurchmesser im Vergleich zu chronischen Patienten und Gesunden.

Des weiteren kam die Methode der dynamischen Pupillometrie, d. h. die Messung der Pupillenreaktion auf einen Lichtstimulus, zum Einsatz. Wir konnten mittels einer Faktorenanalyse der bei gesunden Probanden gewonnenen Pupillenmeßwerte folgende 4 Faktoren herausarbeiten:

1. Faktor: „statisch" (mittlerer Pupillendurchmesser, Ausgangswert, Minimum);
2. Faktor: „dynamisch" (Latenz, relative und absolute Änderung);
3. Faktor: „Abfallzeit" (spezifische Reaktion auf den Stimulus);
4. Faktor: „Halbwertszeit" (physiologische Restitution); Grünberger et al. (1985).

Das Verfahren der lichtevozierten dynamischen Pupillometrie erbrachte bei den Schizophrenen gegenüber der Norm eine kleinere Amplitude und eine schwächere relative Änderung. Die Verengung der Pupille war also nicht so stark wie bei den Gesunden.

Dieses Ergebnis steht im Einklang mit den Befunden von Heimann u. Straube (1981), die bei unbehandelten akut Schizophrenen eine geringere Pupillenkonstriktion als bei Gesunden fanden. Diese reduzierte Pupillenreaktivität kann als

Ausdruck von verminderter vegetativer Erregung betrachtet werden. Heimann u. Straube interpretieren diese verminderte Pupillenreaktivität als inhibitorische Tendenz bei einer bestimmten Untergruppe von Patienten, d. h. es könnte bei dieser Gruppe zur Ausbildung eines protektiven inhibitorischen pathophysiologischen Mechanismus gekommen sein. Rubin (1964) unterscheidet dagegen 2 Untergruppen von Schizophrenen, nämlich Patienten mit stark verminderter und solche mit verstärkter Reaktivität der Pupille auf Lichtreize. Mittelwert, Ausgangswert und Halbwertszeit tendieren bei Schizophrenen ebenfalls zur Verkleinerung bzw. Verkürzung. Vielleicht könnte die verkürzte Halbwertszeit auf der Verhaltensebene mit zielgerichteter Auseinandersetzung mit dem Reizfeld in Verbindung gebracht werden, wie Edelberg (1970) es für die "skin conductance reaction" vorschlägt, obwohl es sich hier natürlich um eine andere vegetative Ebene handelt. Mit dem Konzept der Orientierungsreaktion (Sokolov 1963) in Zusammenhang gebracht, würde die verkürzte Halbwertszeit auch für eine langsame Habituation sprechen, wie sie auch bei schizophrenen Patienten gefunden wird.

Unserer Meinung nach dürften neurohumorale Störungen (bestimmte biogene Amine bzw. Veränderungen im Metabolismus spezifischer Enzyme) für charakteristische Pupillenreaktionen (dynamische Methode), wie sie bei verschiedenen psychischen Krankheiten festgestellt werden können, verantwortlich sein (Grünberger 1985). Es ist zu diskutieren, ob die Ergebnisse der dynamischen Pupillometrie für ein „symptom-/syndromspezifisches psychophysiologisches Reaktionsmuster" sprechen.

Die klinische Beurteilung (FSCL-NL) der Patienten vor Behandlungsbeginn zeigte keinen eindeutigen Zusammenhang mit der Pupillenweite, während sich für die Selbstbeurteilung der Angst und der Befindlichkeit eine Beziehung zur Pupillenweite herstellen läßt. Je weiter die Pupille des Patienten, um so ängstlicher bzw. um so beeinträchtigter in der subjektiven Befindlichkeit fühlt er sich. Janisse (1974) berichtet ebenfalls von einer Beziehung der Pupillenweite zur Ängstlichkeit. Interessant waren die Ergebnisse der statischen Pupillometrie nach der Behandlung mit Neuroleptika: Die akut mit 100 mg Fluperlapin behandelte Patientengruppe zeigte 3 h nach Medikation eine starke Pupillenverengung. Nach Verabreichung einer durchschnittlichen Tagesdosis von 519,1 mg Fluperlapin kam es dann bis zum 42. Tag zu einer kontinuierlichen Pupillenerweiterung, eine Tatsache, die durch die anticholinerge Wirkung des Medikaments bedingt ist. Bei der Patientengruppe, die eine durchschnittliche Tagesdosis von 20,4 mg Haloperidol und 15 mg Procyclidin erhielt, konnte ebenfalls eine kontinuierliche Pupillenerweiterung bis zum 42. Tag beobachtet werden, wobei an diesem Tag die Fluperlapingruppe eine signifikant stärkere Pupillendilatation aufwies als die Haloperidolgruppe, d. h. die reduzierte vegetative Aktivierung hat eine Änderung erfahren.

Insgesamt nähert sich die Pupillenweite an die Norm an. Diese Ergebnisse gehen mit der klinischen Beurteilung nach dem FSCL-NL parallel. Sowohl die Behandlung mit Fluperlapin als auch mit Haloperidol führte zu einer Besserung der psychopathologischen Symptomatik, die bei der Fluperlapingruppe deutlicher ausgeprägt war. Fluperlapin war dem Haloperidol (wie sich beim Vergleich der klinischen Beurteilung zeigte) überlegen. Für die gute antipsychotische Wirkung dieses Neuroleptikums sprechen auch Befunde von Woggon et al. (1984) und Fischer-Cornelssen (1984).

Die vorliegenden Ergebnisse ermutigen zu einem weiteren Einsatz der Pupillometrie in der psychophysiologischen Schizophrenieforschung.

Literatur

Andreassi JL (1980) Psychophysiology. Human behavior and psychophysiological response. Oxford University Press, New York

Bumke O (1911) Die Pupillenstörungen bei Geistes- und Nervenkrankheiten. Fischer, Jena

Cooley WW, Lohnes RP (1971) Multivariate data analysis. Wiley, New York

Di Cara L (ed) (1974) Limbic and autonomic nervous system research. Plenum, New York London

Du Petit F-P (1727) Mémoire dans lequel il est demontré que les nerfs intercostaux fournissent des nameaux qui portent les esprits dans les yeux. Histoire de l'Acadmie Royale des Sciences, vol 1

Edelberg R (1970) The information content of the recovery limb of the electrodermal response. Psychophysiology 6:527–539

Eichenberger E (1984) Pharmacology of fluperlapine compared with placebo. Arzneimittelforsch 34/1a:110–113

Fischer-Cornelssen KA (1981) Fischer symptom check list – neuroleptika (FSCL-NL). In: Cips Collegium Internationale Psychiatriae Scolarum (ed) Internationale Skalen für Psychiatrie. Beltz, Weinheim

Fischer-Cornelssen KA (1984b) Fluperlapine in 104 schizophrenic patients. Open muticenter trial. Arzneimittelforsch 34/1a:125–130

Giedke H, Heimann H, Straube E (1982) Vergleichende Ergebnisse psychophysiologischer Untersuchungen bei Schizophrenie und Depressionen. In: Huber G (Hrsg) Basisstadien und Basisstörungen endogener Psychosen. Schattauer, Stuttgart, S 95–312

Grünberger J, Linzmayer L, Saletu B (1984a) Klinische Psychodiagnostik mit Hilfe psychophysiologischer Verfahren. Wien Med Wochenschr 134/2:29–35

Grünberger J, Linzmayer L, Saletu B, Stöhr H (1984b) Zur Methodologie der Pupillenmessung in der klinischen Psychophysiologie. Neuropsychiatr Clin 3:157–164

Grünberger J, Linzmayer L, Saletu B, Stöhr H (1984c) Microcomputer im Einsatz bei Routineuntersuchungen und Forschungsaufgaben im Bereich der klinischen Psychodiagnostik. Biomedizin Technik 29:283–288

Grünberger J, Linzmayer L, Gathmann P, Saletu B (1985) Computerassistierte „statische" und „lichtevozierte dynamische" Pupillometrie bei psychosomatischen Patienten. Wien Klin Wochenschr 20:775–781

Grünberger J, Linzmayer L, Cepko H, Saletu B (1986) Pupillometrie im psychopharmakologischen Experiment. Arzneimittelforsch 36:141–146

Grünberger J, Linzmayer L, Witek R, Saletu B (in press) Faktorenanalytische Untersuchung der statischen und dynamischen Pupillometrie

Gruzelier JH, Venables PH (1975) Evidence of high and low levels of physiological arousal in schizophrenics. Psychophysiology 22:66

Hakerem G, Lidsky A (1975) Characteristics of pupillary reactivity in psychiatric patients and normal controls. In: Kietzmann ML, Sutton S, Zubin J (eds) Experimental approach to psychopathology. Academic Press, London New York, pp 61–72

Hakerem G, Sutton S, Zubin J (1964) Pupillary reactions to light in schizophrenic patients and normals. Ann NY Sci 105:820–831

Heimann H, Straube E (1981) Psychophysiologische Untersuchungen Schizophrener. In: Huber G (Hrsg) Schizophrenie, Stand- und Entwicklungstendenzen der Forschung. Schattauer, Stuttgart, S 235–249

Ishikawa S, Oono S, Hikata H (1976) Drugs affecting the iris muscle. In: Dikstein S (ed) Drugs and ocular tissue. Karger, Basel, pp 288–382

Janisse MP (1974) The relationship between pupil size and anxiety: A review. In: Sarason IG, Spielberger CD (eds) Stress and anxiety. Hemisphere, Washington

Koester A (1927) Frequency of loss of pupillary reaction. Arch Psychiatry 81:601–605

Kraepelin E (1896) Der psychologische Versuch in der Psychiatrie. In: Kraepelin E (Hrsg) Psychologische Arbeiten, Bd 1, S 1–91

Lanc O (1977) Psychophysiologische Methoden. Kohlhammer, Stuttgart Berlin Köln

Laux L, Glanzmann P, Schaffner P, Spielberger CD (1981) State trait – Angstinventar (STAI). Beltz, Weinheim

Levine A, Schilder P (1942) The catatonic pupil. J Nerv Ment Dis 96:1

Lowenstein O, Westphal A (1933) Experimentelle und klinische Studien zur Physiologie und Pathologie der Pupillenbewegungen. Karger, Berlin

Overall JE, Gorham DR (1962) The brief psychiatric rating scale (BPRS). Psychol Rep 10:799–812

Rubin LS (1964) Autonomic dysfunction as concomitant of neurotic behavior. J Nerv Ment Dis 138:558–574

Sachs L (1972) Statistische Auswertungsmethoden. Springer, Berlin Heidelberg New York

Schandry R (1981) Psychophysiologie. Körperliche Indikatoren menschlichen Verhaltens. Urban & Schwarzenberg, München Wien Baltimore

Sitaram N, Jones D, Kewala S, Bell J, Stevenson J, Gershon S (1983) Pharmacology of the human iris: Development and use of challenge strategies in the study of antidepressiva response. Prog Neuropsychopharmacol Biol Psychiatry 7:273–286

Sokolov EN (1963) Perception and conditioned reflex. Pergamon, Oxford

Straube E (1984) Psychovegetative Veränderungen in der Schizophrenie. In: Hopf A, Beckmann H (Hrsg) Forschung zur biologischen Psychiatrie. Springer, Berlin Heidelberg New York Tokyo

Westphal A (1907) Über ein im katatonischen Stupor beobachtetes Pupillenphänomen. Dtsch Med Wochenschr 33:1080–1084

Woggon B, Angst J, Bartels M et al. (1984) Antipsychotic efficacy of fluperlapine. An open multicenter trial. Neuropsychobiology 11:116–120

Zerssen D von, Koeller D-M, Rey E-R (1970) Die Befindlichkeitsskala (B-S) – ein einfaches Instrument zur Objektivierung von Befindlichkeitsstörungen, insbesondere im Rahmen von Längsschnittuntersuchungen. Arzneimittelforsch 20:915–918

Stimulation der Prostaglandinbildung in Blutplättchen von Patienten mit schizophrenen oder schizoaffektiven Psychosen

L. Demisch, H. Gerbaldo, P. Gebhart, K. Demisch, H. J. Bochnik

Einleitung

Eine mögliche Beteiligung von Prostaglandinen (PG) sowohl in der Ätiologie als auch beim Auftreten und Abklingen florider schizophrener Episoden wird seit einigen Jahren diskutiert. Vor allem durch Horrobin wurden eine Vielzahl klinischer Beobachtungen und biochemischer Befunde zu der Prostaglandinhypothese der Schizophrenie zusammengefügt [9]. Ein Kernelement dieser Hypothese ist der gutdokumentierte Befund eines deutlich verminderten Risikos schizophrener Patienten für rheumatische Erkrankungen [2]. Prostaglandinsynthetasehemmer sind die Mittel der Wahl bei rheumatischen Erkrankungen. Demgegenüber wirken sich körperliche Zustände einer erhöhten Produktion von Prostaglandinen wie z. B. Fieber oder epileptische Anfälle häufig bessernd auf psychotische Symptome aus. Diese letzte Beobachtung wurde bereits von Hippokrates dokumentiert.

Von biochemischer Seite wurden mehrere Untersuchungen durchgeführt, um eine veränderte Bildung oder Funktion von $PG\,E_1$ bei schizophrenen Patienten zu finden – mit kontroversen Resultaten. In der überwiegenden Anzahl dieser Arbeiten wurden Blutplättchen psychiatrischer Patienten als Untersuchungsmaterial verwendet. So soll nach Abdulla u. Hamadah [1] die ADP-stimulierte $PG\,E_1$-Bildung bei schizophrenen Patienten im Vergleich zu gesunden Kontrollen vermindert sein. Rotrosen et al. [16] berichteten, daß die $PG\,E_1$-stimulierte cAMP-Bildung vermindert sei, und interpretieren diesen Befund als Beleg für eine verminderte PG-Rezeptordichte an Blutplättchenoberflächen von schizophrenen Patienten. Zu diesem Befund ergaben sich in Folgestudien eine Reihe kontroverser Resultate [19].

Die Schwierigkeit von biochemischer Seite, das Problem adäquat anzugehen, liegt nicht zuletzt in der Vielfältigkeit der Prostaglandine und ihrer unterschiedlichen biologischen Funktionen [12]. Prostaglandine, Thromboxane, Prostazykline und Lipoperoxide – die sog. zyklischen Endoperoxide – werden in einer kaskadenartigen Reaktion aus einem gemeinsamen Vorläufer, der ungesättigten Fettsäure Arachidonsäure (AA), gebildet, nachdem diese durch Phospholipasen (wie z. B. Phospholipase A_2) aus ihrer in Phospholipiden gespeicherten Esterform freigesetzt wurde [8]. Der quantitative Anteil der verschiedenen Prostaglandine ist von Gewebe- und Zelltyp abhängig. Darüber hinaus haben die verschiedenen zyklischen Endoperoxide teilweise antagonistische biologische Funktionen (z. B. Prostazykline und Thromboxane [12]). Die Komplexität der Funktion und des Stoffwechsels der Prostaglandine war der Anlaß, einen für alle Prostaglandine grundlegenden Schritt bei schizophrenen Patienten zu untersuchen, welcher in dem Einbau und in der Freisetzung der ungesättigten Fettsäure Arachidonsäure besteht.

Beschreibung der Patientenstichprobe und Methodik

Tabelle 1 gibt die Zusammensetzung der untersuchten Patientenstichprobe wieder. Insgesamt wurden in der fortlaufenden Studie bisher 16 Patienten untersucht. Diese wurden während einer aktiven Periode der Erkrankung zur stationären Behandlung in das Zentrum der Psychiatrie aufgenommen und hatten seit mindestens 3 Monaten keine psychotrope Medikation erhalten; 5 Patienten hatten eine erste aktive Periode einer endogenen Psychose und bisher noch nie Neuroleptika erhalten; 8 Patienten waren seit mindestens 1 Jahr, 3 Patienten seit 3 bzw. 4 Monaten ohne neuroleptische Behandlung; 5 der 16 unbehandelten Patienten hatten in den Abendstunden vor der morgendlichen Blutentnahme eine einzelne Dosis Haloperidol bekommen. Diagnosen wurden mit Hilfe verschiedener diagnostischer Kriterien gestellt: Feighner; Diagnostic and Statistical Manual of Mental Disorders, 3rd ed. (DSM III); Research Diagnostic Criteria (RDC); International Classification of Diseases, 9th ed. (ICD); s. [3]. Die Schwere der psychotischen Symptomatik wurde mit der Brief Psychiatric Rating Scale (BPRS) [13] eingeschätzt (Mittelwert der Patientengruppe: 48, Streubereich 31–66).

Die in Tabelle 1 nach Feighner bezeichneten „nicht diagnostizierten psychiatrischen Erkrankungen" oder, nach DMS III, „schizoprenieformen Störungen" sind die erwähnten Patienten mit einer ersten floriden Krankheitsepisode. Nach übereinstimmender Beurteilung mehrerer Psychiater hatten diese Patienten ent-

Tabelle 1. Klinische Daten der untersuchten Patientenstichprobe

Diagnose	Klassifikation	Ohne Medikamente				Mit einer einzelnen neuroleptischen Medikation			
		n	♂	♀	Alter (Jahre)	n	♂	♀	Alter (Jahre)
Schizophrenie, schizophrene Erkrankungen	Feighner DSM III, 295.34–13	3	3	–	46	–	–	–	–
Nicht diagnostizierte psychiatrische Erkrankungen, schizophreniforme Störung	Feighner DSM III, 295.40	5	2	3	30	2	1	1	26
Schizophrenie, schizophrene Psychose	RDC ICD 295.1–3	8	5	3	35	2	1	1	26
Schizoaffektive Psychose, schizoaffektive Störung	Feighner RDC; DSM III, 295.70	3	–	3	32	3	2	1	34
Gesamt[a]		11	5	6	$\bar{x}=35$	5	3	2	$\bar{x}=31$

[a] Summe der nach DSM III oder der nach Feighner oder RDC diagnostizierter Patienten.

sprechend den RDC und ICD Kriterien schizophrene Psychosen. Zusätzlich zu der Stichprobe der Patienten wurden 13 männliche und 11 weibliche gesunde Probanden als Kontrollgruppe untersucht (Alter 36 ± 9).

Biochemische Methodik

10 ml Blut wurden morgens gegen 8 Uhr entnommen, sofort mit 1,1 ml einer 3,8%igen Natriumzitratlösung gemischt, und innerhalb von 60 min wurde plättchenreiches Plasma (prP) durch Zentrifugation (180 g, 10 min, 25 °C) präpariert. Die Anzahl der Plättchen im prP wurde durch elektronische Zellzählung ermittelt.

Einbau der Arachidonsäure: 450 µl prP wurden mit 450 µl plättchenarmem Plasma ($3\,000 \cdot g$, 15 min) gemischt, 3 min bei 37 °C präinkubiert und mit 0,5 nmol ^{14}C-Arachidonsäure (spezifische Radioaktivität 52,9 Ci/mol, NEN, Dreieichenhain) in 0,1 ml Tyrods Puffer (Albumin und Kalzium frei) gemischt. Nach 30 minütiger Inkubation (37 °C, Schüttelwasserbad) wurde der Ansatz zentrifugiert ($3\,\text{min} \cdot 12\,000 \cdot g$, Eppendorf Mikrofuge), der Überstand abgehoben und der Thrombozytenniederschlag mit 1 ml Tyrods Puffer gewaschen. Der Niederschlag wurde mit 1 ml einer 0,1 N NAOH hydrolysiert (60 °C) und die in die Plättchenphospholipide (PL) eingebaute Radioaktivität im Szintillationsspektrometer gemessen. Die eingebaute Radioaktivität wurde in pmol ^{14}C-Arachidonsäure/10^8 Plättchen $\cdot$ 30 min ausgedrückt.

Freisetzung der Arachidonsäure: 450 µl prP wurden mit 450 µl Tyrods Puffer (Albumin und Kalzium frei) gemischt und 30 min bei 37 °C unter konstantem Rühren präinkubiert. Darauf wurden 15 µM des Kalzium-Magnesium-Ionophors A 23187 hinzugefügt und weitere 5 min bei 37 °C gerührt. Die Reaktion wurde durch Zugabe von 1 ml 205% Trichloressigsäure gestoppt, der Ansatz zentrifugiert und 1 ml des klaren Überstandes mit 1 ml Thiobarbitursäure Reagenz versetzt [18]. Der Reaktionsansatz wurde 10 min bei 90 °C erhitzt, und nach dem Abkühlen auf Zimmertemperatur wurde der gebildete Malondialdehyd bei 532 nm spektralphotometrisch gemessen. Eichkurven wurden mit Hilfe von Standardansätzen und analog den Angaben von Smith et al. [18] durch Hydrolyse von 1-1-3-3-Tetra-äthoxypropan bereitet [18]. Der gebildete Malondialdehyd wurde in pmol/10^8 Plättchen $\cdot$ 5 min ausgedrückt.

Resultate

Tabelle 2 gibt die Ergebnisse des Einbaus von Arachidonsäure in Blutplättchenphospholipiden bei Probanden der Kontrollgruppe, der schizophrenen und der schizoaffektiven Patienten wieder. Da keine Geschlechtsunterschiede festgestellt wurden, wurde die gesamte Patientenstichprobe mit der gesamten Kontrollgruppe verglichen. Die in der Tabelle berücksichtigten Patienten ($n = 11$) waren ohne jede neuroleptische Vorbehandlung. Eine gleichzeitige Untersuchung hatte ergeben, daß eine einzelne Haloperidolmedikation zu einem beträchtlichen Anstieg im Einbau der Arachidonsäure führen kann [7]. Aufgrund der kleinen Patienten-

Tabelle 2. Arachidonsäureeinbau in Plättchenphospholipiden. Patienten seit mindestens 3 Monaten ohne neuroleptische Medikation

	Arachidonsäure in pmol/10^8 Plättchen 30 min		
	♂	♀	Gesamt
Kontrollen	25,8 ± 7,9 (13)	26,3 ± 9,5 (11)	26,0 ± 8,5 (24)
Schizophrenie (Feighner), schizophrene Erkrankung (DSM III, 295.64–13)	23,6 ± 8,2 (3)	–	23,6 ± 8,2 (3)
Schizophrenie (RDC), schizophrene Psychose (ICD 295.1–3)	18,6 ± 9,1 (5)	13,6 ± 4,8[a] (3)	16,7 ± 7,7 (8)
Schizoaffektive Psychose (Feighner; ICD 295.7), schizoaffektive Störung (RDC; DSM III, 295.70)	–	14,9 ± 7,2 (3)	14,9 ± 7,2 (3)
Nichtdiagnostizierte psychiatrische Erkrankungen (Feighner), schizophreniforme Störung (DSM III, 295.40)	11,1 (2)	13,6 ± 4,8[a] (3)	12,6 ± 3,9 (5)
Gesamt	18,6 ± 9,1 (5)	14,3 ± 5,5 (6)	16,3 ± 7,3** (11)

[a] identische Gruppe; **$p < 0,01$ (t-Test für unabhängige varianzheterogene Stichproben, "two-tailed").

zahlen wurden zunächst nur die Werte aller Patienten mit denen aller Kontrollen durch t-Test verglichen. Die Differenz beider Mittelwerte ist signifikant verschieden ($p < 0,01$, t-Test, two-tailed, für varianzheterogene Stichproben). Erwähnenswert ist die Tatsache, daß bei den 3 nach Feighner (vgl. [3]) und DSM III diagnostizierten Schizophrenien die höchsten Werte innerhalb der Patientengruppe gemessen wurden (s. Tabelle 2). Diese Patienten waren auch die kürzeste Zeit (3 Monate) ohne neuroleptische Medikation.

Tabelle 3 gibt die Ergebnisse der Freisetzung von Arachidonsäure aus Phospholipiden – gemessen als Malondialdehyd – wieder. In dieser Tabelle sind auch jene 5 Patienten berücksichtigt, die eine einzelne neuroleptische Medikation in den Abendstunden erhalten hatten, da kein Einfluß von Neuroleptika auf die Freisetzung von Arachidonsäure festgestellt werden konnte [7]. Männer haben höhere Werte als Frauen; diese Differenz ist statistisch jedoch nicht signifikant. Die Mittelwerte der schizophrenen, der nicht diagnostizierten psychiatrischen Erkrankungen wie auch der schizoaffektiven Patienten unterscheiden sich geringfügig vom Mittelwert der männlichen als auch der weiblichen Kontrollgruppe.

Tabelle 3. Arachidonsäurefreisetzung aus Plättchenphospholipiden mit Ionophor A 23187, gemessen als Malondialdehyd

	Malondialdehyd in pmol/10^8 Plättchen. 5 min		
	♂	♀	Gesamt
Kontrollen	485 ± 187 (13)	391 ± 103 (11)	442 ± 158 (24)
Schizophrenie (Feighner), schizophrene Erkrankung (DSM III, 295.64–13)	431 ± 59 (3)	–	431 ± 59 (3)
Schizophrenie (RDC)[a], schizophrene Psychose (ICD 295.1–3)	436 ± 62 (6)	330 ± 116 (4)	393 ± 98 (10)
Schizoaffektive Psychose[b] (Feighner; ICD 295.7), schizoaffektive Störung (RDC; DSM III, 295.70)	320 (2)	272 ± 84,6 (4)	288 ± 90 (6)
Nichtdiagnostizierte psychiatrische Erkrankungen (Feighner), schizophreniforme Störung (DSM III, 295.40)	440 ± 78 (3)	330 ± 116 (4)	377 ± 111 (7)
Gesamt	407 ± 89 (8)	301 ± 99 (3)	353 ± 107 (16)

[a] 2 und [b] 3 Patienten mit einer einzelnen neuroleptischen Medikation (20–8 h) vor Blutentnahme.

Diskussion

Die Daten stellen die ersten Ergebnisse einer fortlaufenden Studie dar. Sie geben Anlaß zu der Folgerung, daß Patienten mit floriden schizophrenen und schizoaffektiven Psychosen eine verminderte Fähigkeit haben, den Präkursor aller Prostaglandine in Blutplättchenphospholipiden einzubauen. Demgegenüber wurde kein Unterschied für die gesamte Menge der mit dem Kalziumionophor A 23187 freisetzbaren Arachidonsäure aus Plättchenphospholipiden zwischen gesunden Kontrollpersonen, schizophrenen oder schizoaffektiven Patienten gemessen.

Die biochemische Ursache für den verminderten Einbau von Arachidonsäure in Plättchenphospholipiden von Patienten mit einer akut psychotischen Symptomatik endogener Psychosen ist unklar. Nach Inkubation von plättchenreichem Plasma mit exogen hinzugefügter Arachidonsäure wird diese nahezu ausschließlich in Plättchenphospholipide eingebaut [6]. Dabei enthält Phosphatidylcholin den überwiegenden Teil (>60%) [14]. Arachidonsäure wird in 2-Stellung in Esterform in den zellulären Phospholipiden gespeichert. In die Membranphosphatide wird diese Fettsäure über einen Deacylierungs-Reacylierungs-Zyklus inkorporiert ("Land's pathway") und kaum über eine de novo Synthese der Glyzerophosphatide. Außer einer CoA vermittelten Transazylierungsreaktion wurde eine zweite CoA-unabhängige Transazylierung für die Inkorporierung von Arachidonsäure in Thrombozytenphospholipiden beschrieben [10, 11]. Vorstellbar ist, daß 1) eine verminderte Aktivität oder Kapazität der Acyl-CoA-Synthetase, die den Acyl-CoA-Thioester aus freier Arachidonsäure und CoA bildet, vorliegt; 2) eine verminderte Konzentration von Lysophospholipiden, in welche Arachidonsäure in 2-Stellung eingebaut wird, vorliegt; 3) eine verminderte Acyl-CoA-Lysophosphatidacyltransferase, die die gebildeten Lysophosphatide mit Arachidonsäure reazyliert, vorliegt und/oder 4) veränderte Muster von Phospholipiden insbesondere von Phosphatidylcholin, Phosphatidylethanolamin, Phosphatidylserin und Phosphoatidylinositol vorliegen. So wurde kürzlich von der Arbeitsgruppe der Münchener psychiatrischen Universitätsklinik berichtet, daß Lymphozyten von schizophrenen und schizoaffektiven Patienten veränderte Phosphatidylcholin-/Phosphatidylethanolaminkonzentrationen haben [20]. Ebenso sollen Plättchen von schizophrenen Patienten veränderte Phosphatidylserinkonzentrationen aufweisen [17].

Schizophrene und schizoaffektive Patienten mit florider Symptomatik unterscheiden sich wenig von gesunden Kontrollpersonen im Hinblick auf die Menge freisetzbarer Arachidonsäure. Nach Zugabe des Kalzium-Magnesium-Ionophors A 23187 wird eine Calmodulin-Kalzium-abhängige Phospholipase – die Phospholipase A_2 – aktiviert, die daraufhin Arachidonsäure aus 2-Stellung von verschiedenen Phospholipiden, vor v. a. aber Phosphatidylcholin und Phosphatidylethanolamin freisetzt [15]. Der in der obigen Versuchsanordnung gemessene Malondialdehyd ist dabei ein Spaltprodukt, welches aus den Thromboxanen A_2 und B_2 hervorgeht und nach übereinstimmenden Literaturhinweisen die Gesamtmenge der gebildeten Arachidonsäuremetabolite wiedergibt [5, 18].

Zusammenfassend ergibt sich der Eindruck, daß die Hypothese von Horrobin über eine verminderte Funktion von Prostaglandinen bei schizophrenen Patienten in bezug auf den gemeinsamen Präkursor aller Prostaglandine, die Arachidonsäure, noch intensiver zu untersuchen ist. In diesem Zusammenhang soll auch erwähnt werden, daß Arachidonsäure ebenso wie Phosphatidylinositol neben den zyklischen Nukleotiden (cAMP, cGMP) eine Funktion in der Generierung rezeptorgekoppelter intrazellulärer Signale zu haben scheint [4].

Literatur

1. Abdulla YH, Hamadah K (1975) Effect of ADP on PGE_1 formation in blood platelets from patients with depression, mania and schizophrenia. Br J Psychiatry 127:591–595
2. Baldwin JA (1979) Schizophrenia and physical disease. Psychol Med 9:611–618
3. Berner P, Gabriel E, Katschnig H, Kieffer W, Koehler K, Lenz G, Simhandl C (1983) Diagnosekriterien für schizophrene und affektive Psychosen. American Psychiatric Press, Washington
4. Berridge MJ (1982) A novel cellular signaling system based on the integration of phospholipid and calcium metabolism. In: Cheung WY (ed) Calcium and cell function, vol 3. Academic Press, New York, pp 1–29
5. Best LC, Jones PBB, Russell RGG (1980) The relationship between the production of thromboxane B_2 and malondialdehyde by human blood platelets. Clin Sci 59:131–135
6. Bills TK, Smith JB, Silber MJ (1976) Metabolism of ^{14}C-arachidonic acid by human platelets. Biochim Biophys Acta 424:303–307

7. Demisch L, Gerbaldo H, Gebhart P, Demisch K, Bochnik HJ (eingereicht) Incorporation of ^{14}C-arachidonic acid into blood platelet phospholipides of acute schizophrenic or schizoaffective patients and the therapeutic efficacy of haloperidol
8. Hamberg M, Samuelsson B (1974) Prostaglandin endoperoxides. Novel transformations of arachidonic acid in human platelets. Proc Natl Acad Sci USA 71:3400–3404
9. Horrobin DF (1978) Prostaglandins, physiology, pharmacology and clinical significance. Churchill-Livingston, Edinburgh
10. Kramer RM, Deykin D (1983) Arachidonoyl transacylase in human platelets. J Biol Chem 258:13806–13811
11. Kramer RM, Pritzker CR, Deykin D (1984) Coenzyme A-mediated arachidonic acid transacylation in human platelets. J Biol Chem 259:2403–2406
12. Moskowitz MA, Coughlin SR (1981) Basic properties of prostaglandins. Curr Concepts Cerebrovasc Disc 16:5–10
13. Overall JE, Gorham DR (1962) The brief psychiatric rating scale. Psychol Rep 10:799–812
14. Rittenhouse-Simmons S, Deykin D (1981) Release and metabolism of arachidonate in human platelets. In: Gordon JL (ed) Platelets in biology and pathology, vol 2. Elsevier, Amsterdam, pp 349–372
15. Rittenhouse-Simmons S, Russell FA, Deykin D (1977) Mobilization of arachidonic acid in human platelets. Kinetics and Ca^{2+} dependency. Biochim Biophys Acta 488:370–380
16. Rotrosen J, Miller AD, Mandio D, Tranficante LJ, Gershon S (1978) Reduced PGE_1 stimulated 3H-cAMP accumulation in platelets from schizophrenics. Life Sci 23:1989–1996
17. Sengupta M, Datta SC, Sengupta D (1981) Platelet and erythrocyte membrane lipid and phospholipid patterns in different types of mental patients. Biochem Med 25:267–275
18. Smith JB, Ingerman CM, Silver MJ (1976) Malondialdehyde formation as an indicator of prostaglandin production by human platelets. J Lab Clin Med 88:167–172
19. Syha K, Demisch L, Demisch K, Gebhart P (1984) Stimulation von Adenylatzyklase durch Prostaglandin E_1 in Blutplättchen von Patienten mit schizophrenen Psychosen und atypisch-phasischen Psychosen. In: Hopf A, Beckmann H (Hrsg) Forschungen zur Biologischen Psychiatrie. Springer, Berlin Heidelberg New York, S 153–160
20. Wildenauer D, Bondy B, Herzner R (1984) Lymphocytes of schizophrenics: Elevated ^{3}H-spiperone binding and altered phospholipid composition (Abstracts). 14th CINP Congress, Florence, p 224

Psychopathologische Syndrome und ihre Beziehungen zum Selbsterleben psychisch Kranker

M. Rösler, W. Bellaire, G. Hengesch, W. Carls, H. Kiesling-Muck, L. Burger

Einleitung

„Uncharakteristische" Erscheinungs- und Ausdrucksformen schizophren Erkrankter haben in jüngerer Zeit vielfältige Beachtung in der experimentellen und klinischen Forschung gefunden. Huber (1966, 1973) und Huber et al. (1976) haben substratnahe Basissymptome systematisch herausgearbeitet und in ein pathogenetisches Modell schizophrener Erkrankungen integriert (Huber 1983).

Süllwold (1977) hat „uncharakteristische Basisstörungen" als Ausdruck des Selbsterlebens Schizophrener beschrieben und geordnet. Der von ihr entwickelte Frankfurter Beschwerdefragebogen (FBF) zielt auf die Erfassung „subjektiver defizitärer Störungen" (Süllwold 1983), wobei es sich nach Auffassung der Autorin bei der erfaßten Symptomatik um schwache Ausprägungen der Psychose handeln soll. Untersuchungen von Kryspin-Exner u. Lutterotti (1982), Teusch (1984) sowie eigene Arbeiten (Rösler et al. 1985) können Zweifel an der uneingeschränkten Gültigkeit des Konzepts der substratnahen Basisstörungen begründen. Unter Verwendung des von Süllwold (1977) entwickelten FBF ließen sich keine interpretationsfähigen Unterschiede zwischen verschiedenen klinischen Populationen hinsichtlich derjenigen Parameter, die aus dem FBF hervorgehen, erheben. Annahmen, wonach Basissymptome zwar nicht schizophrenietypisch sind und auch bei definierten Hirnerkrankungen angetroffen werden können, aber bei Gesunden und neurotischen Patienten in aller Regel nicht vorliegen, konnten nicht bestätigt werden. Bei der näheren Analyse der Zusammenhänge zwischen AMDP-dokumentierter psychopathologischer Symptomatik und den Basissymptomen wurde eine Beziehung zwischen denjenigen AMDP-Skalen, in denen Schizophrene üblicherweise hohe Werte erreichen, und FBF-Parametern vermißt.

In unserer früheren Untersuchung konnten wir bei allgemein geringer Konkordanz zwischen Fremdrating (AMDP) und Eigenbeurteilung (FBF) einen, wenn auch schwachen, aber insgesamt interpretationsfähigen Zusammenhang zwischen den Symptomen des FBF und dem depressiven Syndrom des AMDP nachweisen.

In einer neuen Untersuchung sollten die gefundenen Zusammenhänge geprüft und die Beziehungen zwischen Psychopathologie und Selbsterleben näher beleuchtet werden.

Untersuchungsmethode

Wir untersuchten 156 Patienten zwischen 15 und 57 Jahren (Mittelwert $\bar{x} = 28{,}4$, Streuungsbereich $s = 9{,}4$). Von den 58 Frauen und 98 Männern litten 89 an einer

Schizophrenie (ICD 295) und 67 an einer Persönlichkeitsstörung (ICD 301) mit neurotischer Entwicklung (ICD 300). Schizoaffektive Psychosen und Hysterien waren von der Untersuchung ausgeschlossen. Das AMDP-System wurde zur Dokumentation der psychopathologischen Symptomatik herangezogen. Es galt, den Zeitraum der vorangegangenen 14 Tage zu erfassen. Im Beisein ihres Therapeuten bearbeiteten die Patienten den FBF, nachdem sie instruiert worden waren, ihre Beschwerden der letzten beiden Wochen zu berücksichtigen. Bei der statistischen Auswertung wurden hauptsächlich die AMDP-Syndrome von Gebhardt et al. (1983) und die FBF-Faktoren berücksichtigt, die Süllwold (1977) gefunden hatte.

Ergebnisse

Das aus den AMDP-Syndromen abgeleitete psychopathologische Profil belegt die unterschiedliche Symptomatik der Patienten, wie dies aufgrund der diagnostischen Zuordnung erwartet werden kann. Schizophrene Patienten erreichen signifikant höhere Werte im paranoid-halluzinatorischen, psychoorganischen, manischen und apathischen Syndrom. Dagegen zeigen Neurosekranke eine ausgeprägtere Symptomatik im depressiven, vegetativen und im Zwangssyndrom (Abb. 1).

Mittelwerte und Streuungen (Neurosen $\bar{x}=31,7$; s=26,6; Schizophrene $\bar{x}=$ 27,4; s=24,1) des Gesamtrohwerts und das Skalenprofil des FBF lassen zwischen den Untersuchungsgruppen keine Differenzen erkennen (Abb. 2).

Ergänzend wurde eine schrittweise Diskriminanzanalyse (SPSS 9) gerechnet, um evtl. vorhandene typische Konfigurationen der FBF-Faktoren zu erfassen. Mit einer korrekten Klassifikationsrate von 58% der Patienten lag das Resultat in einem Bereich, der dem Zufall zuzuordnen ist.

In einem weiteren Auswertungsschritt wurden Extremgruppenvergleiche für jede diagnostische Gruppe getrennt berechnet. Zu diesem Zweck wurden aus der

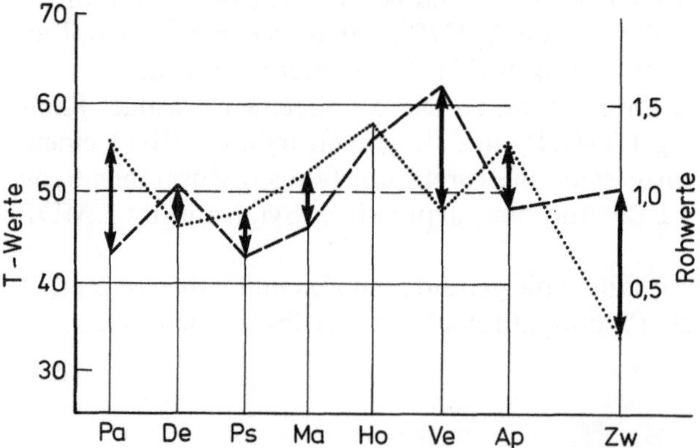

Abb. 1. AMDP-Profile von Schizophrenen (·····) und Neurotikern (– – –). Die *Pfeile* markieren signifikante Unterschiede (p ≤ 0,001); *Pa* paranoid, *De* depressiv, *Ps* psychoorganische Störungen, *Ma* manisch, *Ho* Hostilität, *Ve* vegetative Störungen, *Ap* apathisch, *Zw* zwanghaft)

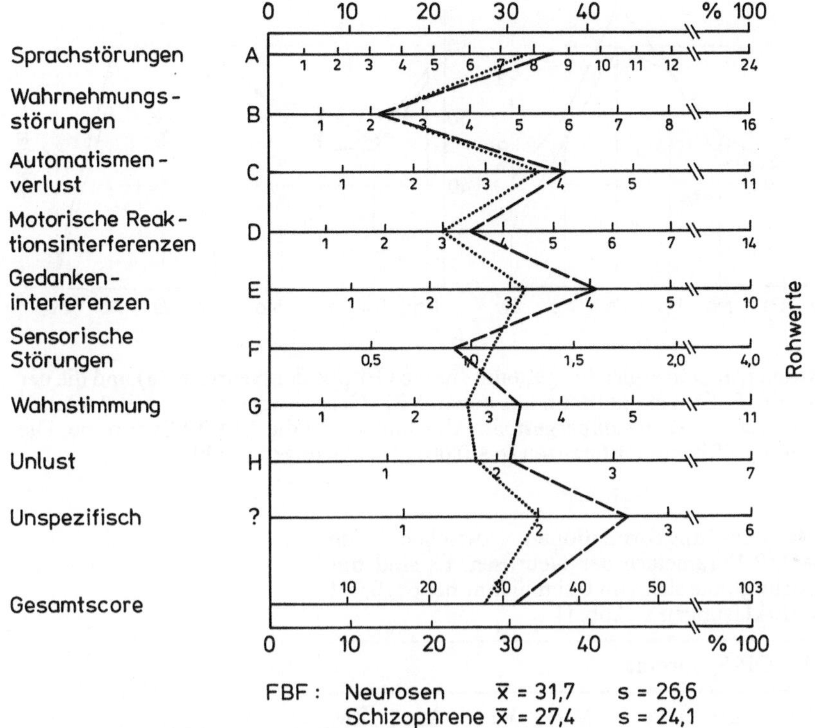

Abb. 2. FBF-Profile von Schizophrenien (····) und Neurosen (———); signifikante Unterschiede bestehen nicht

Verteilung der FBF-Gesamtrohwerte Patienten mit besonders hohen Werten solche gegenübergestellt, die niedrige Scores erreichen (obere bzw. untere 30% aus der Verteilung).

Schizophrene Patienten, die viele Basissymptome im FBF für sich in Anspruch nehmen, können von solchen mit niedrigen Werten im psychoorganischen Syndrom des AMDP unterschieden werden (Abb. 3).

Alle anderen AMDP-Syndrome einschließlich des paranoid-halluzinatorischen Syndroms lassen keine Unterschiede erkennen.

Beim Extremgruppenvergleich der neurotischen Patienten mit den gleichen Variablen zeigt sich, daß hohe Gesamtrohwerte im FBF psychopathologisch mit einer ausgeprägteren depressiven Symptomatik einhergehen (Abb. 3).

Ergänzende Korrelationsprüfungen zeigen, daß schwache, aber interpretationsfähige Beziehungen zwischen dem depressiven Syndrom der neurotischen Patienten und den FBF-Parametern bestehen (Tabelle 1). Daneben erscheint eine diskrete Beziehung zwischen dem psychoorganischen Syndrom und dem FBF-Faktor „Kleine Wahrnehmungsstörungen" möglich.

Bei den schizophrenen Patienten lassen sich keine interpretationsfähigen Korrelationen zwischen AMDP-Syndromen und FBF-Parametern nachweisen.

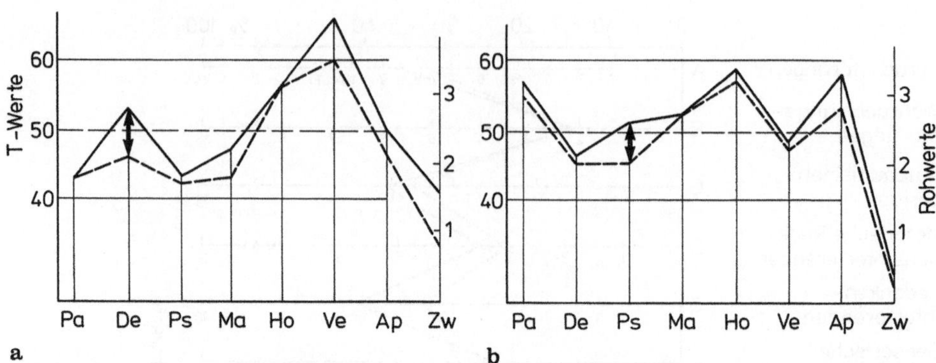

Abb. 3 a, b. Extremgruppenvergleiche, getrennt für die Gruppe der Neurosen (**a**) und die der Schizophrenien (**b**): Patienten mit besonders hohen FBF-Gesamtwerten (———) sind solchen mit niedrigen Scores (– – –) gegenübergestellt. Abgebildet sind die AMDP-Syndrome. Die *Pfeile* markieren signifikante Differenzen (p ≤ 0,001) (Erklärungen s. Abb. 1)

Tabelle 1. Spearman-Rangkorrelationen zwischen den FBF- und AMDP-Parametern der Neurosen. Es sind nur Werte berücksichtigt, die sich von 0 signifikant bei p ≤ 0,001 unterscheiden (Erklärungen s. Abb. 1)

	AMDP-Syndrome						
	Pa	De	Ps	Ma	Ve	Ap	Zw
FBF–A		0,41					
B			0,35				
C		0,39					
D		0,34					
E		0,36					
F							
G		0,38					
H		0,35					
?		0,42					
Gesamt		0,41					

Diskussion

Eine Unterscheidung neurotischer und schizophrener Patienten durch die Methode der Selbstbeurteilung (FBF) ist nicht möglich. Das Ergebnis der 1. Untersuchung (Rösler et al. 1985) konnte in bezug auf diese Aussage abgesichert werden. Die Basissymptomatik unserer beiden Patientenpopulationen, gemessen als FBF-Summenwert, ist gering ausgeprägt, wenn man die Untersuchungsergebnisse von Süllwold (1977), Kryspin-Exner u. Lutterotti (1982) und Teusch (1984) zum Vergleich heranzieht.

Die Ergebnisse unserer Psychosepatienten liegen auf einem Niveau mit den von Hasse-Sander et al. (1982) für schizophrene Patienten mit reinen Residuen und Basisstadien beschriebenen. Eine Patientenselektion nach speziellen psychopathologischen Zustandskriterien haben wir nicht vorgenommen, dies ist durch das AMDP-Profil ausgewiesen. Deshalb werten wir die Befunde als Hinweis auf eine erhebliche Schwankungsbreite der Basissymptomatik, die nicht nur unabhängig ist vom Ausmaß einer produktiven psychotischen Symptomatik, sondern auch von der diagnostischen Zuordnung.

Diese Annahmen stehen im Widerspruch zu Untersuchungen von Zehner (1980), Giessen (1981) und Schünemann-Wurmthaler (1984), nach denen Basissymptome in akuten und produktiven Zeiten der Erkrankung zunehmen.

Sofern die typische produktive psychopathologische Symptomatik tatsächlich von den Basissymptomen mitdeterminiert wird, wie dies Huber (1983) mit der Formulierung „subjektiv erlebte Primärerfahrungen, die die Basis der komplexen psychotischen Endphänomene darstellen" ausdrücklich festhält, muß ein Zusammenhang im Sinne eines Validitätskriteriums gefordert werden.

Bei unseren Untersuchungen findet sich kein Zusammenhang zwischen Basissymptomen und klassischer Symptomatik im Sinne von Wahn, Sinnestäuschungen und Ich-Störungen.

Der in der 1. Untersuchung gefundene schwache Zusammenhang zwischen dem depressiven Syndrom des AMDP und den Basissymptomen konnte zwar bei schizophrenen Patienten jetzt nicht mehr angetroffen werden, dagegen ließ sich die angesprochene Beziehung bei neurotischen Patienten in vollem Umfang bestätigen. Wenn man die jetzige und die frühere Untersuchung gemeinsam betrachtet, fällt auf, daß sich neurotische Patienten hinsichtlich der Untersuchungsergebnisse insofern homogener verhalten als schizophrene Patienten, als bei ihnen eine konsistente Beziehung zwischen affektiver Störung (depressives Syndrom des AMDP) und Befindlichkeit erkennbar ist.

Dagegen bieten schizophrene Patienten ein uneinheitliches Bild. Es besteht eine gewisse Konkordanz zwischen den Beschwerden des FBF und psychoorganischen Symptomen im AMDP für einen Teil schizophrener Patienten.

Aus unseren Daten ergeben sich diskrete Hinweise, daß die vorgenannte Beziehung nicht nur schizophrene Patienten, sondern auch eine begrenzte Zahl neurotischer Patienten betrifft. Dieser Befund bedarf aber der weiteren Abklärung.

Basissymptome erscheinen in unseren Untersuchungen als ein gemeinsames Merkmal zweier differenter klinischer Populationen, und im Zusammenhang mit der fehlenden Beziehung zu den eigentlichen psychotischen Phänomenen können Modellvorstellungen, die eine nosologische Gewichtung der Basissymptome implizieren, als nicht gerechtfertigt angesehen werden. Eine sorgfältige psychopathologische Gewichtung und Gliederung der Basissymptomatik, wie dies Janzarik (1983) vorgeschlagen hat, erscheint uns dagegen erfolgversprechend. Von einer allgemeinen methodenkritischen Analyse ausgehend, erscheint es zweifelhaft, ob es möglich ist, von der Ebene der detaillierten Symptomanalyse ausgehend, die in diesem Fall in der Lage ist, die Desintegration des Instrumentariums der psychischen Aktivitäten oder isolierter Funktionen zu erfassen, den strukturellen Defekt der Psychose zu erreichen. Sofern das Nervensystem aus konstituierten und sich selbst konstituierenden Elementen im Sinne von sich aufbauenden Strukturen besteht, wird deutlich, daß wir uns mit der Symptombeschreibung des FBF auf einer Ebene lokaler und basaler Abbauvorgänge befinden, während in der

Psychose ein Abbau der Ganzheitsfunktionen zum Ausdruck kommt, der als durchgreifendes strukturelles Defizit beschreibbar ist. Von daher erscheint es verständlich, daß sich der Abbau von Strukturen in veränderten Elementarfunktionen zu erkennen gibt, während umgekehrt aus der veränderten Funktion der Elemente nicht notwendigerweise auf das Wesen und die Integrität der Strukturen selbst geschlossen werden kann.

Literatur

Gebhardt R, Pietzker A, Strauss A, Stoeckel M, Langer C, Freudenthal K (1983) Skalenbildung im AMDP-System. Arch Psychiat Nervenkr 233:223–245

Giessen T (1981) Beziehungen zwischen Basisstörungen und charakteristischen Schizophreniesymptomen. Inaug. Dissertation Fachbereich Humanmedizin der Universität Frankfurt/M.

Hasse-Sander I, Gross G, Huber G, Peters S, Schüttler R (1982) Testpsychologische Untersuchungen in Basisstadien und reinen Residualzuständen schizophrener Erkrankungen. Arch Psychiatr Nervenkr 231:235–249

Huber G (1966) Reine Defektsyndrome und Basisstadien endogener Psychose. Fortschr Neurol Psychiatr 34:409–426

Huber G (1973) Zum Stand der Verlaufsforschung bei den Schizophrenien. In: Huber G (Hrsg) Verlauf und Ausgang schizophrener Erkrankungen. Schattauer, Stuttgart New York, S 259–267

Huber G (1983) Das Konzept substratnaher Basissymptome und seine Bedeutung für Theorie und Therapie schizophrener Erkrankungen. Nervenarzt 54:23–32

Huber G, Gross G, Schüttler R (1976) Konsequenzen der Verlaufsuntersuchungen für Therapie und Rehabilitation der Schizophrenen. In: Huber G (Hrsg) Therapie, Rehabilitation und Prävention schizophrener Erkrankungen. Schattauer, Stuttgart New York, S 111–131

Janzarik W (1983) Basisstörungen. Eine Revision mit strukturdynamischen Mitteln. Nervenarzt 54:122–130

Kryspin-Exner I, Lutterotti R (1982) Clusteranalytische Untersuchungen über die Symptome des Frankfurter-Beschwerdefragebogens. Neuropsychiatr Clin 1:29–41

Rösler M, Bellaire W, Hengesch G, Kiesling-Muck H, Carls W (1985) Die uncharakteristischen Basissymptome des Frankfurter-Beschwerdefragebogens und ihre Beziehung zu psychopathologischen Syndromen. Nervenarzt 56:259–264

Schünemann-Wurmthaler S (1984) Subjektive „Basisstörungen" der Schizophrenie. Lang, Frankfurt/M

Süllwold L (1977) Symptome schizophrener Erkrankungen. Monographien aus dem Gesamtgebiet der Psychiatrie. Springer, Berlin Heidelberg New York

Süllwold L (1983) Subjektive defizitäre Störungen bei schizophren Erkrankten. In: Brenner H-D, Rey E-R, Stramke W-G (Hrsg) Empirische Schizophrenieforschung. Huber, Bern Stuttgart Wien, S 168–181

Teusch L (1984) Ein kritischer Beitrag zur Diagnostik der sogenannten Basisstörungen mit dem Frankfurter-Beschwerdefragebogen. In: Hopf A, Beckmann H (Hrsg) Forschungen zur biologischen Psychiatrie. Springer, Berlin Heidelberg New York Tokyo, S 309–315

Zehner J (1980) Subjektive Basisstörungen schizophren Erkrankter. Inaug. Dissertation Fachbereich Humanmedizin der Universität Frankfurt/M

Clusteranalytisch ableitbare CT-Profile verschiedener Patientenpopulationen

W. Bellaire, M. Rösler, G. Hengesch, G. Huber

Einleitung

Seit Jahrzehnten wird die Hypothese vertreten, daß die schizophrenen Psychosen mit spezifischen Gehirnveränderungen im Zusammenhang stehen. Mit der Entwicklung der Computertomographie war eine neue, nicht invasive Methode gegeben, strukturelle Hirnveränderungen bei Schizophrenen zu erforschen. Als erste wandten Johnstone et al. (1976) dieses Verfahren bei Schizophrenen an. Sie fanden eine Erweiterung der Seitenventrikel bei chronisch Schizophrenen. Dieses Ergebnis wurde zwar von mehreren Forschergruppen (Weinberger et al. 1979 a; Nasrallah et al. 1982) reproduziert, andererseits fanden aber Gruppen wie Benes et al. (1982) keine Unterschiede zu Kontrollgruppen.

Neben diesen Befunden einer inneren Atrophie wurden von Weinberger et al. (1979 b) zusätzliche kortikale Auffälligkeiten im Sinne einer äußeren Atrophie berichtet. Auch hier kamen andere Autoren wie Jernigan et al. (1982) und Okasha et al. (1981) zu gegenteiligen Ergebnissen.

In weiteren Studien wurden Beziehungen zwischen CT-Befunden und prämorbider Persönlichkeit (Weinberger et al. 1980), zwischen CT-Befunden und neuropsychologischen Testergebnissen (Golden et al. 1980) sowie psychopathologischen Syndromen (Gross et al. 1982) beschrieben. In einer eigenen Untersuchung (Bellaire et al. 1982) fanden wir keine Korrelationen zwischen computertomographischen Befunden und psychopathologischen Auffälligkeiten bei Schizophrenen.

Die deutlich werdenden, z. T. recht widersprüchlichen Befunde können teilweise durch die differierende Altersstruktur der untersuchten Patientenstichproben, durch unterschiedliche Diagnosekriterien, durch die erhebliche Differenz der verwendeten Kontrollgruppen und v. a. durch die Verschiedenartigkeit der Meßwertgewinnung erklärt werden.

Es war das Ziel unserer jetzigen Untersuchung, den Wert der kranialen Computertomographie hinsichtlich der Unterscheidung verschiedener Patientenpopulationen zu überprüfen und die gewonnenen computertomographischen Daten homogen zu gruppieren. Wegen der belegbaren klaren Alterskorrelation der CT-Befunde (Barron et al. 1976) strebten wir eine Stichprobe an, die sich durch eine geringe Altersstreuung bei jugendlichem Alter der untersuchten Probanden auszeichnete.

Methode

Wir untersuchten 85 Patienten im Alter von 17–30 Jahren (Durchschnittsalter: 24,5 Jahre, s = 4 Jahre). Es handelte sich um 54 Männer und 31 Frauen, die sich anteilsmäßig gleich über alle 3 Untersuchungsgruppen verteilten. 54 Patienten hatten eine schizophrene Psychose und erfüllten die Kriterien von Feighner (1972). Alle waren mit Neuroleptika vorbehandelt, ausgeschlossen wurden Patienten mit zusätzlichen Suchtkrankheiten, Anfallsleiden oder Elektroschockbehandlungen. Eine weitere Gruppe bestand aus 16 Patienten mit der Diagnose einer neurotischen Entwicklung (ICD-Nr. 300 und 301), die unter stationären Bedingungen psychotherapeutisch behandelt wurden. Für diese Gruppe galten dieselben Ausschlußkriterien. Die Kontrollgruppe bestand aus 15 Patienten, die wegen eines minimalen Kopftraumas zur Computertomographie überwiesen worden waren. Der neurologische Befund war bei allen unauffällig, Bewußtlosigkeiten lagen nicht vor, die Untersuchung erfolgte am Unfalltag. In der Nachbeobachtung waren alle Verläufe unauffällig. Die psychiatrische Anamnese der Kontrollgruppe war leer.

Das kraniale Computertomogramm wurde bei allen Patienten im Siemens-Siretom-2000 angefertigt. Die einzelnen Schichten wurden in 10-mm-Abständen gefahren. Die CT-Daten wurden auf einer Diskette gespeichert und im Siemens-Evaluskop mit Hilfe eines semiautomatisierten Verfahrens (Huber 1982) gewertet. Es wurden 5 Schichten bewertet: Vorderhornebene, Cella media, subkortikale und 2 kortikale Ebenen.

Die Isolierung des Schädelinnenraums erfolgte mit der Zentralmaskentechnik. Der Innenraum wurde hierbei zentrifugal bis zum CT-Dichtesprung Hirngewebe/Schädelkalotte abgetastet und abgedeckt. Eine Löschfunktion eliminierte alle außerhalb gelegenen Bildpunkte, so daß nur noch der intrakranielle Bereich mit Hirnparenchym und Liquor erhalten blieb.

Anhand der Histogrammkurve wurde in dem nächsten Schritt der Schwellenwert Liquor/Hirnparenchym ermittelt.

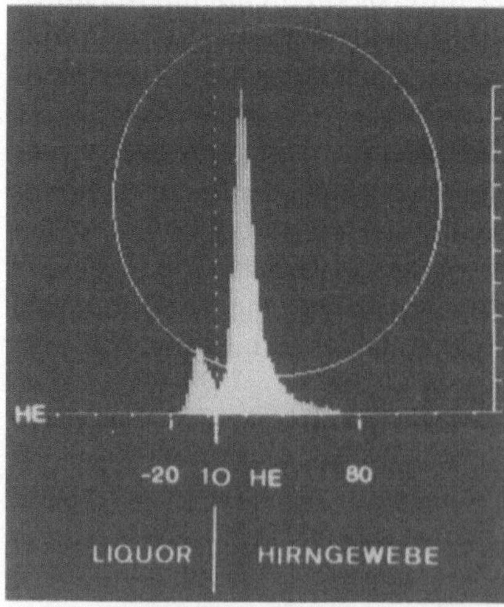

Abb. 1. Darstellung des intrakraniellen Bereichs einer CT-Schicht nach Anwendung der Maskentechnik

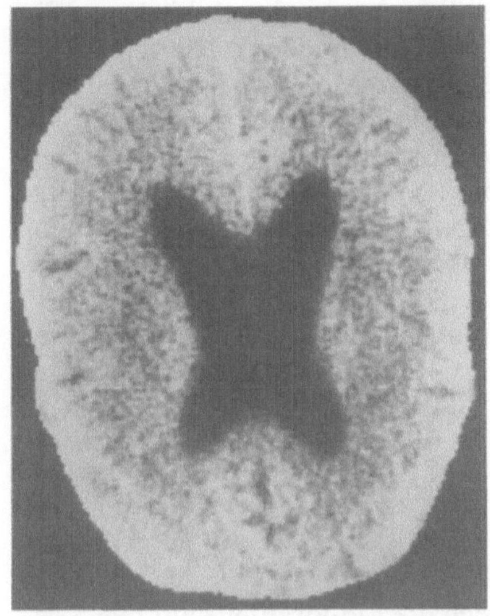

Abb. 2. Histogrammkurve einer Cella-media-Schicht

Das Integral von minus 20 Hounsfield-Einheiten bis zum Schwellenwert ergab das Liquorkompartiment. Dessen absolutes Maß wurde in Pixels (Bildpunkten) angegeben und in Relativprozente umgerechnet. Die relativen Liquoranteile wurden nach diesem Verfahren für jede der 5 Ebenen getrennt errechnet.

Als statistisches Datenauswertungsverfahren im Hinblick auf die 5 definierten CT-Schichten und die 3 verschiedenen Patientenpopulationen haben wir in der univariaten Auswertung den Mann-Whitney-Test durch das SPSS-8-Programm eingesetzt.

In einem weiteren Verarbeitungsschritt haben wir die vorliegenden Daten auf Normalverteilung geprüft, um die Voraussetzungen multivariater Verrechnungsmethoden nachzuweisen (s. Linder u. Berchtold 1982). Normalverteilung hinsichtlich unserer 5 CT-Variablen war für die CT-Schichten Vorderhorn und Cella media nicht gegeben. Infolgedessen wurde bei der durchzuführenden Clusteranalyse auf die euklidische Distanz verzichtet und die Canberra-Metrik eingesetzt.

Bei der Clusteranalyse handelt es sich um ein Verfahren, bei dem Elemente hinsichtlich ihrer Ähnlichkeit bezüglich mehrerer Variablen gruppiert werden sollen. In unserem Falle handelt es sich um die Liquoranteile in den 5 definierten CT-Schichten. Bei der Beschreibung der von uns angewandten clusteranalytischen Verfahren stützen wir uns auf die von Blashfield (1980) formulierten Kriterien:

1) Als Ähnlichkeitsmaß wurde die Canberra-Metrik (Steinhausen u. Langer 1977) angewandt.

2) Unter der Voraussetzung, daß das Untersuchungsmaterial hierarchisch geordnet ist und nicht auf direktem Wege aufgeteilt werden kann, fiel die Wahl auf ein hierarchisch-agglomeratives Verfahren (Subroutine: AGGLOM aus Steinhausen u. Langer 1977). Anschließend wurde ein Dendrogramm der Struktur ausgedruckt (Subroutine: DENDRO aus Steinhausen u. Langer 1977).

3) Um der Gefahr aus dem Wege zu gehen, der Objektmenge durch die Linkagemethode eine gewisse Struktur aufzuzwingen, setzten wir die Bedingung, daß

die Struktur der realen Struktur entspräche, die unter den 3 verschiedenen, für unser Datenniveau in Frage kommenden Linkagemethoden konstant blieb. Es zeigte sich, daß die Ergebnisse der Average-linkage-Methode größtenteils mit denen der Single- und der Complete-linkage-Methode übereinstimmten. Da bei einem weiteren Vergleich der 3 Methoden Unterschiede in den Strukturen auf die Nachteile der Single-linkage-Methode ("chaining") und der Complete-linkage-Methode (Überdehnung der Distanzen) zurückgeführt werden konnten, legten wir uns für die Interpretation auf die durch die Average-linkage-Methode generierte Struktur fest.

4) In einem Validierungsversuch wurde mit Hilfe des χ^2-Tests die Verteilung der verschiedenen Diagnosegruppen innerhalb der nachgewiesenen Cluster geprüft.

Ergebnisse

1) Univariate Auswertetechnik

Aus Tabelle 1 kann entnommen werden, wie sich die Liquoranteile auf den 5 definierten CT-Schichten innerhalb der 3 unterschiedlichen Patientenpopulationen verteilen.

Dabei kann ein signifikanter Unterschied in allen Schnittebenen zwischen schizophrenen und Kontrollpatienten und zwischen neurotischen und Kontroll-

Tabelle 1. Durchschnittswerte ($\bar{x}$) und Standardabweichungen (s) der Liquoranteile (in %) innerhalb der 3 Diagnosegruppen

CT-Schichten										
	Vorder-horn		Cella media		Sub-kortikale		Kortikale 1		Kortikale 2	
Diagnosen	$\bar{x}$	s	$\bar{x}$	s	$\bar{x}$	s	$\bar{x}$	s	$\bar{x}$	s
Neurosen	3,3	2,0	2,4	2,4	0,4	0,9	1,8	2,6	3,0	2,8
Schizophrenie	3,5	1,5	3,8	2,7	0,2	0,4	1,3	1,4	3,4	3,2
Kontrollen	1,3	1,0	0,9	1,3	0,0	0,2	0,0	0,3	0,2	0,6

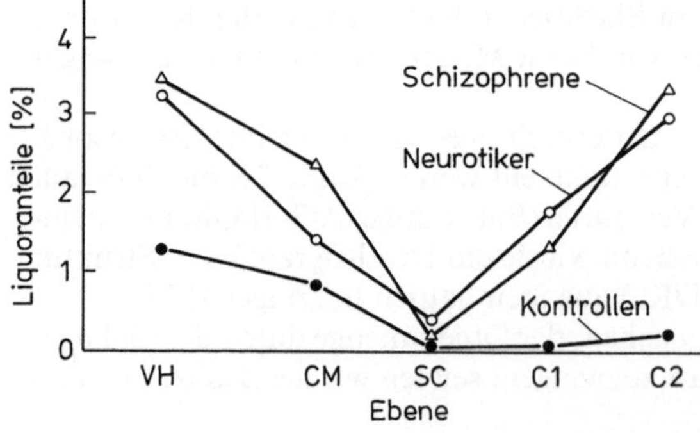

Abb. 3. Mittelwerte der Liquoranteile in den 5 CT-Schichten. *VH* Vorderhornebene, *CM* Cella media, *SC* subkortikale Ebene, *C1, C2* kortikale Ebenen

patienten nachgewiesen werden. Zwischen den Diagnosen Schizophrenie und Neurose war ein signifikanter Unterschied in keiner der 5 Schnittebenen eruierbar.

In Abb. 3 wurden die Mittelwerte der Liquoranteile der 5 CT-Schichten für die 3 diagnostischen Gruppen aufgetragen.

2) Multivariate Auswertetechnik

Durch die Clusteranalyse mittels Average-linkage-Methode wurden 3 deutlich zu unterscheidende Hauptcluster gebildet. Dieser Sachverhalt ist in Abb. 4 verdeutlicht.

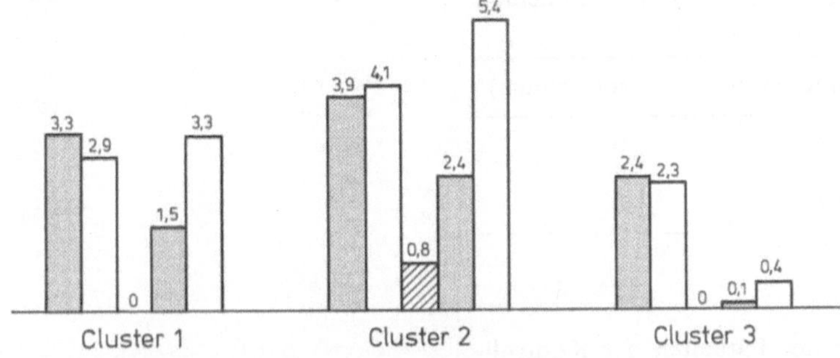

Abb. 4. Clusteranalytisch gewonnene CT-Profile

Für die als Cluster 1 gruppierbaren Daten ist als charakteristisch herauszustellen, daß in den subkortikalen Schichten kein Liquoranteil nachweisbar ist, während sich in allen anderen Schichten mittlere Liquorwerte ergeben.

Als Charakteristika von Cluster 2 finden sich auf allen 5 Ebenen hohe Liquoranteile. Auffallend ist der besonders hohe Liquoranteil der 2. kortikalen Schnittebene.

In Cluster 3 sind diejenigen kranialen Computertomographien zusammengefaßt, bei denen in beiden kortikalen und der subkortikalen Schnittebene nahezu keinen Liquoranteil nachweisbar ist.

In einem weiteren Schritt haben wir einen Validierungsversuch mit den gewonnenen Daten und Gruppierungen vorgenommen. Es sollte geprüft werden, ob die in den einzelnen Clustern zutage tretende Besetzung der verschiedenen diagnostischen Gruppen ihrem prozentualen Anteil am Gesamtkollektiv in homogener Weise entspricht oder ob es im einzelnen Cluster zur Häufung bestimmter Diagnosen kommt. Eine solche Häufung könnte als Anhaltspunkt für einen relativen Zusammenhang zwischen CT und Krankheit angesehen werden.

Aus Tabelle 2 kann die Besetzung der 3 gewonnenen Cluster mit der Gruppe der schizophrenen Patienten entnommen werden. Dabei zeigte sich, daß Patienten dieser Krankheitsgruppe in allen 3 Clustern nicht signifikant unterschiedlich vertreten waren.

Die gleiche Aussage kann im Hinblick auf die Patientengruppe der Neurotiker gemacht werden.

Auch hier ergaben sich innerhalb der 3 Cluster keine abweichenden Häufigkeiten.

Tabelle 2. Verteilung der schizophrenen Patienten auf die 3 Hauptcluster (χ^2-Test)

Schizophrene	n (erwartet)	n (erhalten)
Cluster 1	15,3	18
Cluster 2	16,5	20
Cluster 3	22,2	16

$\chi^2 = 2,95$; p = 0,30

Tabelle 3. Verteulung der neurotischen Patienten auf die 3 Hauptcluster (χ^2-Test)

Neurotiker	n (erwartet)	n (erhalten)
Cluster 1	4,5	6
Cluster 2	4,9	5
Cluster 3	6,6	5

$\chi^2 = 0,89$; p = 0,70

Tabelle 4. Verteilung der Patienten der Kontrollgruppe auf die 3 Hauptcluster (χ^2-Test)

Kontrollen	n (erwartet)	n (erhalten)
Cluster 1	4,2	1
Cluster 2	4,6	1
Cluster 3	6,3	13

$\chi^2 = 12,8$; p = 0,01

Die Kontrollgruppe unterschied sich deutlich hinsichtlich ihres Verteilungsmusters von der Gruppe der schizophrenen und neurotischen Patienten.

Wie aus Tabelle 4 zu erkennen ist, waren mit 13 von 15 Patienten in Cluster 3 die Patienten der Kontrollgruppe überdurchschnittlich häufig vertreten. Dies ist auf einem Signifikanzniveau von 1% nachweisbar.

Diskussion

Die Ergebnisse unserer Studie zeigen, daß hinsichtlich der gewonnenen computertomographischen Daten für die untersuchten Altersgruppen keine signifikanten Unterschiede zwischen schizophrenen und neurotischen Patienten bestehen. Beide Patientengruppen differierten signifikant von der Kontrollgruppe, wobei die besondere Problematik einer Kontrollgruppe nicht außer acht gelassen werden darf. Es handelte sich jedoch in unserem Fall um eine Kontrollgruppe, die altersentsprechend war und weder eine neurologische noch − soweit faßbar − eine psychiatrische Symptomatik aufwies. Da unsere Befunde zeigen, daß die erhobenen CT-Daten nicht dazu dienen können, Gruppen von neurotischen und schizophrenen Patienten zu unterscheiden, interpretieren wir wie andere Voruntersucher (Huber 1982) die erhobenen Befunde als unspezifische Faktoren. Die mangelnde Spezifität scheint durch die Tatsache bewiesen, daß computertomographische Auffälligkeiten sowohl bei Schizophrenien als auch bei Zyklothymien (Pearlson et al. 1981) einerseits, als auch andererseits bei Zwangskranken (Behar et al. 1984), Suchtkranken (Carlen et al. 1978), bei autistischen (Campbell et al. 1982) und dementen Patienten nachweisbar sind.

Unter Berücksichtigung der Untersuchungen von Barron et al. (1976), der zeigte, daß die innere Atrophie der äußeren altersmäßig vorausgeht, ist insbesondere unsere Patientenpopulation des Clusters 2 mit einem hohen kortikalen Liquoranteil in Anbetracht des niedrigen Durchschnittsalters als besonders auffällig einzustufen. Diese durch die computertomographischen Daten und multivariate Auswertungsverfahren homogenisierte Patientengruppe soll dahingehend geprüft werden, ob sich Korrelationen zu anderen Parametern herstellen lassen. Von besonderem Interesse erscheint uns die Erfassung des weiteren Krankheitsverlaufs dieser Patientengruppe, da es noch ungeklärt erscheint, ob es sich bei dem computertomographischen Befund um einen stationären Befund handelt. Weitere Studien müssen zeigen, ob in Zukunft eine relativ schnelle Zunahme der Liquoranteile erfolgt, wie dies von Brinkman u. Largen (1984) bei M. Alzheimer dokumentiert wurde, oder ob gar eine Abnahme der Liquoranteile erfolgt, wie dies von Carlen et al. (1978) für abstinente Alkoholiker gezeigt werden konnte.

Literatur

Barron SA, Jacob L, Kinkel WR (1976) Changes in size of lateral ventricles during aging determined by computerized tomography. Neurology NY 26:1011–1013

Behar D, Rapoport JL, Berg CJ et al. (1984) Computerised tomography and neuropsychological test measures in adolescents with obsessive – compulsive disorders. Am J Psychiatry 141:363–369

Bellaire W, Rösler M, Huber G, Greßnich N, Steigerwald F (1982) Psychopathologische Auffälligkeiten und CT-Befunde bei Schizophrenen. Psycho [Suppl] 1:11–12

Benes F, Sunderland P, Jones BD, Lemay M, Cohen BM, Lipinski JF (1982) Normal ventricles in young schizophrenics. Br J Psychiatry 141:90–93

Blashfield RK (1980) Propositions regarding the use of cluster analysis in clinical research. J Consult Clin Psychol 48:456–459

Brinkman SD, Largen JW (1984) Changes in brain ventricular size with repeated CAT scans in suspected Alzheimer's disease. Am J Psychiatry 141:81–83

Campbell M, Rosenbloom S, Perry R et al. (1982) Computerised axial tomography in young autistic children. Am J Psychiatry 139:510–512

Carlen PL, Wortzman G, Holgate RC, Wilkinson DA, Rankin JG (1978) Reversible cerebral atrophy in recently abstinent chronic alcoholics measured by computed tomography scans. Science 200:1076–1078

Feighner JP, Robins E, Guze SB et al. (1972) Diagnostic criteria for use in psychiatric research. Arch Gen Psychiatry 26:57–63

Golden CJ, Moses JA, Zelazowski R, Graber B, Zatz LM, Horvath TB, Berger PA (1980) Cerebral ventricular size and neuropsychological impairment in young chronic schizophrenics. Arch Gen Psychiatry 37:619–623

Gross G, Huber G, Schüttler R (1982) Computerized tomography studies on schizophrenic diseases. Arch Psychiatr Nervenkr 231:519–526

Huber G (1982) Quantifizierung der intrakraniellen Liquorräume durch die Computertomographie. Fortschr Röntgenstr 137/1:42–47

Jernigan TL, Zatz LM, Moses JA, Berger PA (1982) Computed tomography in schizophrenics and normal volunteers. Arch Gen Psychiatry 39:765–770, 771–773

Johnstone EC, Crow C, Frith C, Husband J (1976) Cerebral venticular size and cognitive impairment in chronic schizophrenia. Lancet II:924–926

Johnstone EC, Owens DGC, Crow TJ, Jagoe R (1981) A CT study of 188 patients with schizophrenia, affective psychosis and neurotic illness. In: Perris C, Struwe G, Janson B (eds) Biological psychiatry. Elsevier, Amsterdam New York Oxford, pp 237–240

Linder A, Berchtold W (1982) Statistische Verfahren III. Birkhäuser, Basel Boston Stuttgart

Nasrallah HA, Jacoby CG, McCalley-Whitters M, Kuperman S (1982) Cerebral ventricular enlargement in subtypes of chronic schizophrenia. Arch Gen Psychiatry 39:774–777

Okasha A, Madkour O, Abel-Magd F (1981) Cortical and central atrophy in chronic schizophrenia. In: Perris C, Struwe G, Janson B (eds) Biological psychiatry 1981. Elsevier, Amsterdam New York Oxford, pp 241–245

Pearlson GD, Veroff AE, McHugh PR (1981) The use of computed tomography in psychiatry: Recent applications to schizophrenia, manic-depressive illness and dementia syndromes. Johns Hopkins Med J 149:194–202

Steinhausen D, Langer K (1977) Clusteranalyse. de Gruyter, Berlin New York

Weinberger DR, Torrey EF, Neophytides AN, Wyatt RJ (1979 a) Lateral cerebral ventricular enlargement in chronic schizophrenia. Arch Gen Psychiatry 36:735–739

Weinberger DR, Torrey EF, Neophytides AN, Wyatt RJ (1979 b) Structural abnormalities in the cerebral cortex of chronic schizophrenic patients. Arch Gen Psychiatry 36:935–939

Weinberger DR, Cannon-Spoor E, Potkin SG, Wyatt RJ (1980) Poor premorbid adjustment and CT scan abnormalities in chronic schizophrenia. Am J Psychiatry 137:1410–1413

Doppelblindvergleich
zwischen Des-Enkephalin-γ-Endorphin und Haloperidol
bei akut schizophrenen Patienten

W. Kissling, H. J. Möller, B. Herberger, F. Lehmann-Horn, H. Lauter

Seit der Entdeckung der Endorphine, körpereigenen morphiumähnlichen Neuro-
peptiden, wurde in zahlreichen Studien festzustellen versucht, inwieweit diese
Substanzen, außer ihrer bereits gut belegten Funktion bei der Wahrnehmung und
Verarbeitung von Streß und Schmerz, auch eine Rolle im Zusammenhang mit
Ätiologie und Therapie psychiatrischer Erkrankungen spielen (Übersicht s. Naber 1983). Dabei ging man anfangs aufgrund von Endorphinbestimmungen im
Liquor (Terenius et al. 1976) von – zumindest bei manischen und schizophrenen
Patienten – pathologisch erhöhten Endorphinspiegeln aus. Versuche, diese an-
geblich erhöhten Endorphinspiegel durch Hämodialyse zu senken (Kissling et al.
1980; Emrich 1981), erbrachten keine Symptombesserung und auch die Applikation von Opiatantagonisten konnte letztlich keine überzeugenden Besserungen
bewirken (Naber u. Pickar 1984). In neueren Liquoruntersuchungen an größeren
Patientenkollektiven und mit verfeinerter Methodik fanden sich dann eher normale bis erniedrigte Opiataktivitäten bei schizophrenen Patienten (Emrich et al.
1979; Naber u. Pickar 1984). Als sich darüber hinaus zeigte, daß einige Endorphine – besonders auch die in unserer Studie verwendeten γ-Endorphine – im Tierversuch eine neuroleptikaähnliche Wirkung zeigten (van Ree et al. 1981), lag es
nahe, diese Endorphine auf ihre therapeutische Wirkung bei schizophrenen Patienten zu untersuchen.

Seit dem ersten Bericht über eine gute antipsychotische Wirksamkeit von 1 mg
Des-Tyrosin-γ-Endorphin (Verhoeven et al. 1978) wurde in zahlreichen Studien
versucht, diese Ergebnisse zu replizieren. Die bisher vorliegenden Ergebnisse lassen sich – mit allem Vorbehalt angesichts der niederen Fallzahlen in jeder Studie
– dahingehend zusammenfassen, daß die Gabe von Des-Tyrosin-γ-Endorphin eine chronisch schizophrene Symptomatik kaum günstig beeinflußt, dagegen bei
akut schizophrenen Patienten in ca. 50% (10 von bisher 21 untersuchten Patienten) eine gewisse Besserung erzielt werden kann (Zusammenfassung s. Emrich et
al. 1982).

Das kürzeste γ-Endorphinfragment, das im Tierversuch ein dem Des-Tyrosin-
γ-Endorphin (DTγE) vergleichbares neuroleptisches Profil zeigt, ist das Des-En-
kephalin-γ-Endorphin (DEγE). Von DEγE, dem vermutlichen Hauptmetaboliten
von DTγE, wird angenommen, daß es noch spezifischer antipsychotisch wirkt als
DTγE, da dieser Substanz die Metenkephalinsequenz fehlt, die im Tierversuch
eher eine antineuroleptische Wirkung zeigt (De Wied et al. 1978). In einer ersten
klinischen Studie (Verhoeven et al. 1982) trat bei Patienten, die unter einer neuroleptischen Medikation weiterhin produktiv psychotische Symptome zeigten,
nach einer Zusatzmedikation mit 3 mg DEγE im Vergleich zu einer Plazebozu-
satzmedikation eine signifikante Besserung ein. Diese Besserung war teilweise
nach Absetzen der Endorphinbehandlung wieder rückläufig, nennenswerte Ne-

benwirkungen traten unter der Endorphinbehandlung nicht auf. Abgesehen von einem theoretischen, auf die Ätiologie der Erkrankung gerichteten Interesse, war es v. a. diese weitgehende Nebenwirkungsfreiheit der Endorphine, die uns bewog, Anfang 1983 an einer internationalen Multi-Center-Studie zur Untersuchung der antipsychotischen Wirksamkeit von DEγE teilzunehmen, aus der im folgenden die vorläufigen Ergebnisse einer Auswertung der Patienten aus unserer Klinik vorgestellt werden sollen.

Patienten und Methode

Einschlußkriterien

Neu in die Klinik aufgenommene Patienten im Alter zwischen 18 und 65 Jahren; Schizophreniediagnose nach dem DSM-III-Diagnose-Manual; akute oder subchronische Verlaufsform; chronische Verlaufsform nur, wenn eine akute Exazerbation vorlag. Zusätzlich mußten auf die Patienten die ICD-Diagnosekriterien 295.1–295.4 zutreffen; Schweregrad: unter 50 Punkte auf der Global Assessment Scale (GAS; Spitzer et al. 1976).

Ausschlußkriterien

Nennenswerte körperliche Erkrankungen; organisches Psychosyndrom, affektive oder schizoaffektive Psychosen; Alkohol- oder Drogenabhängigkeit; Schwangerschaft; neuroleptische Vorbehandlung in den letzten 3 Wochen (unregelmäßig und unzureichend vorbehandelte Patienten durften nach einer Auswaschzeit von mindestens einer Woche in die Studie aufgenommen werden).

Versuchsplan

Doppelblinddesign mit Plazebobehandlung während der 3- bis 7 tägigen Auswaschphase.. Bei fortbestehender Symptomatik dann nach Zufallszuteilung eine Behandlung mit 3 mg DEγE (als morgendliche i.m.-Injektion) oder mit 10 mg Haloperidol (2 mal 1 Kaps. à 5 mg). Außer Biperiden und Lorazepam keine psychotrope Zusatzmedikation.

Behandlungsdauer

Mindestens 14 Tage; danach werden die Responder (GAS-Score > 50 Punkte, deutliche klinische Besserung) weiter unter Doppelblindbedingungen mit der randomisiert zugeteilten Prüfsubstanz behandelt. Die Nonresponder (keine deutliche klinische Besserung, regelmäßige Lorazepamzusatzmedikation erforderlich, GAS-Verbesserung < 20 Punkte) werden offen neuroleptisch (in der Regel mit 24 mg Haloperidol oral täglich) weiterbehandelt.

Befunddokumentation, Zusatzuntersuchungen

Am Anfang und Ende der Auswaschphase, danach wöchentlich: Fremdbeurteilung durch den behandelnden Arzt anhand der CPRS (Montgomery et al. 1978), BPRS (Overall u. Gorham 1963, mod. nach Wiles et al. 1976), GAS (Spitzer et al. 1976), Rose (semistrukturierte Nebenwirkungsskala) bzw. durch das Pflegepersonal anhand der Nurses-BPRS. Neben den üblichen Laboruntersuchungen wurden während der Auswaschphase und danach 14 tägig ein EKG und ein EEG abgeleitet.

Ergebnisse

Insgesamt wurden 27 Patienten in die Studie aufgenommen. Während der Auswaschzeit mußten eine Patientin aus der Endorphingruppe (zusätzlicher Drogenabusus bekannt geworden) und 2 Patienten aus der Haloperidolgruppe (wegen Spontanremission und wegen Suizidalität) aus der Studie genommen werden. Am 7. Behandlungstag kam es in jeder Gruppe zu je einem Drop-out, weil die akute schizophrene Symptomatik weiterhin so ausgeprägt war, daß eine neuroleptische Zusatzmedikation erforderlich wurde. Am 17. Behandlungstag verließen darüber hinaus 2 Patienten aus der Haloperidolgruppe auf eigenen Wunsch die Klinik und mußten deshalb zu diesem Zeitpunkt aus der Studie genommen werden. Bei der Berechnung der Gruppenmittelwerte sind sämtliche Drop-outs bis zum Zeitpunkt ihres Ausscheidens mit in die Berechnungen einbezogen worden.

Wie Tabelle 1 zeigt, sind die Patienten beider Behandlungsgruppen bezüglich ihrer wichtigsten Charakteristika gut vergleichbar. Der Bedarf an Lorazepamzusatzmedikation war ebenfalls in beiden Gruppen annähernd gleich und insgesamt sehr gering: Pro Gruppe wurden während der ersten beiden Behandlungswochen insgesamt nur 122 mg (Endorphingruppe) bzw. 177,5 mg (Haloperidolgruppe) Lorazepam eingenommen, was einem Durchschnittsverbrauch von ca. 20 mg pro Patient – verteilt auf 2 Wochen – entspricht (s. Tabelle 2).

Wie die Abb. 1–3 zeigen, ergeben sich bei einer Analyse der Psychopathologie-Mittelwertverlaufskurven keine signifikanten Unterschiede zwischen den beiden

Tabelle 1. Patientencharakteristik (in die Behandlungsphase aufgenommene Patienten – ohne Drop-outs während der Auswaschphase)

	Geschlecht			Alter (Jahre)	Gewicht (kg)	GAS-Score	ICD-Diagnose
	♀	♂					
Org. 5878, 3 mg DEγE	7	6	$\bar{x}$ SD	34,6 14,1	61,0 8,9	29 9	9 × 295.3 3 × 295.1 1 × 295.2
Haloperidol 10 mg	10	1	$\bar{x}$ SD	32,4 12,3	60,6 7,7	26 15	9 × 295.3 1 × 295.1 1 × 295.2

Tabelle 2. Drop-outs und Zusatzmedikation (die mg-Menge gibt den Gesamtverbrauch pro Gruppe in den beiden ersten Behandlungswochen an, der sich auf 6 bzw. 7 Patienten verteilt)

	Drop-out			Zusatzmedikation (Tag 1–14) mg Lorazepam
		Tag		
	Wash-out	1–14	14–28	
Org. 5878, 3 mg DEγE	1	1	0	122 (n = 6)
Haloperidol 10 mg	2	1	2	177,5 (n = 7)

Behandlungsgruppen. Hierbei interessiert besonders der Verlauf während der ersten beiden Behandlungswochen (Tag 000 bis 014), weil nur während dieses Zeitraums alle Patienten die zufallszugeteilte Prüfsubstanz bekamen (s. „Behandlungsdauer"). Während dieser ersten 2 Wochen zeigten die Patienten beider Gruppen eine annähernd gleichstarke Besserung im Mittelwert um etwa 43%, verglichen mit dem Befund zum Ende der Auswaschphase (s. Abb. 1). Ein ganz ähnliches Bild zeigen die Mittelwertverläufe der BPRS-Gesamtscores, wobei sich beide Gruppen nach 14 Tagen nahezu identisch um ca. 23% im Mittelwert gebessert haben (s. Abb. 2). Lediglich die Verlaufskurve der CPRS-Schizophrenieskala zeigt am Ende der 2 wöchigen Behandlungszeit eine leichte Überlegenheit der Haloperidolbehandlung (s. Abb. 3).

Angesichts der Problematik von Mittelwertauswertungen, bei denen sich ja die Werte von Respondern und Nonrespondern vermischen, wurde in Tabelle 3 zusammengestellt, wieviel Patienten sich am Ende der 2 wöchigen Behandlung unter der Prüfsubstanz deutlich gebessert haben. Als Responder wurden dabei die Patienten bezeichnet, die sich am Tag 14 verglichen mit dem Tag 0 in ihrem Psy-

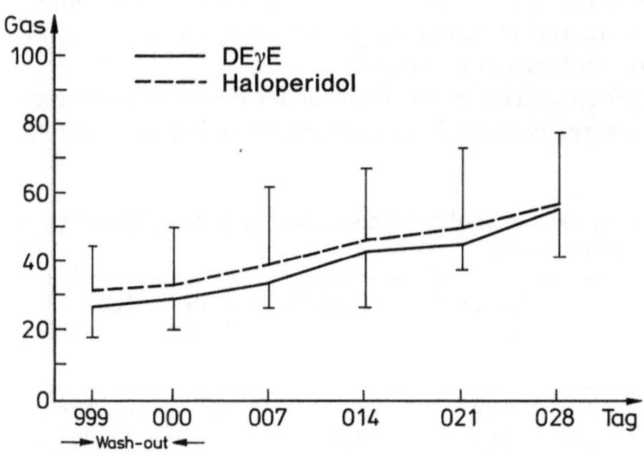

Abb. 1. General Psychiatric Impression Scale (GPIS)

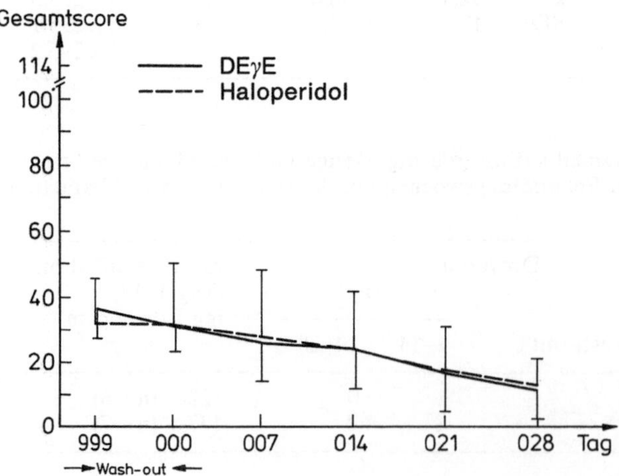

Abb. 2. Brief Psychiatric Rating Scale (BPRS)

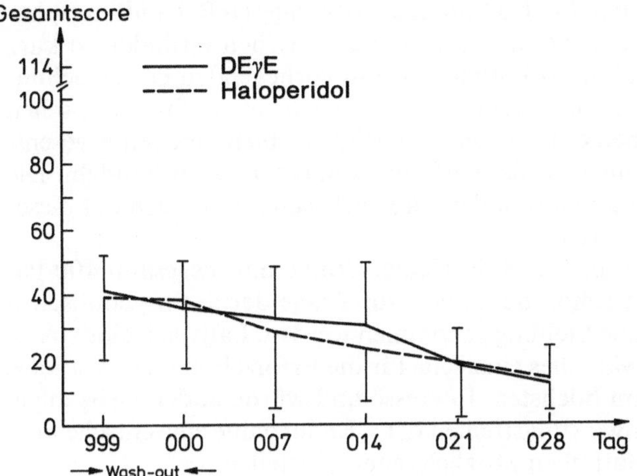

Abb. 3. Skala für Schizophrenie (CPRS)

Tabelle 3. Responder am Tag 14 (Besserung um mindestens 50%)

	GAS	Nurses-BPRS	BPRS und CPRS	Klinisches Urteil
Org. 5878, 3 mg DEγE (n = 12)	3	3	3	2
Haloperidol 10 mg (n = 10)	4	5	4	5

chopathologiegesamtscore um mindestens 50% gebessert haben. Die Auswertung von 4 Psychopathologie-Fremdbeurteilungsskalen ergibt nach diesen Kriterien in der Endorphingruppe 3 und in der Haloperidolgruppe 4 bzw. 5 (Schwesternbeurteilung) Responder. Das klinische Urteil des behandelnden Arztes, nach dem auch im Rahmen des Versuchsplans entschieden wurde, ob der Patient für weitere 2 Wochen mit der Prüfsubstanz behandelt wird, erklärte am 14. Behandlungstag 2 Patienten aus der Endorphingruppe und 5 Patienten aus der Haloperidolgruppe als Therapieresponder. Im Gegensatz zu der Mittelwertauswertung ergibt sich also bei einer Einteilung nach der Therapieresponse eine Tendenz zu einem besseren Abschneiden der mit Haloperidol behandelten Patienten.

Die Patienten beider Gruppen litten kaum unter Nebenwirkungen, wobei die mit Endorphin behandelten Patienten keinerlei extrapyramidalmotorische Nebenwirkungen boten und auch bei allen Laboruntersuchungen unauffällige Resultate zeigten.

Eine abschließende Bewertung unserer Ergebnisse ist – wie immer bei einer derartigen Vorauswertung einer Multi-Center-Studie – nur begrenzt möglich. Obwohl unser Patientenkollektiv mit 24 Patienten die größte bisher mit einem γ-Endorphin behandelte Patientengruppe darstellt, ist sie doch noch zu klein, um definitive Aussagen über die Wirksamkeit machen zu können. Ein weiteres Problem stellt die doch relativ kurze Beobachtungszeit der engeren Behandlungsphase von nur 14 Tagen dar, die nicht zuletzt auch aus ethischen Gründen so kurz bemessen wurde, weil anhand der bei Studienbeginn vorliegenden Untersuchungen mit ihren widersprüchlichen Ergebnissen bezüglich der antipsychotischen Wirksamkeit von Endorphinen es nicht gerechtfertigt erschien, über eine wesentlich längere Zeit mit dieser nur unsicher wirksamen Substanz zu behandeln. Die relativ geringe Zahl von Therapierespondern läßt sich sicher v. a. auch mit dieser kurzen Beobachtungszeit erklären.

Nach Auswertung der gesamten Multi-Center-Studie mit insgesamt 100 Patienten kann möglicherweise schon definitiver zur Frage der antipsychotischen Wirksamkeit der γ-Endorphine Stellung genommen werden. Falls sich eine solche Wirkung nachweisen ließe, wäre dies einerseits für die Erforschung der Ätiologie schizophrener Symptome von höchstem Interesse und würde andererseits angesichts der fast völligen Nebenwirkungsfreiheit der γ-Endorphine eine entscheidende Verbesserung der therapeutischen Möglichkeiten darstellen.

Zusammenfassung

In einem Doppelblinddesign wurden 22 schizophrene Patienten mit 3 mg Des-Enkephalin-γ-Endorphin bzw. mit 10 mg Haloperidol täglich behandelt. Am 14. Behandlungstag haben sich die Patienten beider Gruppen im Mittelwert annähernd gleich gut gebessert. Beim Vergleich der Zahl der eindeutigen Therapieresponder schneidet die Haloperidolgruppe mit ca. 45% Respondern besser ab als die Endorphingruppe (25%). Die Endorphinbehandlung wurde ohne nennenswerte Nebenwirkungen vertragen, extrapyramidalmotorische Symptome traten in dieser Gruppe nicht auf.

Literatur

Emrich HM (1981) The role of endorphins in neuropsychiatry. Karger, Basel

Emrich HM, Höllt V, Kissling W et al. (1979) β-Endorphine-like immunoreactivity in cerebrospinal fluid and plasma of patients with schizophrenia and other neuropsychiatric disorders. Pharmakopsychiatria 12:269–276

Emrich HM, Zaudig M, Kissling W, Dirlich G, Zerssen D von, Herz A (1982) Clinical trial of des-tyrosyl-γ-endorphin in mental illness. Ann NY Acad Sci 398:470–477

Kissling W, Emrich HM, Fischler M, Zerssen D von, Riedhammer H, Edel HH (1980) Hämodialyse bei chronisch schizophrenen Patienten. Fortschr Neurol Psychiatr 48:393–400

Montgomery SA, Taylor P, Montgomery D (1978) Modified CPRS scale for schizophrenia. Neuropharmacology 17:1061–1063

Naber D (1983) Zur ätiologischen und therapeutischen Bedeutung von Endorphinen bei endogenen Psychosen. Nervenarzt 54:573–577

Naber D, Pickar D (1984) Endorphine und endogene Psychosen. Nervenarzt 55:378–381

Overall JE, Gorham DR (1963) Brief psychiatric rating scale. Science 8:106–108

Ree JM van, Verhoeven WMA, Praag HM van, Wied D de (1981) Neuroleptic-like and antipsychotic effects of γ-type endorphins. Mod Probl Pharmacopsychiatry 17:266–278

Spitzer RL, Gibbon M, Endicott J (1976) The global assessment scale (GAS). Arch Gen Psychiatry 33:766
Terenius L, Wahlströhm A, Lindström L, Widerlöv E (1976) Increased CSF levels of endorphins in chronic psychoses. Neurosci Lett 3:157–162
Verhoeven WMA, Praag HM van, Botter PA, Sunier A, Reem JM van, Wied D de (1978) [Des-tyr[1])-γ-endorphin in schizophrenia. Lancet I:1046–1047
Verhoeven WMA, Ree JM van, Heezius van Bentum A, Wied D de, Praag HM van (1982) Antipsychotic properties of des-enkephalin-γ-endorphin in treatment of schizophrenic patients. Arch Gen Psychiatry 39:648–654
Wied D de, Bohus B, Ree JM van et al. (1978) Behavioral and electrophysiological effects of peptides related to lipotropin (β-LPH). J Pharmacol Exp Ther 204:570–580

Teil 4
Zur Biologie
organischer Psychosyndrome
und andere Probleme

Elektrophysiologische Indikatoren kognitiver Beeinträchtigung beim hirnorganischen Psychosyndrom – Ereigniskorrelierte Potentiale und ihre Beziehung zu spektralen Parametern der spontanen EEG-Aktivität

H. M. Olbrich, M. P. Engelmeier, E. Lodemann, H. E. Nau, D. Zerbin

Einleitung

Ereigniskorrelierte Potentiale (abgekürzt: EKP; engl. "event-related potentials") lassen sich bei geeigneter Stimulusdarbietung als spätlatente Komponenten evozierter Potentiale von der Schädeloberfläche ableiten. Sie werden bestimmten Stadien der kognitiven Verarbeitung der Stimuli zugeordnet [4, 6].

Verschiedene EKP-Variablen haben sich als diagnostisch brauchbare Indizes bei einer Reihe von neurologischen und psychiatrischen Erkrankungen erwiesen [17]. Insbesondere zeigte sich bei der Untersuchung von organischen Hirnerkrankungen verschiedener Ätiologie, daß die Latenz der P_{300}-Welle demente von nichtdementen Patienten zu unterscheiden vermag [8, 18].

Seit der Studie von Romano u. Engel [16], die bei unterschiedlichen mit einem akuten organischen Psychosyndrom einhergehenden Erkrankungen Frequenzminderungen im EEG am ausgeprägtesten bei den schwergradigen Psychosyndromen fanden, sind zahlreiche Untersuchungen dem Zusammenhang zwischen Allgemeinveränderung im EEG und kognitiver Beeinträchtigung im Rahmen eines hirnorganischen Psychosyndroms gewidmet worden. So wurde beispielsweise mitgeteilt, daß der Schweregrad einer Urämie sich gleichermaßen in bestimmten Powerindizes des EEG wie in den Leistungsscores einer neuropsychologischen Testbatterie widerspiegelt [19].

Verlangsamung des α-Rhythmus und dessen anteriore Ausbreitung wurden als spezifische elektrophysiologische Korrelate hirnorganischer Psychosyndrome leichter Ausprägung beschrieben [1]. Die Frequenz des posterioren Grundrhythmus erwies sich als sensibler Indikator für die posttraumatische Verlaufsbeobachtung bei Schädel-Hirn-Verletzungen [9].

Wir haben bei Patienten mit Hirntumor oder schwerem Hirntrauma Ableitungen ereigniskorrelierter Potentiale zusammen mit testpsychologischen Untersuchungen durchgeführt [12]. Bei einem Teil der Patienten wurde zusätzlich ein 4minütiges Ruhe-EEG auf Band gespeichert. Im folgenden soll über Zusammenhänge zwischen Parametern der EKP und spektralen EEG-Kennwerten dieser Gruppe berichtet werden.

Patienten und Methodik

Die Befunde wurden an 2 Patientenstichproben und einer Teilgruppe erhoben. Eine Stichprobe bestand aus 17 Patienten mit einem supratentoriellen primären Hirntumor, wobei beide Hemisphären mit nahezu gleicher Häufigkeit betroffen waren. Das Durchschnittsalter betrug $55,4 \pm 9,8$ Jahre, der Durchschnittswert für den Mini-mental-state-(MMS-)Test [5] 23,9 ± 7,1 Punkte. Bei der 2. Gruppe handelte es sich um 17 Patienten mit einem schweren Hirntrauma (Dauer der posttraumatischen Amnesie: länger als 2 Tage), bei 13 der Patienten lag eine geschlossene Schädel-Hirn-Verletzung vor. Die Mittelwerte für Alter bzw. MMS-Test betrugen 33,1 ± 10,6 Jahre bzw. 22,5 ± 2,6 Punkte. Die Untersuchungen erfolgten 3–25 Tage nach dem Unfall. Das 3. Kollektiv konstituierte sich aus 7 Patienten der Traumagruppe, bei denen 3–7 Monate nach der ersten eine nochmalige Untersuchung erfolgte. Das Durchschnittsalter dieser Untergruppe betrug 37,4 ± 9,2 Jahre, der Durchschnittswert für den MMS-Test bei der Erstuntersuchung 21,8 ± 1,2, bei der Zweituntersuchung 27,3 ± 1,1 Punkte.

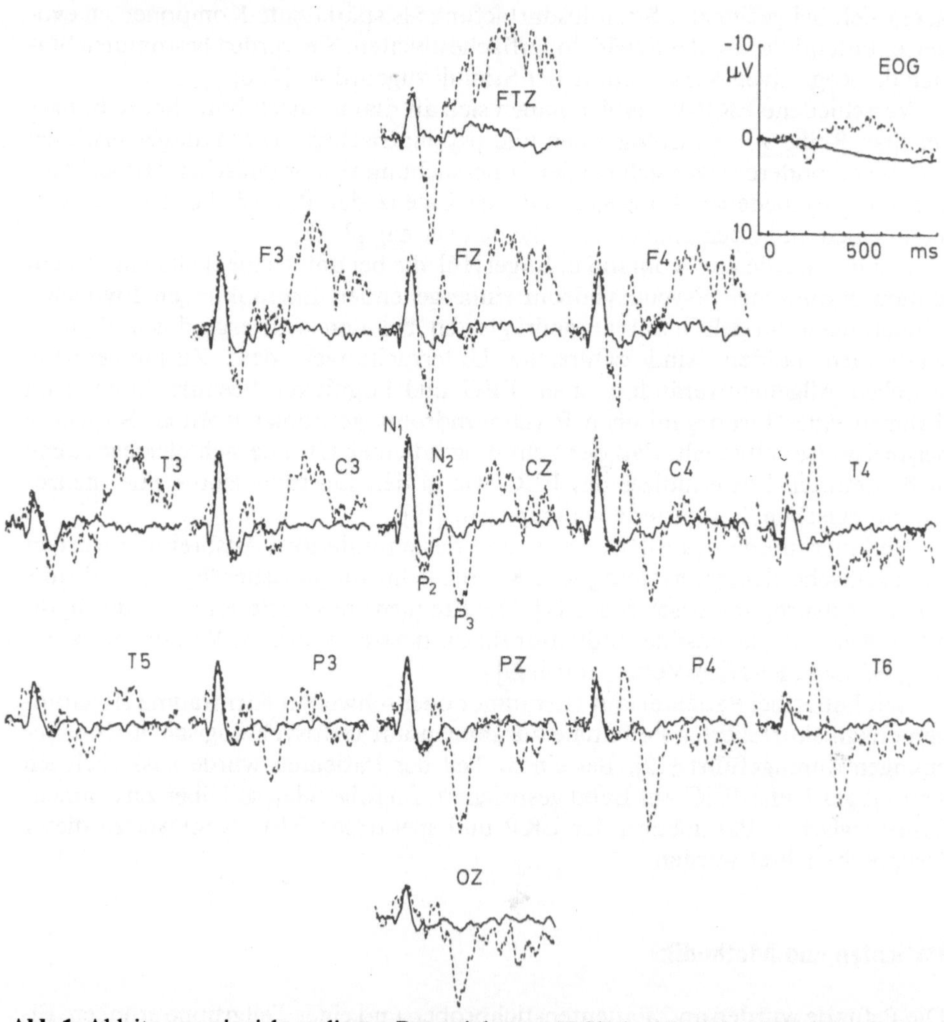

Abb. 1. Ableitung ereigniskorrelierter Potentiale von 15 Skalpelektroden bei einem Patienten der Traumagruppe. Fortlaufender Kurvenzug: Gemittelte Antwort auf die häufigen Töne; Unterbrochener Kurvenzug: Antwort auf die seltenen Töne. Eichungen s. Elektrookulogramm (*EOG*). Zu beachten: N_2- und P_3-Komponente nur in der Antwort auf das seltene Ereignis

Die ereigniskorrelierten Potentiale wurden im Rahmen eines sog. „Odd-ball-Paradigmas" abgeleitet [4]. Den Patienten wurde über Kopfhörer eine Zufallsfolge von 2 Tönen präsentiert, wobei das Interstimulusintervall 1,6 s, Tondauer und -stärke 60 ms bzw. 65 db SL betrugen. 85% der Töne wiesen eine Frequenz von 800 Hz, 15% von 1 400 Hz auf; die Patienten erhielten die Instruktion, die hohen Töne zu zählen. Die hirnelektrische Antwort wurde von 7, teilweise auch von 15 Skalpelektroden gegen verbundene Mastoidelektroden abgeleitet (Elektrodenplazierung gemäß dem Internationalen 10-20-System, Bandpaß 0,1–70 Hz). Getrennt für jede Tonkategorie erfolgte die Mittelung der EKP, deren N_1-, P_2-, N_2- und P_3-Komponenten ausgemessen wurden (Abb. 1).

Ein 4minütiges Ruhe-EEG (Bandpaß 0,5–70 Hz) wurde auf Magnetband aufgenommen und spektralanalytisch ausgewertet; verrechnet wurden ca. 35 artefaktarme 5-s-Epochen mit einer Abtastrate von 100 Hz. Folgende spektrale Kennwerte wurden berechnet: Relative Power in den konventionellen Frequenzbändern; α-Index, definiert als Quotient von relativer Power (7,5–13 Hz) zu relativer Power (3,5–13 Hz) und dominante Frequenz im kombinierten ϑ- und α-Band

Tabelle 1. Korrelation zwischen EKP-Komponenten und EEG-Parametern bei der Tumorgruppe

			Latenz				Amplitude	
			N_1	P_2	N_2	P_3	N_1	P_2
		Alter	0,086	0,167	0,042	0,111	0,103	0,064
Relative	δ		0,195	−0,260	−0,454[a]	0,307	0,494[a]	0,075	0,570[a]
Bandpower	ϑ		0,048	0,112	−0,223	0,191	0,215	0,137	0,550[a]
	α		−0,090	0,118	0,451[a]	−0,257	−0,444[a]	−0,050	−0,599[a]
	β		0,145	0,153	−0,109	−0,148	−0,108	−0,050	0,244
	α-Index		0,048	0,037	0,503[a]	−0,282	−0,416[a]	−0,070	−0,688[a]
	Dominante Frequenz		−0,020	−0,250	0,267	−0,104	−0,194	−0,060	−0,438

[a] Spearman-Korrelation: $p < 0,05$.

Tabelle 2. Korrelation zwischen EKP-Komponenten und EEG-Parametern bei der Traumagruppe

			Latenz				Amplitude	
			N_1	P_2	N_2	P_3	N_1	P_2
		Alter	0,172	−0,152	−0,050	−0,096	−0,070	−0,469[a]
Relative	δ		0,037	0,466[a]	−0,209	0,537[a]	0,647[a]	−0,236	−0,020
Bandpower	ϑ		−0,119	0,333	−0,030	0,030	0,212	−0,080	−0,269
	α		0,110	−0,338	0,332	−0,449[a]	−0,491[a]	0,000	0,144
	β		0,370	0,029	−0,102	−0,178	−0,311	0,422	−0,102
	α-Index		0,201	−0,319	0,150	−0,403	−0,527[a]	0,057	0,117
	Dominante Frequenz		0,124	−0,090	0,400	−0,291	−0,302	−0,093	0,044

[a] Spearman-Korrelation: $p < 0,05$.

Tabelle 3. Korrelation zwischen Änderungen der EKP-Komponenten und Änderungen der EEG-Parameter bei der posttraumatischen Verlaufsbeobachtung

			Latenz				Amplitude	
		Alter	N_1 0,535	P_2 0,571	N_2 −0,616	P_3 −0,357	N_1 0,535	P_2 −0,455
Relative	δ	−0,428	0,214	0,321	0,116	0,142	−0,214	0,040
Bandpower	ϑ	−0,133	−0,383	−0,339	−0,187	0,330	−0,098	−0,339
	α	−0,133	1,000	0,473	−0,455	−0,687	0,040	−0,357
	β	0,607	−0,285	−0,928[a]	0,133	0,107	−0,285	−0,098
	α-Index	0,562	0,312	−0,063	0,142	−0,045	−0,366	0,491
	Dominante Frequenz	−0,500	0,250	0,000	0,142	−0,785[a]	−0,285	−0,794[a]

[a] Spearman-Korrelation: $p < 0,05$.

Den Tabellen 1–3 liegen die Daten der Ableitpunkte C_z und P_z zugrunde. Bei einem Teil der Patienten erfolgte von den Mittellinienelektroden keine Registrierung des Ruhe-EEG, es wurden dann die Durchschnittswerte der spektralen Kennwerte für die Ableitungen C_4–P_4 und C_3–P_3 berücksichtigt.

Ergebnisse und Diskussion

In den Tabellen 1–3 sind für die verschiedenen Patientengruppen die Korrelationen (Spearman's ϱ) zwischen den EKP-Variablen und den EEG-Parametern bzw. zwischen den Änderungen (Betrag bei Erstuntersuchung minus Betrag bei Zweituntersuchung) dieser Variablen wiedergegeben.

Für die von uns untersuchten elektrophysiologischen Variablen sind bei Stichproben Gesunder Veränderungen in Abhängigkeit vom Alter beschrieben worden. Die Latenzen von N_1, P_2, N_2 und P_3 nehmen mit dem Alter zu [3, 7], dominante Frequenz im α- und β-Band weisen eine Abnahme, relative Power im δ- und ϑ-Band eine Zunahme mit fortschreitendem Alter auf [11]. Die Korrelationen zwischen Alter und elektrophysiologischen Variablen unserer Kollektive lassen erkennen, daß für die von uns beobachteten Zusammenhänge zwischen EKP- und EEG-Parametern der Altersfaktor innerhalb der Stichproben keine bedeutsame Rolle spielt.

Für die Latenz der P_3-Komponente fanden sich bei allen 3 Kollektiven signifikante Korrelationskoeffizienten. Die Vorzeichen der Koeffizienten weisen darauf hin, daß Minderung der dominanten Frequenz, Abnahme der Power im α-Band und Anstieg im δ-Band, wie sie im Zusammenhang mit einem hirnorganischen Psychosyndrom häufig beobachtet werden, mit einer Zunahme der P_3-Latenz korreliert sind. Eine Latenzverlängerung von P_3 bei kognitiver Beeinträchtigung ist für eine Reihe von hirnorganischen Erkrankungen beschrieben worden [8, 18]. Solche Befunde sind konsistent mit Beobachtungen aus dem normalpsychologischen Bereich, wonach die Latenz der P_3-Welle mit der Zeitspanne korreliert ist, die für die Evaluierung eines Stimulus benötigt wird [10, 13]. Unsere Beobachtung gleichgerichteter Zusammenhänge für die N_2- wie für die P_3-Latenz ist kompatibel mit Befunden, die auf eine Generierung der P_3-Welle in sequentieller Abhängigkeit von der N_2-Welle hinweisen [14, 15]. Für die Korrelation zwischen beiden Komponenten fanden sich bei unseren Patientengruppen ϱ-Beträge $> 0,9$.

Für die Diskussion der P_2-Befunde sind die bislang erörterten Aspekte nicht relevant. Kognitive Beeinträchtigung im Rahmen eines hirnorganischen Psychosyndroms geht in der Regel nicht mit P_2-Veränderungen einher [8, 18]. Studien im Bereich der Humanpsychologie zeigten, daß die P_2-Komponente eher mit Änderungen der physikalischen Eigenschaften der Stimuli als mit unterschiedlicher kognitiver Verarbeitung der Reize variierte [15]. Für die von uns beobachteten Korrelationen zwischen EEG- und P_2-Parametern nehmen wir auf neuronaler Ebene vermittelte Zusammenhänge an. Die unterschiedlich deutliche Manifestation dieser Zusammenhänge bei der Tumor- im Vergleich zur Traumagruppe wird unserer Einschätzung nach maßgeblich durch den Altersunterschied zwischen den Stichproben bewirkt.

Insgesamt hat sich gezeigt, daß sich für 2 verschiedene Kategorien elektrophysiologischer Indikatoren kognitiver Beeinträchtigung, zu denen jeweils getrennt eine Reihe von Befunden vorliegt, bei den von uns untersuchten Patientengruppen mit einem hirnorganischen Psychosyndrom signifikante Zusammenhänge sichern ließen. Eine Generalisierung der Aussagen auf kognitive Beeinträchtigungen im normalpsychologischen Bereich, z. B. auf dem Gebiet der Ermüdungsforschung, und Interpretationen der Zusammenhänge zwischen EEG- ud EKP-Parametern im Rahmen psychologischer Modellvorstellungen zur Informationsverarbeitung [2] halten wir für nicht angemessen.

Literatur

1. Bente D (1982) Vigilanzregulation, hirnorganisches Psychosyndrom und Alterserkrankungen: Ein psychophysiologisches Modell. In: Bente E, Coper H, Kanowski S (Hrsg) Hirnorganische Psychosyndrome im Alter. Springer, Berlin Heidelberg New York, S 63–73
2. Birbaumer N (1975) Physiologische Psychologie. Springer, Berlin Heidelberg New York
3. Brown WS, Marsh JT, LaRue A (1983) Exponential electrophysiological aging: P_3 Latency. Electroencephalogr Clin Neurophysiol 55:277–285
4. Callaway E, Tueting P, Koslow SH (eds) (1978) Event-related potentials in man. Academic Press, New York San Francisco London
5. Folstein MF, Folstein SE, McHugh PR (1975) "Mini-Mental-State". A practical method for grading the cognitive state of patients for the clinician. J Psychiatr Res 12:189–198
6. Gaillard A, Ritter W (eds) (1983) Tutorials in event related potential research: Endogenous components. North-Holland, Amsterdam New York Oxford
7. Goodin DS, Squires KC, Henderson BH, Starr A (1978) Age-related variations in evoked potentials to auditory stimuli in normal human subjects. Electroencephalogr Clin Neurophysiol 44:447–458
8. Goodin DS, Squires KC, Starr A (1978) Long latency event-related components of the auditory evoked potential in dementia. Brain 101:635–648
9. Koufen H, Dichgans J (1978) Häufigkeit und Ablauf von traumatischen EEG-Veränderungen und ihre klinischen Korrelationen: Systematische Verlaufsuntersuchungen bei 344 Erwachsenen. Fortschr Neurol Psychiatr 46:165–177

10. Kutas M, McCarthy G, Donchin E (1977) Augmenting mental chronometry: the P_{300} as a measure of stimulus evaluation time. Science 197:792–795
11. Matejcek M (1981) Das EEG am alternden Menschen – einige Befunde und Folgerungen für die Geriatrie-Forschung. In: Oswald W, Fleischmann U (Hrsg) Experimentelle Gerontopsychologie. Beltz, Weinheim Basel, S 71–89
12. Olbrich HM, Nau HE, Pohlen G, Schenk GK, Zerbin D (1982) Ereigniskorrelierte Potentiale bei Hirnschädigungen mit schwerem organischen Psychosyndrom. EEG EMG 13:178
13. Pritchard WS (1981) Psychophysiology of P_{300}. Psychol Bull 89:506–540
14. Ritter W, Simson R, Vaughan HG (1980) Event-related potential correlates of two stages of information processing in physical and semantic discrimination tasks. Psy Phys 17:222–227
15. Ritter W, Vaughan HG, Simson R (1983) On relating event-related potential components to stages of information processing. In: Gaillard A, Ritter W (eds) Tutorials in event related potential research: Endogenous components. North-Holland, Amsterdam New York Oxford, pp 143–158
16. Romano J, Engel GL (1944) Delirium I. Electroencephalographic data. Arch Neurol Psychiatr 51:356–377
17. Shagass C, Ornitz EM, Suttons S, Tueting P (1978) Event-related potentials and psychopathology. In: Callaway E, Tueting P, Koslow SH (eds) Event-related potentials in man. Academic Press, New York San Francisco London, pp 443–496
18. Syndulko K, Hansch EC, Cohen S et al. (1982) Long latency event-related potentials in normal aging and dementia. Adv Neurol 32:279–285
19. Teschan P, Ginn H, Bourne J et al. (1979) Quantitative indices of clinical uremia. Kidney Int 15:676–697

Ergebnisse von Untersuchungen an Patienten
mit bilateral symmetrischer Stammganglienverkalkung

P. König, R. Haller

Wir stellen eine Gruppe von Patienten vor, bei denen infolge umschriebener, zentral im Hirn liegender Läsionen (bilateral-symmetrische Stammganglienverkalkungen) hirnorganische Psychosyndrome mit z. T. deutlichen affektiven Veränderungen auftraten. Diese affektiven Veränderungen waren in einzelnen Fällen so dominierend, daß sie zur Initialdiagnose einer affektiven Psychose führten.

31 Probanden wurden in einer Untersuchung mehrerer Generationen einer Sippe, in der das Fahr-Syndrom gehäuft auftritt [19], untersucht. Bei 7 weiteren Patienten wurde die bilateral-symmetrische Stammganglienverkalkung anläßlich stationärer Aufenthalte in einer psychiatrischen Klinik diagnostiziert, bei 4 weiteren Patientinnen wurden die Verkalkungen aus gleichem Anlaß festgestellt, sind jedoch ätiologisch anders einzuordnen (Fälle parathyreopriver Ausfälle nach

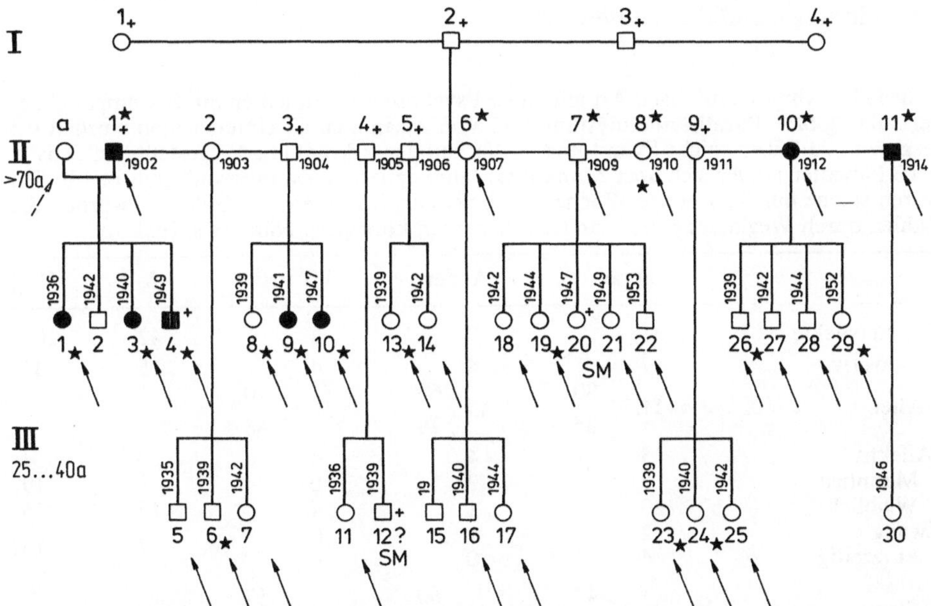

Abb. 1. Stammbaum der genannten Sippe. → untersuchte Probanden, Geburtsjahr; II/a mituntersuchte Mutter des Familienzweiges II/1 bzw. III/1–4; *schwarze Zeichen:* CT-positiv (III/4: Verdachtsfall); *fettgedruckte Ziffern* bezeichnen Probanden mit deutlichen Symptomen nach Art affektiver Erkrankungen (III/12 durch Selbstmord verstorben); * Probanden mit gleichzeitigen (z. T. diskreten) psychopathologischen, neurologischen, testpsychologischen und EEG-Veränderungen; + verstorben, III/20 SM ohne deutliche Hinweise auf „affektive Symptome"

Strumektomien). Bei 23 der von uns untersuchten Patienten (15 aus der erwähnten Sippe und je 4 aus den beiden anderen Gruppen) wurden von uns deutliche affektive Veränderungen festgestellt. Obwohl von diesen 23 Patienten nur 15 manifeste Veränderungen im CT aufwiesen, läßt sich für alle als pathophysiologische Gemeinsamkeit eine Störung im Kalzium- und Phosphormetabolismus nachweisen; diese ist entweder in einer Nebenschilddrüsendysfunktion (Hypoparathyreoidismus) bzw. einer Parathormonresistenz (Pseudohypoparathyreoidismus Grad I oder II) [4, 2, 37] begründet, oder die Elektrolytstoffwechselstörung wird durch parathyreopriven Hormonmangel nach Strumektomie bedingt.

Eine gemeinsame pathomorphologische Endstrecke der Elektrolytstoffwechselstörung unterschiedlicher Ätiologie findet sich offenbar in der bilateral-symmetrischen Stammganglienverkalkung, dem Fahr-Syndrom.

Zusätzlich zu dieser Sippe untersuchten wir 7 Personen (5 Männer, 2 Frauen), die ebenfalls Veränderungen im Parathormon- bzw. Kalzium- und Phosphorhaushalt zeigten. 4 dieser Patienten waren computertomographisch positiv und boten zusätzlich zur Symptomatik des hirnorganischen Psychosyndroms ebenfalls deutliche Zeichen affektiver Veränderungen. Zwei weitere Patienten waren wegen Alkoholismus (eine Patientin wegen Alkoholismus und wiederholten Suizidversuchen im Rahmen dieser Suchterkrankung) hospitalisiert. An 4 weiteren Frauen stellten wir eine parathyreoprive Dysfunktion nach Strumektomie fest. Bei allen fand sich zusätzlich zur Stammganglienverkalkung im CT eine deutliche Veränderung im affektiven Bereich.

Tabelle 1. Symptomatik nach Art affektiver Psychosen bei Patienten mit Stammganglienverkalkung bzw. Parathormondysfunktion. Von zusammen 42 Untersuchten wurden bei insgesamt 23 Fällen solche Symptome im Verlauf der Erkrankung festgestellt („affektiv"); bei 3 Patienten fanden sich über Monate bis Jahre dauernde Zwangssyndrome, in 4 Fällen waren solche nur über einige Wochen nachweisbar. Im unteren Tabellenteil wurden die Zahlen durch Weglassung der manifest Dementen korrigiert. Näheres s. Text

	Sippe	Andere	PT priv.[a]	Σ	[%]
Σ Untersuchte	31	7	4	42	100
CT-positiv	7	4	4	15	35
$\emptyset$ Alter	51,5 $\genfrac{}{}{0pt}{}{-80}{-35}$	44 $\genfrac{}{}{0pt}{}{-60}{-28}$	56,3 $\genfrac{}{}{0pt}{}{-70}{-48}$		
„Affektiv"	15	4	4	23	54
Männlich	5	3	0	8	19
Weiblich	10	1	4	15	35
Zwang	2	1	0	7	16
kurzzeitig	4	0	0		
$\emptyset$ Alter	41,8 $\genfrac{}{}{0pt}{}{-47}{-35}$	44 $\genfrac{}{}{0pt}{}{-60}{-28}$	51,6 $\genfrac{}{}{0pt}{}{-57}{-48}$		
„Affektiv" ohne Demenzen	10	4	3	17	40
Männlich	2	3	0	5	11
Weiblich	8	1	3	12	28

[a] parathyreoprive Ätiologie.

Die Differentialdiagnostik anderer Ursachen des Fahr-Syndroms soll hier nicht diskutiert werden [15], auch nicht die Differenzierung der endokrinen Dysfunktion [3, 4, 20], die wie die morphologischen und biochemischen Parameter an anderer Stelle behandelt werden [20, 37]. Auch die Frage der Kausalität von Elektrolytstoffwechselstörungen und bilateral-symmetrischen Stammganglienverkalkungen und die Frage der Genetik werden hier nicht berührt. Von Interesse sind die psychopathologischen Veränderungen, die zusätzlich zu den neurologischen, neuroradiologischen Zeichen [13] relativ häufig nachweisbar sind [24]. Möglicherweise korrelieren alle genannten Veränderungen nicht mit dem Ausmaß des positiven neuroradiologischen bzw. CT-Befundes [15, 23].

Die Darstellung der bilateral-symmetrischen Stammganglienverkalkung ist durch die Einführung der CT-Diagnostik wesentlich erleichtert worden. Es besteht jedoch auch bei dieser Methode eine technische Grenze der Darstellbarkeit, da Dichteveränderungen erst ab ca. 70 CT-Einheiten [11] nachweisbar sind. Es ist jedoch bekannt, daß die Ausbildung des Pseudokalks ein gradueller Prozeß ist, bei dem sich die Hydroxylapatitniederschläge erst später in den schon vorher auftretenden Polysaccharid-Protein-Komplexen ablagern [38]. Das bedeutet, daß möglicherweise lange vor deren Nachweisbarkeit im CT hirnmorphologische Veränderungen vorliegen können, da naturgemäß auch die Ablagerung des Pseudokalks ein progredienter Prozeß ist, der sich zumindest anfänglich der Nachweisbarkeit im CT entzieht, jedoch zu psychopathologischen oder klinischen Symptomen führt.

Es muß angenommen werden, daß zur klinischen Manifestation dieses Prozesses ein Schwellenwert überschritten sein muß; erst dann tritt die Krankheit in Erscheinung. Wie unsere Untersuchung der eingangs erwähnten Sippe zeigt [20], finden sich (diskrete) psychopathologische Veränderungen auch bei Probanden, bei welchen das CT-Bild unauffällig ist, jedoch Parathormon- und Kalzium- und Phosphorstoffwechselstörungen vorliegen.

Unter Berücksichtigung des Erstmanifestationsalters der neuropathologischen bzw. klinischen Veränderungen des Fahr-Syndroms läßt sich für das Auftreten psychopatholischer Symptome der Versuch einer Systematik erstellen [12]. Bei der Aufarbeitung großer Fallzusammenstellungen [8] scheint sich folgende Dreiteilung herauszustellen: Die perinatale Manifestation geht mit Oligophrenie, die Manifestation im jüngeren und mittleren Lebensalter mit hirnorganisch begründbaren Psychosen (vielleicht v. a. affektiver Ausformung) und jene des hohen Lebensalters klinisch mit Demenz einher. Als gemeinsame psychopathologische Endstrecke treten hochgradige hirnorganische Psychosyndrome auf, die klinisch nicht von schweren Demenzen anderer Genese unterschieden werden können.

Die gemeinsame neurologisch-klinische Endstrecke stellen extrapyramidale Symptome bzw. Syndrome unterschiedlicher Ausprägung dar [21].

In der erwähnten Sippe fanden wir bei 11 der 31 Untersuchten extrapyramidale Bewegungsstörungen. In der Elterngeneration, die allerdings ein hohes Lebensalter erreichte, fanden sich extrapyramidale Symptome bei allen CT-positiven Probanden. In der Kindergeneration waren bei allen CT-positiven Probanden und bei III/6 extrapyramidale Zeichen feststellbar.

Die Symptomatik reicht vom feinschlägigen Fingerruhetremor, der sich im Affekt verstärkt, über leichte Pillendrehbewegungen, bei anderen Probanden

hochgradig nachweisbar, in einzelnen Fällen periorale Unruhebewegungen mit
Wälz- und Streckbewegungen der Zunge bis hin zu einschießenden myokloni-
schen Zuckungen im Bereich der oberen Extremität und symmetrischen choreatischen Unruhebewegungen in diesem Bereich bei einer Probandin.

Zwei Probanden (II/1, III/1) wurden mit L-Dopa (bis zu 375 mg/Tag) und
später Bromocryptin bis 40 mg/Tag behandelt. II/1 zeigte auf L-Dopa praktisch
keine Besserung des neurologischen oder psychopathologischen Zustands, auf
Bromocryptin kam es jedoch zu einer Aufhellung der Psyche, Verbesserung der
Orientierung und Wiederaufnahme einzelner einfacherer Handlungsabläufe (z. B.
selbständiges Essen). Bei III/1 konnte weder durch die eine noch durch die andere
Substanz eine eindeutige Besserung des klinischen Bildes erreicht werden.

Bei Durchsicht der jüngeren Literatur finden sich unter Zugrundelegung der
Zahlen von Goldscheider et al. [11] und Koller et al. [17] bei insgesamt 12 219 Untersuchten 0,27% Stammganglienverkalkungen (100%), davon bei etwa 18% extrapyramidale Syndrome. Für die im CT nachweisbare Stammganglienverkalkung geben Sachs et al. [34] 0,32% und Hubener et al. [13] 0,6% als Häufigkeit
an. Klawans et al. [16] sowie Koller et al. [17] geben 30% bzw. 20%–30% von
Fällen mit extrapyramidaler Symptomatik bei vorhandener Stammganglienverkalkung als Richtwerte an.

Tabelle 2. Extrapyramidale Symptomatik bei
Stammganglienverkalkungen

Screening	n	[%]
Goldscheider [11]	8000	
Koller [17]	4219	
Σ	12219	100
CT-positiv	33	0,27 ($\cong$ 100)
Parkinsonismus	6	18

Bei Durchsicht der verfügbaren Literatur zum Thema finden sich 29 Arbeiten,
in welchen eine extrapyramidale Symptomatik beschrieben wird. Es sind dies zu-
sammen 13 385 Untersuchungen, die jedoch kein Screening, sondern z. T. eine
hochselektierte Zusammenstellung darstellen und bei denen sich nachweisbare
Stammganglienverkalkungen dementsprechend häufiger finden (5% $\cong$ 100%).
Davon treten bei 29,3% extrapyramidale Erscheinungen auf, die zu etwa $^2/_3$ als
Parkinson-Syndrome und zu etwa $^1/_3$ als choreatiforme Dyskinesien und andere
Bewegungsstörungen in Erscheinung treten.

Bei den 131 beschriebenen Parkinson-Syndromen – die jedoch nur selten ausführlich dokumentiert worden sind – finden sich nur 4 hyperkinetische Fälle, bei
allen anderen steht die Defizienzsymptomatik, verbunden mit Tremorformen, im
Vordergrund. Es finden sich unter den durchgesehenen Arbeiten 4 Fälle mit Ansprechen auf L-Dopa (3,5 g/Tag) [13, 36] und 2 Fälle, welche L-Doparefraktär waren (bis 7 g/Tag) [16]. Es ist aus den zitierten Untersuchungen jedoch nicht ersichtlich, ob Decarboxylasehemmer mit verabreicht wurden.

Tabelle 3. Charakterisierung und Verteilung der extrapyramidalen Symptomatik bei röntgenologisch gesicherter Stammganglienverkalkung

	n	%
Arbeiten	29	
Untersuchte	13 385	100
Röntgen positiv	667	5 ($\hateq$ 100)
Epilepsie	196	29,3
Parkinsonismus	131	19,6 $\begin{cases}4 \text{ L-Dopa-positiv}\\4 \text{ L-Dopa-negativ}\end{cases}$
Agitierte Hyperkinesien	4	
Choreatiforme Dyskinesien	64	9,7

Es ist bekannt, daß in manchen Fällen der bilateral-symmetrischen Stammganglienverkalkung zusätzlich noch der Nucleus dentatus cerebelli, seltener Nucleus ruber und Substantia nigra befallen werden. Die klinische Symptomatik, insbesondere das extrapyramidale Syndrom, scheint jedoch in keiner direkten Relation zur Lokalisation oder dem Ausmaß der Verkalkung zu stehen (z. B. [32]). Auch die von uns vorgestellten Befunde und die obige Zusammenstellung verschiedenster Untersuchungsergebnisse (Tabellen 1 und 2) dürften dies bestätigen. Jedoch könnte die Beeinträchtigung der Funktion des Nucleus caudatus im extrapyramidal-motorischen Regelkreis von besonderer Bedeutung sein, da sich in diesem Kernareal häufig die ersten Verkalkungszeichen finden.

Auch das Argument, daß sekundär durch eine Gefäßschädigung dopaminerge Genese vermehrt untergehen könnten, ist im Hinblick auf die bisher noch nicht nachgewiesene Korrelation zwischen Ausmaß oder Lokalisation der Verkalkung und dem Auftreten extrapyramidaler Erscheinungen nicht voll haltbar. Andererseits muß jedoch darauf hingewiesen werden, daß auch die im CT sichtbare Stammganglienverkalkung erst ab 70 CT-Einheiten [11] nachweisbar ist und daß die bereits vorher vorhandenen Mukopolysaccharidablagerungen (Pseudokalk [38]) zu Veränderungen auch auf der Ebene der Nervenzellen führen dürften, was in biochemischen Funktionsstörungen mit entsprechender klinischer Symptomatik ausgedrückt würde. Sowohl die morphologische als auch die biochemische Veränderung müssen bestimmte Schwellenwerte übersteigen, um (klinisch) feststellbar zu sein.

Bei den oben angeführten und um das mittlere Lebensalter auftretenden hirnorganisch begründbaren Psychosen scheinen jene nach der Art affektiver Störungen häufiger zu sein als paranoid-halluzinatorische. Wie aus den angeführten Fallbeispielen hervorgeht, können Symptome affektiver Psychosen bei unterschiedlicher Ätiologie in ähnlicher Intensität auftreten. Die zusätzlich nachweisbaren Zeichen des hirnorganischen Psychosyndroms hängen in ihrem Auftreten möglicherweise vom Erstmanifestationsalter der Erkrankung und von deren Dauer ab.

Die psychopathologischen Veränderungen affektiver Art betreffen Störungen des Antriebs, der Befindlichkeit in Form von Veränderungen der Grundge-

Tabelle 4. EEG-Veränderungen bei Fällen mit nachgewiesener Stammganglienverkalkung

Autoren	n	Abnormes EEG	Abnormes CT
HP und PH, PPH-Patienten			
Hubener [13]	7	5	5
Eigene Arbeit	17	8	7
Parathyreoprive Patienten (nach Strumektomie)			
Hubener [13]	20	2	4
Eigene Arbeit	4	3	3

stimmtheit, der Lust- und Unlusttönung des Erlebens und der Vitalgefühle sowie der Affizierbarkeit und sind mit Veränderungen von Biorhythmen, nämlich den Tagesschwankungen, den Veränderungen des habituellen Schlafmusters, der habituellen Schlafdauer und z. T. des Menstruationszyklus gekoppelt. In Fällen, bei denen Zeichen des hirnorganischen Psychosyndroms (noch) nicht nachweisbar sind bzw. waren, überwiegt die zuvor geschilderte psychopathologische Symptomatik in einer Weise, die zur Diagnose eines endomorph-zyklothymen Achsensyndroms [5] führt bzw. klinisch als (endogene) Depression bzw. Manie gewertet wird.

Anfallsmanifestationen verschiedener Ausmaße und Typen stellen kein Unterscheidungskriterium dar, (epileptische) Anfälle treten bei bis zu 30% der Fahr-Syndrome unterschiedlicher Ätiologie auf (EEG-Veränderungen bei bilateral-symmetrischen Stammganglienverkalkungen werden seit breiter Anwendung dieser Technik von vielen verschiedenen Autoren beschrieben [27]. Auch über Anfälle aus dem epileptischen Formenkreis wird berichtet [8], wobei nach einer Zusammenstellung von Hubener et al. [13] bei hormonellen Veränderungen die EEG-Veränderungen deutlicher zu sein scheinen als bei anderen Ursachen der bilateralen Stammganglienverkalkung (vgl. Tabelle 4).

Diese EEG-Veränderungen scheinen am ehesten durch Veränderungen zentraler Hirnregionen, bedingt durch das Auftreten von Pseudokalk bzw. Kalzifizierung, hervorgerufen zu sein. Pathogenetisch liegt also ein anderer Mechanismus vor als bei EEG-Veränderungen, wie sie bei Hypokalzämie bzw. hypokalzämischer Tetanie vorhanden sind und von denen sie differential-diagnostisch abzugrenzen wären.

Zusätzlich konnten wir an einigen unserer Patienten Zwangssyndrome beobachten: In unserem Krankengut fanden sich 3 Fälle mit manifestem Zwangsdenken, Zwangsimpulsen und Zwangshandlungen, die mehrere Monate bis mehrere Jahre andauerten, sowie 4 weitere Fälle mit tage- bis wochenlang anhaltenden Zwangsmechanismen (s. Tabelle 1). Auch in der Literatur wird dieses Phänomen beschrieben [11, 25, 33].

Die Frage, ob bei Störungen des Kalzium- bzw. Phosphathaushalts spezifische Psychosen auftreten können, hat die Psychiatrie seit Kraepelin, Zit. bei Barrett [3a], Pick [30] und v. Economo [9], Frankl-Hochwarth [10] und Redlich [33] von der Wiener Schule beschäftigt. Wenn auch angenommen werden kann, daß Bonhoeffers [7] Beobachtungen, die organischen Psychosen betreffend, weiterhin

i. allg. Gültigkeit haben [28], ist festzustellen, daß bestimmte Veränderungen einerseits von der Lokalisation der Noxe abhängen: z. B. frontobasale, temporobasale oder frontokonvexe Traumafolgen. Andererseits dürften bestimmte hirndiffus wirksame Noxen trotzdem in bestimmten Prädilektionsbereichen spezifische psychopathologische Symptome bedingen (ähnliches wurde von C. u. O. Vogt, zit. bei Haring u. Leickert [12a], als „generelle und spezielle Pathoklise" postuliert). Hirndiffus wirkende Noxen wie Amphetamin oder LSD vermögen relativ spezifische Psychosen hervorzurufen, was ebenso für metabolische Störungen [6] und z. B. nach Herzoperationen [29] beschrieben wird.

Auch das Korsakow-Syndrom, eine Störung des Funktionskreises im mesodienzephalen Bereich, läßt eine abgrenzbare klinische Veränderung nach hirndiffuser Noxe einem neuroanatomischen Substrat weitgehend zuordnen. Dazu kommen im Einzelfall vorbestehende und aktuelle Substratmodifikationen sowie Psychodynamik und aktuelle Belastungen, welche die Symptomatik mit beeinflussen [5, 18].

Für Veränderungen im Stammganglienbereich, die mit Psychosen einhergehen, wären die depressiven Psychosen bei M. Parkinson (30%, [8]), die „psychopathieähnlichen Psychosyndrome" bei der Huntington-Chorea [14] und ähnliche Symptome bei M. Wilson [14] zu nennen. Poeck [31] beschreibt bei Hirnläsionen bzw. Tumoren im Bereich der Capsula interna und der Basalganglien das Auftreten von Zwangslachen und Zwangsweinen, Lange-Cosack [26] bei arteriovenösen „Angiomen" der Carotis interna (für Bereiche, die topographisch nah an den Stammganglien liegen) depressive oder manische Syndrome im Rahmen eines (chronischen) hirnorganischen Psychosyndroms.

Die pathologischen Verkalkungen beim Fahr-Syndrom befinden sich topographisch und funktionell in enger Beziehung zu Regelkreissystemen, die das Verhalten des Menschen und seine Emotionalität beeinflussen.

Im Gegensatz zu früheren Annahmen scheint sich für eine zu diskutierende Untergruppe der Stammganglienverkalkungen die Kalzium- und Phosphorstoffwechselstörung aufgrund einer Nebenschilddrüsenunterfunktion bzw. Parathormonresistenz als pathognomonisch herauszustellen. Unseres Erachtens kann daher nicht nach einer Vererblichkeit des Symptoms „Stammganglienverkalkung" gesucht werden, sondern es ist die Vererblichkeit der Grundstörung zu überlegen: In der Kindergeneration unserer Sippe mit den meisten (noch lebenden) Probanden finden sich von 17 untersuchten Frauen 13 mit Verdacht auf Kalzium-Phosphorstoffwechselstörung, von 9 untersuchten Männern weisen 6 diesen Verdacht auf. Dies korreliert auffällig mit der von Löwenthal u. Bruyn [27] angeführten Relation der Geschlechter von 2:1 (weiblich:männlich) für den Pseudohypoparathyreoidismus. Bei den in seiner Zusammenstellung angeführten 50 Fällen von Hypoparathyreoidismus findet sich eine Geschlechterrelation von 24 männlich:26 weiblich, bei den 40 Fällen von PH eine Relation von 15 männlich:25 weiblich [8]. Löwenthal u. Bruyn [27] nehmen einen X-chromosomalen Erbgang an. Die Arbeiten, die sich mit genetischen Fragen auseinandersetzen, kommen zu durchaus unterschiedlichen Schlußfolgerungen.

Weiterhin unklar bleiben jedoch die Ursachen der Entstehung bilateral symmetrischer Stammganglienverkalkungen und auch der Zeitpunkt ihres Auftretens. Sowohl aus unseren Beobachtungen wie auch aus der Literatur [8] scheinen

Verkalkungen dieser Art angeboren (III/4), um das 3. Lebensjahrzehnt (III/1, III/ 3, III/9, III/10) und mit beginnendem Senium klinisch auftreten zu können (II/1, II/10, II/11). Bei dieser Vereinfachung zu bedenken ist jedoch die offenbar unterschiedliche Latenz bis zum Vorliegen manifester Symptome bzw. einer nachweisbaren Stammganglienverkalkung, die auch für parathyreoprive Fälle beschrieben wurde [21, 35].

Literatur

1. Albright F, Burnett C, Smith PH, Parson W (1942) Pseudohypoparathyroidism, an example of Seabright-Bantam Syndrome. Report of three cases. Endocrinology 30:922
2. Albright F, Forbes AP, Henneman P (1952) Pseudo-Pseudohypoparathroidism. Trans Assoc Am Physicians 65:337
3. Aurbach GD (1971) Genetic disorders involving parathyroid hormone and calcitonon. Birth Defects 7:6
3a. Barrett AM (1920) Psychosis associated with tetany. Am J Insanity 76/4:373–392
4. Barwich D (1976) Symmetrische Stammganglienverkalkungen (Morbus Fahr) und ihr familiäres Vorkommen. Nervenarzt 47:253–257
5. Berner P (1977) Psychiatrische Systematik. Huber, Bern Stuttgart Wien
6. Binder H (1981) Die neuropsychiatrische Symptomatik des sogen. „Coma hepaticum". Wien Klin Wochenschr [Suppl] 134/93:24
7. Bonhoeffer K (1917) Die exogenen Reaktionstypen. Arch Psychiatr Nervenkr 58:58
8. Bronsky D, Kushner DS, Dubin A, Snapper I (1958) Idiopathic hypoparathyroidism and pseudohypoparathyroidism: case report and review of the literature. Medicine (Baltimore) 37:317–352
9. Economo C von (1909) Über das Vorkommen von Neuritis optica bei Tetanie. Wien Klin Rundschau
10. Frankl-Hochwarth L (1890) Über Psychosen bei Tetanie. Jahrb Psychiatr 9:136
11. Goldscheider HG, Lischewsky R, Claus D, Streibl W, Waiblinger G (1980) Klinische, endokrinologische und computertomographische Untersuchungen zur symmetrischen Stammganglienverkalkung (M. Fahr). Arch Psychiatr Nervenkr 228:53–65
12. Haller P, König P (1981) Multidisziplinäre Diagnostik beim Fahr'schen Syndrom, einer familiär auftretenden Erkrankung. Wien Klin Wochenschr 93:486–489
12a. Haring C, Leickert KH (1968) Wörterbuch der Psychiatrie und ihre Grenzgebiete. Schattauer, Stuttgart, S 439, 568
13. Hubener H, Schneider H, Becker L, Pflug L, Usadell KH, Kollmann F (1982) Neurologische, feinmotorische und elektroencephalographische Befunde bei Kranken mit primärem und sekundärem Hypoparathyreoidismus, sowie idiopathischer Stammganglienverkalkung. Nervenarzt 53:308–317
14. Huber G (1972) Klinik und Psychopathologie der organischen Psychosen. In: Kisker KP, Meyer J-E, Müller C, Strömgren E (Hrsg) Psychiatrie der Gegenwart, Bd 2/2. Springer, Berlin Heidelberg New York
15. Keck E, Schuler FJ, Thörner G, Ischebeck W, Durdel R, Wiegelmann W (1978) Symmetrische, intrakranielle Verkalkungen bei gestörter Nebenschilddrüsenfunktion. Med Klin 73/43:1507–1512
16. Klawans HL, Lupon M, Simnon L (1976) Calcification of the basal ganglia as a cause of levodopa-resistant parkinsonism. Neurology (NY) 26:221–225
17. Koller WC, Cochran JW, Klawans HL (1979) Calcification of the basal ganglia: Computerized tomography and clinical correlation. Neurology (NY) 29:328–333
18. König P (1983) Psychiatrische postoperative Zwischenfälle. Therapiewoche 35:5449–5457
19. König P, Haller R (1982) Initial psychopathological alterations in Fahr's syndrome: A preliminary report. Biol Psychiatry 17:449–453
20. König P, Haller R (1983a) Ergebnisse einer umfassenden Untersuchung zur familiärbilateralen Stammganglienverkalkung. Eur Arch Psychiatr Neurol 234:325–334

21. König P, Haller R (1983 b) Extrapyramidale Symptome als (initial-) Symptomatik der bilateral symmetrischen Stammganglienverkalkung (Fahrsches Syndrom). In: Gänshirt H (Hrsg) Pathophysiologie, Klinik und Therapie des Parkinsonismus. „Roche", Basel
22. König P, Haller R, Feuerstein P (1980) Morbus Fahr – familiäres Auftreten. In: Lechner H (Hrsg) Diagnostik und Therapie cerebraler Abbauprozesse. Perimed, Wien
23. Kucsko L, Seitelberger F (1952) Zur Kenntnis der diffusen symmetrischen Kalkablagerungen im Gehirn. Wien Nervenheilkd 5/2–3:228–251
24. Lachmann A (1941) Hypoparathyroidism in Denmark. Acta Med Scand [Suppl] 1:269
25. Lange-Cosack H (1966) Anatomie und Klinik der Gefäßmißbildungen des Gehirns und seiner Häute. In: Olivecrona H, Tönnis W (Hrsg) Nervensystem, Plexus und Meningen. Springer, Berlin Heidelberg New York (Handbuch der Neurochirurgie, Bd 412)
26. Löwenthal A, Bruyn GW (1968) Calcification of the strio-pallidodentate system. Handbook of clinical neurology. North Holland, Amsterdam, pp 703–725
27. Lund OE, Peters G (1956) Histopathologie der symptomatischen Psychose. Zentralbl Ges Neurol Psychiatr 157:131
28. Meyendorf R (1977) Zur Frage psychiatrischer und neurologischer Störungen bei Herzoperierten. Thoraxchirurgie 25/5:339–344
29. Pick A (1902) Vorläufige Mitteilung zur Pathologie der Tetanie. Neurol Zentralbl 21:578–579
30. Poeck K (1977) Pathophysiology of emotional disorders associated with brain damage. In: Zeier H (ed) Psychologie des 20. Jahrhunderts, Bd 4. Kindler, Zürich
31. Prange HW, Schipper HJ (1982) Exzessive intracerebrale Verkalkungen bei Hypoparathyreoidismus. Nervenarzt 53:721–724
32. Redlich E (1911) Tetanie und Epilepsie. Monatsschr Psychiat Neurol XXX/6:439–475
33. Robinson PK, Carmichael EA (1954) Idiopathic hypoparathyroidism. Q J Med 13/92:383–402
34. Sachs C, Erikson K, Bergström M (1979) Incidence of basal ganglia calcification on computed tomography. J Comp Assist Tomogr 3:339–344
35. Schafroth HJ (1958) Familiäre symmetrische Gehirnverkalkung. Schweiz Med Wochenschr 50:1269–1273
36. Schneider P-A, Jakobi P, Becker H, Bohn-Schwarz G (1977) Diagnostik und Therapie der Parkinsonsymptomatik idiopathischer Stammganglienverkalkung. Eine Verlaufsstudie. Nervenarzt 48:373–376
37. Schwarz G (1964) Pseudohypoparathyreoidismus und Pseudo-Pseudohypoparathyreoidismus. In: Hegglin R, Leuhardt F, Schoen R, Schwieg H, Zollinger HU (Hrsg) Experimentelle Medizin, Pathologie und Klinik, Bd 15. Springer, Berlin Göttingen Heidelberg New York
38. Spatz H (1922) Über den Eisennachweis im Gehirn, besonders in Zentren des extrapyramidal-motorischen Systems. Z Ges Neurol Psychiatr 77:261

Zur Angstbewältigung beim hyperkinetischen Syndrom des Kindesalters

P. Hoeffe, H.-G. Reinhard

Einleitung

Das hyperkinetische Syndrom wird dem Bereich der minimalen zerebralen Dysfunktion zugeordnet (Strauss u. Lethinen 1947; Göllnitz 1954; Lempp 1964; Schmidt 1973; Cantwell 1977; Eisenberg 1979; Ross u. Pelham 1981). Die psychopathologische Klassifikation bedient sich hauptsächlich der Kategorien Überaktivität, Unruhe, Störbarkeit, Konzentrationsschwäche. In die Diagnose geht ein Altersbezug ein, der das hyperkinetische Syndrom mit dieser Psychopathologie auf das Kindesalter beschränkt. Im angloamerikanischen Schrifttum wird von "hypercinetic reaction of childhood" bzw. "attention deficit disorder with hyperactivity" gesprochen, wobei der Zusatz "of childhood" fast obligat gebraucht wird. Trotz dieser Einschränkung auf das Kindesalter sind so gestörte Kinder in der Adoleszenz nicht unauffällig. Die am häufigsten genannten Symptome sind anti- und dissoziale Tendenzen, neben immer noch bestehender Konzentrationsschwäche und eingeschränkter Aufmerksamkeitsspanne (Schmidt 1973; Eisert 1981; Barkley 1981; Thorley 1984). Der Eigenart dieses Krankheitsbildes, bestimmt durch die genannten Psychopathologie, wird bei Einordnung in die hirnorganischen Erkrankungen durch die Zuteilung einer eigenen ICD-Ziffer Rechnung getragen.

Neben den schon angeführten psychopathologischen Auffälligkeiten werden weitere beschrieben, wie impulsives und aggressives, z. T. destruktives Verhalten, begleitet von inadäquatem Affekt. Das destruktive Verhalten zeigt sich z. B. im sozialen Bereich in häufigen, grundlosen Provokationen und grundlosen aggressiven Handlungen. Es wird dabei immer wieder beschrieben, daß die betroffenen Kinder geradezu blindlings in solche Situationen geraten (Lempp 1964; Willerman 1973; Cantwell 1977; Eisenberg 1979; Ross u. Pelham 1981).

Auffällig ist dabei, daß in den psychopathologischen Zuschreibungen das Symptom „Angst" unterschiedlich erwähnt wird, es wird z. T. nicht erwähnt. In der angloamerikanischen Literatur wird die geringe Angst dieser Kinder betont (Mendelson et al. 1971; Morrison u. Stewart 1971; Menkes et al. 1967; Minde et al. 1971). Im deutschsprachigen Schrifttum wird dagegen sehr häufig von sekundärer Neurotisierung in Zusammenhang mit frühkindlicher Hirnschädigung gesprochen, wobei das hyperkinetische Syndrom als Modell für das frühkindliche exogene Psychosyndrom dargestellt wird. Als Protagonist dafür mag Lempp (1964) gelten mit seiner Monographie: Frühkindliche Hirnschädigung und Neurose. Diese Autoren gehen dabei von zu beobachtenden Symptomen aus, die in der Kinder- und Jugendpsychiatrie allgemein als „frühneurotische Symptome" bzw. als Symptome einer manifesten Neurose gelten. Solche Auffälligkeiten sind auch bei Kindern mit hyperkinetischem Syndrom zu beobachten. Die organische

Matrix, auf der die zu beobachtenden Symptome bestehen, wird dabei als der von Freud postulierte „konstitutionelle Faktor" der Neurosen gedeutet (Lempp 1964). Entsprechend der seit Freud allgemein akzeptierten Vorstellungen über die Entstehung und Mechanismen von Neurosen bedeutet aber das Postulat einer sekundären Neurotisierung das Vorhandensein eines neurotischen Konflikts. Damit wird gleichzeitig ein erhöhter Angstpegel als affektives Äquivalent des neurotischen Konflikts unterstellt (Hohl 1983).

Die Erfassung von Angst ist ebenso wie die Erfassung von neurotischen Strukturen über abgesichterte psychologische Tests möglich. Wissenschaftlich anerkannt ist die Gleichsetzung von testpsychologisch erfaßter Angst mit Neurose. Unter anderem werden sehr häufig die Hamburger-Neurotizismus- und Extroversionsskala (Hanes) sowie der Angstfragebogen für Schüler (AFS) eingesetzt.

Es bleibt festzustellen, daß 2 entgegengesetzte Konzepte vorliegen, wobei die eine Konzeption davon ausgeht, daß unterdurchschnittlich wenig Angst bei Kindern mit hyperkinetischem Syndrom vorliegt, die andere Konzeption von einer sekundären Neurotisierung spricht und damit auch einen überdurchschnittlich hohen Angstpegel postuliert.

Fragestellung und Methode

Wir sind bei der vorgestellten Untersuchung von diesem Widerspruch ausgegangen und haben uns weitergehend gefragt, wie Angst von Kindern mit hyperkinetischem Syndrom bewältigt wird. Neben den psychopathologischen Kriterien mußten daher Parameter erfaßt werden, die aussagekräftige Befunde zur Klärung der Fragestellung liefern. Es wurde ein Verfahren herangezogen, das situative Faktoren, Persönlichkeitsdimensionen und körpernahe Funktionen in ihrem Zusammenspiel erfaßt. Insbesondere die Wechselbeziehung zwischen erlebter Situation und Formen der Abwehr und Bewältigung erweitert die Diagnostik in Richtung einer Dynamisierung. Diese Vorgehensweise fußt auf Instrumenten, die im Arbeitskreis um Thomä erarbeitet worden sind und sich in Längsschnittuntersuchungen bewährt haben (Thomä 1968, 1976). Wir beziehen uns dabei auch auf Reinhard (1984 a, b).

Konkret ging es darum, das Gewicht erlebter Situationen als Daseins*themen*, persönlichkeitsspezifischer Abwehr- und Bewältigungsformen als Daseins*techniken* und der formalen Persönlichkeitseigenschaften als körpernahe Funktionen in bezug auf Angst und Angstbewältigung zu untersuchen.

Untersucht wurden 1008 Patienten der Rheinischen Landesklinik Viersen (ehemaliger Leiter Prof. Dr. Bosch). Unter diesen Patienten waren 185 Kinder mit Hyperaktivität und 38 Kinder, bei denen entsprechend der ICD die Diagnose eines hyperkinetischen Syndroms mit Störung der Aktivität und Aufmerksamkeit, Störung des Sozialverhaltens und anderen Begleitsymptomen gestellt worden war. Diese beiden Gruppen wurden mit Hilfe von t-Tests mit der Gruppe der übrigen in der Klinik behandelten Patienten verglichen.

Ergebnisse

Hinsichtlich der Themen, mit denen sich die Kinder mit hyperkinetischem Syndrom auseinandersetzen müssen, unterschieden sie sich nicht von den hyperaktiven Kindern. Wir haben diesen Befund so gedeutet, daß die Probleme, mit denen sich die Kinder beider Gruppen konfrontiert sehen, sich gleichen, da es sich um eine Ähnlichkeit der Symptomatik handelt.

Bezüglich der Dimensionen von Abwehr und Bewältigung sollen hier lediglich hochsignifikante Ergebnisse bewertet werden. Es zeigt sich eine spezifische Art der Angstbewältigung. Angstbewältigung wird beim hyperkinetischen Syndrom unseren Ergebnissen nach offenbar vorwiegend durch die Größe der Aktivität, die Form der Aktivität als Expansivität, die Qualität der Stimmung als geringere Depressivität bestimmt. Im Gegensatz zum Postulat einer sekundären Neurotisierung ist beim hyperkinetischen Syndrom festzustellen, daß es diesen Kindern gelingt, sich durch Einsatz körpernaher Funktionen anzupassen, sich „abzureagieren". Hyperaktive Kinder anderer Genese, z. B. mit neurotischen Entwicklungen, bevorzugen Abwehrstrategien wie Verleugnung, Verdrängung, Flucht u. a.

Das Angstniveau bei den Hyperkinetikern ist weder erniedrigt noch erhöht. Es ist nicht nur als allgemeine Einschätzung der Ängstlichkeit erfaßt worden, sondern auch über testpsychologische Untersuchung. Dementsprechend zeigt sich auch in der Hamburger Neurotizismus- und Extroversionsskala (Hanes) keine Signifikanz. (Zu den Ergebnissen s. auch Tabelle 1.)

Die erfaßten üblichen psychopathologischen Kategorien ergaben für das hyperkinetische Syndrom die zu erwartenden Werte.

Tabelle 1. Ergebnisse der t-Tests

Variable	t-Test
Geschlecht	7,11
Neurologischer Befund	1,81
Konzentrationsstörung	2,26
Hyperaktivität	5,39
Allgemeine Ängstlichkeit	0,38
Offene Aggressivität	0,35
Versteckte Aggressivität	1,25
Körpernahe Funktionen	
Größe der Aktivität	−11,40
Form der Aktivität	− 6,81
Stimmungsqualität	− 3,13

Das Signifikanzniveau für die ermittelten Werte lag bei $p \leq 0{,}1$.

Diskussion

Die vorgetragenen Ergebnisse sprechen für einen geringeren Grad von Angst und damit für eine geringere Neurotisierung bei Kindern mit hyperkinetischem Syndrom im Vergleich zu Kindern mit Überaktivität bei neurotischer Entwicklung. Wenn von Neurose oder neurotischer Entwicklung gesprochen wird, impliziert dies auch eine bestimmte Entwicklung der Persönlichkeitsstruktur und damit auch die Fähigkeit zu differenzierteren Abwehr- und Bewältigungsdimensionen (A. Freud 1952; Dührssen 1954; Blanck u. Blanck 1978). Insofern überrascht die Unterlegenheit der Hyperkinetiker gegenüber den Hyperaktiven nicht, deren Hyperaktivität lediglich ein Symptom ihrer Neurose darstellt.

Es finden sich dagegen beim hyperkinetischen Syndrom deutliche Hinweise dafür, daß körpernahe Funktionen im Vordergrund stehen (Reinhard 1984a). Es mag spekuliert werden, ob die nur durchschnittliche Ausprägung von Angst und Neurotisierung sowie die geringe Differenzierung von Abwehrmechanismen, die der Bewältigung erlebter Situationen dienen, einem „primären Ich-Defekt" im Sinne psychoanalytischer Nomenklatur entspricht, oder ob Teilleistungsstörungen als körperliches Substrat, verbunden mit mangelnden Differenzierungs- und Diskriminationsmöglichkeiten die nur durchschnittliche Ausprägung von Angst bedingen.

Damit stehen die aufgezeigten Befunde in Zusammenhang mit den in letzter Zeit immer häufiger diskutierten therapeutischen Ansätzen des hyperkinetischen Syndroms (Ayllon et al. 1975; Eisert 1981; Eisert et al. 1982). Diese Ansätze räumen einer gemischten medikamentös-verhaltenstherapeutischen Intervention den Vorrang ein (Meichenbaum 1977; Wagner 1976; Steinhausen et al. 1982; Eisert et al. 1982; Focken et al. 1984).

Literatur

Ayllon T, Layman D, Kandel HJ (1975) A behavioral educational alternative to drug control of hyperactive children. J Appl Behav Anal 8:137–146

Barkley RA (1981) Hyperactive children. Gilfort, New York

Blanck G, Blanck R (1978) Angewandte Ich-Psychologie. Klett/Cotta, Stuttgart

Cantwell RP (1977) Hyperkinetic syndrome. In: Rutter M (ed) Child psychiatry, modern approaches. Blackwell, Oxford, P 529–555

Dührssen A (1954) Psychogene Erkrankungen bei Kindern und Jugendlichen. Vandenhoeck & Rupprecht, Göttingen

Eisenberg L (1979) Hyperkinetic reactions. In: Noshpitz YD (ed) Basic handbook of child psychiatry, vol 2. Basic books. New York, p 439–453

Eisert HG (1981) Pädagogisch-therapeutische Interventionen bei hyperaktiven Kindern. Dissertation, Universität Frankfurt am Main

Eisert HG, Eisert M, Schmidt MH (1982) Stimulantientherapie und kognitive Verhaltensmodifikation bei hyperaktiven Kindern. Z Kinder Jugendpsychiatr 10:196–215

Focken A, Rossel E, Wellstein A et al. (1984) Wirkungen von Methylphenidat bei hyperkinetischen Kindern mit minimaler cerebraler Dysfunktion. Z Kinder Jugendpsychiatr 12:235–249

Freud A (1952) Das Ich und die Abwehrmechanismen, Bd 9. Fischer, Frankfurt am Main

Göllnitz G (1954) Die Bedeutung der frühkindlichen Hirnschädigung für die Kinderpsychiatrie. Thieme, Stuttgart

Hohl J (1983) „Neurotischer Konflikt". In: Mertens W (Hrsg) Psychoanalyse. Urban &
    Schwarzenberg, München, S 76–83
Lempp R (1964) Frühkindliche Hirnschädigung und Neurose. Huber, Bern
Meichenbaum DW (1977) The cognitive behavior modification. Plenum, New York
Mendelson W et al. (1971) Hyperactive children as teenagers, a follow-up. J Nerv Ment Dis
    153:273–279
Menkes MM et al. (1967) Twenty five year follow-up-study of the hyperkinetic child with
    minimal brain dysfunction. Pediatrics 39:393–399
Minde K et al. (1971) The hyperactive child in elementary school: A five year control fol-
    low-up. Except Child 38:215–221
Morrison JR, Stewart MA (1971) A family study of the hyperactive child syndrom. Biol
    Psychiatry 3:189–195
Müller-Küppers M (1969) Das leicht hirngeschädigte Kind. Hippokrates, Stuttgart
Reinhard HG (1984a) Das Hyperkinetische Syndrom im Kindesalter. In: Hopf A et al.
    (Hrsg) Forschungen zur biologischen Psychiatrie. Springer, Berlin Heidelberg New
    York, Tokio
Reinhard HG (1984b) Lebensstil und Daseinstechnik als Ausweg aus der Krise der Psycho-
    diagnostik. Z Individualpsychol 9
Ross D, Pelham WE (1981) Child Psychopathology Hyperactivity. Annu Rev Psychol
    32:245–278
Schmidt MH (1973) Das hyperkinetische Syndrom im Kindesalter. Z Kinder Jugendpsych-
    iatr 3:250–269
Steinhausen H-Chr et al. (1982) Das konzentrationsgestörte und hyperaktive Kind. Kohl-
    hammer, Stuttgart
Strauß AA, Lethinen L (1974) Psychopathology education of the braininjured child. Grune
    & Stratton, New York
Thomae H (1968) Das Individuum und seine Welt. Hogrefe, Göttingen
Thomae H (1976) Patterns of aging. Karger, Basel
Thorley (1984) Hyperkinetic syndrom of childhood: Clinical characteristics. Br J Psychiatry
    144
Wagner D (1976) Aufmerksamkeitstraining mit impulsiven Kindern. Klett, Stuttgart
Willerman L (1973) Activity level and hyperactivity in twins. Child Dev 44:288–293

Zytotoxische Antikörper
gegen menschliche Neuroblastomzellen im Serum
von Patienten mit Huntington-Chorea

T. Kulow, I. Lücht-Eisenbach, H. Lange, M. Halbach

Im Verlauf der Huntington-Chorea kommt es im Zentralnervensystem zu fast ubiquitären Atrophien neuronaler Zellen, die im Bereich des Striatums besonders ausgeprägt sind. In fortgeschrittenen Stadien der Erkrankung, in denen bereits unübersehbare und charakteristische klinische Symptome bestehen, lassen sich diese Zelluntergänge als Substanzdefekte auch morphologisch (etwa computertomographisch) fassen.

Die Zerstörung spezieller Gewebe und die dadurch verursachte Freisetzung von Gewebekomponenten kann, den Kontakt zu immunkompetenten Zellen vorausgesetzt, die Produktion von Antikörpern gegen Komponenten dieser Gewebe zur Folge haben; diese Antikörper sollten sich in empfindlichen Testsystemen nachweisen lassen.

Wir haben mit Hilfe einer neuronalen Zellinie menschlichen Ursprungs als Zielsystem versucht, im Serum von Patienten mit klinisch manifester und auch nach genetischen Kriterien gesicherter Huntington-Chorea gegen neuronale Zellen gerichtete Antikörper mittels ihres zytotoxischen Verhaltens nachzuweisen.

Die von uns benutzten Zellen stammen von einem menschlichen Neuroblastom und sind durch Klonierung im Rahmen der bei transformierten Zellen üblichen chromosomalen Varianz auch im Verlauf vieler Passagen als genetisch homogene Population aufzufassen; sie verfügen über eine Reihe charakteristischer neuronaler Eigenschaften, besitzen Membranrezeptoren für Prostaglandine, Katecholamine, Opiate, Acetylcholin und Somatostatin und lassen sich unter geeigneten Bedingungen differenzieren, morphologisch kenntlich am Auswachsen neuritenähnlicher Zellfortsätze.

Wir haben folgenden Versuchsansatz gewählt: Aus Stammkulturen wurden die Zellen in definierter Zellzahl in Kulturflaschen mit frischem Medium unter Zusatz von 10% fetalem Kälberserum (FCS) ausplattiert. 24 h später, wenn die Zellen fest auf der Unterlage angewachsen waren, wurde die Zellzahl einiger Flaschen durch Zählen in der Zählkammer bestimmt. Zu diesem Zeitpunkt wurde das Medium aller übrigen Flaschen gegen frisches Medium ausgetauscht, das 5% FCS und 5% Humanserum (von Patienten mit Huntington-Chorea oder gesunden Kontrollpersonen) enthielt. Nach weiteren 24 h wurde in den einzelnen Kulturen erneut die Zellzahl bestimmt; dabei wurde der Anteil lebender Zellen an der Gesamtzellzahl mit Hilfe der Farbstoffausschlußmethode ermittelt. Jedes Humanserum wurde in 3 parallelen Kulturflaschen eingesetzt, die Zellen jeder Flasche mehrfach gezählt.

Abbildung 1 zeigt einen typischen Befund: 24 h nach Inkubationsbeginn der neuronalen Zielzellen mit Medium, das neben 5% FCS 5% menschliches Serum enthält, läßt sich bei den Kulturen, die mit Serum von Huntington-Chorea-Patienten inkubiert worden sind, eine deutlich niedrigere Zellzahl ermitteln als bei

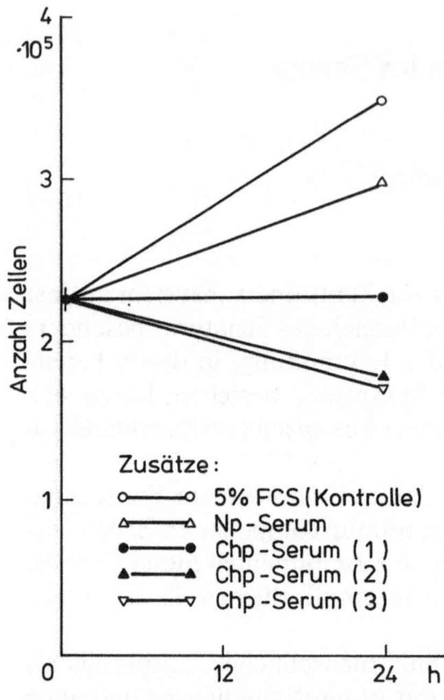

Abb. 1. Einfluß des Zusatzes von 5% Humanserum zu mit 5% FCS komplettiertem Kulturmedium (DMEM) auf das Wachstum einer subkonfluenten Population neuronaler Modellzellen. Zählung lebender Zellen zu Beginn und 24 h nach Beginn der Inkubation. (*FCS* fetales Kälberserum, *Np* Normalpersonen, *Chp* Choreapatienten, d. h. solche mit klinisch gesicherter Huntington-Chorea)

parallel geführten Kulturen, die zur Kontrolle Medium mit Serum von gesunden Normalpersonen oder FCS erhalten haben.

Da 24 h nach Inkubationsbeginn der Kulturen mit Humanserum zwar stets ein erheblicher Unterschied der Zellzahlen zwischen den Kulturen, die Serum von Patienten mit Huntington-Chorea und solchen, die Serum von gesunden Personen erhalten hatten, zu beobachten war, bei einigen Versuchsansätzen in Gegenwart von Serum von Choreapatienten die Zahl der lebenden Zellen gegenüber der Ausgangszellzahl aber nicht vermindert war, wurde vermutet, daß der die Zellen schädigende Serumeffekt vielleicht schon früh, also bereits kurze Zeit nach Zugabe des Humanserums zu den Kulturen eingetreten sein konnte und daß die überlebenden Zellen durch weiteres Wachstum die Ausgangszellzahl nach 24 h wieder erreicht haben konnten. Wir haben daher die Inkubationsphase in kürzere Intervalle unterteilt und zu den einzelnen Zeitpunkten die Zellzahlen bestimmt.

Abbildung 2 zeigt, daß – wie vermutet – bereits 4 h nach Inkubationsbeginn ein deutlicher Unterschied der Zellzahlen zwischen den Kulturen, deren Medium Serum von Huntington-Chorea-Patienten zugesetzt worden war, und Kontrollkulturen, die Serum von gesunden Personen enthielten, beobachtet werden konnte. Der zellschädigende Serumeffekt scheint nicht über längere Zeit anzudauern; in der Folgezeit kommt es zu einer Zunahme der Zellzahl durch Wachstum der überlebenden Zellen, so daß, je nach Ausmaß der Zellzerstörung, in einigen Ansätzen die Ausgangszellzahl nach 24 h wieder erreicht und gelegentlich sogar übertroffen werden kann.

Um die Natur des zellschädigenden Prinzips im Serum von Huntington-Chorea-Patienten einzugrenzen, haben wir das Serum vor Zugabe zum Medium inaktiviert, d. h. durch Erhitzen des Serums für 30 min auf 56 °C das im Serum enthaltene Komplement zerstört. Abbildung 3 zeigt, daß durch die Inaktivierung des

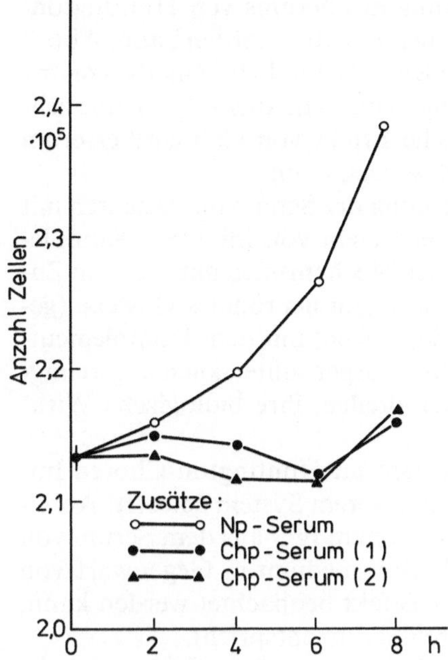

Abb. 2. Einfluß des Zusatzes von 5% Humanserum zu 5% FCS komplettiertem Kulturmedium (DMEM) auf das Wachstum einer subkonfluenten Population neuronaler Modellzellen. Zählung lebender Zellen zu Beginn und während der Inkubation in Intervallen von 2 h

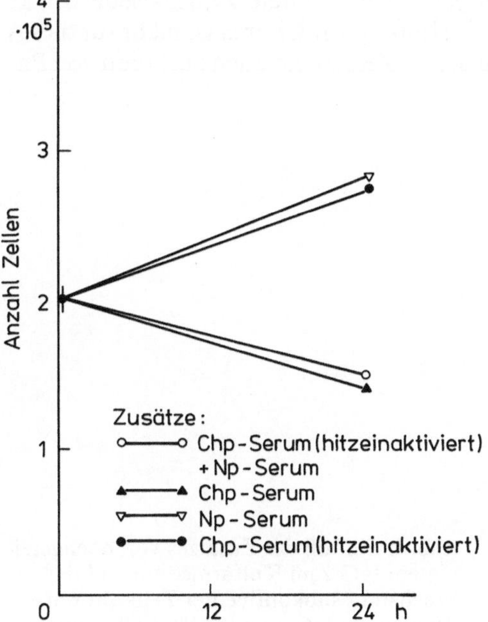

Abb. 3. Einfluß des Zusatzes von hitzeinaktiviertem (30 min bei 56 °C) Choreapatientenserum zum Kulturmedium auf das Zellwachstum. Restituierung des Serumeffekts bei Huntington-Chorea-Patienten durch Zusatz frischen Serums von Normalpersonen. Zählung lebender Zellen zu Beginn und 24 h nach Beginn der Inkubation

Serumkomplements die zellschädigende Wirkung des Serums von Huntington-Chorea-Patienten auf unsere neuronalen Zielzellen beseitigt werden kann; Abb. 3 zeigt ebenso, daß nach Inaktivierung des Komplements durch die Zugabe von frischem Serum gesunder Personen, das Komplement enthält, aber selbst keine zellschädigende Wirkung entfaltet, der zytotoxische Effekt von Choreatikerserum auf unsere neuronalen Zellen wieder restituiert werden kann.

Die Abhängigkeit der zellschädigenden Wirkung der Seren von Patienten mit Huntington-Chorea in unserem neuronalen Zellsystem von intaktem Komplement legt eine ursächliche Rolle immunologischer Mechanismen nahe, die im Zusammenwirken spezifischer Antikörpermoleküle gegen neuronales Gewebe (genauer: gegen Membrankomponenten neuronaler Zellen) mit dem Komplementsystem zellzerstörende Wirkung haben. Diese Antikörper sollten auch in gereinigter Form, abgetrennt von anderen Serumbestandteilen, ihre biologische Wirksamkeit behalten.

Wir haben daher aus den Seren von Patienten mit Huntington-Chorea Immunglobulinfraktionen isoliert, gereinigt und in unserem System getestet. Abbildung 4 zeigt, daß auch bei Zusatz von hochgereinigtem IgG aus dem Serum von Patienten mit Huntington-Chorea zum Inkubationsmedium in Gegenwart von Komplement (aus dem FCS) ein zytotoxischer Effekt beobachtet werden kann, der nach Ausmaß und Kinetik dem Effekt durch Serum entspricht.

Ein sicherer zytotoxischer Effekt ließ sich bei insgesamt 17 von bisher getesteten 18 Patientenseren nachweisen.

Der in unserem neuronalen Zielzellsystem beobachtete zytotoxische Effekt durch Serumantikörper von Patienten mit Huntington-Chorea ist nicht für dieses Krankheitsbild spezifisch; er kann mit unserem Zellsystem auch bei Seren von Pa-

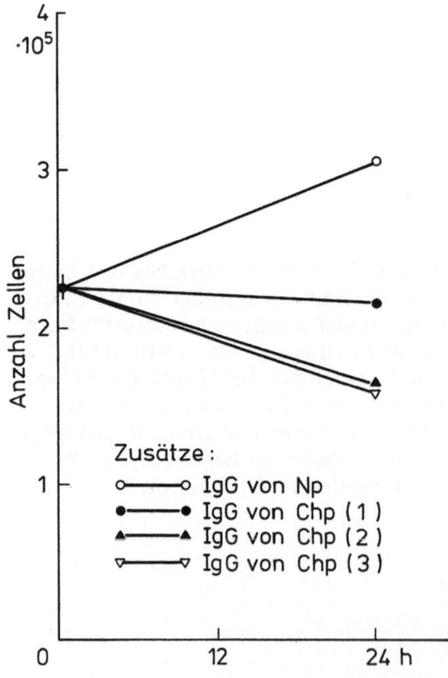

Abb. 4. Einfluß des Zusatzes von hochgereinigtem IgG zum Kulturmedium auf das Wachstum subkonfluenter Zellkulturen. Zugabe des IgG zu mit 10% FCS komplettiertem DMEM in einer 5% Humanserum äquivalenten Menge. Zählung lebender Zellen zu Beginn und 24 h nach Beginn der Inkubation

tienten mit z. B. einer Myelomneuropathie oder amyotropher Lateralsklerose nachgewiesen werden; bei letzterer Erkrankung ist die Kinetik des Effekts allerdings gegenüber dem zytotoxischen Effekt durch Serum von Huntington-Chorea-Patienten sehr unterschiedlich und wahrscheinlich auf einen speziellen Mechanismus zurückzuführen, der hier nicht näher erörtert werden kann.

Ein zytotoxischer Effekt durch Seren von Patienten mit Huntington-Chorea läßt sich nur in dem von uns verwendeten allogenen Zellsystem beobachten; in Zellsystemen tierischer Provenienz, z. B. bei der besonders gut untersuchten Mausneuroblastom-Rattengliom-Hybridzellinie 108 CC 15, ist ein zytotoxischer Effekt nicht nachweisbar.

Es ist wohl davon auszugehen, daß der Nachweis zytotoxischer Antikörper gegen Zellmembrankomponenten menschlicher Neuroblastomzellen im Serum von Patienten mit Huntington-Chorea ein Epiphänomen darstellt, dem für die Pathomechanismen der Erkrankung keine wesentliche Bedeutung zukommen dürfte. Dafür sprechen die Befunde, daß im Liquor die Komplementfraktion C 3, die bei komplementabhängigen zytotoxischen Effekten besonders wichtig ist, in relevanten Mengen nur sehr selten nachgewiesen werden kann und Antikörper, deren Produktion direkt im ZNS, also im Liquorcompartment, nur für wenige Krankheitsbilder (zerebrale Lues oder subakute sklerosierende Panenzephalitis) nachgewiesen wurde, bei extrakranieller Synthese nur in geringen Konzentrationen und unter besonderen Bedingungen die Blut-Hirn-Schranke passieren können.

Die bei neuronalen Zellen zytotoxisch wirksamen Antikörper im Serum von Patienten mit Huntington-Chorea dürften mit großer Wahrscheinlichkeit ein recht heterogenes Gemisch gegen eine Vielzahl verschiedener antigener Determinanten in neuronalen Plasmamembranen gerichteter Antikörperspezies darstellen. Bereits die ersten Zelluntergänge könnten sehr früh, lange vor dem Auftreten klinischer Symptome, elektrophysiologisch nachweisbarer Funktionsausfälle oder gar morphologisch faßbarer (im CT darstellbarer) Substanzdefekte die Produktion gegen neuronale Zellkomponenten gerichteter Antikörper zur Folge haben. Der Nachweis ihrer Existenz, den wir mit unserem recht empfindlichen biologischen Testsystem führen können und bei fast allen untersuchten Patienten geführt haben, könnte die Möglichkeit eröffnen, schon sehr früh die Erkrankungswahrscheinlichkeit einer mit nach genetischen Kriterien mit einem statistischen Erkrankungsrisiko behafteten Person näher einzugrenzen. Entsprechende Untersuchungen werden derzeit mit Seren eines größeren Kollektivs von Personen mit genetisch möglicher Disposition, an Huntington-Chorea zu erkranken, durchgeführt.

Spezifische Schädigung von Membranrezeptoren für Neurotransmitter in einem neuronalen Zellsystem menschlichen Ursprungs unter dem Einfluß einer Infektion mit Tollwutviren

I. Berners, M. Halbach

Nach einer Infektion mit Tollwut- (Rabies-)viren, in der Regel durch den Biß an Tollwut erkrankter Tiere verursacht, kommt es nach z.T. sehr langer Latenz, bedingt durch die oft nur langsame Wanderung infektiöser Viruspartikel in zentripetaler Richtung über periphere Nerven bis in das Zentralnervensystem, zu charakteristischen Störungen des Antriebs- und Affektverhaltens. Diese Phänomene, die der – einmal ausgebrochen, stets letal endenden – Erkrankung ihren Namen gegeben haben, erscheinen insbesondere psychiatrisch interessant, weil sich trotz dramatischer klinischer Symptomatik und eines in späten Stadien der Erkrankung in neuronalen Zellen des Gehirns fast ubiquitären, im limbischen System häufig akzentuierten Vorkommens typischer, morphologisch im Elektronenmikroskop granatförmiger Viruspartikel keine wesentlichen Zellzerstörungen fassen lassen. Auch immunologische Reaktionen gegen das Tollwutvirus kommen erst sehr spät in Gang, vermutlich infolge der lange Zeit strikt intraneuralen Lokalisation der Partikel, und scheinen am Pathomechanismus der klinischen Phänomene nicht wesentlich beteiligt.

Aus diesen Befunden sollte angenommen werden, daß die für die Krankheitssymptome wesentlichen Pathomechanismen eher durch die funktionelle Interaktion des Tollwutvirus mit der neuronalen Wirtszelle bestimmt werden, wobei das Virus nervenzellspezifische Funktionen in empfindlicher und kritischer Weise beeinträchtigen könnte, ohne daß es – zumindest über längere Zeit – zu einer letalen Schädigung der Zelle selbst kommen müßte.

Zu den wesentlichen Funktionsmerkmalen neuronaler Zellen gehört ihre Fähigkeit, als Glieder komplex verschalter Systeme Informationen zu transferieren und zu modulieren. Dieser Transfer von Zelle zu Zelle ist im wesentlichen an die Funktion von Transmittersystemen gebunden; die Bindung freigesetzter Neurotransmitter an spezialisierte postsynaptische Membranrezeptoren vermag in den nachgeschalteten Zellen Änderungen bioelektrischer oder chemischer Parameter zu bewirken.

Wir haben mit Hilfe eines von einem menschlichen Neuroblastom abgeleiteten neuronalen Zellmodells in vitro zu klären versucht, ob und mit welchem Angriffspunkt Rabiesviren diese funktionell kritischen Transmittersysteme stören können, ohne für die neuronalen Zellen vitale Basisfunktionen meßbar zu beeinträchtigen. Die verwendete Zellinie, die nach Klonierung als im Rahmen der bei transformierten Zellen üblichen Varianz weitgehend genetisch homogen und stabil angesehen werden kann und als typische neuronale Zelle unter anderen Eigenschaften Membranrezeptoren für Prostaglandine, Dopamin, Acetylcholin und Opioide besitzt, wurde mit dem Rabiesstamm Hep Flury infiziert und unter besonderen Bedingungen eine Persistenz des Virus in der Kultur induziert. Das bedeutet, daß im Laufe vieler Passagen das Virus in einem Gleichgewichtszustand mit der Wirtszelle gehalten werden kann, bei dem vitale Zellfunktionen wie Wachstumsgeschwindigkeit, Lebensfähigkeit und Anwachsrate nach der Aussaat in frischen Kulturgefäßen nicht beeinträchtigt sind, infektiöses Virus in der Zelle aber nachweisbar bleibt. Auf Details und Mechanismen viraler Persistenz kann hier nicht näher eingegangen werden.

Die Funktion der im ZNS besonders wichtigen Membranrezeptoren für die Neurotransmitter Dopamin, Acetylcholin und (endogene) Opioide läßt sich mit biochemischen Methoden über ihre Verknüpfung mit dem ebenfalls membranständigen Adenylatzyklasesystem prüfen. Die Bindung dieser Transmitter an ihre Rezeptoren hat eine Änderung der enzymatischen Aktivität der Adenylatzyklase zur Folge, die sich als Absinken der intrazellulären Spiegel des Syntheseprodukts, des 3′-5′cyclo-Adenosinmonophosphats (cAMP) bemerkbar macht. Angesichts sehr niedriger Basiskonzentrationen des cAMP in vitro (also in Abwesenheit aller Transmitter) läßt sich die rezeptorabhängige Aktivitätsminderung z. B. durch Dopamin aus meßtechnischen Gründen nur erfassen, wenn gleichzeitig über einen parallelen Aktivierungsmechanismus über Membranrezeptoren für Prostaglandine die Aktivität der Adenylatzyklase angehoben wird.

Die recht komplexen Aktivierungs- und Inaktivierungsverhältnisse der Adenylatzyklase über zumindest 2 Gruppen von Rezeptoren, die über ein für aktivierende und inaktivierende Rezeptoren getrenntes Regulationssystem (N_s/N_i-Einheit) gesteuert werden, sind schematisch in Abb. 1 dargestellt. Der Summe aktivierender und inaktivierender Einflüsse entspricht die intrazelluläre Konzentration an cAMP. Abbildung 2 zeigt, daß die Stimulation des Prostaglandinrezeptors durch Prostaglandin E_1 (PGE_1) allein in Gegenwart von 3-Isobutyl-1-methylxanthin (IBMX), das durch Hemmung der Phosphodiesterase den enzymatischen Abbau des cAMP verhindert, eine deutliche Steigerung des intrazellulären cAMP-Spiegels zur Folge hat (Abb. 2, Säule 1). Diese Aktivierung, kenntlich an der Kumulation des cAMP, ist erheblich schwächer, wenn gleichzeitig mit PGE_1 auch Dopamin in geeigneter Konzentration dem Inkubationsmedium zugesetzt wird (Abb. 2, Säule 2), hier bewirkt die Summation zweier gegenläufiger Einflüsse auf die Aktivität der Adenylatzyklase eine relative Absenkung der intrazellulären cAMP-Konzentration, bewirkt durch Dopamin. Etwa analoge Verhältnisse bestehen in Gegenwart von PGE_1 auch für die Stimulation des Acetylcholinrezep-

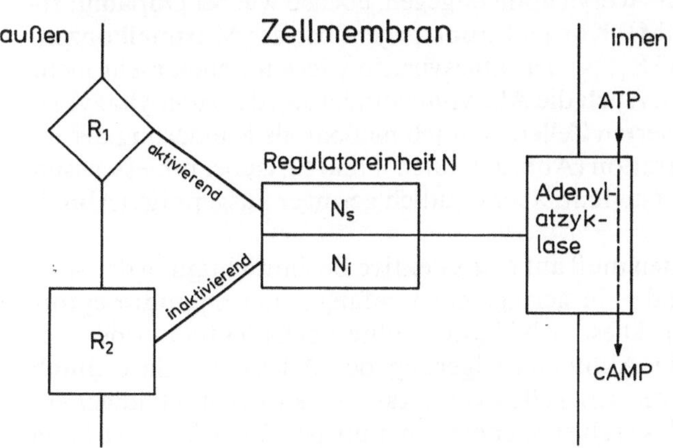

Abb. 1. Schematische Darstellung der Membranrezeptor-Adenylatzyklase-Interaktion (R_1 Rezeptoren mit aktivierender Wirkung auf die Zyklase, R_2 Rezeptoren mit aktivitätshemmender Wirkung auf die Zyklase)

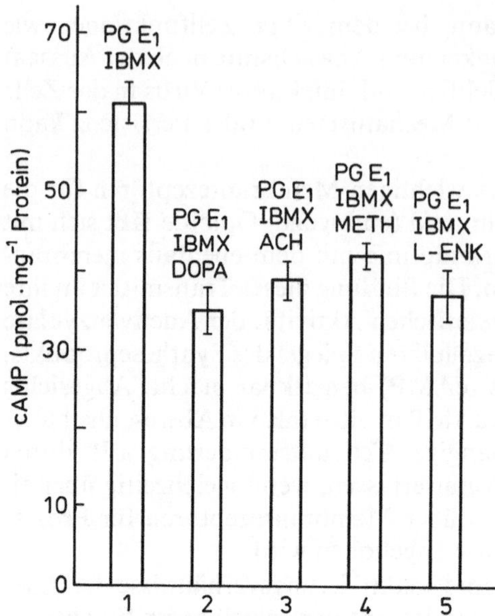

Abb. 2. Intrazelluläre Konzentrationen von cAMP bei Inkubation der Kultur mit den angegebenen rezeptorbindenden Agonisten. Prostaglandin E_1 (PGE_1): 10^{-5} M; IBMX: $5 \cdot 10^{-4}$ M; Dopamin ($DOPA$): 10^{-5} M; Acetylcholin (ACH): 10^{-5} M; Methadon ($METH$): 10^{-5} M; Leu-Enkephalin (L-ENK): 10^{-7} M. Inkubation 10 min bei 37 °C

tors mit cholinergen Agonisten (hier Acetylcholin) (Abb. 2, Säule 3) und für die Stimulation des Opioidrezeptors mit Methadon (Abb. 2, Säule 4) oder Leu-Enkephalin (Abb. 2, Säule 5).

Das Verhalten der mit Rabiesviren persistierend infizierten menschlichen Neuroblastomzellen gegenüber Rezeptorstimulation mit den oben genannten Agonisten zeigt Abb. 3. Hier läßt sich beobachten, daß die Aktivierung der Adenylatzyklase, erkennbar am Anstieg der intrazellulären Konzentration von zyklischem AMP, bei persistierend rabiesvirusinfizierten Zellen gegenüber den uninfizierten Zellen nicht beeinträchtigt ist (Abb. 3, Säule 1); ebenso läßt sich die zelluläre Antwort auf Stimulation des Dopaminrezeptors, ablesbar an der relativen Absenkung des cAMP-Spiegels gegenüber der maximalen Konzentration in Gegenwart von PGE_1 allein (Abb. 3, Säule 2) bei Virus-infizierten Zellen in quantitativ vergleichbarer Weise wie bei uninfizierten Zellen registrieren.

Die zelluläre Reaktion auf Acetylcholin dagegen, ebenso wie bei Dopamin erwartet als Absenkung der cAMP Konzentration gegenüber der Maximalkonzentration in Gegenwart von PGE_1, ist bei rabiesvirusinfizierten Zellen nicht mehr festzustellen (Abb. 3, Säule 3). Auch die Aktivitätsminderung der Adenylatzyklase durch Opioide, bei uninfizierten Zellen deutlich meßbar als Minderung der intrazellulären cAMP Konzentration (Abb. 2, Säulen 4 und 5), ist bei rabiesvirusinfizierten Zellen zwar noch feststellbar, aber deutlich geringer ausgeprägt (Abb. 3, Säule 4).

Aus den vorliegenden Daten muß auf eine selektive Beeinträchtigung der Acetylcholinrezeptorfunktion und − in geringerem Umfang − der Opioidrezeptorfunktion geschlossen werden. Diese Schädigung sollte hochselektiv auf der Rezeptorebene erfolgen; da die Aktivitätssteigerung der Adenylatzyklase durch PGE_1 auch in rabiesvirusinfizierten Zellen voll intakt ist, kann ein schädigender Einfluß auf die Adenylatzyklase selbst oder eine eher unspezifische Viruswirkung

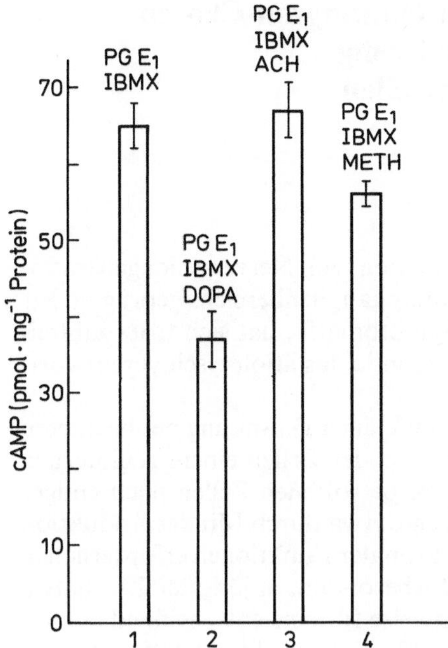

Abb. 3. Intrazelluläre Konzentrationen von cAMP bei Inkubation einer mit Rabies-Hep-Flury-Virus persistierend infizierten Zellpopulation mit den angegebenen rezeptorbindenden Agonisten. Postaglandin E_1 (PGE_1): 10^{-5} M; $IBMX$: $5 \cdot 10^{-4}$ M; Dopamin ($DOPA$): 10^{-5} M; Acetylcholin (ACH): 10^{-5} M; Methadon ($METH$): 10^{-5} M. Inkubation 10 min bei 37 °C

(etwa durch Konkurrenz um den ATP-Pool) ausgeschlossen werden. Auch die Komponenten der regulatorischen N_s/N_i-Einheit erscheinen nicht betroffen, da der über N_i vermittelte, inaktivierende Einfluß von Dopamin in unserem virusinfizierten System unbeeinflußt bleibt.

Die selektive Schädigung spezieller Membranrezeptoren ließe sich folgendermaßen erklären: In produktiven Phasen einer Rabiesvirusinfektion werden unter dem Einfluß des Virusgenoms viral kodierte Proteine in die zelluläre Plasmamembran eingebaut. Diese „fremden" Proteine sowie eine ebenfalls viral induzierte Modifikation des Membranlipidmusters könnten die in der Membran integrierten Rezeptorproteinmoleküle direkt oder über eine Störung der Mikroumgebung indirekt beeinflussen und ihre Funktion beeinträchtigen. Vorstellbar wäre aber auch eine direkte oder indirekte Einflußnahme des Virusgenoms auf Rezeptorsynthese oder -abbau.

Die hochselektive Schädigung spezialisierter neuronaler Funktionen unter dem Einfluß persistierender viraler Infektionen ist bereits früher von uns an neuronalen und glialen Zellmodellen tierischen Ursprungs studiert worden. Die jetzt vorliegenden Daten belegen die Abhängigkeit des viralen Angriffspunkts von der Zellspezies.

Über die Bedeutung des ätiologischen Prinzips bei der Infektion mit Tollwutviren hinaus belegen die gezeigten Pathomechanismen modellhaft die Möglichkeit einer (hinsichtlich der betroffenen Funktion und der betroffenen Zellart) selektiven Einflußnahme viraler oder virusähnlicher Agenzien auf zentrale ZNS-Funktionen, die bei verschiedenen Krankheitsbildern (nicht nur mit nachgewiesener viraler Ätiologie) funktionell betroffen sind.

Einfluß von Serum von Patienten mit Huntington-Chorea auf die prostaglandinabhängige Aktivierung der Adenylatzyklase in Neuroblastomzellen menschlichen Ursprungs

I. Berners, H. Lange, M. Halbach

Bei der Huntington-Chorea, einer genetisch fixierten, von Nervenzelldegenerationen im gesamten Gehirn mit Betonung des Stammganglienbereichs geprägten Erkrankung mit charakteristischer klinischer Symptomatik, hat sich trotz zahlreicher Untersuchungen und vielfältiger Einzelbefunde das ätiologisch verantwortliche Genprodukt bisher nicht fassen lassen.

Es ist daher noch völlig offen, ob die im Laufe der Erkrankung beobachteten degenerativen Vorgänge mit Untergängen neuronaler Zellen einem zellinternen Funktionsdefizit anzulasten sind, an denen die betroffenen Zellen nach einiger Zeit zugrunde gehen, oder auf humoralem Wege, etwa durch Minderproduktion eines zur Aufrechterhaltung differenzierter neuronaler Funktionen erforderlichen hormonartigen Faktors verursacht werden. Insbesondere in jüngster Zeit haben sich bei verschiedenen Krankheitsbildern Hinweise für eine entscheidende biologische Bedeutung quasi hormoneller Faktoren für die Ausbildung und Unterhaltung differenzierter Zelleistungen ergeben.

Hormonartige, also im Serum enthaltene Faktoren sollten sich in geeigneter Anordnung und geeigneter Konzentrierung mittels biologischer Nachweissysteme fassen lassen. Wir haben den Versuch unternommen, dieser Frage mit Hilfe eines von uns charakterisierten, von einem menschlichen Neuroblastom abgeleiteten und klonierten neuronalen Zellkulturmodells, das über einige typische neuronale Eigenschaften wie den Besitz spezialisierter Membranrezeptoren für eine Reihe wichtiger Neurotransmitter und Neurohormone (so für Prostaglandine, Katecholamine, Acetylcholin, Opioide, Somatostatin) verfügt, experimentell nachzugehen. Die genannten Membranrezeptoren sind in der Zellmembran über eine regulatorische Einheit (N_s/N_i) mit der Adenylatzyklase verknüpft, die aus ATP zyklisches 3'-5'cyclo-Adenosinmonophosphat (cAMP) synthetisiert, das in der Zelle durch Phosphorylierung verschiedener Enzyme und anderer Proteine vielfältige und noch nicht in allen Einzelheiten vollständig bekannte biologische Wirkungen entfaltet. Aktivitätsänderungen der Adenylatzyklase durch Stimulation der verschiedenen Membranrezeptoren mit ihren entsprechenden Agonisten lassen sich daher mit biochemischen Methoden an charakteristischen Veränderungen der Konzentrationen des intrazellulären cAMP erfassen.

Die über Membranrezeptoren beeinflußte Aktivität der Adenylatzyklase wird in den verwendeten neuronalen Modellzellen zusätzlich durch die Inkubation mit frischem Serum – fetalem Kälberserum (FCS) oder auch Humanserum von gesunden Personen – beeinflußt, wobei bisher nicht mit Sicherheit entschieden werden kann, ob diese Modulation der Adenylatzyklaseaktivität über Membranrezeptoren vermittelt wird oder über einen noch unklaren Mechanismus durch direkten Angriff am Enzym zustande kommt. Inkubiert man nämlich eine über einen Zeitraum von 48–72 h konfluent gewachsene Population von Neuroblastomzellen 24 h mit frischem Serum in der üblichen Konzentration von 10% des Wuchsmediums und stimuliert diese Zellen unmittelbar anschließend in Abwesenheit von Serum mit Prostaglandin E_1 unter Zugabe des Phosphodiesterasehemmers 3-Isobutyl-1-methylxanthin (IBMX), so läßt sich ein wesentlich stärkerer Anstieg der intrazellulären cAMP-Konzentration beobachten (Abb. 1, Säule 1) als bei Kontrollzellen, die vor der PGE_1-Zugabe kein frisches Serum erhalten haben (Abb. 1, Säule 2). Dieser Serumeinfluß auf die Aktivität der Adenylatzyklase läßt sich nur bei zusätzlicher Stimulation der Aktivität durch Prostaglandine fassen; mit frischem Serum vorinkubierte Kulturen zeigen in Gegenwart von IBMX aber Abwesenheit von PGE_1 gegenüber nicht mit frischem Medium vorinkubierten Kontrollpopulationen keinen Aktivitätsunterschied (Abb. 1, Säulen 3 und 4).

Die Natur und der Wirkmechanismus dieses Faktors sind bisher unklar, eingrenzende Untersuchungen deuten auf eine Proteinnatur der wirksamen Komponente.

Wir haben eine Reihe verschiedener Seren hinsichtlich ihrer Wirksamkeit auf die rezeptorabhängige Aktivierung der Adenylatzyklase geprüft und zwischen menschlichen und tierischen Seren gesunder Individuen keinen wesentlichen Unterschied der biologischen Wirksamkeit feststellen können. Bei der Inkubation unserer neuronalen Modellzellen mit Seren von Patienten mit klinisch manifester und genetisch gesicherter Huntington-Chorea beobachteten wir allerdings ein abweichendes Verhalten. Abbildung 2 zeigt die über den Prostaglandinrezeptor vermittelte Steigerung der Enzymaktivität der Adenylatzyklase nach Vorinkubation mit Seren von Patienten mit einer Huntington-Chorea (Abb. 2, Säule 1) im Ver-

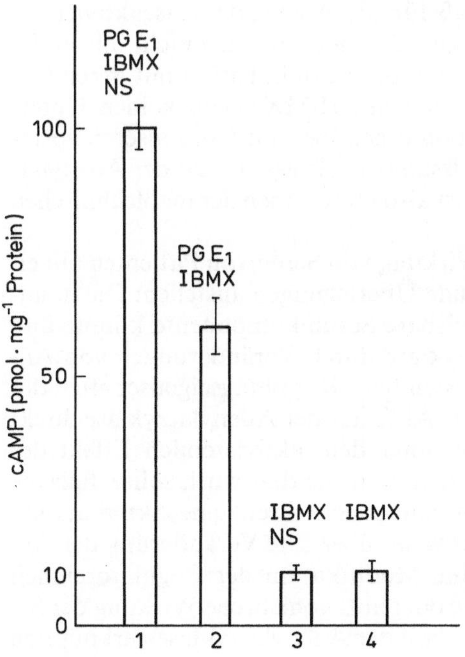

Abb. 1. Intrazelluläre Konzentrationen von cAMP bei Vorinkubation mit Seren von gesunden Personen (*NS* Normalserum). Prostaglandin E_1 (*PG E_1*): 10^{-5} M; *IBMX*: $5 \cdot 10^{-4}$ M. Vorinkubation 24 h, Inkubation 10 min bei 37 °C

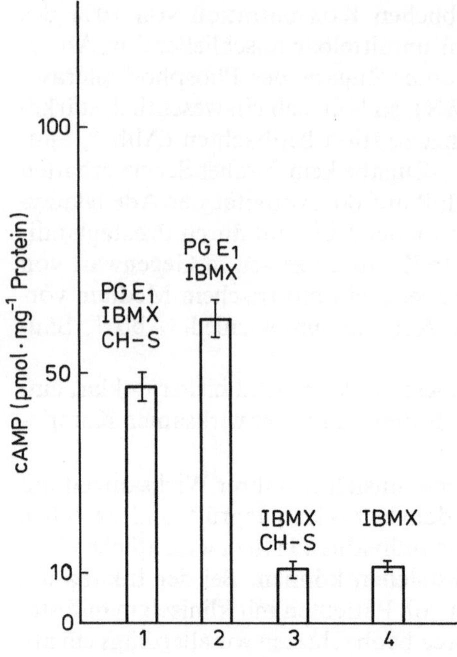

Abb. 2. Intrazelluläre Konzentrationen von cAMP bei Vorinkubation mit Seren von Patienten mit einer klinisch gesicherten Huntington-Chorea (*CH-S*). Prostaglandin E_1 (*PGE₁*): 10^{-5} M; *IBMX*: $5 \cdot 10^{-4}$ M. Vorinkubation 24 h, Inkubation 10 min bei 37 °C

gleich zu einer unbehandelten Kontrolle (Abb. 2, Säule 2); es fällt auf, daß eine Steigerung der Enzymaktivität, wie unter Vorinkubation mit Normalseren (Abb. 1, Säulen 1 und 2) zu beobachten, nicht erreicht wird, sondern die Konzentration des intrazellulären cAMP als Maß für die Adenylatzyklaseaktivierung eher unter dem Niveau unbehandelter Kontrollen liegt. Bei den nicht mit PGE_1 stimulierten Kontrollen läßt sich ablesen, daß die Vorinkubation mit Seren von Huntington-Chorea-Patienten bei Inkubation mit IBMX allein keinen Unterschied der gemessenen cAMP-Konzentration gegenüber mit Normalseren vorinkubierten Kulturen aufweist; eine Beeinflussung der Basisaktivität der Adenylatzyklase durch Seren von Choreapatienten ist also im Rahmen der meßtechnischen Auflösung nicht registrierbar.

Aus diesen Daten lassen sich für die Wirkung von Seren von Patienten mit einer manifesten Huntington-Chorea folgende Überlegungen anstellen: Die in unserem Versuchsansatz funktionell nachweisbare Serumkomponente könnte ihre Wirkung auf die Aktivität der Adenylatzyklase durch Veränderungen von Anzahl, Bindungsverhalten gegenüber Agonisten oder Kopplungseigenschaften der Prostaglandinrezeptoren bewirken oder die Aktivität der Adenylatzyklase direkt beeinflussen. Da dieser Einfluß lediglich unter dem aktivierenden Effekt des PGE_1 an der intrazellulären cAMP-Akkumulation sichtbar wird, sollte, falls die letztere Möglichkeit zutrifft, diese Serumwirkung nicht direkt eine Aktivitätssteigerung der Zyklase bewirken, sondern entweder über eine Veränderung der Anzahl der katalytischen Einheiten oder eine Modifikation der Regulatoreinheit wirksam werden. Eine direkte agonistische oder antagonistische Wirkung der Serumkomponente auf einem der bekannten, mit der Adenylatzyklase verknüpften

Membranrezeptoren (etwa vergleichbar der Wirkung von Katecholaminen) ist wenig wahrscheinlich, da diese Substanz über mehrere Stunden in einer „Vorinkubation" einwirken muß und während der eigentlichen Inkubationsphase in Gegenwart von PGE_1 (und/oder IBMX) nicht zugegen ist.

Auch die biologische Bedeutung dieses Phänomens ist bisher noch unklar; es scheint aber plausibel, in diesem Mechanismus ein für die Funktion neuronalen Informationstransfers durch Transmitter wichtiges Regulationsprinzip anzunehmen, dessen Ausfall oder Funktionsveränderung (z.B. bei Patienten mit einer Huntington-Chorea durchaus klinisch auffällige Symptomatiken nach sich ziehen könnte. Serumkomponenten könnten dabei die Empfindlichkeit des Ansprechens von Membranrezeptoren auf Neurotransmitter beeinflussen oder die Ansprechschwelle der Adenylatzyklase, möglicherweise über ihre Regulationseinheit, einstellen. Der Ausfall derartiger Empfindlichkeitsregler könnte regulatorisch eine vermehrte oder verminderte Ausschüttung von Transmittern durch andere Zellen und abhängig davon über lange Zeit durch Über- oder Unterforderung des Syntheseapparates degenerative Vorgänge der Zellen selbst zur Folge haben. Wir sind derzeit bemüht, die den beschriebenen Phänomenen zugrundeliegenden molekularen Mechanismen weiter zu charakterisieren und zu prüfen, ob es sich hier um ein für die Huntington-Chorea exklusives Phänomen handelt oder ob diese Serumwirkung auf die Adenylatzyklaseaktivität auch bei anderen Krankheitsbildern beobachtet werden kann.

Soziobiologie, Soziologie und biologische Psychiatrie – Integrative Paradigmen psychischer Erkrankungen?

U. Müller

Die folgenden Ausführungen sind wissenschaftstheoretischer Natur, sie beantworten keine Fragen, sie werfen vor allem Fragen auf. Ohne diese Fragen und ohne Versuche, sie zu beantworten, kann die psychische Erkrankung von Menschen aus jedem der drei diskutierten Paradigmen allein nicht zureichend erklärt, noch können allseits befriedigende Lösungen für die Betroffenen gefunden werden.

Integration soll erklärungspragmatisch gesehen werden. Jedes Paradigma wird auf seinen postulierten Erklärungsgehalt hin befragt und Überschneidungen, Integrationsmöglichkeiten wie mögliche Inkompatibilitäten sollen deutlich gemacht werden. Unter Paradigma verstehen wir ein Bündel von Werten, Überzeugungen und Maßnahmen, das eine Gruppe von Wissenschaftlern hinsichtlich gemeinsamer Fragen für richtig hält [9].

Das Erscheinen des Buches von O. Wilson *New Synthesis* im Jahr 1975 gilt als Geburtsstunde der neuen Wissenschaftsdisziplin Soziobiologie. Dabei wird als "new synthesis" verstanden: "the systematic study of the biological basis of all forms of social behavior in both animal and human beings" [10]; grundlegende These ist die der Evolutionstheorie, wonach Verhalten im Dienste der optimalen Überlebensstrategie von Lebewesen steht. Soziobiologen sehen soziales Verhalten als Anpassungsprodukt an die Natur im Sinne der "natural selection". Der ökologische Aspekt der Soziobiologie ("behavioral ecology") postuliert das Verhalten als eine abhängige Variable der Wechselwirkung von Organismus und Umwelt. Da dieser Ansatz den unfruchtbaren Konflikt "nature versus nurture" auflöst [6], sind damit die Voraussetzungen für erfolgreiche Forschung gegeben.

Die biologische Evolution verläuft langsam (darwinistisch), die kulturelle Evolution hingegen schnell (lamarckistisch). Letztere ist ersterer „davongelaufen", das bedeutet, der Mensch muß in einer Umwelt leben, die er sich schafft, an die er biologisch noch nicht angepaßt ist. Als Beispiel hierfür soll das Prinzip der Erweiterung des Territoriums beim Menschen angeführt werden [3]. Dieses hat sich inzwischen als inadäquate Verhaltensweise für das Überleben der Spezies herausgestellt, denn die Möglichkeiten seiner Umsetzung würden zur Zerstörung der Gesamtspezies führen. Auf der Verhaltensebene müssen nun neue Strategien entwickelt werden, die auf die Notwendigkeiten der soziokulturellen Evolution adäquat antworten. Unter den Annahmen der Soziobiologie müßten sich demnach irgendwann diese kulturell erlernten und entwickelten Verhaltensweisen im Sinne der "natural selection" genetisch fixieren und das Prinzip der Territoriumsausweitung zum Erlöschen bringen.

Wenn für den Soziobiologen das „Hühnchen der Weg des Eies zum Ei ist", dann interessiert den Soziologen das Schicksal des Hühnchens [3]. Das Paradigma der Soziologie geht davon aus, daß soziales Verhalten eine kulturelle Leistung des Menschen ist. Es wird von der „zweiten Geburt des Menschen", der „soziokulturellen Geburt" [8] gesprochen, und damit ist die Vermittlung aller Strategien, Werte, Verhaltensweisen gemeint, die es dem Menschen ermöglichen, in einer jeweiligen spezifischen sozialen Gruppe seine Rollen zu übernehmen. Damit ist der Blick der Soziologie auf das Verhalten von Menschen gerichtet, das in Wechselwirkung mit dem Verhalten anderer zu erklären versucht wird. Die soziologische Sicht des Beispiels des Territoriumsverhaltens würde aufzeigen, daß infolge der Einsichtsfähigkeit von Individuen eben nicht prinzipiell ablaufende Durchsetzungsstrategien der territorialen Erweiterung stattfinden müssen, sondern andere eingeübt werden können, die die Spezies Mensch überleben läßt.

In bezug auf das Problem der psychischen Erkrankung ist es u. a. Aufgabe der Soziologie, die kulturelle Formung und Benennung abweichenden Verhaltens zu erklären. Die kulturelle Definition von normal und abweichend ist erwiesen, und durch Soziologie und transkulturelle Psychiatrie werden die unterschiedlichen Akzeptanzregeln und Funktionen abweichenden Verhaltens in unterschiedlichen Kulturen untersucht, um die zugrundeliegenden Gemeinsamkeiten psychischer Erkrankungen offenzulegen.

Die biologische Psychiatrie als Paradigma ist bemüht, sich von der Ebene des Verhaltens allein zu lösen und will zunächst einmal Zustände und Verläufe biologischer Parameter des Verhaltens untersuchen und sie als pathophysiologische Grundlagen bestimmter psychischer Erkrankungen beschreiben [7]. Die Beziehung zwischen diesen Parametern und den psychopathologischen Phänomenen orientieren sich dann allerdings wieder am Verhalten von Menschen.

Es herrscht Konsens darüber, daß das Konzept der multifaktoriellen Genese psychischer Störungen im Augenblick die größte Erklärungswahrscheinlichkeit hat [7], so daß Soziologie und biologische Psychiatrie dort Komplementärwissenschaften sind, wo angenommen wird, daß es innerhalb der klinischen Psychiatrie kein Problem gibt, das nicht eine psychodynamische, eine soziale und eine biologische Dimension aufweist. Die Verknüpfung beider Disziplinen mit der Soziobiologie ist relativ schwierig, da sie v. a. ein Integrations- und Ordnungsschema vorlegt und damit Erklärungsmöglichkeiten im Sinne einer "grand theory" anbietet. Man muß die Frage stellen, ob tatsächlich Verhalten durchgängig auf das Gesetz der maximalen Reproduktion der Gene reduziert werden kann, insbesondere dann, wenn es sich um soziales Verhalten handelt, das die kulturelle Evolution ausbildete. Müßte sich nicht dann im Rahmen der Umwelt-Verhaltens-Wirkungskette irgendwann kulturelles Verhalten genetisch niederschlagen, um die größtmögliche Sicherung der bestmöglichen Reproduktion der Gene zur Überlebensstrategie der Spezies zu garantieren? Wilson [10] z. B. fragt nun, weshalb Phobien vor Schlangen, Spinnen, Höhlen etc. nicht ausgestorben sind und sich nicht durch Phobien vor Gewehren, Strom etc. haben ersetzen lassen, wenn nicht die Disposition zu solchen Phobien genetisch fixiert ist? Unter der Annahme der genetischen Fixierung kultureller Phänomene müßten sich irgendwann tatsächlich Phobien in ihren Inhalten ändern, wie dies bei Wahninhalten zu beobachten ist.

Eine weitere Frage hinsichtlich psychischer Erkrankung ist folgende: Unter der Annahme der Reproduktion der besten Eigenschaften könnten biologische und biochemische Parameter psychischer Erkrankungen als Selektionsmechanismus der Auslese der Arten gedeutet werden (die bestimmter psychischer Erkrankungen würde diese Annahme stützen). Eindeutig ist zugleich, daß psychische Erkrankungen, beginnend von den Neurosen bis zu den endogenen Psychosen, Verhaltensweisen produzieren, die die Anpassung an die jeweilige Umwelt erschweren, ja zuweilen sogar unmöglich machen. Man könnte also im Sinne der Soziobiologie die biologischen und biochemischen Parameter dieser Erkrankungen, die (noch) nicht bis zum „erfolgreichen" Selektionsmechanismus durchreifen konnten, als ein Nachhinken der evolutionären Entwicklung verstehen. Nun stellt sich die Frage, ob dieser Selektionsmechanismus überhaupt reifen wird, da infolge Erkenntnis-, Behandlungs- und Veränderungsmöglichkeiten psychischer Krankheiten ein kultureller Eingriff in ihren angenommenen Selektionsmechanismus stattfindet.

Die Soziobiologie als Paradigma zur Erklärung menschlichen Verhaltens auf der Grundlage der Evolutionstheorie, die biologische Psychiatrie als Paradigma zur Erklärung psychischen Krankseins mittels biologischer Parameter und die Soziologie als Paradigma der Erklärung menschlichen Verhaltens als kulturelle Formung von Menschen für Menschen können jeweils allein sicher nicht zureichend psychische Erkrankung erklären. Wir halten die Soziobiologie für ein Paradigma, das grundsätzlich einen Informationszuwachs produziert. Dabei müssen im Zusammenspiel der drei Paradigmen die Fragen geklärt werden, ob tatsächlich psychische Erkrankungen Adaptationsprobleme zwischen kultureller und biologischer Evolution und die faßbaren biologischen Parameter Selektionskriterien der natürlichen Auslese sind.

Literatur

1. Barash DT (1980) Soziobiologie und Verhalten. Parey, Berlin Hamburg
2. Beckmann H (1983) Zum Stand der biologisch-psychiatrischen Forschung in der Bundesrepublik Deutschland. In: Häfner H (Hrsg) Forschung für die seelische Gesundheit. Springer, Berlin Heidelberg New York, S 89–97
3. Bogdany F-J (1980) Soziobiologie. Möglichkeiten und Grenzen der „neuen Synthesis". Köln Z Soziol Sozialpsychol 32:312–324
4. Giesen B, Lau C (1981) Zur Anwendung darwinistischer Erklärungsstrategien in der Soziologie. Köln Z Soziol Sozialpsychol 33:229–256
5. Helmchen H (1984) Zur Problematik diagnostischer Kriterien für biologisch-psychiatrische Untersuchungen. In: Hopf A, Beckmann H (Hrsg) Forschungen zur biologischen Psychiatrie. Springer, Berlin Heidelberg New York Tokyo, S 50–53
6. Helmchen H, Hippius H (Hrsg) (1975) Entwicklungstendenzen biologischer Psychiatrie. Thieme, Stuttgart
7. Hippius H, Matussek N (1978) Bemerkungen zur biologischen Psychiatrie. Nervenarzt 49:650–653
8. König R (Hrsg) (1967) Handbuch der empirischen Sozialforschung, Bd 1. Enke, Stuttgart
9. Meyer P (1982) Soziobiologie und Soziologie. Luchterhand, Darmstadt Neuwied
10. Wilson EO (1975) Sociobiology: The new synthesis. Harvard University Press, Cambridge

Teil 5
Biologie der Angst

Psychophysiologie der Angst

B. Saletu, J. Grünberger

Einleitung

Von den verschiedenen komplexen Reaktionen der Angst (biochemischen, neuroendokrinologischen, psychischen etc.) sind uns die peripheren psychophysiologischen am bewußtesten und verständlichsten, weil sie sich auf der Erlebnisebene abspielen und als relative Veränderungen verschiedener vegetativer Funktionen wie der Herztätigkeit, peripherer Durchblutung, Atemtätigkeit, Schweißproduktion, Speichelproduktion, des Muskeltonus etc. vergleichend wahrgenommen und einfach beobachtet werden können. Da sie auch quantitativ erfaßbar sind, haben sie auch schon frühzeitig wissenschaftliches Interesse erregt. 1727 brachte Du Petit das Pupillenspiel mit verschiedenen Krankheiten in Verbindung und bezeichnete seine Erfassung als wichtige medizinische Methode. Seit Ende des letzten Jahrhunderts ist bekannt, daß die Hautleitfähigkeit (bzw. der Hautwiderstand) mit psychischen Vorgängen variiert (Féré 1888). Mit der Entdeckung des Elektroenzephalogramms (EEG) durch Berger (1929) und mit den nachfolgenden Entwicklungen quantitativer Analysetechniken eröffnete sich die Möglichkeit, auch zentral psychophysiologische, d. h. neurophysiologische Korrelate der Angst zu untersuchen. Diese sind insofern von besonderem Interesse, als das Gehirn die zentrale Schaltstelle einerseits für die Bedrohungswahrnehmung, andererseits für die Bedrohungsreaktion ist. Vorliegende Arbeit soll einen kleinen Überblick über zentrale und periphere psychophysiologische Aspekte der Angst sowie deren Behandlung vermitteln. Da Korrelationsuntersuchungen zwischen dem psychopathologischen Merkmal Angst und psychophysiologischen Variablen nur sehr wenig vorhanden sind, wurden in den Überblick auch Krankheitsbilder miteinbezogen, bei denen die Angst eine dominante Stelle in der klinischen Symptomatik einnimmt, wie z. B. die erlebnisreaktiven Entwicklungen (Neurosen). Tatsächlich konnten ja Strian u. Klicpera (1984) zeigen, daß Patienten mit Angstneurosen (ICD 300.0), Phobien (300.2) und depressiven Neurosen (300.4), basierend auf Fremd- und Selbstbeurteilung, hochsignifikant ängstlicher waren als eine Normpopulation, daß sie aber auch ängstlicher waren als eine psychiatrische Referenzgruppe (n = 2493).

Zentralpsychophysiologische (neurophysiologische) Befunde bei Angstzuständen

EEG

Obwohl die frühen EEG-Spezialisten sich in der Beurteilung des EEG hauptsächlich auf abnorme Aktivitäten konzentrierten und dabei zwischen 26 und 34% der

EEG von Neurotikern als abnorm ansahen (Williams 1941; Heppenstall et al. 1945), was über dem damaligen Prozentsatz der Normpopulation lag (10–12%), so waren sie doch auch schon an „Normvarianten" interessiert. So fand Finley (1944) erhöhte β-Aktivität deshalb als neurophysiologisches Korrelat der Angst, da rasche Aktivitäten bei den verschiedensten psychiatrischen Erkrankungen mit Angst und Agitiertheit zu beobachten waren und sich diese je nach dem klinischen Zustand veränderten. Es wurde damals sogar diskutiert, ob die rasche Aktivität nicht selbst Ausdruck des abnormen zerebralen Metabolismus ist, welcher klinisch die Angst hervorrufe. Tatsächlich beschrieb Strauss (1945) bei 100 Neurotikern im Vergleich zu 100 Normalen eine reduzierte α-Aktivität, was besonders bei chronischen Angstzuständen ausgeprägt der Fall war. Brazier et al. (1945) fanden wieder ein zunehmendes Vorkommen von raschen Rhythmen bei den 3 von ihnen untersuchten Gruppen: erfolgreiche Piloten, erfolglose Piloten und neurotische Patienten. Brockway et al. (1954) wiesen bei Angstneurotikern eine dominante Frequenz von 11,2 Hz nach, während die Vergleichszahl bei Normalen bei 10 Hz lag.

Ulett et al. (1953) verglichen mittels automatischem Frequenzanalysator 40 Patienten mit einer Angstneurose mit 150 normalen (bezahlten) Freiwilligen. Beide Gruppen wurden psychiatrischen Interviews und psychologischen Tests in bezug auf Angst unterworfen. Die Kontrollgruppe wurde in eine ängstliche und eine nichtängstliche unterteilt. Die Analyse des Ruhe-EEG ergab schließlich, daß α-Aktivität in der nichtängstlichen Kontrollgruppe am stärksten ausgeprägt war, während Angstneurotiker den geringsten Ausprägungsgrad aufzeigten. Ängstlichkeit war sowohl bei Patienten als auch Kontrollpersonen signifikant mit einem verringerten α-Index, erhöhter β-Aktivität, aber auch langsamen Aktivitäten im Ruhe-EEG korreliert. Weiterhin zeigte sich bei Ängstlichen eine erhöhte Flakkerlichtaktivierung. Kennard et al. (1955) bestätigten ebenfalls mittels Frequenzanalyse den Zusammenhang zwischen Angst und rascher Aktivität. Daß bei hyperkinetischen Kindern die Angst ein anderes neurophysiologisches Korrelat haben kann, zeigte eine Korrelationsuntersuchung bei 62 ambulanten medikationsfreien Jungen mit einem Durchschnittsalter von 9,6 Jahren, bei denen die vom Lehrer beurteilte Angst und Spannung signifikant positiv mit ϑ-Aktivität korrelierte, was mit der Hypothese des "under arousal" bei hyperkinetischen Kindern im Einklang steht (Saletu 1976). Kemali et al. (1981) beschrieben bei 5 Zwangsneurotikern wechselnde Befunde, hauptsächlich charakterisiert durch vermehrte β-Aktivitäten, reduzierte α-Aktivitäten und teilweise vermehrte δ-Aktivitäten.

In eigenen Untersuchungen an kranken Herzphobikern, ehemaligen Herzphobikern und gemachten Kontrollen, bei denen psychometrische, psychophysiologische und neurophysiologische Methoden zur Anwendung kamen, konnten wir hochsignifikante Unterschiede zwischen dem spektralanalysierten EEG von 25 Herzphobikern und normalen Kontrollen erheben. Diese waren durch eine signifikant vermehrte β-Aktivität sowohl in der relativen und absoluten Power, durch eine reduzierte relative Power im δ- und ϑ-Bereich sowie ein beschleunigtes Zentroid der gesamten Aktivität charakterisiert, was von uns als Ausdruck einer Übererregung des ZNS interpretiert wurde (Saletu et al. 1984a; Abb. 1). Hingegen zeigten Herzphobiker in Remission nach *psychotherapeutischer Behandlung* vermehrte α-Aktivitäten sowie reduzierte langsame und rasche Aktivitäten im

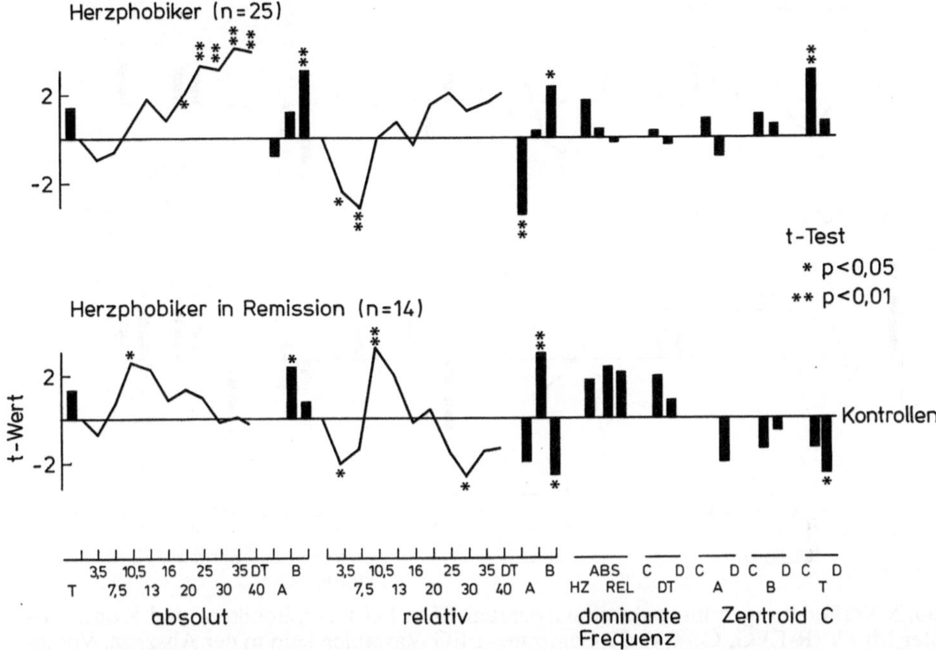

Abb. 1. Unterschiede zwischen kranken bzw. remittierten Herzphobikern und Kontrollpersonen im spektralanalysierten EEG (R-EEG, O_2–C_z). 38 Computer-EEG-Variablen sind in der Abszisse, Unterschiede zu Kontrollen in Form von t-Werten in der Ordinate dargestellt. Herzphobiker zeigen signifikant vermehrte rasche Aktivitäten sowie reduzierte langsame Aktivitäten. Im Gegensatz dazu weisen Herzphobiker in Remission eine vermehrte α-Aktivität sowie reduzierte β-Aktivität, aber auch δ-Aktivität im Vergleich zu Kontrollpersonen auf

Vergleich zu gematchten Kontrollen, was eine Vigilanzoptimierung widerspiegelt (Abb. 1).

Demnach bewirken *angstlösende Behandlungen* neurophysiologische Veränderungen, die in Opposition zu den vorher geschilderten angstinduzierten Veränderungen stehen. So kam es unter *Musik* bei Herzphobikern zu einer Zunahme langsamer δ- und ϑ-Aktivitäten und Abnahme rascher α-Aktivitäten, was mit dem psychischen Befund der Erregtheitsabnahme unter Musik bei diesen Patienten im Einklang steht. Hingegen zeigte das EEG von Gesunden nach rhythmischer und melodischer Musik eine Aktivierung, charakterisiert durch eine Abnahme der δ- und ϑ-Aktivitäten, Zunahme der β-Aktivitäten und Beschleunigung des Zentroids der β-Aktivität sowie der Gesamtaktivität (Abb. 2).

Bei Entspannungstherapien wie dem *autogenen Training* wurden ebenfalls subvigile Muster sowie mit zunehmender Entspannung EEG-Stadien des leichten Schlafs beobachtet (Kugler 1979). Geissmann (1968) beschreibt während des autogenen Trainings eine Zunahme der ϑ-Aktivität, die auch bei Jogaübungen beobachtet wurden (Anand et al. 1961 a; Kugler 1979). Kasamatsu u. Hirai (1966) untersuchten 48 Priester und Schüler der Zensekte des Buddhismus. Während *Zenmeditationen* konnten sie 4 EEG-Stadien klassifizieren, wobei das Einsersta-

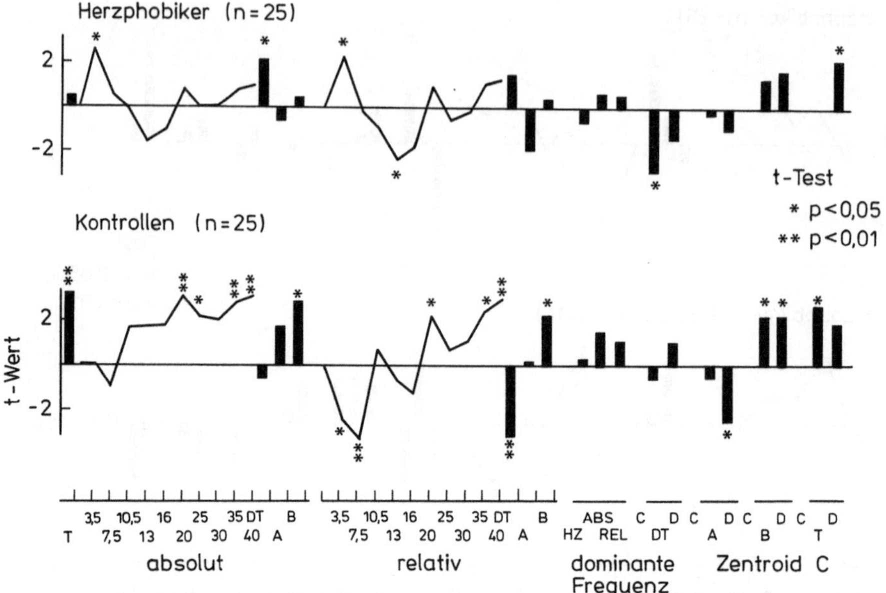

Abb. 2. Veränderungen im spektralanalysierten EEG bei Herzphobikern und Kontrollen unter Musik (R-EEG, C_Z–O_2). 38 Computer-EEG-Variablen sind in der Abszisse, Veränderungen zum Ausgangswert unter Musik sind in den Ordinaten in Form von t-Werten repräsentiert. Während unter rhythmischer Musik Herzphobiker eine Vermehrung von δ-Aktivität und Abnahme von α-Aktivität zeigen, kommt es bei Kontrollpersonen zu einer Abnahme von δ-Aktivität und insbesondere zur Vermehrung der β-Aktivitäten

dium durch α-Aktivität, das Zweierstadium durch Zunahme der α-Amplitude, das Dreierstadium durch Abnahme der α-Frequenz und das Viererstadium durch das Auftreten rhythmischer ϑ-Aktivitäten gekennzeichnet war. Eine α-Vermehrung wurde von Hoenig (1968) und Sugi u. Akutsu (1968) während *Zen- und Jogameditation*, von Luthe (1969) unter autogenem Training beschrieben. In eigenen Studien untersuchten wir Veränderungen der Gehirntätigkeit während *transzendentaler Meditation* (TM) bei 4 TM-Lehrern. Digitale Intervallanalyse des EEG zeigte während TM eine Zunahme von α-benachbarten ϑ-Aktivitäten (5–8 Hz) sowie eine Abnahme der Amplitudenvariabilität. Rasche α- und β-Aktivitäten tendierten zur Abnahme, ebenso wie die Durchschnittsfrequenz, während die Amplitude zur Zunahme tendierte (Abb. 3). Bei gleichzeitiger Präsentation von Tönen kam es zu einer signifikanten Reduzierung der α-Aktivität, was vielleicht die Konzentration der Meditierenden reflektiert, diese Interferenz der Außenwelt abzublocken. Unsere Befunde unter ungestörter TM bestätigt frühere Untersuchungen von Banquet (1973), der ebenfalls im 2. Stadium der Meditation ϑ-Aktivität in Form von kurzen ϑ-Perioden oder länger rhythmischen ϑ-Abschnitten beschrieb. Im 1. Stadium nahm α-Aktivitäten in der Amplitude zu und in der Frequenz ab und dehnte sich nach vorderen Kanälen aus. Im 3. Abschnitt waren rhythmisch amplitudenmodulierte β-Wellen bei geübten Meditierenden zu sehen. Bereits 1971 hatten Wallace et al. im spektralanalysierten EEG eine Zunahme von langsamen α-Wellen und ϑ-Aktivitäten beschrieben.

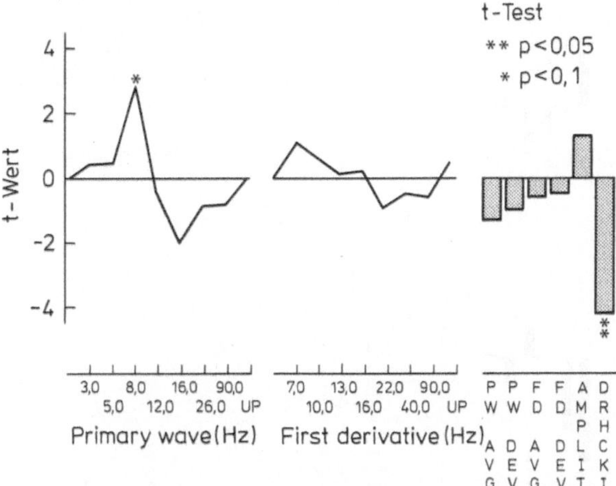

Abb. 3. Quantitative EEG-Veränderungen während transzendentaler Meditation (TM) im Vergleich zu einer Kontrollsitzung bei 4 TM-Lehrern. 22 intervallanalysierte EEG-Variablen sind in der Abszisse, Veränderungen in diesen während transzendentaler Meditation (im Vergleich zur Kontrollsitzung) in t-Werten auf der Ordinate dargestellt. Unter TM kommt es zu einer Zunahme von α-benachbarten ϑ-Aktivitäten sowie zu einer Abnahme der Amplitudenvariabilität

Der Einfluß von *Hypnose* hängt von der Art der Suggestion ab und reicht vom normalen Wach-EEG bis zum Schlaf-EEG (Ellingson 1956; Barber 1961). In eigenen Untersuchungen sahen wir mit Schlaf und Analgesiesuggestion eine signifikante Abnahme der Durchschnittsfrequenz, Frequenzabweichung, α- und langsamer β-Aktivitäten, während ϑ- und δ-Aktivitäten zunahmen (Abb. 4). Diese mittels digitaler Intervallanalyse quantifizierten EEG-Veränderungen konnten in 2 verschiedenen Hypnosesitzungen repliziert werden (Saletu et al. 1975 b).

Alle diese soeben geschilderten elektroenzephalographischen Befunde bei den verschiedenen Entspannungstechniken sowie Berichte von Probanden, die eine erhöhte α-Aktivität mit angenehmen und entspannenden Körpergefühlen, hingegen β-Aktivität mit Gefühlen der Spannung und Wachheit assoziierten (Brown 1971; Hume 1979), führten zur Anwendung des α- bzw. ϑ-EEG-*Feedbacktrainings* in der Klinik. Allerdings erhoben sich auch Stimmen, die die Biofeedbackbehandlung zu einem nicht geringen Anteil einem Plazeboeffekt zuschrieben (Stroebel u. Glück 1973).

Zur *medikamentösen Behandlung* von Angstzuständen eignen sich im Prinzip alle sedierenden Medikamente, d. h. Tranquilizer, Neuroleptika, aber auch Antidepressiva vom Amitriptylintyp, wobei erstere wegen ihrer besonderen Verträglichkeit die weiteste Verbreitung gefunden haben. Vertreter dieser 3 Substanzklassen können im quantitativ analysierten EEG eine Zunahme von langsamen Aktivitäten produzieren (Abb. 5), doch ist dies insbesondere bei Tranquilizern stark dosisabhängig, aber auch substanzabhängig. Während schlafanstoßende Tranquilizer (Nachttranquilizer) wie z. B. Lorazepam eine ausgeprägte Zunahme von δ-Aktivität bewirkt, ist dies beim Tagestranquilizer wie z. B. Clobazam nicht der Fall (Abb. 6) (Saletu et al. 1985 b). So konnten wir z. B. nach Prazepam, selbst

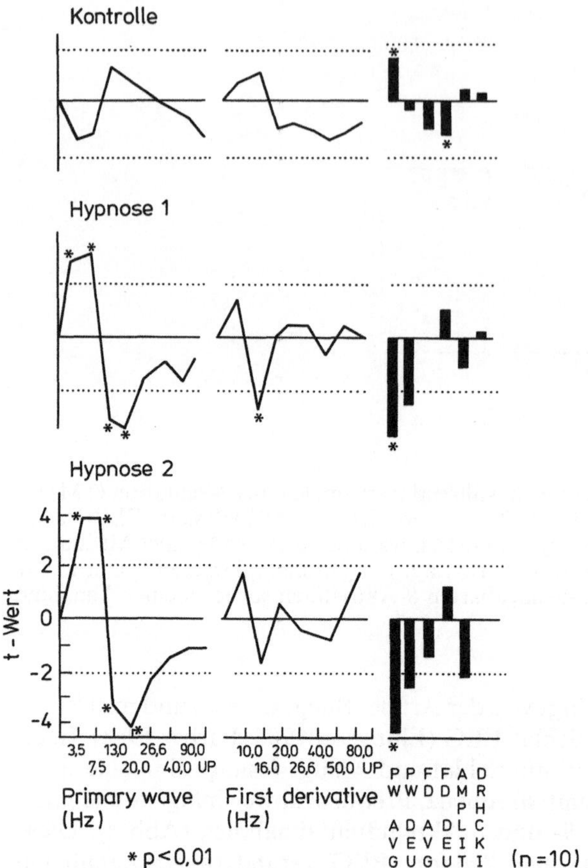

Abb. 4. Veränderungen im quantitativ analysierten R-EEG während zwei Hypnosesitzungen und einer Kontrollsitzung (n = 20). 22 Computer-EEG-Variablen sind in der Abszisse, Veränderungen während der Hypnose- bzw. Kontrollsitzung sind im Vergleich zum Ausgangswert in Form von t-Werten dargestellt. Während in der Kontrollsitzung keinerlei signifikante Veränderungen im R-EEG auftreten, kommt es während beider Hypnosesitzungen unter Schlafsuggestion zu einer signifikanten Vermehrung von δ- und ϑ-Aktivitäten und Abnahme von α- und β-Aktivitäten. Die Durchschnittsfrequenz und Frequenzvariabilität sind signifkant reduziert

nach den extrem hohen Einzeldosen von 75 bis 150 mg, kaum eine Vermehrung von langsamen Wellen sehen (Saletu et al. 1984b). Bei Betrachtung der Tranquilizerprofile, aber auch von Korrelationen von einzelnen EEG-Variablen und Blutspiegeln fällt auf, daß die β-Aktivität (die eine Vermehrung zeigt) von allen Variablen die sensitivste ist (Abb. 7). So zeigten Regressionsanalysen zwischen Temazepamblutspiegeln und Veränderungen im EEG bzw. im Verhalten typische β-EEG-Veränderungen bereits nach 94 ng/ml, eine Beschleunigung des Zentroids ab 168 ng/ml und α-Abnahme ab 205 ng/ml (Abb. 7). Verhaltensänderungen in Richtung Sedierung setzen bei etwa 250 ng/ml ein. Während also „tranquilizerspezifische" Aktivitäten bereits bei Blutspiegeln auftraten, wie sie nach Verabrei-

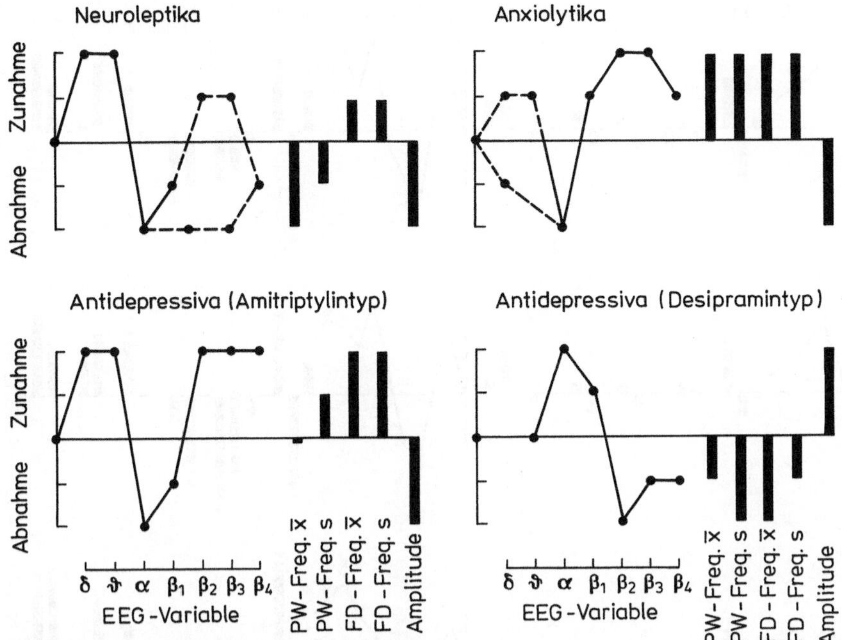

Abb. 5. Pharmako-EEG-Profile von Neuroleptika, Anxiolytika und Antidepressiva (Amitriptylintyp, Desipramintyp). Quantitativ analysierte EEG-Variablen sind in den Abszissen, plazebokorrigierte Veränderungen vom Ausgangswert in den Ordinaten dargestellt. Neuroleptika bewirken v. a. eine Zunahme von langsamen Aktivitäten. Anxiolytika induzieren eine Zunahme von mittelraschen β-Frequenzen, Abnahme der α-Aktivitäten und – je nach sedierender Qualität – eine Zu- oder Abnahme der langsamen Aktivitäten. Antidepressiva vom Imipramin- und Amitriptylintyp vermehren sowohl langsame als auch sehr rasche β-Wellen und vermindern α-Aktivitäten. Andererseits bewirken Antidepressiva vom Desipramintyp eine Vermehrung von α- und Abnahme von raschen β-Aktivitäten. Man beachte auch Unterschiede in Durchschnittsfrequenz (X) und Frequenzvariabilität (S) der "Primary wave" (PW) und der "First derivative" (FD) und in der Amplitude

chung von 10 mg Temazepam erreicht werden, trat Sedation bei Blutspiegeln auf, wie sie nach 20 und 40 mg vorkommen (Saletu et al. 1985 a). Bei oberflächlicher Betrachtung erscheint zunächst die Vermehrung von β-Aktivität widersprüchlich, doch muß man innerhalb der β-Aktivität zwischen verschiedenen Frequenzbereichen differenzieren, in denen die Aktivität auch verschiedene Formen (z. B. Spindeln) und Amplituden haben können. Tranquilizer induzieren eine rhythmische spindelartige Aktivität im mittelraschen β-Frequenzbereich von 20–40 Hz, während bei Angst niedergespannte rasche, unregelmäßige β-Aktivitäten zum Vorschein kommen. Korrelationsberechnungen bei Angstsyndrompatienten zeigten denn auch, daß die für Tranquilizer so typische mittelrasche β-Aktivität (20–26 Hz) mit dem Angstscore negativ ($r = -0{,}41$, $p < 0{,}05$), mit der raschen β-Aktivität (40- bis 60-Hz-Aktivität) positiv korrelierte ($r = +0{,}51$, $p < 0{,}05$) (Saletu et al. 1979; Abb. 8).

Unsere Untersuchungen weisen darauf hin, daß es einerseits Veränderungen gibt, die auf das Medikament selbst zurückzuführen sind (20- bis 26-Hz-Aktivi-

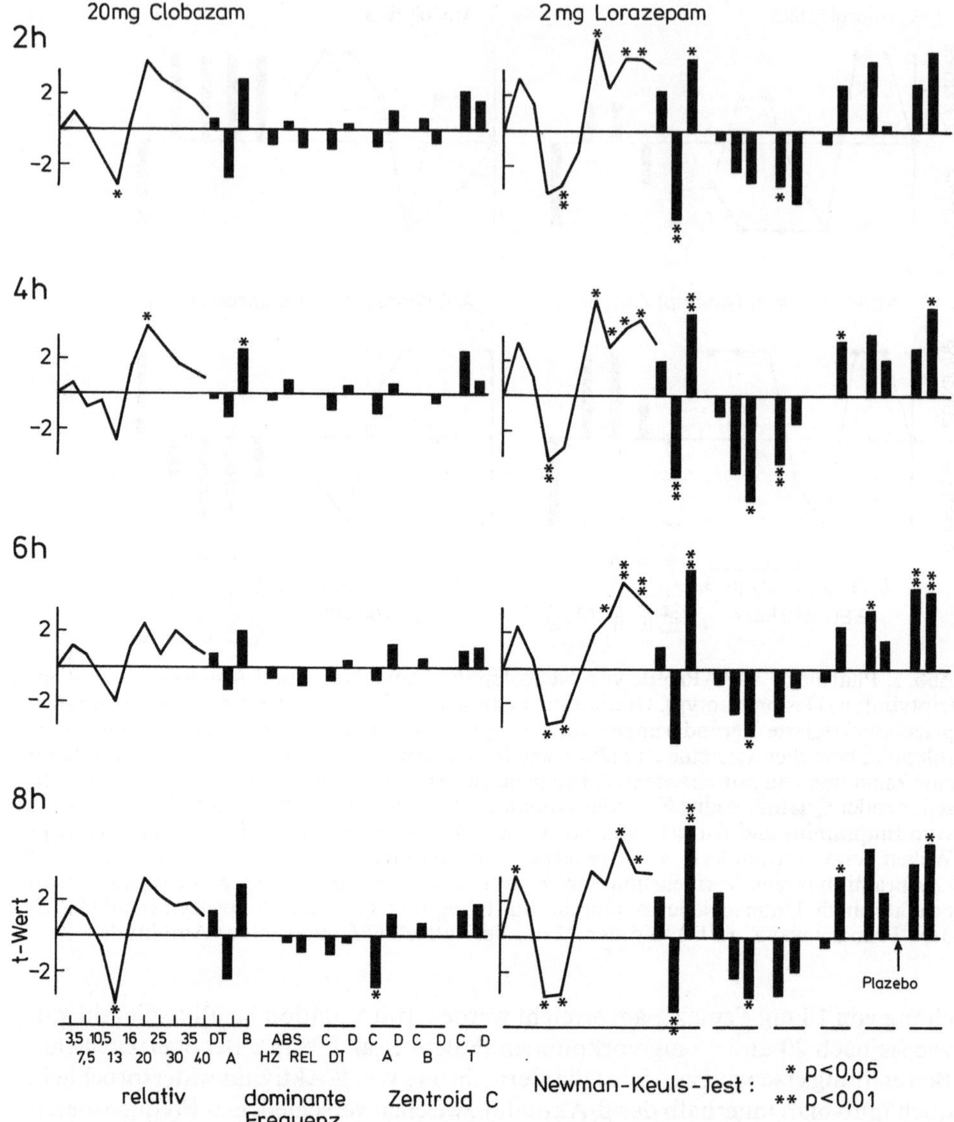

Abb. 6. Veränderungen im spektral-analysierten EEG nach 20 mg Clobazam und 2 mg Lorazepam im Vergleich zu Plazebo (n = 10). 38 Computer-EEG-Variablen sind in der Abszisse, Unterschiede zwischen medikamenteninduzierten und plazeboinduzierten Veränderungen in der Ordinate in Form von t-Werten dargestellt. Plazebo ist in der Nullinie repräsentiert. Beide Medikamente bewirken eine Vermehrung von β-Aktivität, Abnahme von α-Aktivität und eine Beschleunigung des Zentroids der gesamten Aktivität. Im Gegensatz zu Clobazam bewirkt Lorazepam noch eine zusätzliche Vermehrung von δ-Aktivität und verlangsamt auch das Zentroid der kombinierten δ-ϑ-Aktivitäten, was die schlafanstoßenden Eigenschaften des Medikaments reflektiert

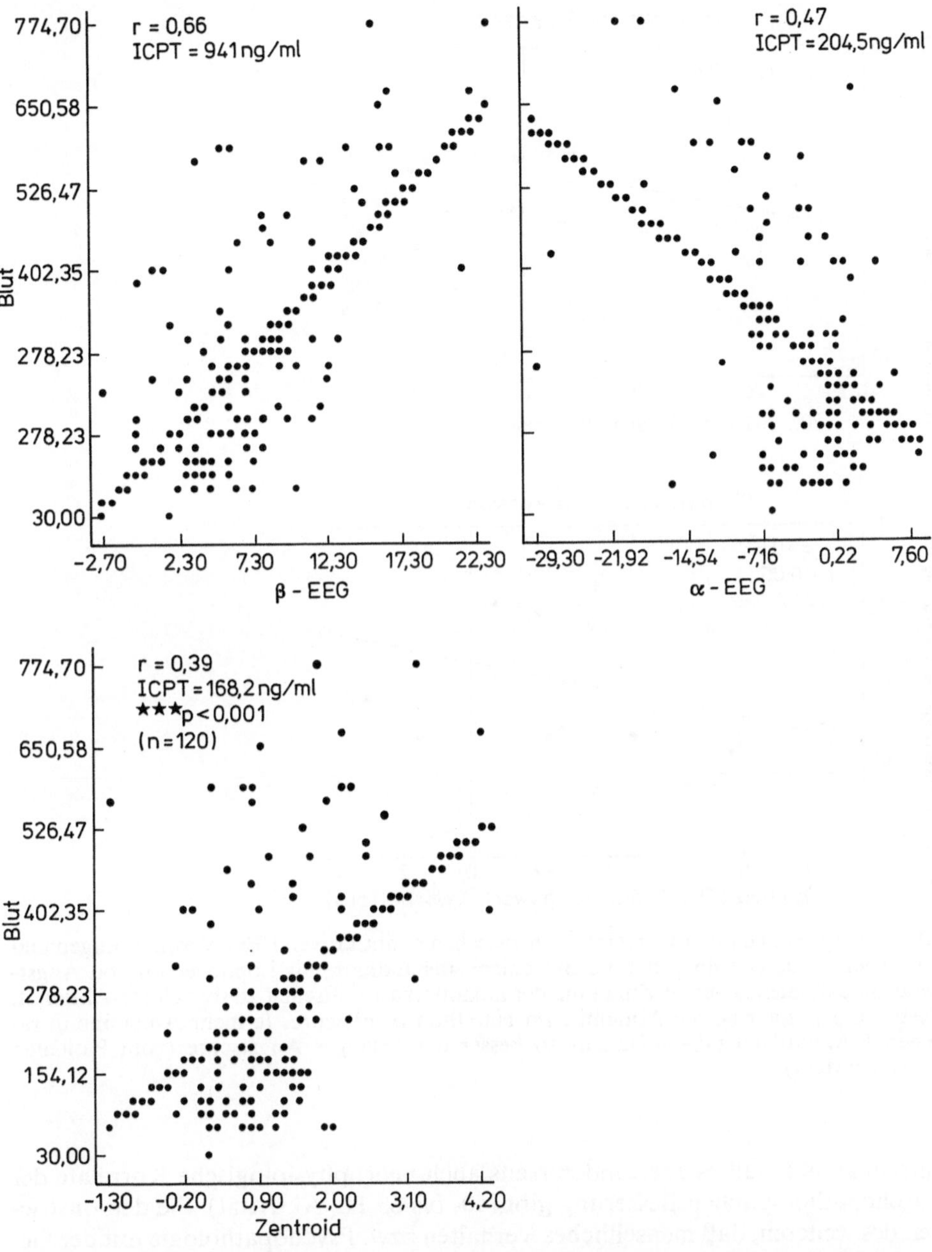

Abb. 7. Regressionen und Korrelationen zwischen Blutspiegeln und quantitativen EEG-Veränderungen nach Temazepam. Mit steigenden Blutspiegeln kommt es zu einer Vermehrung der β-Aktivität, Abnahme der α-Aktivität und Beschleunigung des Zentroids der gesamten Aktivität. Es zeigt sich, daß bei der Vermehrung bereits ab 94,1 ng/ml, die Zentroidbeschleunigung ab 168 ng/ml und die α-Abnahme ab 204 ng/ml eintritt

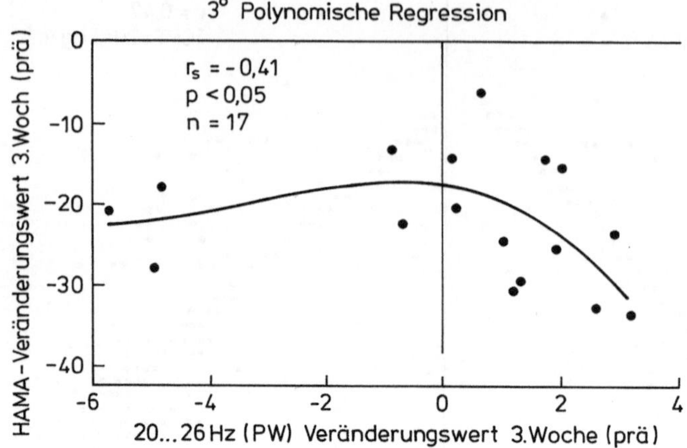

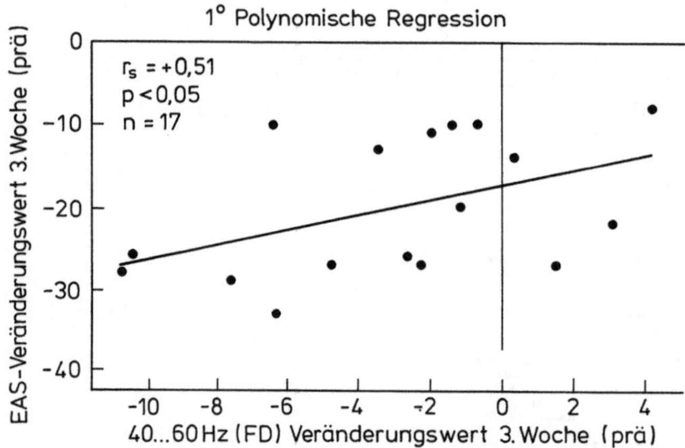

Abb. 8. Regressionen und Korrelationen zwischen quantitativen EEG-Veränderungen und Angstsymptomatik während einer 3wöchigen Behandlung mit Lopirazepam von Angstsyndrompatienten. Je mehr Zunahme der anxiolytikaspezifischen 20- bis 26-Hz-Aktivität, desto ausgeprägter ist die Abnahme im Hamilton-Angstscore. Je mehr Abnahme in raschen β-Aktivitäten (40–60 Hz), desto besser der Erlanger Angstscore (vom Patienten selbst beurteilt)

tätszunahme), daß es aber andererseits auch neurophysiologische Korrelate der psychopathologischen Besserung gibt (40- bis 60-Hz-Aktivität). Sie demonstrieren des weiteren, daß menschliches Verhalten bzw. Psychopathologie mit der Gehirntätigkeit korreliert, wobei letztere der ersteren zugrunde liegt. Diese Zusammenhänge konnten in Doppelblindstudien mit verschiedensten Vertretern der Benzodiazepine wie z. B. Alprazolam (Itil et al. 1973) oder Lopirazepam (Saletu et al. 1982) aufgezeigt werden. Schließlich konnten wir auch zeigen, daß EEG-Veränderungen nach Akutgaben von Benzodiazepinen bei Angstpatienten von prognostischem Wert für die klinische Besserung nach 3wöchiger Behandlung mit demselben Medikament sein können (Saletu et al. 1979; Abb. 9).

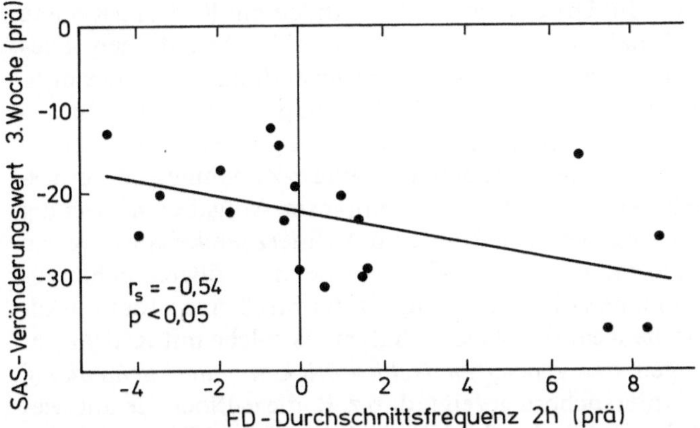

Abb. 9. Quantitative EEG-Veränderungen nach einer Einzeldosis von 10 mg Lopirazepam als prognostischer Indikator für das klinische Ansprechen auf 3wöchige Behandlung mit demselben Präparat (beurteilt mittels SAS-Score; n = 17). Je mehr Zunahme in der Durchschnittsfrequenz 2 h nach Erstgabe von 10 mg Lopirazepam auftritt, desto besser ist der Therapieerfolg nach 3 Wochen Behandlung mit demselben Präparat (vom Patienten selbst beurteilt)

Reizantworten

Shagass (1955) untersuchte *Flackerlichtaktivierung* bei 10 und 15 Hz an Patienten mit Angstzuständen und anderen psychischen Erkrankungen sowie Normalen. Es zeigte sich, daß die Ansprechbarkeit der Angstpatienten auf Stimulierung durch höhere Frequenzen größer war als die der Kontrollgruppe, während die depressiven Patienten am geringsten war. Dieser Befund steht im Einklang mit einer erhöhten β-Aktivität im Ruhe-EEG von Angstpatienten. Shagass (1957) beschrieb auch noch eine erhöhte *Sedierungsschwelle* bei Angstpatienten sowie eine reduzierte *Erholbarkeit* im somatosensorisch evozierten Potential bei 28 Neurotikern (Shagass 1975). Eine reduzierte *Lidschlußreaktion* fanden Sayer u. Torres (1966) bei erhöhtem Angstscore in der Cattell-Scheier-Angstbatterie bei Collegestudentinnen.

In der *Erwartungswelle* (CNV) wiese einige Autoren (McCallum u. Walter 1968; Bostem et al. 1967) bei Angstpatienten eine verringerte Amplitude und Habituation nach. Andererseits war die Amplitude bei Phobikern nach Präsentation von phobischem Material höher als nach nichtphobischem Material (Dubrovsky et al. 1978). In eigenen Untersuchungen konnten wir eine negative Korrelation zwischen der vom Psychiater beurteilten Angst schizophrener Patienten und der Latenz der Komponente N 100 des akustisch *evozierten Potentials* feststellen (r = −0,40) (Saletu u. Itil 1973). Des weiteren fanden wir bei hyperkinetischen Kindern Angst (von Eltern beurteilt) negativ korreliert mit der Latenz visuell evozierter Potentiale (Saletu et al. 1975 a; Saletu 1976). Schließlich beschrieben Lehmann et al. (1982) eine normale *Orientierungsreaktion* auf sinnlose Silben anhand des spektralanalysierten EEG bei 20 Neurotikern. Eigene jüngste neurophysiologische Untersuchungen brachten interessante Unterschiede zwischen ängstlichen und nichtängstlichen Probanden während einer Angst- (Redeangst) bzw. Ärgersituation (Schmit et al. 1984). Im Unterschied zu Probanden mit Redeangst zeigte die Kongrollgruppe eine Zunahme der α-Aktivität in beiden Situationen. Dies kann als Ausdruck einer besseren Aufmerksamkeitszuwendung bzw. einer optimalen Vigilanzregulierung im Sinne von Head (1923) interpretiert werden. In verschiedenen psychophysiologischen und psychopharmakologischen Experimenten konnten Bente (1977) und Saletu (1981) zeigen, daß eine α-Zunahme eine verbesserte Vigilanz widerspiegelt, wie sie zur Lösung komplexer Aufgaben notwendig erscheint. Probanden mit geringerer Fehlerquote im Aufmerksamkeitstest weisen eine höhere α-Aktivität während des Tests auf als solche mit größerer Fehleranzahl. Demnach scheinen Personen ohne Redeangst unter Streß eine situationsadäquatere neurophysiologische Reaktionslage zu haben als solche mit Redeangst.

Bezüglich Veränderungen der *evozierten Gehirntätigkeit unter Behandlung* wurde von verschiedenen Untersuchern gezeigt, daß z. B. die α-Blockade auf wiederholte Klicks während der Zenmeditation ziemlich konstant blieb und keine Habituation gesehen werden konnte (Kasamatsu u. Hirai 1966). Andererseits beobachteten Anand et al. (1961 b), daß während der Meditation α-Aktivität durch verschiedenste sensorische Stimuli nicht blockiert werden konnte, ja selbst nicht durch das Eintauchen der Hand in Eiswasser für 45–55 min. In eigenen Untersuchungen mit somatosensorischen evozierten Potentialen konnten wir unter Hypnose nach wie vor ein typisches Potential ableiten, wobei dies allerdings in seiner Amplitude insbesondere im späten Antwortbereich reduziert erschien (Saletu et al. 1975 b). In psychopharmakologischen Untersuchungen sahen wir Amplitudenabnahmen sowohl nach Anxiolytika als auch Neuroleptika als auch nach Tranquilizern (Saletu 1976, 1977), wobei diese als neurophysiologische Korrelate der gedämpften Arousalreaktion angesehen werden können. Schließlich zeigten sich auch in klinischen Untersuchungen signifikante Zusammenhänge zwischen Veränderungen der Psychopathologie und evozierter Potentialvariablen (Saletu et al. 1973; Saletu 1976; Saletu et al. 1975 a).

Schlaf

Untersuchungen über den Zusammenhang des Schlaf-Wach-Zyklus mit Persönlichkeitsdimensionen ergaben, daß neurotische Personen eine verlängerte Schlaflatenz, mehr Wachstadien, mehr Aufwachperioden aus dem REM-Schlaf heraus sowie ein ausgeprägteres Bedürfnis für langen Schlaf aufweisen (Pleimes 1973; Schubert u. Jovanovic 1973). Im Gegensatz dazu zeigen extravertierte Typen weniger Aufwachphasen aus REM-Perioden heraus. Agitierte und erregbare Menschen haben häufige und lange Wachperioden während des Schlafes. Aggressive und depressive Persönlichkeiten brauchen langen Schlaf, wobei jedoch nur die Depressiven in bezug auf ihren Schlaf frustiert sind. Seelisch ausgeglichene Menschen und Personen mit einer stark ausgeprägten Persönlichkeitsdimension „Maskulinität" haben weniger Einschlafschwierigkeiten und brauchen auch weniger Schlaf, um am Morgen aktiv und ausgeruht zu sein. Rechtschaffen u. Verdone (1964) berichten, daß Probanden mit höherem Taylor-Manifest-Anxiety-Score mehr REM-Schlaf aufweisen. Hartmann (1973) ist der Ansicht, daß in Streßzeiten vermehrt REM-Schlaf notwendig ist, der höchstwahrscheinlich zur Reparatur, Reorganisation und Formierung von neuen Verbindungen im katecholaminergen Neuronensystem dient. Akiskal u. Lemmi (1983) berichteten, daß Patienten mit Panikattacken signifikant mehr Probleme hatten, sich an das Schlaflabor zu gewöhnen, als Normale. Dies bestätigten auch Reynolds et al. (1983). Die Autoren fanden auch eine verkürzte REM-Latenz, doch war die von depressiven Patienten noch kürzer. Depressive Patienten hingegen wiesen eine erhöhte REM-Aktivität und Gesamt-REM-Zeit auf. Uhde et al. (1984) untersuchten den Schlaf von 9 Patienten mit Panikattacken im Vergleich zu alters- und geschlechtsgematchten Normalen und sahen eine signifikant verlängerte "movement time", verkürzte REM-Latenz (obwohl geringer als bei Depressiven) und verringerte REM-Dichte. Eine Korrelation der globalen Angst mit Schlafvariablen ergab eine negative Korrelation mit TST ($-0,81$) und REM-Prozent ($-0,80$). Auch zeigte die Anzahl der Panikattacken im Zeitraum von 30 Tagen vor der Schlafaufnahme eine negative Korrelation mit δ-Schlaf ($-0,73$) und eine positive mit REM-Latenz (0,69).

In eigenen Schlafuntersuchungen bei Patienten mit persistierenden psychophysiologischen Hyposomnien, d. h. bei Patienten mit persistierenden Ein- und Durchschlafstörungen, die ein Minimum von 6 Monaten zurückreichten und die sich aus einer chronischen somatischen Angst und einer in bezug auf Schlaf negativen Konditionierung heraus entwickelt hatte, bewirkte abendliches Fernsehen eines 50 min dauernden Kriminalfilms eine Verlängerung der Schlaflatenz um eine halbe Stunde, eine Verkürzung der gesamten Schlafzeit ebenfalls um eine halbe Stunde sowie eine Abnahme des Stadiums 2 (Saletu et al. 1983 a, b). Subjektiv gaben die Patienten eine Abnahme des tiefen Schlafes, Zunahme des leichten Schlafes, Zunahme von Einschlaf-, Durchschlaf-, Ausschlaf- und Wiedereinschlafstörungen nach nächtlichem Erwachen an.

Angstlösende Medikamente bewirken im Schlaf-EEG eine Verbesserung der Schlafinduktion und der Schlafkontinuität (Saletu 1976; Saletu et al. 1974, 1980, 1981; Saletu u. Grünberger 1981).

Periphere psychophysiologische Befunde

Kardiovaskuläre Befunde

Herzfrequenz (HF)

Bereits 1937 berichten White u. Gildea über eine erhöhte HF im Ruhezustand bei Angstpatienten im Vergleich zu normalen Kontrollen sowie über die Tatsache, daß nach einem Kältestreß die HF bei Patienten länger erhöht blieb. Auch Altschule (1953) beschreibt in einer Überblicksarbeit über frühe Pulsfrequenzstudien, daß diese bei neurotischen Patienten entweder erhöht oder normal ist. Ackner (1956 b) beobachtete ähnliche Ruhepulsfrequenzen bei Angstpatienten und Normalen, obwohl bei Patienten während des Schlafes ein größerer Abfall eintrat. Lader u. Wing (1966) beschrieben bei Angstpatienten eine durchschnittliche HF von 92 Schlägen/min im Vergleich zu 76 bei Kontrollen, wobei diese Daten von Bond et al. (1974) mit 81 vs. 74 Pulsschlägen bestätigt worden sind. Auch Kelly (1966) beobachtete bei Angstpatienten erhöhte Herzfrequenzen. Prigatano u. Johnson (1974) beschrieben nach phobischen Objekten eine HF-Beschleunigung. In eigenen Untersuchungen konnten wir bei Redeangst eine signifikant erhöhte

HF nachweisen (Schmit et al. 1984), während sich Herzphobiker nicht von nach Alter und Geschlecht gematchten normalen Kontrollen unterschieden (Saletu et al. 1984a).

Blutvolumen – Haut (Fingerblutvolumen)

Blutvolumen (an der Peripherie an einem Fingerglied gemessen) wird durch die Innervation der Hautgefäße bestimmt, wobei von verschiedenen Autoren (van der Merwe 1948; Ackner 1956a) bei Neurotikern reduzierte Werte angegeben wurden, die sich im Schlaf erhöhten, während bei Kontrollen die anfangs höheren Werte unverändert blieben. Demnach führt in den Handgefäßen eine psychische Belastung zur Vasokonstriktion. Prigatano u. Johnson (1974) sowie Bloom u. Trautt (1977) beschrieben ebenfalls nach phobischen Objekten und induzierter Angst eine Erniedrigung des Fingerblutvolumens.

Blutvolumen – Muskel

Im Gegensatz zu Arteriolen der Haut, die ausschließlich sympathisch innerviert sind, haben Muskelgefäße sympathische und parasympathische Innervierung. Wie Kelly 1966 im Ruhezustand nachweisen konnte, weisen Angstpatienten höhere Durchblutungswerte (4,8 ml/100 ml) als Kontrollen (2,2) auf. Unter Streß erhöhten sich die Werte auf 8,2 bzw. 8,8. In einer größeren Studie zeigten Kelly u. Walter 1969 an unterschiedlichen Patientengruppen, daß chronische Angstzustände die höchste Unterarmdurchblutung aufwiesen. Vanderhoof u. Clancy (1964) zeigten eine signifikante Korrelation (+0,6) zwischen Änderung des peripheren Blutvolumens und der klinischen Symptomatologie bei psychotherapierten Patienten. Allerdings wurden solche Korrelationen auch unter Kontrollbedingungen (nur Ruhe) erreicht.

Blutdruck

Hall beschrieb schon 1927 erhöhten und labilen Blutdruck bei Angstneurosen, hingegen bei Neurasthenikern Werte etwas unter der Norm. Malmo et al. (1951) beobachtete bei Neurotikern bereits vor einer Testsituation einen Blutdruckanstieg, der während der Testsituation weiter anstieg und nachher nur etwas abfiel. Hingegen zeigten Kontrollen lediglich einen geringen Anstieg während des Tests und einen deutlichen Abfall danach. Diese Autoren (Malmo u. Shagass 1952) beschrieben auch als den konsistentesten Unterschied zwischen Angstpatienten und Kontrollen die Tatsache, daß bei ersteren gegen Ende einer Streßsituation nach wie vor ein Blutdruckanstieg vorhanden war, während Kontrollen bereits einen Abfall zeigten. In ähnlicher Weise beschreiben Innes et al. (1959) bei Normalen nach einem Interview einen Blutdruckabfall, bei Angstpatienten jedoch gegenteilige Befunde. In eigenen Untersuchungen konnten wir bei Redeangst einen signifikanten Blutdruckanstieg feststellen, der im Vergleich zu Kontrollen statistisches Signifikanzniveau erreichte (Schmit et al. 1984). Hingegen waren Blutdruckanstiege unter Ärgerinduktion nicht so konstant.

Kardiovaskuläre Befunde unter Therapie

Die Herzfrequenz wird durch die verschiedensten Entspannungstechniken gesenkt, z. B. durch autogenes Training (Luthe 1969), Zen und Joga (Bagchi u.

Wenger 1957; Sugi u. Akutus 1968), transzendentale Meditation (Wallace et al. 1971) und Hypnose (Barber 1971). Blutdruck zeigt inkonsistente Veränderungen nach autogenem Training (Luthe 1969) und Hypnose (Crasilneck u. Hall 1959), keine Veränderungen während Zen und Joga (Karambelkar et al. 1968) und transzendentaler Meditation (Wallace et al. 1971). Neuroleptika und sedierende Antidepressiva bewirken eine Senkung des Blutdrucks und Steigerung der Herzfrequenz, während Tranquilizer nur minimale Veränderungen verursachen. Allerdings können natürlich als Ausdruck der Entspannung ebenfalls peripher psychophysiologische Variablen beeinflußt werden. So kam es z. B. nach Verabreichung von Oxazepam bei unserem Redeangstexperiment zu einer Senkung des systolischen Blutdruckes (Schmit et al. 1984).

Pupillengröße

Beim Vergleich von 11 neurotischen Patienten (hauptsächlich Angstneurosen und Zwangsneurosen) mit 11 normalen Kontrollen konnte Rubin (1964) im Ruhezustand und während eines Kältestresses keine signifikanten Unterschiede feststellen, während sich nach dem Test solche insofern ergaben, als die Pupillen von Normalpersonen sich wieder verengten, während die Pupillen der Patienten zumindest für 7 min dilatiert blieben. In eigenen Untersuchungen korrelierten wir den STAI-Score (Zustandsangst) von 20 unbehandelten akut exazerbierten schizophrenen Patienten (ICD 295.3 = 18; 295.2 = 1, 295.1 = 1) im Alter von 20–45 Jahren (Durchschnittsalter 29,7 Jahre) mit der Pupillenweite, wobei diese mittels mikroprozessorgesteuertem Pupillometer quantifiziert wurde, und fanden eine signifikante Korrelation (r = +0,434, p < 0,05; Abb. 10). Die dynamische Pupillenmessung, d. h. die Messung der Pupillenreaktion auf einen Lichtstimulus (166.11), erbrachte bei Schizophrenen gegenüber der Norm eine kleinere Amplitude bzw. eine kleinere relative Änderung (Grünberger et al., im Druck). Diese Ergebnisse stehen im Einklang mit den Befunden von Heimann u. Straube (1981), die bei unbehandelten akuten Schizophrenen eine geringere Pupillenkonstriktion als bei

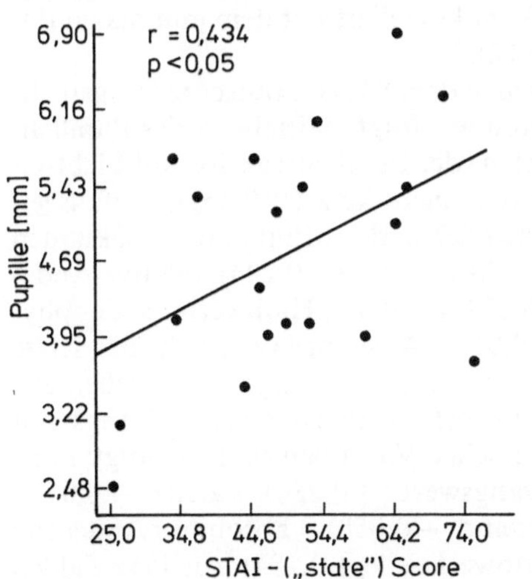

Abb. 10. Regression und Korrelation zwischen dem Angstscore (STAI „state") und Pupillendurchmesser bei akuten schizophrenen Patienten vor Behandlung (n = 20). Je höher der Angstscore, desto weiter ist die Pupille

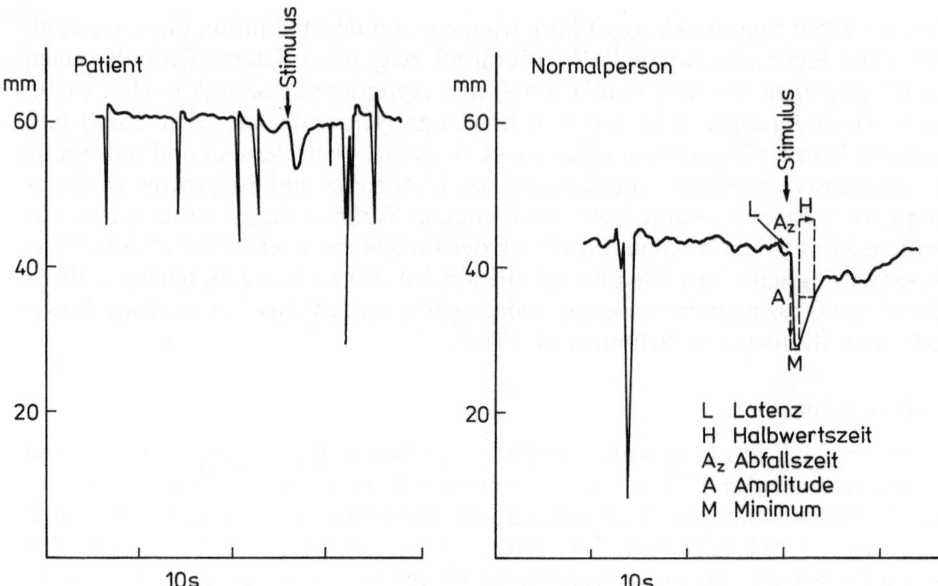

Abb. 11. Lichtevozierte Pupillenreaktion (dynamische Pupillometrie) bei einem psychosomatisch Kranken und einer Normalperson. Der Patient zeigt im Vergleich zum Normalen eine weitere Pupille vor Stimulation sowie eine geringere Abnahme der Pupillenweite nach einem Lichtblitz

Normalen fanden. Janisse (1976) berichtete in einem Überblicksartikel ebenfalls generell von einer Beziehung der Pupillenweite zur Ängstlichkeit. Diese verminderte Pupillenreaktivität beobachteten wir auch bei psychosomatischen Patienten (Abb. 11). Eine Korrelationsuntersuchung der allgemeinen Ängstlichkeit, gemessen mittels STAI-Selbstbeurteilungsskala (Skalenform · 2) bei 51 psychosomatisch Kranken mit der Pupillenreaktivität auf Lichtreize (gemessen in Prozenten des Ausgangswertes) ergab eine signifikante Korrelation von $-0,384$ (p < 0,05). Ferner zeigt sich die Zustandsangst signifikant korreliert mit dem minimalen Pupillendurchmesser nach Stimulation (Abb. 12).

Weitere Korrelationskoeffizienten zwischen dem STAI-Traitscore (Ängstlichkeit) und pupillometrischen Variablen waren wie folgt: Mittelwert des Pupillendurchmessers in Millimeter (r = +0,15), Latenz der Pupillenreaktion auf Lichtreize (−0,171), minimaler Pupillendurchmesser nach Reiz (+0,252), Abfallszeit vom Beginn der Pupillenreaktion bis zum Erreichen des Minimums in Sekunden (+0,085), absolute Änderung der Pupille in Millimeter (−0,294), relative Änderung in Prozent des Ausgangswertes (−0,374, p < 0,05), Halbwertszeit der physiologischen Restitution in Sekunden (−0,011), Ausgangswert, d.h. der letzte Einzelwert in bezug auf die Pupillenweite vor der Darbietung des optischen Stimulus in Millimeter (0,063). Die Korrelationskoeffizienten der Zustandsangst mit statistischen bzw. dynamischen pupillometrischen Variablen sind wie folgt: mittlerer Pupillendurchmesser (+0,286); Ausgangswert (+0,284), Latenz (−0,053), Minimum (+0,361, p < 0,05), Abfallszeit (−0,058), absolute Änderung (−0,055), relative Änderung (−0,231), Halbwertszeit (+0,184). All diese Zahlen

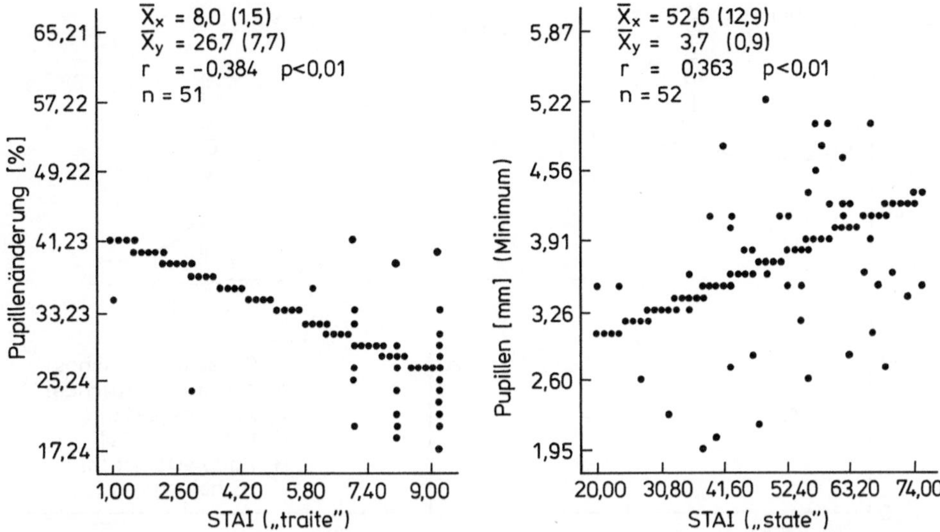

Abb. 12. Regression und Korrelation zwischen Angstscore (STAI) und Pupillenreaktion bei psychosomatisch Kranken. Je ausgeprägter die Angst ist, desto geringer sind Änderung des Pupillendurchmessers und desto höher liegt das Minimum der Pupillenweite nach einem Lichtblitz

beziehen sich auf 43 Patienten mit psychosomatischen Erkrankungen (13 Männer und 30 Frauen).

Pupillendurchmesser werden durch Neuroleptika hochsignifikant verkleinert (Saletu et al. 1986; Grünberger et al. 1986) durch Tranquilizer eher nicht beeinflußt (Grünberger et al. 1986; Saletu et al. 1985a).

Hautleitfähigkeit

Die Messung der Hautleitfähigkeit hat die längste Tradition innerhalb der Psychophysiologie (Fere 1888). Solomon u. Fentress (1934) beobachteten bei Angstneurotikern einen geringeren Hautwiderstand sowie kleinere Antworten. Piercy et al. (1955) unterteilten 36 psychiatrische Patienten in solche mit großer und geringerer Angst, doch konnten sie diese beiden Gruppen im Hinblick auf ihre Hautleitfähigkeitsreaktionen (SCR) nicht unterscheiden. Ebensowenig konnte Eysenck (1956) zwischen Neurotikern und Normalen differenzieren. Andererseits betrachtete Herr u. Kobler (1957) psychogalvanometrische Methoden als Tests für den Neurotizismus. Kissel u. Littig (1962) fanden bei Probanden mit hohem Angstscore eine höhere Hautleitfähigkeit (SCL) als bei solchen mit niedrigen Scores. Katkin (1966) beschrieb ein Ansteigen des SCL sowie der Fluktuationen vor einer Streßsituation. Coles et al. (1971) beobachtete eine höhere Ansprechbarkeit der SCR bei Probanden mit hohem als mit niedrigem Neurotizismusscore. Gilberstatt u. Maley (1965) sahen eine höhere SCL bei Angstpatienten als bei Depressiven. Zuckermann et al. (1968) fanden, daß SCL-Fluktuationen zwar mit Angst korrelierten, aber nicht zwischen Patienten und Normalpersonen differenzieren konnten. In einer Reihe von Experimenten untersuchten Lader u. Wing (1964,

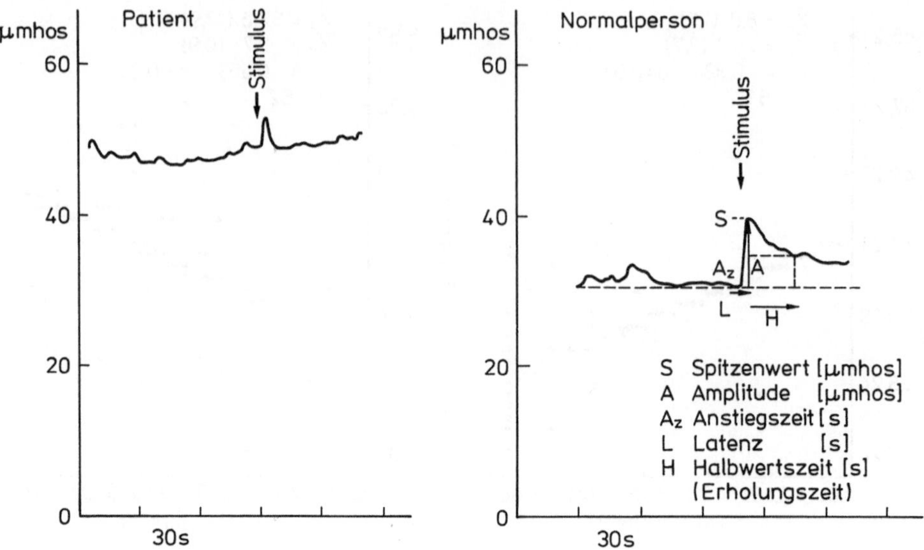

Abb. 13. Hautleitfähigkeit (SCL) und Hautleitfähigkeitsreaktion (SCR) auf Ton bei einem psychosomatisch Kranken im Vergleich zu einer Normalperson. Der Patient weist eine höhere SCL und eine geringere SCR auf einen Ton auf als der Normale

1966) SCL, SCR und das Habituationsphänomen bei Angstpatienten im Vergleich zu Normalen. Während die SCL bei Normalpersonen während des Experiments fiel, stieg sie bei Patienten. Außerdem zeigte sich folgende Korrelation: Je ängstlicher ein Patient war, desto weniger rasch habituierte er und desto höher war die Anzahl der Spontanfluktuationen. In einer weiteren Studie untersuchte Lader (1967) spontane Fluktuationen und Habituation bei agitiert Depressiven, bei Patienten sowohl mit Angst als auch mit Depression, bei Angstzuständen, Agoraphobien und soziale Phobien, bei spezifischen Phobikern und bei Normalen, wobei in dieser Reihenfolge die Anzahl der Spontanfluktuationen pro Minute von 10 auf eine absank und die Habituation zunahm. Raskin (1975) sowie Horvath u. Meares (1979) bestätigten die Befunde von Lader u. Wings insofern, als sie ebenfalls eine geringere Habituation im Vergleich zu Normalen feststellten. Elektrodermale Aktivitätsmessungen haben sich auch auf dem Gebiete der Verhaltenstherapie als diagnostisches Kriterium insbesondere im Hinblick auf spezifische Phobien bewährt (Geer 1966; Paul 1969; Marks et al. 1971; Watson et al. 1972).

In eigenen mikroprozessorgesteuerten SCL- und SCR-Untersuchungen (Grünberger et al. 1984) bei psychosomatisch Kranken fanden wir, daß die Zustandsangst (STAI-X-1-Score) signifikant mit der SCR korreliert: je höher die Zustandsangst, desto kürzer die Anstiegszeit, aber auch die Halbwertszeit der SCR (Abb. 13 und 14). Weitere Korrelationen waren wie folgt: SCL +0,106, SCR-Ausgangswert +0,110, SCR-Latenz 0,082, SCR-Spitzenwert 0,083, absolute Änderung −0,087, relative Änderung −0,154. Die Ängstlichkeit (STAI X 2) war bei den 43 Psychosomatikern wie folgt korreliert: SCL −0,064, SCR-Aus-

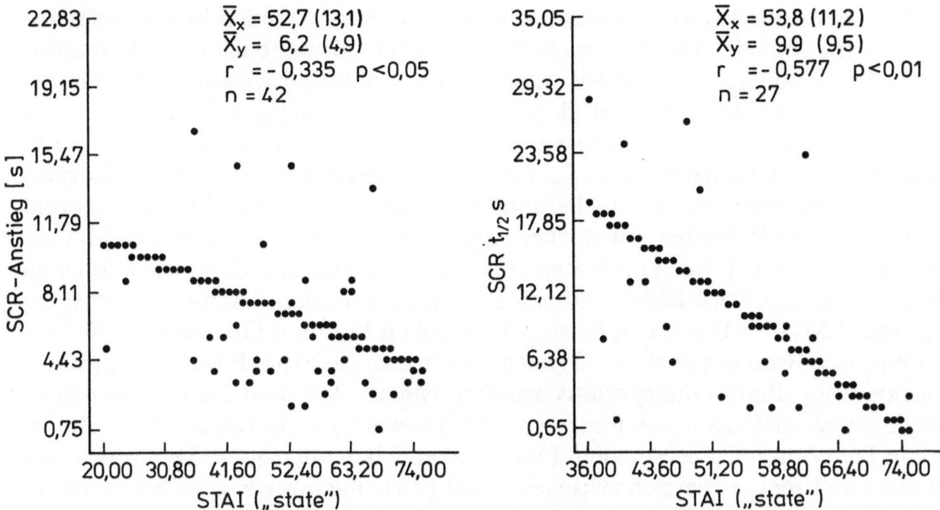

Abb. 14. Regression und Korrelation zwischen Zustandsangst (STAI-X1) und SCR (Anstiegszeit, Halbwertszeit) bei psychosomatisch Kranken. Je höher die Angst, desto kürzer ist die Anstiegs- bzw. Halbwertszeit im SCR

gangswert $-0,064$, SCR-Latenz $0,076$, Spitzenwert $-0,117$, Anstiegszeit $-0,191$, absolute Änderung $-0,209$, relative Änderung $-0,189$, Halbwertszeit $-0,102$.

Der Hautwiderstand steigt bei Entspannungstherapien wie von Luthe (1969) nach autogenem Training, von Bagchi u. Wenger (1957) nach Zen und Yoga, von Wallace et al. (1971) nach transzendentaler Meditation und von Dudley et al. (1963) sowie Estabrooks (1930) nach Hypnose beschrieben worden ist.

Weitere periphere psychophysiologische (somatische) Meßgrößen

Die bisher geschilderten Meßgrößen (kardiovaskuläre Variablen, Pupillenweite, Hautleitfähigkeit) sind Funktionsgrößen des vegetativen (autonomen) Nervensystems. Daneben gibt es aber noch periphere psychophysiologische Variablen, wie z. B. das Elektromyogramm und die Atmung, die auch der Willkür unterliegen.

Elektromyogramm (EMG)

Die Aktivität der quergestreiften Muskulatur (i. allg. isometrische Aktivität) zeigt eine Abhängigkeit von psychischen Anspannungs- und Belastungsvorgängen. So beschreibt Goldstein (1964) bei Angstpatienten im Ruhezustand ein erhöhtes Masseter- und Unterarm-EMG gegenüber Normalpersonen, wobei diese Befunde bei weißem Rauschen zunahmen und zusätzlich noch signifikante Unterschiede im M. sternocleidomastoideus und gastrocnemius auftauchten. Dies bestätigten frühere Untersuchungen von Davis et al. (1954), die ebenfalls unter weißem Rauschen Angstpatienten von Normalen unterscheiden konnten, nicht jedoch im Ruhe-EMG. Martin (1956) beschrieb, daß dysthyme Neurotiker (Angst-/ Zwangs- und depressive Neurosen) gegenüber Normalen aber auch Hysterikern ein erhöhtes Ruhe-EMG aufwiesen, wobei bei einer belastenden Interviewsituation die Unterschiede größer wurden. Bartoshuk (1959) beobachtete bei Neurotikern – insbesonders wenn sie eine niedrige α-Aktivität aufwiesen – eine erhöhte EMG-Aktivität. Davidowitz et al. (1955) beschrieben bei gespannten Patienten nach einer motorischen Aufgabe ein erhöhtes Residual-EMG. Sainsbury u. Gibson (1954) versuchten den Ausprägungsgrad der Angst, Lokalisation von körperlichen Beschwerden und EMG-Befunde miteinander in Verbindung zu bringen. Sie fanden, daß Patienten mit starker Angstsymptomatik ein erhöhtes EMG sowohl an der Stirn als auch im Unterarm aufwiesen, während Cephalaeapatienten eher ein erhöhtes Stirn-EMG, Patienten mit rheumatoiden Beschwerden eher ein erhöhtes EMG im Unterarm hatten. Tatsächlich konnten Grossberg u. Wilson (1968) sowie Beimann et al. (1978) nachweisen, daß das Stirn-EMG auf angstauslösende Vorstellungsinhalte relativ sensibel reagiert. Mit dem Tremor bei Angstpatienten beschäftigten sich Redfearn (1957) sowie Tyrer u. Lader (1974), die erhöhte Tremoramplituden in allen Frequenzbereichen aufzeigten. Dies war insbesondere im Frequenzbereich zwischen 6 und 17 Hz nachweisbar, wobei die dominante Frequenz um 9 Hz lag.

Die EMG-Registrierung hat aber auch in der Therapie des Angstsyndroms eine gewisse Bedeutung erlangt, da bei der Biofeedbacktherapie das EMG Information über die Abnahme der Muskelspannung liefert (Gatchel 1979; Yates 1980). Obwohl Ergebnisse langdauernder Nachuntersuchungen bei Angstzuständen und Spannungskopfschmerz z. T. bemerkenswert sind, hebt Yates (1980) hervor, daß keine Hinweise dafür bestehen, daß das EMG-Biofeedback am M. frontalis gegenüber einem allgemeinen Entspannungstraining ohne Feedback überlegen ist.

Die progressive Relaxation (Jacobson 1938) war bereits in den späten 30er Jahren therapeutisch zum Einsatz gekommen. Aber auch während des autogenen Trainings kommt es zu einer Entspannung der Muskeln (Luthe 1969). Die myolytischen Eigenschaften der Tranquilizer sind klinisch bekannt.

Atmung

Die Atemfrequenz ist generell bei Angstpatienten erhöht (Goldstein 1964). Die respiratorische Effizienz ist ebenfalls herabgesetzt (Coppen u. Mezey 1960).

Die Atemfrequenz wird durch verschiedene Entspannungstherapien wie autogenes Training (Luthe 1969), Zen und Yoga (Bagchi u. Wenger 1957; Onda 1965; Sugi u. Akutsu 1968) transzendentaler Meditation (Allison 1970; Wallace et al. 1971) und durch Hypnose (Dudley et al. 1963) gesenkt. Ebenso herabgesetzt ist der Sauerstoffverbrauch bei Zen und Yoga (Anand et al. 1961 a), transzendentaler Meditation (Wallace et al. 1971) und Hypnose (Dudley et al. 1963). Orme-Johnson (1973) konnte mittels der Hautleitfähigkeitsreaktion eine stabilisierende Wirkung der transzendentalen Meditation auf das autonome Nervensystem nachweisen; auch sah er während TM im Vergleich zu einer Ruhesituation weniger spontane Hautleitfähigkeitsfluktuationen. Die Habituation war schneller für MT-Praktikanten als für Kontrollpersonen. Das von Leuner (1977) entwickelte Atem- oder respiratorische Feedback von Spannungszuständen hat ebenfalls Eingang in die Therapie gefunden (Jung 1980).

Zusammenfassung

Angst wird von einer Reihe psychophysiologischer Phänomene begleitet, die sowohl zentral als auch peripher meßbar sind. Zentral zeigt sich insbesondere im computerassistierten, quantitativ analysierten EEG eine Abnahme der α- und eine Zunahme der β-Aktivität, eine geringere Habituation der Reizantwort und im Schlaf-EEG eine Verschlechterung der Schlafinduktion und Schlafkontinuität. Peripher läßt sich eine Steigerung der Herzfrequenz, des Blutdrucks, des Blutvolumens im Muskel, eine Abnahme der Hautdurchblutung, eine Erweiterung der Pupille, eine Zunahme der Hautleitfähigkeit und der spontanen elektrodermalen Aktivität sowie eine reduzierte Habituation, außerdem ein erhöhtes EMG und Tremor, eine frequentere Atmung und herabgesetzte Sauerstoffausnutzung nachweisen. Diese Veränderungen müssen als Ausdruck einer Übererregbarkeit des zentralen und autonomen Nervensystems angesehen werden. Anxiolytische Medikamente und Entspannungstechniken, wie autogenes Training, Yoga, Zen, transzendentale Meditation, Hypnose und teilweise Muskelentspannung nach Jacobson, bewirken i. allg. gegenteilige Veränderungen, was sich klinisch auch als angstlösender Effekt darstellt. Korrelationen zwischen physiologischen und psychischen Komponenten der Angst ergeben niedrige Werte, weil erstere Veränderungen auf der Ausdrucksebene, letztere auf der Erlebnisebene reflektieren. Unterschiedliche Vorstellungen über „Angst" beim Entwurf von Erhebungsinstrumenten bezüglich subjektivem Angsterleben, ein eher mäßiges Berücksichtigen vegetativer Begleitphänomene, mangelhafte Patientenuntersuchungen sowie das Erheben von nur einzelnen Variablen können weitere Erklärungen für diese niedrigen Korrelationen sein. Nichtsdestoweniger existiert ein Zusammenhang zwischen diesen verschiedenen Ebenen, was nicht zuletzt in Biofeedbacktechniken therapeutisch nutzbar gemacht wird.

Literatur

Ackner B (1956a) Emotions and the peripheral vasomotor system. A review of previous work. J Psychosom Res 1:3–20
Ackner B (1956b) The relationship between anxiety and the level of peripheral vasomotor activity. J Psychosom Res 1:21–48
Akiskal HS, Lemmi H (1983) Sleep EEG in anxiety and dysthymic disorders. Presented at the 136th Annual Meeting of the American Psychiatric Association, New York, May 3
Allison J (1970) Respiration changed during transcendental meditation. Lancet I:833–834
Altschule MD (1953) Bodily physiology in mental and emotional disorders. Grune & Stratton, New York
Anand BK, Chhina GS, Singh B (1961a) Studies on shri ramanand yogi during his stay in an air-tight box. Indian J Med Res 49:82–89
Anand BK, Chhina GS, Singh B (1961b) Some aspects of electroencephalographie studies in yogis. Electroencephalogr Clin Neurophysiol 13:452–456
Bagchi BK, Wenger MA (1957) Electrophysiological correlates of some yogi exercises. Electroencephephalogr Clin Neurophysiol [Suppl] 7:132–149
Banquet JP (1973) Spectral analysis of the EEG in meditation. Electroencephalogr Clin Neurophysiol 35:143–151
Barber TX (1961) Physiological effects of "hypnosis". Psychol Bull 58:390–419

Barber TX (1971) Physiological effects of hypnosis and suggestion. In: Barber TX (ed) Biofeedback and self-control 1970. Aldine-Atherton, Chicago

Bartoshuk AK (1959) Electromyographic reactions to strong auditory stimulation as a function of alpha amplitude. J Comp Physiol Psychol 52:540–545

Beimann I, O'Neil P, Wachtel D, Fruge E, Johnson S, Feuerstein M (1978) Validation of a self-report behavioral subject selection procedure for analog fear research. Behav Ther 9:169–177

Bente D (1977) Vigilanz: Psychophysiologische Aspekte. Verh Dtsch Ges Inn Med 83:945–952

Berger H (1929) Über das Elektroenzephalogramm des Menschen. Tech Psychiatr Nervenkr 87:527–570

Bloom LJ, Trautt GM (1977) Finger pulse volume as a measure of anxiety: Further evaluation. Psychophysiology 14:541–544

Bond AJ, James DC, Lader MH (1974) Physiological and psychological measures in anxious patients. Psychol Med 4:364–373

Bostem F, Rousseau JC, Degossely M, Dongier M (1967) Psychopathological correlations of nonspecific portion of visual and auditory evoked potentials and the associated contingent negative variation. Electroencephalogr Clin Neurophysiol [Suppl] 26:131–138

Brazier MAB, Finesinger JE, Cobb S (1945) A contrast between the electroencephalograms of 100 psychoneurotic patients and those of 500 normal adults. Am J Psychiatry 101:443–448

Brockway AL, Gleser G, Winokur G, Ulett GA (1954) The use of a control population in neuropsychiatric research (psychiatrie, psychological, and EEG evaluation of a heterogeneous sample). Am J Psychiatr 111:248–262

Brown BB (1971) Awareness of EEG-subjective activity relationships detected within a closed feedback system. Psychophysiology 7:464

Coles MGH, Gale A, Kline P (1971) Personality and habituation of the orienting reaction: Tonic and response measures of electrodermal activity. Psychophysiology 8:54–63

Coppen AJ, Mezey AG (1960) The influence of sodium amytal on the respiratory abnormalities of anxious psychiatric patients. J Psychosom Res 5:52–55

Crasilneck HB, Hall JA (1959) Physiological changes associated with hypnosis: A review of the literature since 1948. Int J Clin Exp Hypn 7:9–50

Davidowitz J, Browne-Mayers AN, Kohl R, Welch L, Hayes R (1955) An electromygraphic study of muscular tension. J Psychol 40:85–94

Davis JF, Malmo RB, Shagass C (1954) Electromygraphic reaction to strong auditory stimulation in psychiatric patients. Can J Psychol 8:177–186

Dubrovsky B, Solyom L, Barbas H (1978) Characteristics of the contingent negative variation in patients suffering from specific phobia. Biol Psychiatry 13:531–540

Dudley DL et al. (1963) Changes in respiration associated with hypnotically induced emotion, pain and exercise. Psychosom Med 26:46–57

Du Petit FP (1727) Memorie dans lequel il est demotré que les neizs interestaux jounissent des sameaux qui portent les esprits dons les yenx. Historie de 1'Acadmic Royale des Sciences, vol 1

Ellingson RJ (1956) Brain waves and problems of psychology. Psychol Bull 53:1–34

Estabrooks GH (1930) The psychogalvanic reflex in hypnosis. J Gen Psychol 3:150–157

Eysenck SBG (1956) An experimental study of psychogalvanic reflex responses of normal, neurotic and psychotic subjects. J Psychosom Res 1:258–272

Fere C (1888) Note sur les modifications de la tension electrique dans le corps humain. CR Soc Biol 5:28–33

Finley KH (1944) On the occurrence of rapid frequency potential changes in the human electroencephalogram. Am J Psychiatry 101:194–200

Gatchel RJ (1979) Biofeedback and the treatment of fear and anxiety. In: Gatchel RJ, Frice KP (eds) Clinical applications of biofeedback: Appraisal and status. Pergamon, New York, pp 148–172

Geer JH (1966) Fear and autonomic arousal. J Abnorm Psychol 71:253–255

Geissmann P (1968) Zur Frequenzanalyse des Elektroenzephalogramms von Versuchspersonen während des autogenen Trainings. In: Langen D (Hrsg) Der Weg des autogenen Trainings. Wissenschaftl. Buchgesellschaft, Darmstadt, S 364–369

Gilberstadt H, Maley M (1965) GSR, clinical state and psychiatric diagnosis. J Clin Psychol 21:233–238

Goldstein IB (1964) Physiological responses in anxious women patients. A study of autonomic activity and muscle tension. Arch Gen Psychiatry 10:382–388

Grossberg JM, Wilson HK (1968) Physiological changes accompaniying the visualization of fearful and neutral situations. J Pers Soc Psychol 68:124–133

Grünberger J, Linzmayer L, Saletu B (1984) Klinische Psychodiagnostik mit Hilfe psychophysiologischer Verfahren. Wien Med Wochenschr 134:29–35

Grünberger J, Linzmayer L, Cepko H, Saletu B (1986) Pupillometrie im psychopharmakologischen Experiment. Arzneimittelforsch 36:141–146

Hall SB (1927) The blood pressure in psychoneurosis. An investigation of 71 cases. Lancet II:540–543

Hartmann E (1973) Functions of sleep. In: Jovanovic UJ (ed) The nature of sleep. Fischer, Stuttgart, S 238–252

Head H (1923) The conception of nervous and mental energy. II. Vigilance – physiological state of the nervous system. Br J Psychol 14:125–147

Heimann H, Straube E (1981) Psychophysiologische Untersuchungen Schizophrener. In: Huber G (Hrsg) Schizophrenie, Stand- und Entwicklungstendenzen der Forschung. Schattauer, Stuttgart, S 235–249

Heppenstall ME, Hill D, Slater E (1945) The EEG in the prognosis of war neurosis. Brain 68:17

Herr VV, Kobler FJ (1957) Further study of psychogalvanometric lest for neuroticism. J Clin Psychol 13:387–390

Hoenig J (1968) Medical research on yoga. Confin Psychiatry 11:69–89

Horvath T, Meares R (1979) The sensory filter in schizophrenia: A study of habituation, arousal, and the dopamine hypotheses. Br J Psychiatry 134:39–45

Hume WJ (1979) Biofeedback, Forschung und Therapie. Huber, Bern Stuttgart Wien

Innes G, Millar WM, Valentine M (1959) Emotion and blood pressure. J Ment Sci 105:840–851

Itil TM, Polvan N, Egilmez S, Saletu B, Marasa J (1973) Anxiolytic effects of a new triazolobenzodiazepine, U-31, 889. Curr Ther Res 15:603–615

Jacobson E (1938) Progressive Relaxation. University of Chicago Press, Chicago

Janisse MP (1976) The relationship between pupil size and anxiety: A review. In: Sarason IG, Spielberger CD (eds) Stress and anxiety. Hemisphere, Washington

Jung FG (1980) Das Prinzip des Respiratorischen Feedback und die Schwerpunkte seiner Anwendung. Therapiewoche 31:3688

Karambelkar PV, Vinckar SL, Bhole MV (1968) Studies on human subjects staying in an air-tight pit. Indian J Med Res 56:1282–1288

Kasamatsu A, Hirai T (1966) An electroencephalographic study on zen meditation (Zazen). Folia Psychiatr Neurol Jpn 20:315–316

Katkin ES (1966) The relationship between a measure of transitory anxiety and spontaneous autonomie activity. J Abnorm Psychol 71:142–146

Kelly DHW (1966) Measurement of anxiety by forearm blood flow. Br J Psychiatry 112:789–798

Kelly DHW, Walter CJS (1969) The relationship between clinical diagnosis and anxiety, assessed by forearm blood flow and other measurements. Br J Psychiatry 114:611–626

Kemali D, Vacca L, Marciano F, Nolfe G, Iorio G (1981) CEEG findings in schizophrenics, depressives, obsessives, heroin addicts and normals. Adv Biol Psychiatry 6:17–28

Kennard MA, Rabinovitch MS, Fister WP (1955) The use of frequency analysis in the interpretaion of the EEGs of patients with psychological disorders. Electroencephephalogr Clin Neurophysiol 7:29–38

Kissel S, Littig LW (1962) Teat anxiety and skin conductance. J Abnorm Soc Psychol 65:276–278

Koukkou M, Bigler M, Lehmann D (1982) Central components of the orienting response (EEG reactivity) in acute and former schizophrenics, neurotics and normals. Adv Biol Psychiatry 9:20–27

Kugler J (1979) Schlaf und Vigilanz. In: Harrer G, Leutner V (Hrsg) Schlaf und Pharmakon. Schattauer, Stuttgart New York, S 63–90
Lader MH (1967) Palmar skin conductance measures in anxiety and phobic states. J Psychosom Res 2:271–281
Lader MH, Wing L (1964) Habituation of the psycho-galvanic reflex in patients with anxiety states and in normal subjects. J Neurol Neurosurg Psychiatry 27:210–218
Lader MH, Wing L (1966) Physiological measures, sedative drugs and morbid anxiety. Oxford University Press, London
Leuner H (1977) Selbstkontrolle vegetativer Funktionen durch Biofeedbackmethoden. Therapiewoche 27:5512
Luthe W (1969) Autogenic therapy, vol 1–5. Grune & Stratton, New York London
Malmo RB, Shagass C (1952) Studies of blood pressure in psychiatric patients under stress. Psychosom Med 14:82–93
Malmo RB, Shagass C, Heslam RM (1951) Blood pressure response to repeated brief stress in psychoneurosis: A study of adaptation. Can J Psychol 5:167–179
Marks I, Marset P, Boulougouris J, Huson J (1971) Physiological accompaniments of neutral and phobic imagery. Psychol Med 1:299–307
Martin I (1956) Levels of muscle activity in psychiatric patients. Acta Psychol (Amst) 12:326–341
McCallum WC, Walter WG (1968) The effect of attention and distraction on the contingent negative variation in normal and neurotic subjects. Electroencephalogr Clin Neurophysiol 25:319–329
Onda A (1965) Autogenic training and Zen. In: Luthe W (ed) Autopenic Training (International Ed.). Grune & Stratton, New York
Orme-Johnson DW (1973) Autonomic stability and transcendental meditation. Psychosom Med 35:341–349
Paul GL (1969) Physiological effects of relaxation training and hypnotic suggestion. J Abnorm Psychol 74:425–437
Piercy M, Elithorn A, Pratt RTC, Crosskey M (1955) Anxiety and an autonomic reaction to pain. J Neurol Neurosurg Psychiatry 18:155–162
Pleimes U (1973) A study of relationships between some personality dimensions and sleep-wakefulness-patterns. In: Jovanovic UJ (ed) The nature of sleep. Fischer, Stuttgart, pp 126–128
Prigatano GP, Johnson HJ (1974) Autonomic nervous system changes associated with a spider phobic reaction. J Abnorm Psychol 83:169–177
Raskin M (1975) Decreased skin conductance response habituation in chronically anxious patients. Biol Psychol 2:309–319
Rechtschaffen A, Verdone P (1964) Amount of dreaming: Effect of incentive, adaptation to laboratory and individual differences. Percept Mot Skills 19:947–958
Redfearn JWT (1957) Normal and neurotic tremors. J Neurol Neurosurg Psychiatry 20:302–313
Reynolds CF, Shaw DH, Newton TF, Coble PA, Kupfer DJ (1983) EEG sleep in outpatients with generalized anxiety: A preliminary comparison with depressed outpatients. Psychiatr Res 8:81
Rubin LS (1964) Autonomic dysfunction as a concomitant of neurotic behavior. J Nerv Ment Dis 138:558–574
Sainsbury P, Gibson JG (1954) Symptoms of anxiety and tension and the accompanying physiological changes in the muscular system. J Neurol Neurosurg Psychiatry 17:216–224
Saletu B (1976) Psychopharmaka, Gehirntätigkeit und Schlaf. Karger, Basel
Saletu B (1977) Cerebral evoked potentials in psychopharmacology. In: Desmedt JE (ed) Auditory evoked potentials in man. Psychopharmacology of EPs. Karger, Basel (Prog Clin Neurophysiol, vol 2, pp 175–207)
Saletu B (1981) Application of quantitative EEG in measuring encephalotropic and pharmacodynamic properties of antihypoxidotic/nootropic drugs. In: S I R (ed) Drugs and methods in C V D Proc. Int. Cerebrovascular diseases. Pergamon, Oxford London, pp 79–115

Saletu B, Grünberger J (1981) Traffic noise-induced sleep disturbances and their correction by an anxiolytic sedative, OX-373. Neuropsychobiology 7:302–314

Saletu B, Itil TM (1973) The relationships between psychopathology and evoked responses before, during and after psychotropic drug treatment. Biol Psychiatry 6:45–74

Saletu B, Allen M, Itil TM (1974) The effect of coca-cola, coffeine, antidepressants and chlorpromazine on objective and subjective sleep parameters. Pharmakopsychiatr Neuropsychopharmakol 7:307–321

Saletu B, Simeon J, Viamontes G, Itil TM (1975a) Comperative symptomatological and evoked potential studies with d-amphetamine, thioridazine and placebo in hyperkinetic children. Biol Psychiatry 10:253–275

Saletu B, Brown M, Stern J, Sletten I, Ulett G (1975b) Hypnoanalgesia and acupuncture analgesia: A neurophysiological reality? Neuropsychobiology 1:218–242

Saletu B, Grünberger J, Mader R (1979) Dreawing inferences about the therapeutic efficacy of drugs in patients from their CNS effect in normals: Comparative quantitative pharmaco-EEG and clinical investigations. In: Saletu B, Hollister L, Berner P (eds) Neuro-Psychopharmacology. Pergamon, Oxford, pp 393–407

Saletu B, Lippler I, Grünberger J (1980) Nocturnal traffic noise and sleep: Effects and countereffects by oxazolam. Arzneimittelforsch 30:1231

Saletu B, Grünberger J, Stollberger I (1981) Confirmation of pharmaco-EEG predictions concerning pharmacodynamic properties of an anxiolytic sedative by sleep studies. Adv Biol Psychiatry 6:126–142

Saletu B, Grünberger J, Saletu M, Mader R, Karobath M (1982) The acute drug effect as predictor of therapeutic outcome: Neurophysiological/behavioral correlations during anxielytic therapy of alcoholics. Adv Biol Psychiatry 9:67–80

Saletu B, Grünberger J, Anderer P (1983a) Abendliches Fernsehen und Schlaf. Polysomnographische, psychometrische und psychopharmakologische Untersuchungen bei Schlafgestörten (I). Med Welt 34:829–832

Saletu B, Grünberger J, Anderer P (1983b) Abendliches Fernsehen und Schlaf. Polysomnographische, psychometrische und psychopharmakologische Untersuchungen bei Schlafgestörten (II). Med Welt 34:866–870

Saletu B, Schultes M, Grünberger J, Gathmann P, Mliczoch J (1984a) Zur Organpräponderanz des Herzphobikers: Psychometrische, neurophysiologische und psychophysiologische Studien unter Musik. In: Pöldinger W (Hrsg) Somatisierte Angst und Depressivität. Karger, Basel, S 69–104

Saletu B, Grünberger J, Linzmayer L, Sieghart W (1984b) Zur zentralen Wirkung hoher Benzidiazepindosen: Quantitative Pharmako-EEG- und psychometrische Studien mit Prazepam. In: Hopf A, Beckmann H (Hrsg) Forschungen zur Biologischen Psychiatrie. Springer, Berlin Heidelberg New York Tokyo, S 271–294

Saletu B, Grünberger J, Linzmayer L, Sieghart W (1985a) On the value of CNS, and behavioral measures in early clinical psychopharmacology. In: Pichot P, Berner P, Wolf R, Thau K (eds) Psychiatry: The state of art, vol 3. Plenum, New York London, pp 7–12

Saletu B, Grünberger J, Berner P, Koeppen D (1985b) On differences between 1,5- and 1,4-benzodiazepines: Pharmaco-EEG and psychometric studies with clobazam and lorazepam. In: Hindmarch I, Stornier PD, Trimble MR (eds) Clobazam: Human psychopharmacology and clinical applications. International Congress and Symposium Series, No 74. Royal Society of Medicine, London, pp 23–46

Saletu B, Grünberger J, Linzmayer L, Anderer P (1986) Comparative placebo-controlled pharmacodynamic studies with zotepine and clozapine utilizing pharmaco-EEG and psychometry. Pharmacopsychiat 19

Sayer KE, Torres AA (1966) Effect of anxiety on alpha responsiveness to light stimulation. Psychol Rep 19:1143–1146

Schmit U, Linzmayer L, Saletu B, Grünberger J (1984) Angst und Ärger: Psychobiologische Studien zur Frage der spezifischen angstlösenden Wirkungen von Tranquilizern. Nervenarzt 55:143–149

Schubert FC, Jovanovic UJ (1973) Sleep behavior – especially falling asleep and ewakenings during the night – in adults in relation to personality variables. In: Jovanovic UJ (ed) The nature of sleep. Fischer, Stuttgart, pp 123–126

Shagass C (1955) Differentiation between anxiety and depression by the photically activated electroencephalogram. Am J Psychiatry 112:41–46

Shagass C (1957) A measurable neurophysiological factor of psychiatric significance. Electroencephalogr Clin Neurophysiol 9:101

Shagass C (1975) Evoked potentials in psychopathology and psychiatric treatment. In: Burch N, Altshuler HL (eds) Behavior and brain electrical activity. Plenum, New York London, pp 481–523

Solomon AP, Fentress TL (1934) Galvanic Skin reflex and blood pressure reactions in the psychoneuroses. J Nerv Ment Dis 80:163–182

Strauss H (1945) Clinical and electroencephalographic studies: the electroencephalogram in psychoneurotics. J Nerv Ment Dis 101:19–27

Strian F, Klicpera C (1984) Anxiety and depression in affective disorders. In: Berner P, Gabriel E (eds) Psychopathology, vol 17. Karger, Basel, pp 37–48

Stroebel CF, Glueck B (1973) Biofeedback treatment in medicine and psychiatry: An ultimate placebo. Semin Psychiatry 5:378–393

Sugi Y, Akutsu K (1968) Studies on respiration and energy – metabolism during sitting in Zazen. Res J Phys Educ 12:190–206

Tyrer PJ, Lader MH (1974) Tremor in acute and chronic anxiety. Arch Gen Psychiatry 31:506–509

Uhde TW, Byrne PR, Gillin JC, Mendelson WB, Boulenger JB, Vittone BJ, Post RM (1984) The sleep of patients with panic disorder: A preliminary report. Psychiatr Res 12:251–259

Ulett GA, Gleser G, Winokur G, Lawler A (1953) The EEG and reaction to photic stimulation as an index of anxiety-proneness. Electroencephalogr Clin Neurophysiol 5:23–32

Vanderhoof E, Clancy J (1964) Physiological correlate of therapeutic change. Arch Gen Psychiatry 2:145–150

Van der Merwe AB (1948) The diagnostic value of peripheral vasomotor reactions in the psychoneuroses. J Psychosom Med 10:347–354

Wallace RK, Benson H, Wilson AF (1971) A wakeful hypometabolic physiologic state. Am J Physiol 795–799

Watson JP, Gaind R, Marks IM (1972) Physiological habituation to continuous phobic stimulation. Behav Res 10:269–278

White BV, Gildea EF (1937) Cold pressor test in tension and anxiety. A cardiochronographic study. Arch Neurol Psychiatry 38:964–984

Williams D (1941) The significance of an abnormal electroencephalogram. J Neurol Psychiatry 4:257

Yates AJ (1980) Biofeedback and the modification of behavior. Plenum, New York London

Zuckermann M, Persky H, Curtis GC (1968) Relationships among anxiety, depression, hostility and autonomic variables. J Nerv Ment Dis 146:481–487

Zur Begriffsdefinition der Angst

O. H. Arnold

Mit dem Auftreten der lebenden Einzelle war der Anstoß zur Entwicklung von Alarmsignalen gegeben, die anzeigten, daß ein Umweltangriff erfolgte, dem das Lebendige zur Erhaltung des eigenen Bauplanes Abwehr entgegensetzen mußte. So hatten Angst und Schmerz primär reinen Signalcharakter und bekamen eine Starterfunktion zum Ablauf genetisch transformierter Programme der Abwehr. Beim Homo sapiens sapiens führt die Abwehrkette vom Pol des alarmierenden Angstsignals zum Furchterlebnis. Damit eröffnet sich ein Erlebnisfeld, in dem, vom Angstsignal gestartet, eine besondere Befindlichkeit, das Angsthaben, die Ängstlichkeit, um sich greift. In ähnlicher Weise breitet sich vom Schmerzsignal das Schmerzerlebnis bis zum Schmerzleid – dem Pathos – aus.

Das Angstsignal löst genetisch vorgegebene, aber evolutionär und individuell überformte Programmabläufe im seelischen, ja auch geistigen, v. a. aber im biologisch-somatischen Bereich aus, hier mit gewissen Parallelen zum Schmerzsignal. Mit Mustern dieser vegetativ-humoralen Abläufe einschließlich ihrer motorischen Aspekte werden wir uns ebenso zu beschäftigen haben wie mit jenen im Erlebnisfeld einschließlich des daraus resultierenden Verhaltens. Diese besondere Befindlichkeit im Erlebnisfeld wird gebräuchlicherweise als autonom, reizausgelöst, bewußtseinsunabhängig, unlustbetont und bedrohlich gekennzeichnet, doch gibt es auch Ausnahmen (vgl. unten). Zum Verständnis der seelischen Vorgänge ist dazu aber noch der Bauplan der menschlichen Defensemechanismen und ihrer Grundgesetze erforderlich. Die beiden folgenden Übersichten (aus Arnold 1984) zeigen die hierarchisch geordneten Defensemechanismen und ihre Betriebsgesetze.

Das Angst-Defense-Wechselspiel umgrenzt den Breich der „neurotischen" Angst, der von allen psychodynamischen Schulen vordergründig bearbeitet wird; so bleibt es weiter spannend zu beobachten, wieweit ihre therapeutischen Erfolge mit diesen geistvollen Konzepten Schritt halten können. Betrachten wir das Angstsignal als Ausgangspunkt, so kann man seine Stärke, Dauer, Entstehungsbedingungen, aber auch den Abwehrablauf untersuchen, wobei durch Rückmeldungen und Involvierung von mehr psychischen oder mehr somatischen Programmen Schleifenbildungen, ja u. U. hochvernetzte Regelsysteme entstehen können. In der experimentellen Forschung wird man dies stets im Blickfeld behalten müssen und vorerst häufige und zu den angsttriggernden Reizkonstellationen in guten Korrelationen stehende Programmabläufe untersuchen müssen. Für die Stärke des Angstsignals kann man aus dem in obiger Übersicht („Betriebsgesetze") gezeigten Gesetzmäßigkeiten ein einfaches Beispiel ableiten: Bei hoher Signalstärke besteht ein Antworttrend im Einsatz von Primitivreaktionen wie Stupor (starr vor Angst) oder Bewegungssturm (Panikreaktion). Hier sei die in der Tierreihe weit zurückverfolgbare „Ansteckung" bei Primitivreaktionen angeführt

Defensemechanismen

Schöpferische Leistung
Sublimation ————————————→ Neutralisierung
Rationalisierung ————————————→ Daseinsplanänderung, Wert und
                                              Normensystemänderung, Sachverhaltskorrekturen

Substitution
Identifikation, Desidentifikation
Verdrängung
Projektion
Angst ————————————————————→ Zwangskette ——→ Phobie ——→
Konversion ————————————————→ hypochondrische Kette, psychosomatische Kette

Aggression
„Regression"
Hysterische Reaktionen   in vegetativen Programmen
                                                  – Organe
                                                  – sensorischen Afferenzen
                                                  – sensible Afferenzen
                                                  hysterischer Dämmerzustand
                                                  motorische Minussymptome
                                                  hysterisches Delir
                                                  hysterische Anfälle

Bewegungssturm
Stupor

Betriebsgesetze der Defensemechanismen

1) Die Akuität einer Noxe ist entscheidend für das Tempo des Durchgangs durch die Defensestufen.
2) Die Intensität der Noxe bestimmt, ob der Einsatz der Defense im oberen Sektor erfolgt, im mittleren oder gleich im unteren Bereich.
3) Bei Insuffizienz eines höherrangigen Defensemechanismen folgt der Einsatz eines rangniedrigeren.
4) Bei primitiven Persönlichkeiten, die im oberen Bereich der Defense keine entsprechende Ausstattung besitzen, erfolgt der Einsatz mindestens im Mittelbereich, wenn nicht primär in der unteren Etage.
5) Neben der Akuität und Intensität der Noxe bestimmt bei langsamem Einschalten auch die gesellschaftliche Akzeptanz die Suffizienz einer Defense.

(z. B. Stampede). Auch das Problem der induzierten Angst gehört hierher. Löst das Angstsignal Abläufe aus, die dem Beobachter der Bedrohungssituation nicht adäquat erscheinen, so sprechen manche von psychotischer Angst, ebenso, wenn die Defense insuffizient bleibt und komplexe Reaktionsketten längerer Dauer auftreten. Ob hier grundsätzliche Unterschiede bestehen, ist mehr als fraglich, doch kann das therapeutisch von Bedeutung sein, desgleichen, ob die gestarteten Abläufe mehr im psychischen oder mehr im somatischen Bereich prävalent sind (vgl. hierzu z. B. divergente Erfahrungen mit Diazepamen oder β-Blockern).

Die besondere Situation im Erlebnisfeld wirkt u. U. auf die Reizschwelle zur Angstauslösung zurück, man spricht dann von erhöhter Angstbereitschaft, wenn sie andauert, von Ängstlichkeit und, da noch keine Themengebundenheit besteht, von freischwebender Angst (Freud) im Gegensatz zur objektbezogenen Furcht (Kierkegard). Ähnliches bildet sich bei Insuffizienz der Defense, v. a. der Angst-Furcht-Phobie-Zwangskette aus; hierher gehören auch die besondere Befindlichkeit des „Etwas-Befürchtens" und die Furcht vor der Angst.

Demgegenüber können hoch organisierte Defensemechanismen eine deutlich „entängstigende" Wirkung haben. Therapeutisch gesehen, kann man durch Anheben der Signalschwelle entängstigen, durch Trainieren der Defense im psychischen Bereich und durch Stabilisieren der ablaufenden somatischen Programme zur Vermeidung verstärkender Rückmeldungen. Entängstigen kann man auch durch Aufdecken und Beseitigen der Bedingungskonstellationen des Angststarters. Man sollte letztlich aber nicht den – den Bauplan schützenden – Charakter der Angst-Erlebnis-Reaktionskette außer acht lassen.

Bedingungskonstellationen der Angstauslösung sind vielfältig analysiert worden. Urangst als Gegenpol der Geborgenheit (Geburtsgeschehen, in die Welt geworfen werden), evolutionär gebundene Angst (Achtmonateangst des Kindes mit Freund-Feind-Kriterium), Platzwechsel der Angst im Daseinsablauf (z. B. Nissen 1978) mit seinen sensitiven (Pubertät, Adoleszenz, Involution u. a.) und seinen stabilen, unkritischen Lebensabschnitten seien Hinweise. Aufgezeigt sei auch die Verschiebung der Furcht um die Integrität des eigenen Leibes hin zur Furcht um die Existenz, um die Nachkommen (Themenwechsel im existentiellen Ablauf) bis zur Furcht um geistige Werte (Religion, Kulturgut, Ethikgesetze, ästhetische Werte) und letztlich zur Furcht um die weitere Existenz der Menschheit, wie dies gelegentlich im depressiven und schizophrenen Erlebnismodus vorkommt.

Demgegenüber nehmen sich die Bedingungskonstellationen für Angstalarm im „klinischen" Bereich simpler, aber konkreter aus. Sie können in formalen Erlebnisfaktoren liegen, Veränderung der Bewußtseinslage, v. a. rasches Absinken der Helligkeit und beginnende Trübung (Angst zu vergehen, Todesangst), Veränderung des Zeiterlebnisses (z. B. "nunc stat" bei d-LSD 25), des Raumerlebnisses (z. B. drohende Verzerrung bei d-LSD 25, Tryptaminen), der Kausalbeziehungen (Unerklärliches, Unheimliches z. B. Halluzinogene), der Bekanntheitsqualitäten (Déjà-vu-Erlebnis, Wiederholungsgewißheiten z. B. bei Dibenamin) und Erlebnisse der Entfremdung und des Identitätsverlustes (z. B. hirnorganisch bedingt, Temporallappenanfall) seien als Beispiele genannt. Rasche Schwankungen der Bewußtseinslage, z. B. im Rausch, aber auch Dämmerzustände und Traum können die Formalbedingungen zum Angstsignal und der folgenden Verformung des Erlebnisfeldes geben. Ertönt das Angstsignal im Wahrnehmungsakt, stellt dies häufig ein physiologisches Beispiel dar (Gefahr, Feind u. a.). Im Beispiel der Wahnstimmung führt der pathologisch veränderte Wahrnehmungsakt zur Angstbeladung des gesamten Wahrnehmungsfeldes (Angstgeneralisierung). Eine Besonderheit stellt manchmal die „Todesangst" des Depressiven dar, zeigt sie doch Ambivalenz zur Todessehnsucht. Ambivalenz in der Befindlichkeit erscheint auch im Erlebnisfeld der Angst-Glück-Psychose, schließlich kann im durch Angst eröffneten Erlebnisfeld auch einmal Lustbetonung auftauchen („schaurigschön", „gruselig-heimlich"). Die somatischen Bedingungen scheinen unter dem Aspekt bedrohender Reize von außen oder innen faßbar. Ein Modell ist hier das

Streßkonzept. Die Vielfalt der Reizkonstellationen zum Starten der Angstabläufe und die gestarteten Programme stellen wesentliche Anliegen der biologischen Psychiatrie dar, und einiges davon wird in den folgenden Beiträgen behandelt. Deshalb sei noch einmal auf die Rückmeldewirkungen, die Vernetzungen und die fallweise hohe Komplexität solcher somatischen Abläufe und ihrer seelischen Korrelate hingewiesen. Dennoch sind Darstellungen von Grundtypen legitim und v. a. therapeutisch notwendig. Diese Typisierungen scheinen freilich in den somatischen Programmen einschließlich ihrer motorischen Erscheinungen und der Bedingungskonstellation ihrer Auslösung einfacher zu sein als solche im Erlebnisbereich (Heimann 1978).

Neben den durch Außenfaktoren gebildeten Bedingungskonstellationen zum Starten der Angstabläufe spielen für die Klinik jene aus Störungen physiologischer Abläufe des somatischen Betriebes eine beträchtliche Rolle (Herz, Kreislauf, Atmung, Stoffwechsel usw.). Experimentell, z. B. pharmakogen gestartete, bzw. günstig beeinflußte Abläufe und ihre Erscheinungen im Erlebnisfeld werden ebenfalls in anderen Beiträgen dieses Buches dargestellt. Im anthropologischen Bereich hat die Angstproblematik (v. Gebsattel 1954) zu weiteren, teils merkwürdigen Reflexionen geführt, die wir nur schlagwortartig wiedergeben: Als Beispiele positiver Aspekte seien genannt die Beziehungen Angst–Antrieb–Lernen (Toman 1973), Angst–Furcht–Gestalten (schöpferischer Aspekt; Bachmann 1972), Angst/Macht–Angst/Recht (Bianchi 1973), Angst–Furcht–Mitleid (Nietzsche 1906), Angst–Mut–Tatkraft (Göpfert 1968) und Angst–Panik–Hoffnung (Studiengesellschaft 1970). Negative Aspekte zeigen die Ketten Angst–Schuld–Versündigung– Sühne (Depressive), Angst–Leere (radikale Unheimlichkeit; Heidegger 1927), Angst–Nichtsein (ebendort, nihilistischer Daseinswahn Depressiver); eigentümiche ambivalente Erlebnisformen zeigen die Ketten Angst–Schreck–Staunen (Gebanntsein), Angst–Spiel mit der Angst (Buytendijk 1973); Angst–schaurige Schönheit–Erleben (kosmische Angst, Weltentstehungserlebnisse Schizophrener).

Wollte man die weitgespannte Thematik erschöpfen, brauchte es wahrscheinlich semesterlanger Diskussionen. So darf ich schließen mit dem Hinweis, daß sich die biologische Psychiatrie auf vegetativ-humorale Abläufe einschließlich ihrer Motorik und ihre Darstellung mit Hilfe ethologischer, neurophysiologischer, biochemischer und pharmakologischer Methoden und ihrer Brückenbildung zur Normalpsychologie und Psychopathologie des Angstproblems beschränken muß.

Literatur

Arnold OH (1980) Anthropologie der Kindheit und Reifung. In: Spiel W (Hrsg) Psychologie des 20. Jahrhunderts, Bd 13. Kindler, Zürich, S 7–13
Arnold OH (1984) Phänomenologie der Regression als pathogenetisches Prinzip. In: Heinrich K (Hrsg) Psychopathologie der Regression. 5. Düsseldorfer Symposium 1982. Schattauer, Stuttgart
Bachmann R (1972) Anthropologische Relevanz der allgemeinen Ontogenie. In: Gadamer H, Vogler P (Hrsg) Neue Anthropologie, Bd 1. Thieme, Stuttgart, S 196–229
Bianchi H (1973) Der Mensch und sein Rechtssystem. In: Gadamer H, Vogler P (Hrsg) Neue Anthropologie, Bd 4. Thieme, Stuttgart, S 225–250

Buytendijk FJ (1973) Das menschliche Spielen. In: Gadamer H, Vogler P (Hrsg) Neue Anthropologie, Bd 4. Thieme, Stuttgart, S 88–122

Freud S (1966) Gesammelte Werke. Fischer, Frankfurt

Gebsattel VE von (1954) Anthropologie der Angst. In: Gebsattel VE von (Hrsg) Prolegomena einer medizinischen Anthropologie. Springer, Berlin Göttingen Heidelberg

Göpfert H (1968) Das Ich. Lehmann, München

Heidegger M (1927) Sein und Zeit. Niemeyer, Halle

Heimann H (1978) Streß und Angst in der Psychiatrie. In: Kielholz P (Hrsg) Betablocker und Zentralnervensystem. Huber, Bern, S 121–126

Nietzsche F (1906) Morgenröte, Apf. Nr. 142. Gesammelte Werke, Bd 5. Naumann, Leipzig, S 144–148

Nissen G (1978) Angstsyndrome im Kindesalter und Betablocker. In: Kielholz P (Hrsg) Betablocker und Zentralnervensystem. Huber, Bern, S 166–174

Studiengesellschaft für praktische Psychologie (1970) Angst–Furcht. Prakt Psychol 5:6

Toman W (1973) Motivationsmodelle und ihre anthropologische Aussage. In: Gadamer H, Vogler P (Hrsg) Neue Anthropologie, Bd 5. Thieme, Stuttgart, S 183–316

Benzodiazepinrezeptoren und ihre Bedeutung für die Erforschung der Biologie der Angst*

W. Sieghart

Im Laufe der Zeit wurden viele verschiedene Substanzen zur Bekämpfung der Angst verwendet, so z. B. Äthanol, in Form von alkoholischen Getränken, aber auch Opiate, Barbiturate, andere Sedativa, β-Blocker, Neuroleptika und Antidepressiva. 1951 wurde Meprobamat erstmals ausgetestet und galt damals bald als das relativ potenteste Anxiolytikum (Berger 1963). 1957 wurde dann die Tranquilizerwirkung des von Sternbach synthetisierten Benzodiazepins Chlordiazepoxid entdeckt, und bereits 2½ Jahre später wurde diese Substanz unter dem Namen Librium in die Klinik eingeführt (Sternbach 1980). Weitere intensive Forschungsarbeiten führten zur Synthese einer Vielzahl von verschiedenen Benzodiazepinen (BZD), die sich von Librium v. a. durch ihre wesentlich höhere anxiolytische Potenz unterscheiden (Sternbach 1980). Da BZD von allen Medikamenten die stärkste anxiolytische Wirksamkeit aufwiesen, bestand von allem Anfang an die Hoffnung, daß die genaue Kenntnis ihres Wirkungsmechanismus möglicherweise auch Aufschluß über die physiologischen und biologischen Mechanismen der Angst geben würde. Neben ihrer anxiolytischen Wirkung besitzen BZD aber auch antikonvulsive, muskelrelaxierende und hypnotische Eigenschaften, und da alle bekannten BZD diese verschiedenen Wirkungen in mehr oder weniger ähnlichem Maße ausüben, wurde ursprünglich angenommen, daß die einzelnen BZD-Wirkungen nicht voneinander zu trennen sind.

In jüngster Zeit wurden große Fortschritte in unserem Wissen um den BZD-Wirkungsmechanismus erzielt. In einer Vielzahl elektrophysiologischer Untersuchungen konnte gezeigt werden, daß BZD die Wirkung der synaptischen Überträgersubstanz γ-Aminobuttersäure (GABA) auf ihren Rezeptor verstärken. Da dieser Effekt in vielen biologischen Systemen gefunden wurde, wird heute allgemein angenommen, daß zumindest ein Teil der BZD-Wirkung durch Modulation des GABA-Systems hervorgerufen wird (Haefely et al. 1983).

Biochemische Untersuchungen zeigten, daß eine hochaffine Bindungsstelle für BZD an Gehirnmembranen existiert (Braestrup u. Squires 1977; Möhler u. Okada 1977) und daß diese Bindungsstelle viele Eigenschaften, die man von pharmakologischen Rezeptoren für diese Substanzen erwarten sollte, erfüllt. Die Bindung der BZD an diese Stellen erfolgt rasch, ist reversibel, stereospezifisch und sättigbar, und es besteht eine ausgezeichnete Korrelation zwischen der klinischen Potenz einer Reihe von BZD und ihrer Fähigkeit, ^{3}H-Diazepam oder ^{3}H-Flunitrazepam aus den Bindungsstellen zu verdrängen. Daher wird heute allgemein angenommen, daß diese Bindungsstellen die physiologischen Rezeptoren sind, über

---

* Ein Teil der in diesem Beitrag beschriebenen Arbeiten wurde vom Fonds zur Förderung der wissenschaftlichen Forschung in Österreich unterstützt.

die BZD ihre pharmakologischen und klinisch relevanten Wirkungen ausüben (Tallman et al. 1980).

Seit der Entdeckung dieser Bindungsstellen im Jahre 1977 wurde eine Vielzahl an pharmakologischen Untersuchungen durchgeführt. Es konnte gezeigt werden, daß die Bindung von ^{3}H-Flunitrazepam oder ^{3}H-Diazepam durch GABA und GABA-Agonisten stimuliert und diese Stimulation durch den GABA-Antagonisten Bicucullin gehemmt wird (Tallman et al. 1978; Karobath u. Sperk 1979). Umgekehrt können auch BZD unter bestimmten Bedingungen die Bindung von GABA an Gehirnmembranen modulieren (Johnston u. Skerritt 1984).

Diese Befunde lassen darauf schließen, daß der BZD-Rezeptor mit einem GABA-Rezeptor eng assoziiert ist; auch gibt es Hinweise dafür, daß der BZD-GABA-Rezeptor in enger Verbindung mit einem Chloridkanal steht (Abb. 1). So konnte in elektrophysiologischen Untersuchungen gezeigt werden, daß GABA und BZD ihre Wirkung durch Modulation eines Chloridkanals ausüben (Study u. Barker 1981; Haefely et al. 1983), und biochemische Untersuchungen zeigten, daß die BZD-Bindung und die GABA-stimulierte BZD-Bindung chloridsensitiv ist (Karobath et al. 1981). Eng mit dem Chloridkanal scheint auch eine Picrotoxininbindungsstelle assoziiert zu sein (Abb. 1). Es konnte gezeigt werden, daß das Krampfgift Picrotoxinin die GABA-Wirkung vermutlich durch Blockierung dieses Chloridkanals hemmt (Olsen 1981). Picrotoxinin bindet sich spezifisch an Gehirnmembranen, und sowohl Picrotoxinin als auch andere Substanzen, die vermutlich mit der Picrotoxininbindungsstelle wechselwirken, beeinflussen die Bindung von BZD und GABA an ihre Rezeptoren (Olsen 1981). So binden sich z. B. einige Barbiturate, anxiolytische Pyrazolopyridine wie Etazolat, Cartazolat und Tracazolat (Olsen 1981) und Äthanol (Ticku et al. 1983) an die Picrotoxininbindungsstelle und modulieren gleichzeitig die Bindung von BZD und GABA an ihre Rezeptoren. Es ist demnach durchaus möglich, daß neben den anxiolytischen BZD auch andere anxiolytische Substanzen wie Äthanol, einige Barbiturate und die anxiolytischen Pyrazolopyridine zumindest einen Teil ihrer Wirkung über diesen Rezeptorkomplex ausüben.

Neben den bisher besprochenen Bindungsstellen gibt es Hinweise auf eine weitere mit dem BZD-Rezeptor assoziierte modulierende Bindungsstelle für Avermectin (Drexler u. Sieghart 1984a, b; Abb. 1). Alle diese Bindungsstellen beeinflussen einander auf komplexe Art und Weise, und es ist heute klar, daß der GABA-BZD-Rezeptor eine hochregulierbare, komplexe molekulare Struktur besitzt.

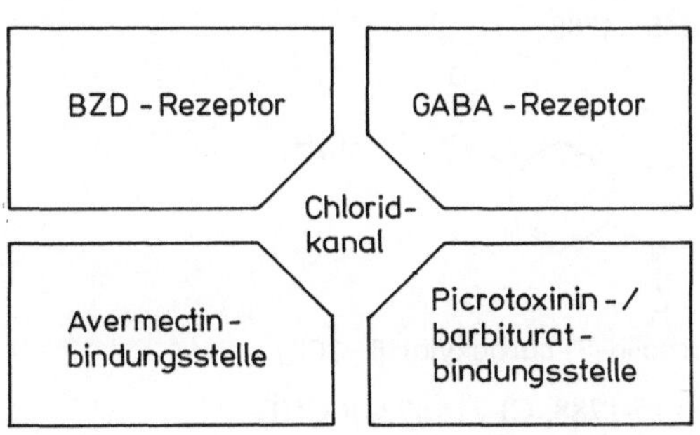

Abb. 1. GABA-BZD-Rezeptor-Komplex

Neben diesen nur im Zentralnervensystem (ZNS) gefundenen „zentralen"
BZD-Rezeptoren wurden sowohl in peripheren Geweben als auch im ZNS weitere Bindungsstellen für BZD entdeckt (Braestrup u. Squires 1977; Benavides et al.
1984). Diese „peripheren" BZD-Bindungsstellen unterscheiden sich jedoch in ihren Bindungseigenschaften klar von den „zentralen" BZD-Rezeptoren. Da bisher
kein Zusammenhang zwischen der klinischen BZD-Wirkung und ihrer Affinität
zu der „peripheren" Bindungsstelle hergestellt werden konnte, ist die physiologische Bedeutung dieser Bindungsstellen derzeit nicht bekannt.

In den meisten ersten Studien nach Entdeckung der BZD-Rezeptoren wurde
angenommen, daß nur eine Art des „zentralen" BZD-Rezeptors existiert. Diese
Annahme gründete sich darauf, daß die Affinität der BZD für ihren Rezeptor in
verschiedenen Gehirnregionen sehr ähnlich war und daß bei der Untersuchung
der Verdrängung von ^{3}H-Flunitrazepam durch diese BZD keinerlei Hinweise auf
eine Heterogenität der Bindungsstellen beobachtet werden konnte (Klepner et al.
1979; Braestrup u. Nielsen 1981). Diese Befunde wiesen zwar auf die Existenz von
nur *einem* „zentralen" BZD-Rezeptor hin, konnten aber auch bedeuten, daß die
bei diesen Untersuchungen verwendeten BZD *nicht* zwischen möglicherweise exi-
stierenden, verschiedenen BZD-Rezeptoren unterscheiden konnten. 1979 wurden
tatsächlich 2 Substanzklassen entdeckt, die eine Unterscheidung zwischen verschiedenen BZD-Rezeptoren ermöglichen. So konnte gezeigt werden, daß sich Cl
218 872 (Abb. 2) und einige andere Triazolopyridazine (Klepner et al. 1979), aber
auch der Methyl- (β-CCM-), Ethyl- (β-CCE-) (Abb. 2) oder Propylester (β-CCP)
der β-Carbolin-3-carbonsäure (Nielsen u. Braestrup 1980; Braestrup u. Nielsen
1981) spezifisch an BZD-Rezeptoren binden, jedoch eine 5- bis 10fach höhere Affinität für die Rezeptoren im Zerebellum als für jene im Hippokampus aufweisen
(Tabelle 1). Gleichgewichtskinetische Untersuchungen wiesen auf eine homogene
Rezeptorpopulation im Zerebellum, jedoch auf eine heterogene Rezeptorpopula-

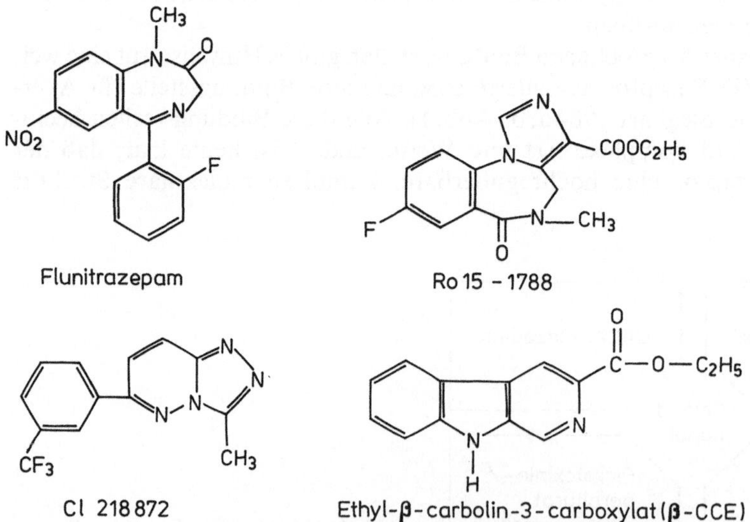

Abb. 2. Strukturformeln: Flunitrazepam, Ro 15-1788, CI 218 872, β-CCE

Tabelle 1. Affinität verschiedener Liganden für BZD-Rezeptoren im Zerebellum oder Hippokampus

Ligand	Zerebellum IC_{50} (nmol/l)	Hippokampus IC_{50} (nmol/l)	IC_{50} Verhältnis Hippokampus/Zerebellum
Liganden mit ähnlicher Affinität für verschiedene Rezeptoren			
Diazepam	12,8 ± 0,8	11,5 ± 0,3	0,9
Flunitrazepam	2,9 ± 0,4	2,7 ± 0,1	0,9
Ro 5-3367	2,8 ± 0,7	3,1 ± 0,6	1,1
DMCM	5,1 ± 1,4	5,7 ± 1,4	1,1
Liganden mit unterschiedlicher Affinität für verschiedene Rezeptoren			
Cl 218872	190,3 ± 26,8	1296,7 ± 105	6,8
β-CCM	0,8 ± 0,1	4,0 ± 1,0	5,2
β-CCE	1,1 ± 0,3	4,8 ± 0,8	4,4
β-CCP	2,1 ± 0,9	13,2 ± 2,9	6,2
Quazepam	29,7 ± 3,4	163,7 ± 18,4	5,5
SCH 15 725	12,8 ± 3,9	101,4 ± 15,1	7,9
SCH 23 324	30,9 ± 1,8	140,0 ± 5,6	4,5
Cinolazepam	42,7 ± 4,3	132,7 ± 8,3	3,1
Ox 353	7,4 ± 1,1	38,9 ± 4,4	5,3
Lorazepam	1,0 ± 0,1	2,9 ± 0,4	2,9

IC_{50} = Konzentration der halbmaximalen Hemmung der Bindung von 2 nmol/l ^{3}H-Flunitrazepam an Gehirnmembranen bei 0 °C. Die angegebenen Werte sind Mittelwerte ± SEM von 3–5 unabhängigen Experimenten, die in Form von Doppelbestimmungen durchgeführt wurden (Sieghart u. Schuster 1984).

tion im Hippokampus und anderen Hirnregionen hin (Klepner et al. 1979; Nielsen u. Braestrup 1980; Braestrup u. Nielsen 1981). Aus diesen Befunden wurde geschlossen, daß sich diese Substanzen im Gegensatz zu den klassischen BZD, die vermutlich eine ähnliche Affinität für unterschiedliche BZD-Rezeptoren besitzen, bevorzugt an einen BZD-Rezeptorsubtyp binden, der besonders im Zerebellum angereichert ist. Neben diesem Typ-I-Rezeptor oder BZD_1-Rezeptor muß es jedoch mindestens einen weiteren BZD-Rezeptorsubtyp geben, für den diese Substanzen eine relativ geringere Affinität besitzen. Dieser Typ-II-Rezeptor scheint besonders im Hippokampus angereichert zu sein, da beim Vergleich verschiedener Hirnregionen der Affinitätsunterschied von Cl 218 872 oder βCCE zwischen Zerebellum und Hippokampus am größten war (Klepner et al. 1979; Nielsen u. Braestrup 1980; Braestrup u. Nielsen 1981).

Die Existenz von unterschiedlichen „zentralen" BZD-Rezeptoren wurde durch eine Reihe von biochemischen und biochemisch-pharmakologischen Untersuchungen unterstützt. So konnte Möhler zeigen, daß ^{3}H-Flunitrazepam, das als reversibler Ligand zur Charakterisierung von BZD-Rezeptoren verwendet wurde, sich irreversibel an Gehirnmembranen bindet, wenn diese in Gegenwart von ^{3}H-Flunitrazepam mit UV-Licht belichtet werden (Möhler et al. 1980). In anderen Untersuchungen wurde gefunden, daß sich ^{3}H-Flunitrazepam im Zerebellum vorwiegend an ein einzelnes Protein mit Molekulargewicht 51 000 (P_{51}), dagegen im Hippokampus und anderen Hirnregionen nicht nur an P_{51}, sondern auch an andere Proteine mit Molekulargewicht 53 000 (P_{53}), 55 000 (P_{55}) oder

59 000 (P_{59}) bindet (Sieghart u. Karobath 1980; Lippa et al. 1982; Asano et al. 1983). Weitere Untersuchungen ergaben starke Hinweise dafür, daß das Protein P_{51} mit dem Typ-I-Rezeptor assoziiert ist und daß die anderen von ^{3}H-Flunitrazepam photomarkierten Proteine vermutlich eng mit weiteren unterschiedlichen BZD-Rezeptorsubtypen verknüpft sind (Sieghart u. Mayer 1982; Sieghart u. Drexler 1983; Sieghart et al. 1983).

Die Existenz unterschiedlicher BZD-Rezeptoren eröffnet die Möglichkeit, daß es ganz spezifische Rezeptorsubtypen gibt, über die die BZD ihre anxiolytische Wirkung ausüben. Um diese Möglichkeit zu untersuchen, ist es notwendig, hochselektive Liganden für die einzelnen BZD-Rezeptoren zu finden. Da die bisher bekannten selektiven Liganden Cl 218 872 und die β-Carboline β-CCM, β-CCE und β-CCP keine sehr hohe Selektivität aufweisen (Tabelle 1), war es interessant, nach BZD zu suchen, die möglicherweise eine höhere Selektivität besitzen. Beim Vergleich der Affinität von mehr als 50 BZD für ihre Rezeptoren im Zerebellum und Hippokampus gelang es tatsächlich, auch BZD zu identifizieren, die zwischen den verschiedenen BZD-Rezeptoren unterscheiden können (Sieghart 1983; Sieghart u. Schuster 1984). So konnte gezeigt werden, daß Quazepam, SCH 15 725 und SCH 23 324 eine höhere Affinität für BZD-Rezeptoren im Zerebellum als für jene im Hippokampus besitzen. Diese Selektivität scheint durch die Trifluorethylseitenkette in der Position 1 des BZD-Ringes bewirkt zu werden, da ein Strukturanalogon dieser Substanzen, bei dem diese Seitenkette fehlt (Ro 5-3367), auch keine verschiedene Affinität für die Rezeptoren im Zerebellum und Hippokampus zeigt (Sieghart 1983). Neben einer Trifluorethylseitenkette scheint auch eine Zyanoethylseitenkette an der Position 1 (Cinolazepam, Ox 353) zu einer Selektivität der BZD für den Typ-I-Rezeptor zu führen (Sieghart u. Schuster 1984). Dagegen ist derzeit noch keine Substanz bekannt, die eine Selektivität für einen der anderen BZD-Rezeptorsubtypen aufweist. Allerdings ist der Affinitätsunterschied aller bisher bekannten selektiven BZD-Rezeptorliganden im Zerebellum und im Hippokampus relativ gering (Tabelle 1). Auch wenn man berücksichtigt, daß nicht nur im Zerebellum, sondern auch im Hippokampus Typ-I-Rezeptoren vorhanden sind und demnach die tatsächliche Selektivität dieser Substanzen größer ist als es bei einem Vergleich der Affinität dieser Substanzen im Zerebellum und Hippokampus zum Ausdruck kommt, wird diese Selektivität in vivo durch die metabolische Umwandlung der selektiven BZD in nichtselektive reduziert. Demnach sind von diesen neuen BZD sicherlich keine dramatisch selektiven klinischen Effekte zu erwarten. Es ist daher notwendig, Substanzen zu finden, die eine wesentlich höhere Selektivität und größere metabolische Stabilität haben als die derzeitigen Substanzen, um die Frage zu klären, ob es spezifische BZD-Rezeptoren gibt, über die die anxiolytische BZD-Wirkung zustande kommt.

Da eine Heterogenität der BZD-Rezeptoren bisher nur in Rattenhirnmembranen beschrieben war, verglichen wir die Affinität verschiedener BZD-Rezeptorliganden in Ratte und Mensch. Dabei konnten wir zeigen, daß die Bindungseigenschaften aller untersuchten selektiven oder nichtselektiven BZD-Rezeptorliganden im korrespondierenden menschlichen und Rattengewebe identisch waren, so daß angenommen werden kann, daß die derzeit verfügbaren Liganden sich an die BZD-Rezeptoren des Menschen und der Ratte mit gleicher Affinität binden (Sieghart et al. 1985). Andere Untersuchungen konnten jedoch zeigen, daß durch

[3]H-Flunitrazepam im menschlichen Gehirn zusätzlich zu den im Rattengewebe photomarkierten Proteinen auch noch andere Proteine photomarkiert werden (Sieghart et al. 1985). Dies könnte bedeuten, daß im menschlichen Gehirn noch zusätzliche andere BZD-Rezeptorsubtypen existieren und daß die derzeitig verfügbaren BZD-Rezeptorliganden nicht zwischen diesen weiteren Subtypen unterscheiden können.

In den letzten Jahren wurde ein weiterer, hochinteressanter Zusammenhang zwischen den BZD-Rezeptoren und der Psychobiologie der Angst entdeckt. Wie bereits erwähnt, haben die β-Carboline β-CCE und β-CCM eine hohe Affinität für den Typ-I-BZD-Rezeptor. Im Gegensatz zu Cl 218872 (Abb. 2) und den BZD, die antikonvulsive und anxiolytische Wirkung haben, konnten bei β-CCE prokonvulsive und bei β-CCM konvulsive Wirkungen festgestellt werden (Oakley u. Jones 1980, 1982). Neuere Untersuchungen scheinen auch eine gewisse anxiogene Wirkung dieser Substanzen im Tierversuch festgestellt zu haben (Ninan et al. 1982; Prado de Carvalho et al. 1983). Eine eindeutig anxiogene Wirkung wurde jedoch beim Methylamid der β-Carbolin-3-carbonsäure (FG 7142) festgestellt. Diese Substanz, ein Strukturanalogon des β-CCM, löste bei 2 Versuchspersonen unerträgliche Angstsymptome aus, die durch Gabe eines BZD beseitigt werden konnten (Dorow et al. 1983).

Eigene Untersuchungen haben gezeigt, daß sich FG 7142 spezifisch und mit hoher Affinität an BZD-Rezeptoren bindet. Dabei scheint diese Substanz ähnlich wie β-CCE und β-CCM eine gewisse Selektivität für den Typ-I-BZD-Rezeptor zu haben. Im Gegensatz dazu besitzt das DMCM, ein anderes Strukturanalogon des β-CCE und FG 7142, zwar die relativ stärkste konvulsive Wirkung aller β-Carboline (Braestrup et al. 1982) und wirkt auch im Tierversuch anxiogen (Petersen et al. 1983), zeigt jedoch keinerlei Selektivität für den Typ-I-Rezeptor.

β-CCE, β-CCM und DMCM haben auch in elektrophysiologischen Experimenten eine Wirkung, die der der BZD genau entgegengesetzt ist: Sie hemmen die GABA-induzierte Chloridpermeabilität (Polc et al. 1981). In anderen Experimenten konnte gezeigt werden, daß sich diese Substanzen auch in vivo an den BZD-Rezeptor binden und ihre konvulsiven und anxiogenen Wirkungen bei einer 30–50%igen Belegung der BZD-Rezeptoren ausüben (Braestrup et al. 1982; Petersen et al. 1982).

Da die konvulsiven und anxiogenen Wirkungen dieser β-Carboline auch durch BZD gehemmt werden können, kann man schließen, daß diese Substanzen ihre Wirkungen, die den Wirkungen der BZD diametral entgegengesetzt sind, über den BZD-Rezeptor ausüben. β-CCM, DMCM und FG 7142 werden daher im Gegensatz zu den BZD-Agonisten (BZD, Cl 218872) als inverse Agonisten bezeichnet. Andere Substanzen wie das β-CCP oder das Ro 15-1788 (Abb. 2) haben in niederen Konzentrationen selbst weder konvulsive noch antikonvulsive Wirkungen, antagonisieren jedoch sowohl die BZD-Wirkungen als auch die der β-Carboline DMCM, β-CCM oder FG 7142 (Braestrup et al. 1982; Ninan et al. 1982; Nutt et al. 1982). Es wird daher angenommen, daß auch diese Substanzen ihre Wirkungen über den BZD-Rezeptor ausüben. Sie verhalten sich wie echte Antagonisten und werden auch als solche bezeichnet.

Wie ist es nun möglich, daß durch die Wirkung verschiedener Substanzen auf denselben Rezeptor einmal antikonvulsive-anxiolytische, dann aber wieder kon-

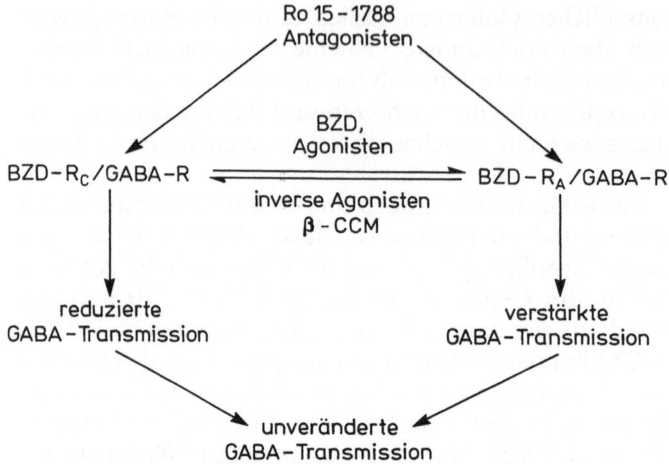

Abb. 3. Modell der Wechselwirkung von BZD-Agonisten, inversen Agonisten und Antagonisten mit dem GABA-BZD-Rezeptor-Komplex

vulsive-anxiogene Zustände erzeugt werden? Auch diese Frage wurde in den letzten Jahren z. T. beantwortet. Ein Modell, das mit allen experimentellen Befunden im Einklang steht, ist in Abb. 3 gezeigt. Es konnte gezeigt werden, daß die BZD-Rezeptoren in mindestens 2 Konformationen existieren können, die frei ineinander überführbar sind (Braestrup et al. 1983). Die BZD-Agonisten binden dabei nur an die BZD-R_A-Form bzw. wandeln den Rezeptor in diese Form um. Die BZD-R_A-Form verstärkt die GABA-Transmission und bewirkt damit die antikonvulsiven, anxiolytischen Eigenschaften der BZD-Agonisten. Im Gegensatz dazu binden sich die inversen Agonisten wie β-CCM, DMCM und FG 7142 an die BZD-R_C-Form bzw. wandeln die Rezeptoren in diese Form um. Diese Form bewirkt eine verringerte GABA-Transmission und führt zu den konvulsiven und anxiogenen Eigenschaften dieser Substanzen.

BZD-Antagonisten wie Ro 15-1788 können in gleicher Weise mit beiden Konformationen des BZD-Rezeptors wechselwirken bzw. binden sich, ohne den Rezeptor in eine der beiden Konformationen umzuwandeln. Sie können demnach auch keine eigenen Effekte ausüben, blockieren jedoch die Wirkung von BZD-Agonisten und inversen Agonisten.

Zusammenfassend kann gesagt werden, daß in den letzten Jahren eine Fülle neuer Befunde erhoben wurde, die zeigten, daß die BZD-Rezeptoren sowohl an der Anxiolyse als auch an der Anxiogenese beteiligt sein können. Weitere Untersuchungen der BZD-Rezeptoren sollten daher zu einem wesentlich besseren Verständnis der physiologischen und biologischen Mechanismen der Angst führen.

Literatur

Asano T, Yamada Y, Ogasawara N (1983) Characterization of the solubilized GABA and benzodiazepine receptor from various regions of bovine brain. J Neurochem 40:209–214

Benavides J, Guilloux F, Rufat P et al. (1984) In vivo labeling in several rat tissues of "peripheral type" benzodiazepine binding sites. Eur J Pharmacol 99:1–7

Berger FM (1963) The similarities and differences between meprobamate and barbiturates. Clin Pharmacol Ther 4:209–231

Braestrup C, Nielsen MJ (1981) ^{3}H-propyl-β-carboline-3-carboxylate as a selective radioligand for the BZ_1 benzodiazepine receptor subclass. J Neurochem 37:333–341

Braestrup C, Squires R (1977) Specific benzodiazepine receptors in rat brain characterized by high affinity ^{3}H-diazepam binding. Proc Natl Acad Sci USA 74:3804–3809

Braestrup C, Schmiechen R, Neef G, Nielsen M, Petersen EN (1982) Interaction of convulsive ligands with benzodiazepine receptors. Science 216:1241–1243

Braestrup C, Nielsen M, Honoré T (1983) Benzodiazepine receptor ligands with positive and negative efficacy. In: Mandel P, de Feudis FV (eds) CNS receptors – from molecular pharmacology to behavior. Raven, New York, pp 237–245

Dorow R, Horowski R, Paschelke G, Amin M, Braestrup C (1983) Severe anxiety induced by FG 7142, a β-carboline ligand for benzodiazepine receptors. Lancet II:98–99

Drexler G, Sieghart W (1984a) Evidence for association of a high affinity avermectin binding site with benzodiazepine receptor. Eur J Pharmacol 101:201–207

Drexler G, Sieghart W (1984b) ^{35}S-t-butylbicyclophosphorothionate and avermectin bind to different sites associated with the GABA-benzodiazepine receptor complex. Neurosci Lett 50:273–277

Haefely W, Polc P, Pieri L, Schaffner R, Laurent JP (1983) Neuropharmacology of benzodiazepines: Synaptic mechanisms and neural basis of action. In: Costa E (ed) The benzodiazepines: From molecular biology to clinical practice. Raven, New York, pp 21–66

Johnston GAR, Skerritt JH (1984) Gabarins and the nexus between GABA and benzodiazepine receptors. In: Bowery NG (ed) Actions and interactions of GABA and benzodiazepines. Raven, New York, pp 179–189

Karobath M, Sperk G (1979) Stimulation of benzodiazepine receptor binding by γ-aminobutyric acid. Proc Natl Acad Sci USA 76:1004–1006

Karobath M, Supavilai P, Placheta P, Sieghart W (1981) Interactions of anxiolytic drugs with benzodiazepine receptors. In: Angrist B et al. (eds) Recent advances in neuropsycho-pharmacology. Pergamon, Oxford New York, pp 229–238

Klepner CA, Lippa AS, Benson DI, Sano MC, Beer B (1979) Resolution of two biochemically and pharmacologically distinct benzodiazepine receptors. Pharmacol Biochem Behav 11:457–462

Lippa AS, Jackson D, Wennogle LP, Beer B, Meyerson LR (1982) Non-benzodiazepine agonists for benzodiazepine receptors. In: Usdin E, Skolnick P, Tallman JF, Greenblatt D, Paul SM (eds) Pharmacology of benzodiazepines. Macmillan, London Basingstoke, pp 431–440

Möhler H, Okada T (1977) Benzodiazepine receptors – demonstration in the central nervous system. Science 198:849–851

Möhler H, Battersby MK, Richards JG (1980) Benzodiazepine receptor protein identified and visualized in brain tissue by a photoaffinity label. Proc Natl Acad Sci USA 77:1666–1670

Nielsen M, Braestrup C (1980) Ethyl-β-carboline-3-carboxylate shows differential benzodiazepine receptor interaction. Nature 286:606–607

Ninan PT, Insel TM, Cohen RM, Cook JM, Skolnick P, Paul SM (1982) Benzodiazepine receptor mediated experimental "anxiety" in primates. Science 218:1332–1334

Nutt DJ, Cowen PJ, Little HJ (1982) Unusual interactions of benzodiazepine receptor antagonists. Nature 295:436–438

Oakley NR, Jones BJ (1980) The proconvulsant and diazepamreversing effects of ethyl-β-carboline-3-carboxylate. Eur J Pharmacol 68:381–382

Oakley NR, Jones BJ (1982) Differential pharmacological effects of β-carboline-3-carboxylic acid esters. Neuropharmacology 21:587–589

Olsen RW (1981) GABA-benzodiazepine-barbiturate receptor interaction. J Neurochem 37:1–13

Petersen EN, Paschelke G, Kehr W, Nielsen M, Braestrup C (1982) Does the reversal of the anticonflict effect of phenobarbital by βCCE and FG 7142 indicate benzodiazepine receptor-mediated anxiogenic properties? Eur J Pharmacol 82:217–221

Petersen EN, Jensen LH, Honoré T, Braestrup C (1983) Differential pharmacological effects of benzodiazepine receptor inverse agonists. In: Biggio G, Costa E (eds) Benzodiazepine recognition site ligands; biochemistry and pharmacology. Raven, New York, pp 57–64

Polc P, Ropert N, Wright DM (1981) Ethyl-β-carboline-3-carboxylate antagonizes the action of GABA and benzodiazepines in the hippocampus. Brain Res 217:216

Prado de Carvalho L, Grecksch G, Chapouthier G, Rossier J (1983) Anxiogenic and non-anxiogenic benzodiazepine antagonists. Nature 301:64–66

Sieghart W (1983) Several new benzodiazepines selectively interact with a benzodiazepine receptor subtype. Neurosci Lett 38:73–78

Sieghart W, Drexler G (1983) Irreversible binding of ^{3}H-flunitrazepam to different proteins in various brain regions. J Neurochem 41:47–55

Sieghart W, Karobath M (1980) Molecular heterogeneity of benzodiazepine receptors. Nature 286:285–287

Sieghart W, Mayer A (1982) Postnatal development of proteins irreversibly labeled by ^{3}H-flunitrazepam. Neurosci Lett 31:71–74

Sieghart W, Schuster A (1984) Affinity of various ligands for benzodiazepine receptors in rat cerebellum and hippocampus. Biochem Pharmacol 33:4033–4038

Sieghart W, Mayer A, Drexler G (1983) Properties of ^{3}H-flunitrazepam binding to different benzodiazepine binding proteins. Eur J Pharmacol 88:291–299

Sieghart W, Eichinger A, Riederer P, Jellinger K (1985) Comparison of benzodiazepine receptor binding in membranes from human or rat brain. Neuropharm 24:751–759

Sternbach LH (1980) The benzodiazepine story. In: Priest RG, Vianna Filho U, Amrein R, Skreta M (eds) Benzodiazepines, today and tomorrow. MTP Press, Lancaster, pp 5–17

Study RE, Barker JL (1981) Diazepam and (–)pentobarbital: Fluctuation analysis reveals different mechanisms for potentiation of GABA responses in cultured central neurons. Proc Natl Acad Sci USA 78:7180–7184

Tallman JF, Thomas JW, Gallager DW (1978) GABA-ergic modulation of benzodiazepine binding site sensitivity. Nature 274:383–385

Tallman JF, Paul SM, Skolnick P, Gallager DW (1980) Receptors for the age of anxiety, pharmacology of the benzodiazepines. Science 207:274–281

Ticku MK, Burch TP, Davis WC (1983) The interactions of ethanol with the benzodiazepine-GABA receptor-ionophore complex. Pharmacol Biochem Behav [Suppl 1] 18:15–18

Verhaltensmodelle beim Tier zur Erfassung einer anxiolytischen Wirkung

W. Haefely, R. Cumin, J. R. Martin

Einleitung

Tiermodelle zur Erfassung einer psychopharmakologischen Wirkung dienen ganz allgemein 2 hauptsächlichen Zwecken: (1) sie erlauben dem Experimentalpharmakologen, neue chemische Verbindungen auf potentielle therapeutische Wirksamkeit bei bestimmten psychischen Störungen zu untersuchen und für eine klinische Prüfung auszuwählen, (2) sind solche Modelle unentbehrlich, um jene zellulären (neuronalen) und molekularen Mechanismen zu identifizieren, die der therapeutischen Wirkung eines Psychopharmakons zugrunde liegen; dazu ist der konzentrierte Einsatz von biochemischen und elektrophysiologischen Methoden erforderlich.

Angst als Emotion ist das Gefühl und Erlebnis der Gefährdung des Individuums; deshalb kann die Form und Intensität der Angst nur vom betroffenen Individuum selbst adäquat erfaßt werden, d. h. einem neutralen Beobachter ist die Angst einer anderen Person nur durch Formulierung und Äußerung der betroffenen Person zugänglich, setzt also eine zwischenmenschliche Kommunikation voraus. Er erscheint daher wegen dieser Kommunikationsschranke auf den ersten Blick unmöglich oder mindestens fragwürdig, Angst beim Tier objektiv zu erfassen oder sogar zu quantifizieren. Allerdings ist jedermann klar, daß Angst sekundär von Symptomen begleitet wird, die von außen erkennbar sind. Zu diesen Symptomen gehören als *Zeichen gesteigerter Vigilanz und Erregbarkeit* z. B. Schreckhaftigkeit, Schlafstörungen und Muskelverspannung, als *Zeichen vegetativ-autonomer Störungen* z. B. kardiovaskuläre, gastrointestinale, urogenitale und hormonelle Dysfunktionen. Solche psychosomatischen Symptome können zwar auch beim Tier objektiv erfaßt werden, sollen aber hier nicht besprochen werden. Thema dieses Beitrags sind vielmehr *Veränderungen im Verhalten des Tieres als Ausdruck der Angst*, nämlich die Hemmung von kognitiven und motorischen Funktionen sowie von spontanen oder instrumentalen (erlernten, konditionierten) Verhaltensakten (engl. "behavioral responses"). Von Interesse sind auch neuere *Befunde mit anxiogenen Substanzen*.

Vorauszuschicken ist, daß alle Typen der heute verwendeten psychotropen Pharmaka – einschließlich Anxiolytika – zu einer Zeit für die klinische Prüfung ausgewählt wurden, da keiner der heute üblichen Verhaltenstests zum Rüstzeug des präklinischen Pharmakologen gehörte. Erst die Existenz klinisch-therapeutisch wirksamer Psychopharmaka hat die Entwicklung der Verhaltensmodelle beim Tier eingeleitet und ermöglicht. Auch Erkenntnisse über die neuronalen und molekularen Wirkungsmechanismen dieser Substanzen sind jüngeren Datums.

Ganz generell können Tiermodelle der Angst *analoge* Tierverhaltensreaktionen (isomorphe Modelle), *homologe* (d. h. für die Spezies charakteristische) Verhaltensreaktionen oder rein *korrelative* Modelle sein, d. h. Reaktionen des Tieres, die nicht Angst selbst widerspiegeln, aber durch ähnliche neuronale Prozesse zustande kommen und durch Anxiolytika in gleicher Weise beeinflußt werden. An alle Modelle ist die Anforderung der Korrelativität zu stellen, d. h. bei allen Modellen müssen klinisch anxiolytisch wirksame Stoffe positiv und klinisch nichtanxiolytisch wirksame Substanzen negativ sein. Zudem muß unter den anxiolytisch wirksamen Substanzen die relative Potenz und die Dosis-Wirkungs-Relation auch im Tiermodell zum Ausdruck kommen.

Die heute zur Erfassung einer anxiolytischen Wirkung als die relevantesten Tiermodelle geltenden Verhaltenstests enthalten im Prinzip eine *Konfliktsituation*, d. h. das Tier wird in die Lage versetzt, sich durch einen bestimmten Verhaltensakt Befriedigung (Belohnung) zu verschaffen, muß allerdings gleichzeitig dafür eine Unannehmlichkeit (z. B. Bestrafung) in Kauf nehmen. Der untersuchte Verhaltensparameter wird daher häufig als „bestraftes Verhalten" bezeichnet (Church et al. 1970). Die Konfliktsituation wird auch mit dem englischen Ausdruck "approach-avoidance" treffend charakterisiert, wird doch derselbe Verhaltensakt sowohl zum Zwecke der Belohnung erstrebt als wegen der damit verbundenen Unannehmlichkeit gemieden. Konflikttests können sowohl auf Instrumentalverhalten (ein vom Experimentator gewählter, an sich neutraler Akt, kann vom Tier zur Verschaffung einer Belohnung ausgeübt werden) als auch auf Spontanverhalten aufgebaut sein.

Konflikttests

a) Der „klassische" Konflikttyp (nach Geller u. Seifter 1960)

Das schon früher beschriebene Prinzip (Sacra et al. 1957) wurde von Geller u. Seifter (1960) in einem routinemäßig verwendbaren, automatisch quantifizierbaren Test angewandt. Hungrige Tiere, bisher meist Ratten oder Totenkopfäffchen, werden zunächst trainiert, während einer gewissen Zeit des Tages eine Taste zu drücken, um mit einer Futterpille belohnt zu werden. Wenn über Tage hinweg ein konstantes Instrumentalverhalten erreicht worden ist, werden während des Tests kurze Perioden eingeschaltet, während denen Tastendrucke regelmäßig oder unregelmäßig mit einem elektrischen Fußschock bestraft werden. Diese Perioden werden durch ein akustisches oder optisches Signal angezeigt. Während dieser Konflikt- oder „bestraften" Perioden wird das Tastendrücken stark reduziert. Die charakteristische Wirkung von Anxiolytika (Benzodiazepine, Barbiturate, Meprobamat) ist die dosisabhängige Zunahme der Anzahl der bestraften Akte (Cook u. Davidson 1973), d. h. das durch Bestrafung gehemmte oder unterdrückte Instrumentalverhalten wird enthemmt; je nach Versuchsbedingungen verhalten sich die Tiere während der Konfliktperioden wie während der unbestraften Perioden. Die unbestrafte Aktivität wird üblicherweise weder verstärkt noch abgeschwächt; erst in hohen, sedierenden Dosen nimmt die Anzahl der unbestraften Tastendrucke – und meist parallel dazu diejenige der bestraften Drucke – ab. Es handelt sich bei dieser Antikonfliktwirkung rein phänomenologisch um eine Verhaltensstimulation. Jedoch haben typische psychomotorisch stimulierende Substanzen, wie z. B. Amphetamine, keine Antikonfliktwirkung und bewirken eher, daß bestrafte Aktivitäten weiter verringert werden. Antipsychotika und Antidepressiva zeigen in keinem Dosisbereich eine relevante Antikonfliktwirkung, ebensowenig Analgetika. Die Antikonfliktwirkung ist also eine äußerst spezifische Eigenschaft früher und heute verwendeter Anxiolytika.

Der Vorteil des Geller-Seifter-Konfliktmodells besteht darin, daß Tiere, wenn sie einmal trainiert sind, über Monate bis Jahre hinweg mit Plazebo, potentiellen Anxiolytika und anderen Substanzen behandelt werden können und gut reproduzierbare Resultate liefern. Ein weiterer Vorteil liegt in der Möglichkeit, einen etwaigen Pharmakoneffekt auf unbestraftes Verhalten als Kontrolle mitzuregistrieren. Kürzlich wurde ein Konfliktmodell an der Maus beschrieben (Prado de Carvalho et al. 1983).

b) Angst vor Bestrafung

Daß nicht die Bestrafung als solche Bedingung für die Unterdrückung eines konditionierten Instrumentalverhaltens ist, sondern die bloße Möglichkeit einer Bestrafung („Angst vor Bestrafung") ausreicht, zeigt eine Variante des Konflikttests, bei der in den Trainingssitzungen die Bestrafung während der Konfliktperioden erfolgt, in den Testsitzungen jedoch ausbleibt (Thiébot et al. 1980). Das konditionierende Signal allein, das die Möglichkeit der Bestrafung anzeigt, genügt als emotioneller Stimulus für die Unterdrückung des Instrumentalverhaltens. Die enthemmende Wirkung der Anxiolytika ist dieselbe wie beim Konflikttest mit effektiver Bestrafung.

c) Konfliktsituation bei Spontanverhalten

Um einen Nachteil der klassischen instrumentalen Konflikttests zu eliminieren, nämlich die Notwendigkeit, Tiere in einem recht aufwendigen Prozedere zu konditionieren, wurden Konfliktsituationen mit Bestrafung von spontanem konsumatorischem oder explorativem Verhalten entwickelt.

Ein häufig verwendeter Test ist von Vogel et al. (1971) beschrieben worden. Naiven (nichtkonditionierten) Tieren wird eine Zeitlang Flüssigkeit vorenthalten. Man gibt diesen durstigen Tieren dann die Möglichkeit, Wasser aus üblichen Trinkvorrichtungen für Labortiere zu trinken. Während der Saugbewegungen kann der Trinknippel in regelmäßiger oder unregelmäßiger Folge unter Strom gesetzt werden, so daß der Trinkakt sowohl belohnt als auch bestraft wird. Die Trinkmenge in solchen bestraften Konfliktsituationen wird durch Anxiolytika erhöht. Die Resultate sind weniger gut reproduzierbar als in klassischen instrumentalen Konfliktsituationen; auch scheinen falsch-positive Resultate vorzukommen. Der Vorteil des Trinktest liegt darin, daß naive Tiere verwendet werden können; der Nachteil ist, daß größere Tierzahlen benötigt werden, da die Tiere nicht als eigene Kontrolle dienen können. Zudem ist ein Pharmakoneffekt auf unbestraftes Trinken nicht gleichzeitig erfaßbar.

d) Test à quatre plaques

Das gleiche Prinzip wie beim bestraften Trinktest wird beim «test à quatre plaques» (Boissier et al. 1968) verwendet, bei dem das Spontanverhalten jedoch nicht Konsum, sondern Exploration ist. Das naive Tier wird auf eine von 4 metallischen Platten gesetzt, die den Boden eines Versuchskäfigs darstellen. Das Tier wird instinktiv sehr schnell diese Platte verlassen, um den ganzen Boden des Kä-

figs zu erkunden. Sobald es jedoch eine andere Platte betritt, wird diese unter
Strom gesetzt. Diese Bestrafung unterdrückt das Explorationsverhalten, was wiederum durch Anxiolytika weitgehend behebbar ist.

e) Konflikt ohne eigentliche Bestrafung

Eine Konfliktsituation erscheint natürlicherweise gegeben, wenn ein Tier in eine
neue, unbekannte Umgebung gesetzt wird, v. a. wenn diese (bei Verwendung von
Nagern) hell beleuchtet wird. Der Konflikt ergibt sich aus der Tendenz, die neue
Umgebung aktiv zu explorieren, und der gleichzeitigen Angst oder Aversion vor
dem Unbekannten (Neophobie). Die effektive Explorationsaktivität ist dann die
Resultante aus Explorationsdrang und seiner Hemmung durch Neophobie. Anxiolytika erhöhen in dieser Situation die Explorationsaktivität (Marriot u. Smith
1972; Blumstein u. Crawley 1983; Salt u. Taberner 1984), wie angenommen wird,
durch Reduktion des Einflusses der Neophobie. Das Prinzip des durch Neophobie erzeugten Konflikts wird auch in Kombination mit konsumatorischem Verhalten verwendet, nämlich durch Anbieten einer unbekannten oder als nicht
schmackhaft empfundenen Nahrung oder Flüssigkeit (Poschel 1971) an hungrige
oder durstige Tiere.

Neophobie als konfliktschaffende Komponente ist wahrscheinlich auch im
Test der sozialen Interaktion (File 1980; Gardner u. Guy 1984) vorhanden. Wenn
2 einander unbekannte männliche Ratten erstmals zusammengebracht werden, ist
ihre soziale Interaktion anfänglich gering. Anxiolytika erhöhen die soziale Interaktion.

Frustration

Wird Tieren nach Konditionierung in einem operanten Verhaltenstest mit Futter
als Belohnung die Belohnung plötzlich reduziert, so nimmt (nach eventuell vor-
übergehender Vermehrung) das Instrumentalverhalten ab (Frustration). Anxiolytika erhöhen die Aktivität unter Frustrationsbedingungen (Dantzer 1977;
Thiébot et al. 1983).

"Defensive-burying"-Test

Tiere werden in einen Käfig mit Sägemehl sowie einem elektrifizierten Metallpflock am Boden gesetzt. Nach aversiver Berührung des Pflocks entwickeln
die Tiere eine gezielte Aktivität, indem sie den Metallpflock mit Sägemehl über-
decken (Treit et al. 1981). Der Wert dieser Situation wird darin gesehen, daß hier
unkonditionierte Tiere zur Vermeidung eines aversiven Erlebnisses nicht einen
Verhaltensakt unterdrücken müssen, sondern eine gezielte Aktivität entwickeln.
Der Nachteil der Methode ist, daß hier die Wirkung der Anxiolytika in der Verminderung einer instinktiven Schutzaktivität beruht, die Ausdruck einer unspezifischen Verhaltensdämpfung sein könnte.

Chemisch induzierte Angst

Das Konvulsivum Pentetrazol (PTZ) erzeugt beim Menschen in subkonvulsiven
Dosen Angst. Dieselbe Wirkung scheint PTZ auch beim Tier zu haben. Jedenfalls
wirkt PTZ als interozeptiver, diskriminativer Stimulus. Tiere können nämlich

trainiert werden, nach Injektion von PTZ die eine von 2 Tasten, nach Injektion von Kochsalz jedoch die andere Taste zu drücken, um mit Futter belohnt zu werden. Anxiolytika heben dosisabhängig die Fähigkeit der Tiere auf, zwischen dem Normalzustand (nach Kochsalz) und dem durch PTZ erzeugten (Angst)zustand zu unterscheiden (Lal u. Emmett-Oglesby 1983). Nur wenige Antiepileptika, die auch anxiolytisch wirken, sind in der Lage, diesen PTZ-induzierten Stimulus aufzuheben. Andererseits verursachen gewisse β-Carbolinderivate mit invers-agonistischer Wirkung am Benzodiazepin-(BZD)-Rezeptor (Polc et al. 1982) einen ähnlichen interozeptiven Stimulus wie PTZ, der sowohl durch Anxiolytika wie auch durch kompetitive BZD-Rezeptorblocker aufgehoben wird (Lal u. Fielding 1984). Zudem bewirken diese anxiogenen β-Carboline (Dorow et al. 1983) bei Affen die für Angst typischen Veränderungen im Verhalten und in autonomen Funktionen (Ninan et al. 1982).

Angst ist ein typisches Symptom nach abruptem Entzug von BZD-Anxiolytika bei schwer BZD-abhängigen Personen. Kürzlich wurde nun gezeigt, daß bei Ratten, die durch längerdauernde Exposition von hohen BZD-Dosen physisch abhängig gemacht wurden, die Injektion eines BZD-Antagonisten einen Entzugszustand erzeugt, in dem die vorher trainierten Tiere die PTZ-adäquate Taste drücken (Emmett-Oglesby et al. 1983). Dies ist ein wichtiger Hinweis darauf, daß diese Tiere im provozierten Entzug eine Emotion erleben, die von der durch PTZ erzeugten nicht zu unterscheiden ist.

Aggressivität

Während der frühen präklinischen Arbeiten mit BZD waren die Pharmakologen beeindruckt durch die „zähmende" Wirkung dieser Substanzen auf aggressive Tiere. Es hat sich später herausgestellt, daß BZD durchaus nicht alle Formen der Aggressivität beeinflussen, sondern nur jene, die offenbar defensiven Charakters bei angstproduzierenden Situationen sind. BZD können sogar Aggressionen provozieren, wahrscheinlich in jenen Situationen, in denen das Vorhandensein von Angst aggressive Äußerungen unterdrückt. Anxiolytika vom BZD-Typ (und andere) sind daher nicht generell als aggressionsdämpfend zu betrachten.

Diskussion

Die Wirkung der Benzodiazepine (BZD) in den beschriebenen Verhaltenssituationen kommt eindeutig durch Vermittlung der spezifischen BZD-Rezeptoren zustande, denn sie läßt sich leicht durch spezifische BZD-Rezeptorblocker aufheben (Bonetti et al. 1982). Es besteht auch kein Grund anzunehmen, daß an der Antikonfliktwirkung der BZD primär andere molekulare Mechanismen im Spiele sind als die eindeutig nachgewiesene Potenzierung der synaptischen Wirkung von γ-Aminobuttersäure (GABA, vgl. Haefely u. Polc 1986).

Eine noch nicht eindeutig zu beantwortende Frage ist, ob es definierte, durch GABA vermittelte und durch Benzodiazepine modulierte neuronale Mechanismen gibt, die spezifische Angstzustände beeinflussen. Es scheint naheliegender anzunehmen, daß bestimmte Muster neuronaler Aktivität durch BZD beeinflußt werden, welche die neuronale Grundlage der Angst, aber auch anderer Zustände darstellen. In erster Linie drängt sich eine mögliche Ähnlichkeit des neuronalen Aktivitätsmusters bei Angst und (limbischen?) epileptiformen Zuständen auf (Haefely 1985). Die Tatsache, daß die 3 Hauptklassen von Anxiolytika (BZD, Barbiturate, Meprobamat) ausgeprägte antikonvulsive (speziell gegen PTZ gerichtete) Eigenschaften haben, dürfte damit kaum zufällig sein.

Eine weitere Frage ist, ob die besprochenen Verhaltensmodelle geeignet sind, jeden Typ von Anxiolyse zu erfassen oder nur jenen, der den heute bekannten Anxiolytika zugrunde liegt. Während BZD und Barbiturate z.T. ähnliche Effekte auf GABA-erge Synapsen ausüben, wirkt Meprobamat sicher nicht über GABA-erge Mechanismen. Die Tests dürften somit Anxiolytika mit verschiedenen Wirkungsmechanismen erfassen. Ob sie auch erst noch zu findende zukünftige Anxiolytika identifizieren können, ist offen. Das Beispiel von Buspiron muß in diesem Zusammenhang erwähnt werden. Obwohl pharmakologisch eher den Neuroleptika zuzuordnen als den klassischen Anxiolytika, soll Buspiron klinisch ähnlich gut anxiolytisch wirken wie BZD (Eison 1984). In den besprochenen Verhaltenstest beim Tier erwies sich Buspiron meist als inaktiv; eine sehr geringe und inkonsistente Wirksamkeit von Buspiron wurde von einigen Autoren im einen oder anderen Test beschrieben (Sepinwall 1986). Sollte sich die anxiolytische Wirksamkeit dieser Substanz am Menschen bestätigen, so wäre die Folgerung wohl die, daß Konflikt- und ähnliche Verhaltenssituationen nur bestimmte psychopharmakologische Profile erfassen oder daß Buspiron (und vielleicht klassische Neuroleptika in kleineren Dosen) neuronale Mechanismen der Angst nicht primär, sondern sekundär beeinflußt. Es wird auf jeden Fall von großem heuristischen Wert sein, sowohl falsch-positive als auch falsch-negative Resultate in Tiermodellen der Angst genau zu analysieren.

Literatur

Blumstein LK, Crawley JN (1983) Further characterization of a simple, automated exploratory model for the anxiolytic effects of benzodiazepines. Pharmacol Biochem Behav 18:37–40
Boissier J-R, Simon P, Aron C (1968) A new method for rapid screening of minor tranquilizers in mice. Eur J Pharmacol 4:145–151
Bonetti EP, Pieri L, Cumin R et al. (1982) Benzodiazepine antagonist Ro 15-1788: Neurological and behavioral effects. Psychopharmacology (Berlin) 78:8–18
Church RM, Wooten CL, Matthews TJ (1970) Discriminative punishment and conditioned emotional response. Learn Motivat 1:1–17
Cook L, Davidson AB (1973) Effects of behaviorally active drugs in a conflict-punishment procedure in rats. In: Garattini S, Mussini E, Randall LO (eds) The benzodiazepines. Raven, New York, pp 327–345
Dantzer R (1977) Behavioral effects of benzodiazepines. A review. Biobehav Rev 1:71–86
Dorow R, Horowski R, Paschalka G, Amin M, Braestrup C (1983) Severe anxiety induced by FG 7142, a β-carboline ligand for benzodiazepine receptors. Lancet II:98–99
Eison MS (1984) Use of animal models: toward anxioselective drugs. Psychopathology [Suppl 1] 17:37–44
Emmett-Oglesby M, Spencer D, Lewis M, Elmesallamy F, Lal H (1983) Anxiogenic aspects of diazepam withdrawal can be detected in animals. Eur J Pharmacol 92:127–130
File SE (1980) The use of social interaction as a method for detecting anxiolytic activity of chlordiazepoxide-like drugs. J Neurosci Method 2:219–238

Gardner CR, Guy AP (1984) A social interaction model of anxiety sensitive to acutely administered benzodiazepines. Drug Dev Res 4:207–216

Geller I, Seifter J (1960) The effects of meprobamate, barbiturates, d-amphetamine and promazine on experimentally induced conflict in the rat. Psychopharmacologia 1:482–492

Haefely W (1985) Biochemistry of anxiety. Ann Acad Med Singapore 14:81–83

Haefely W, Polc P (1986) Physiology of GABA enhancement by benzodiazepines and barbiturates. In: Olsen RW, Venter JC (eds) Benzodiazepine-GABA receptors and chloride channels: Structural and functional properties. Liss. New York, pp 97–133

Lal H, Emmett-Oglesby MW (1983) Behavioral analogues of anxiety. Animal models. Neuropharmacology 22:1423–1441

Lal H, Fielding S (1984) Antagonism of discriminative stimuli produced by anxiogenic drugs as a novel approach to bioassay anxiolytics. Drug Dev Res 4:3–21

Marriott AS, Smith EF (1972) An analysis of drug effects in mice exposed to a simple novel environment. Psychopharmacologia 24:397–406

Ninan PT, Insel TM, Cohen RM, Cook JM, Skolnick P, Paul SM (1982) Benzodiazepine receptor-mediated experimental "anxiety" in primates. Science 218:1332–1334

Polc P, Bonetti EP, Schaffner R, Haefely W (1982) A three-state model of the benzodiazepine receptor explains the interactions between the benzodiazepine antagonist Ro 15-1788, benzodiazepine tranquillizers, β-carbolines and phenobarbitone. Arch Pharmacol 321:260–264

Poschel BPH (1971) A simple and specific screen for benzodiazepine-like drugs. Psychopharmacologia 19:193–198

Prado de Carvalho L, Grecksch G, Chapouthier G, Rossier J (1983) Anxiogenic and non-anxiogenic benzodiazepine antagonists. Nature 301:64–66

Sacra P, Rice WB, McColl JD (1957) A "cat and mouse test" for studying changes in conflict behavior. Can J Biochem Physiol 35:1151–1152

Salt JS, Taberner PV (1984) Differential effects of benzodiazepines and amphetamine on exploratory behaviour in weanling rats: An animal model for anxiolytic activity. Progr Neuropsychopharmacol Biol Psychiatr 8:163–169

Sepinwall J (1986) Behavioral effects of antianxiety agents: Possible mechanism of action. Fed Proc (im Druck)

Thiébot MH, Jobert A, Soubrié P (1980) Chlordiazepoxide and GABA injected into raphé dorsalis release the conditioned behavioral suppression induced in rats by a conflict procedure without nociceptive component. Neuropharmacology 19:633–641

Thiébot MH, Childs M, Soubrié P, Simon P (1983) Diazepam-induced release of behaviour in an extinction procedure: Its reversal by Ro 15-1788. Eur J Pharmacol 88:111–116

Treit D, Pinel JPJ, Fibiger HC (1981) Conditioned defensive burying: A new paradigm for the study of anxiolytic agents. Pharmacol Biochem Behav 15:619–626

Vogel JR, Beer B, Clody DE (1971) A simple and reliable conflict procedure for testing anti-anxiety agents. Psychopharmacologia 21:1–7

Neurobiologische Aspekte der Angst*

M. Ackenheil, T. Duka

Die Definition der Angst bedarf einer tiefen Einsicht in die Art und Weise, wie die Menschen verschiedener Kulturen diese Gefühlslage erfahren und zum Ausdruck gebracht haben.

Das Wort kommt ursprünglich aus dem Griechischen und bedeutet Erwartung einer nicht erkennbaren Gefahrenquelle. Es ist jedoch angezeigt, Angst von Furcht zu unterscheiden, welch letztere das Wissen um eine drohende Gefahr beinhaltet. Obwohl Angst als physiologischer Vorgang angesehen werden könnte, der notwendig ist, den Organismus auf den Umgang mit einer nahenden Gefahrensituation vorzubereiten („normale" Angst), beinhaltet der Zustand oft einen unangemessenen pathologischen Abwehrmechanismus, der aus unbekannter Ursache im Organismus entsteht („pathologische" Angst).

Entsprechend der Definition sollte man nicht nach äußeren Ursachen einer solchen pathologischen Angst forschen. Eher muß man das biologische System des Gehirns erforschen, dessen Fehlfunktion diesen unangemessenen emotionalen Zustand der Angst veranlaßt. Eine Möglichkeit hierzu wäre es, Angstzustände zu untersuchen, die chemisch oder pharmakologisch hervorgerufen werden und wobei der Zusammenhang biochemischer und endokrinologischer Veränderungen mit den Erscheinungsbildern der Angst erforscht werden könnte. Ein zweiter Weg wäre, die Wirkungsmechanismen von Substanzen zu erforschen, wie z. B. der Benzodiazepine (BZD), Barbiturate und Opiate, die in der Behandlung der Angst klinisch erprobt sind.

James-Lange-Theorie zur Erklärung des Phänomens Angst

Diese Theorie kann bis zum Ende des letzten Jahrhunderts zurückverfolgt werden; sie besagt, daß die Wahrnehmung peripherer Symptome ebenso wie erhöhte Plasmaspiegel von Noradrenalin (NA), erhöhte Herzfrequenz, Atemfrequenz und Blutdruck, die Gefühlslage, die als Angst charakterisiert wird, hervorrufen. Solche Faktoren jedoch, die aus der Veränderung autonomer Aktivitäten resultieren, stehen möglicherweise nicht im Zusammenhang mit der Pathologie der Angst, sondern spiegeln eine sekundäre physiologische Reaktion wider; konsequenterweise vermindern β-Blocker diese Angstsymptome, beseitigen jedoch nicht ihre Ursache.

---

* Wir danken Dr. D. N. Stephens für seine kritischen Anmerkungen und wertvollen Ratschläge bei der Erstellung des Manuskripts.

Angsthypothese des noradrenergen Locus coeruleus

Tierstudien ließen lange Zeit vermuten, daß Streß- oder Angstreaktionen mit erhöhter noradrenerger Aktivität im Gehirn verbunden sein könnten. Tatsächlich ließ sich ein erhöhter Noradrenalin-(NA-)Umsatz nach Fußschock, Kälte- oder Hitzestreß, Ruhigstellung, angestrengter Bewegung und anderen streßerzeugenden Verfahren nachweisen (Corrodi et al. 1971; Lidbrink et al. 1972; Stone 1975). Eine gesteigerte Funktion des adrenergen Systems wurde auch beim Menschen in Situationen, die mit Angst verbunden waren, nachgewiesen (Bogdonow et al. 1960; Mendelson et al. 1960). Neuere Tierstudien ergaben, daß der Locus coeruleus (LC) der größte NA-erzeugende Nukleus und das primäre Kerngebiet zentraler noradrenerger Innervation ist, von wo aus Fasern, die durch das dorsale NA-Bündel laufen, sich zum Mittelhirn und zu periaquäduktalen Neuronen, ebenso zum Hippokampus und Kortex ausbreiten. Der LC empfängt NA-Neurone, die ihren Ursprung in der Formatio reticularis, dem zentralen Höhlengrau, den sensorischen Kerngebieten des Hirnstamms und dem Hinterhorn des Rückenmarks haben (Grant u. Redmond 1981; Khachaturian u. Watson 1982). Diese anatomischen Zusammenhänge, die einen kompletten Feedbackablauf darstellen, haben mit Strukturen zu tun, die Schmerz und Furcht auslösen. Sie könnten die Qualität und Intensität von Emotionen bestimmen, die in Beziehung zu Vergangenheitserlebnissen oder der Art der Experimentalsituation stehen. Die elektrische Stimulation des LC bei Affen hat Wirkungen hervorgerufen, die mit denen von Furchtsituationen identisch sind (Bertrand 1969), und zwar mit allen somatischen und verhaltensmäßigen Erscheinungen. Dazu kommt, daß die Funktion des LC pharmakologisch durch α_2-Autorezeptorblocker oder Stimulanzien modifiziert werden kann. α_2-Autorezeptoren regulieren die NA-Freisetzung, und eine Yohimbin- oder Piperoxanblockade dieser Rezeptoren führt zu einem Anstieg der NA-Freisetzung und zu Verhaltenseffekten, die denjenigen, welche durch eine Aktivierung des LC bewirkt werden, ähnlich sind (Cedarbaum u. Aghajanian 1976; Scatton et al. 1980). Die Gabe von Yohimbin bei Tieren erzeugt eine verstärkte elektrische Aktivität des LC (Redmond 1982). Bilaterale Zerstörung des LC, ebenso wie der Einsatz von Medikamenten, z. B. Opiaten und Clonidin, welche die Aktivierung von LC-Neuronen reduzieren, antagonisieren diese Verhaltensreaktionen (Khachaturian u. Watson 1982; Redmond 1982). Weitere experimentelle Befunde für die Bedeutung des noradrenergen Systems bei Angst sind durch Versuche am Menschen erreicht worden. So wurde berichtet, daß die Gabe von Yohimbin emotionale Zustandsbilder auslösen kann, die der Angst gleichen (Holmberg u. Hershon 1961).

In einer vor kurzem durchgeführten klinischen Studie wurden 6 depressive Patienten, die nicht auf trizyklische Antidepressiva ansprachen, mit Yohimbin behandelt. Nach 7 Tagen mußte die Behandlung unterbrochen werden, da die Patienten unter Angstsymptomen litten (Unruhe, Furcht und innerer Spannung). Bei diesen Patienten wurden Plasma-NA-Spiegel gefunden, die weit über der Norm lagen, ebenso war der Blutdruck erhöht. Die Gabe von Lormetazepam oder Diazepam bewirkte einen Abfall der erhöhten Plasma-NA-Spiegel ebenso wie des Blutdrucks und schwächte die Verhaltensreaktionen ab (Laakman et al. 1982).

Clonidin, ein α_2-Autorezeptorstimulans, das zu einem Abfall des Plasma-NA-Spiegels führt, ist auch mit Erfolg bei der Behandlung von panikartigen Verstimmungen, Angstneurosen oder Opiatentzugssyndromen (Gold et al. 1978; Redmond 1982) eingesetzt worden. Allerdings war diese Wirkung nicht für eine Dauerbehandlung geeignet.

Entzug von Medikamenten mit sedativer Wirkung ruft oft ein Syndrom hervor, das der Aktivierung des noradrenergen Systems gleichkommt. Bei solchen Gelegenheiten wurden auch Angstsymptome beobachtet. So kann der Abbruch einer Opiat- und Benzodiazepin-(BZD-)Langzeitbehandlung ein Angstsyndrom hervorrufen, das durch Unruhe, Agitation, innere Spannung und in besonderen Fällen durch paranoide Reaktionen und Delirien gekennzeichnet ist (Gold et al. 1978; Petursson u. Lader 1981). Abbruch einer Methadonanwendung oder beschleunigter Naloxonentzug bei Süchtigen führt zu einem Anstieg des Plasmaspiegels von MHPG (Methoxyhydroxyphenylglykol, ein NA-Metabolit; vgl. Charney et al. 1984). Erhöhte MHPG-Spiegel im Liquor wurden auch bei Alkoholikern während deliranter Zustände gefunden, einer Situation, die auch für Angstattacken relevant ist (Ackenheil et al. 1978).

In einer neueren Studie mit freiwilligen Versuchspersonen wiesen wir nach, daß Ro 15-1788, ein BZD-Antagonist, 24 h nach einer einzigen Injektion von Lormetazepam und Flunitrazepam in hoher Dosierung einen beschleunigten Entzug ermöglicht. Ein Anstieg des Plasma-NA-Spiegels von 20% während subjektiver Angstanzeichen (innere Spannung, Unruhe und Furcht) bemerkt, die durch

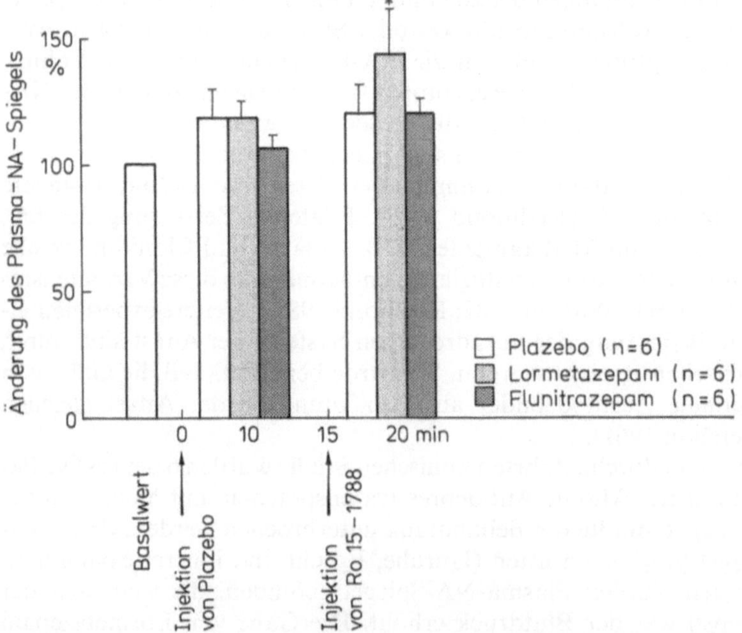

Abb. 1. Plasma-NA-Spiegel nach Gabe von Ro 15–1788 (0,1 mg/kg KG i. v.) 25 h nach der Behandlung mit Lormetazepam (0,06 mg/kg KG), Flunitrazepam (0,03 mg/kg KG) oder Plazebo

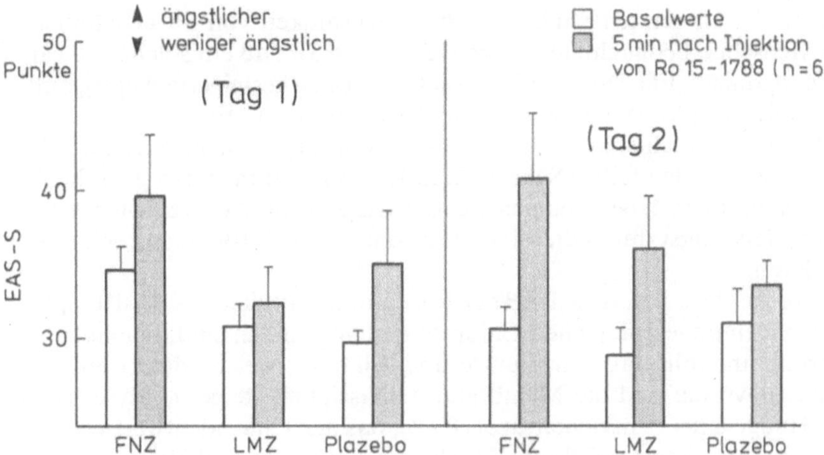

Abb. 2. Veränderungen in der Erlanger Angstskala (EAS) 5 min nach Gabe von Ro 15–1788 (0,1 mg/kg KG i. v.) 15 min (Tag 1) und 24 min (Tag 2) nach i. v.-Behandlung mit Flunitrazepam (FNZ) (0,03 mg/kg KG), Lormetazepam (LMZ) (0,06 mg/kg KG) oder Placebo

die Erlanger Angstskala ("state") (EAS-S) gemessen worden sind (Abb. 1 und 2). Andere Symptome wie Schweißausbruch, Übelkeit und Hitze begleiteten die Veränderung der Gefühlslage (Dorow u. Duka 1985; Duka et al. 1984).

Wirkung von Benzodiazepinen

Ein anderer Weg, den neurobiologischen Ursachen der Angst näher zu kommen, eröffnet sich durch den erfolgreichen therapeutischen BZD-Einsatz. Obwohl die neurochemische Voraussetzung für diesen Erfolg über fast 20 Jahre seit der Anwendung des ersten BZD Chlordiazepoxid unbekannt war, hat der Nachweis spezifischer BZD-Rezeptoren im ZNS einen spektakulären Fortschritt in unserem Angstverständnis erbracht. Es ist jetzt bekannt, daß die BZD-Rezeptoren mit Rezeptoren des hemmenden Transmitters γ-Aminobuttersäure (GABA) in Verbindung stehen und daß die BZD eine Steigerung der Wirksamkeit von GABA, die Membrandurchlässigkeit von Chloridionen zu erhöhen, hervorrufen. Der Nachweis von BZD-Rezeptoren führt folgerichtig zu der Annahme, daß ein natürlicher Ligand für solche Rezeptoren im Gehirn vorhanden sein muß. Angst ließe sich so aus dem Mangel eines natürlichen Liganden für den BZD-Rezeptor erklären.

Diese Annahmen haben sich bei der Suche nach einem natürlichen Liganden (Braestrup et al. 1980) verdeutlicht. Es wurden dabei β-Carbolinderivate als potente Liganden für zentrale BZD-Rezeptoren nachgewiesen. Die ersten β-Carboline jedoch erzeugten – trotz hoher Affinität zu BZD-Rezeptoren – Wirkungen, die denjenigen der klassischen BZD entgegenstanden. Zur Unterscheidung gegenüber Ro 15-1788, einer ziemlich neutralen Substanz, die als Antagonist zu den klassischen BZD fungiert, wurde der Name "inverse agonist" für solche Substanzen geprägt. In der allerersten Studie über die Wirksamkeit von β-Carbolinderivaten beim Menschen beobachteten Dorow et al. (1983), daß ein solcher "β-carboline inverse agonist", FG 7142, bei 2 Versuchspersonen gesteigerte Angstgefühle hervorrief. Die Symptome wurden als innere Spannung und Erregung beschrieben, begleitet von Gesichtshautreaktionen und Wärmegefühlen. Bei einer der Versuchspersonen wurden kalter Schweiß und Konzentrationsunfähigkeit beobachtet. Obwohl ethische Überlegungen weitere Untersuchungen verboten, ist es offensichtlich, daß Angst durch die Manifestationen an BZD-Rezeptoren ausgelöst werden kann.

Die weitere Entdeckung, daß die BZD-Rezeptoren mit den GABA-Rezeptoren und dem ihnen angeschlossenen Chloridkanal verbunden sind, macht einen Hinweis darauf sinnvoll, daß Barbiturate und Alkohol, welche direkt auf den Chloridkanal einwirken und die Membrandurchlässigkeit steigern, Anxiolytika sind und daß umgekehrt Pentylentetrazol (PTZ), das den Chloridleitwert vermindert, beim Menschen Angstanfälle auslöst (Rodin u. Galhoun 1970).

Obwohl weiterhin nach endogenen Substanzen geforscht wird, die am BZD/GABA-Rezeptorchloridkanal aktiv sind, sollten wir berücksichtigen, daß – obwohl dieses System für die anxiolytische Wirksamkeit von BZD, Barbituraten und Alkohol fundamental zu sein scheint und "BZD inverse agonists" und PTZ Angstgefühle auslösen – diese Erkenntnis doch nicht wichtig ist für die normale Pathogenese der Angst. Eher kann uns dieses System einen gangbaren Weg für die indirekte Manipulation anderer Systeme aufweisen, deren Fehlfunktion für die Entstehung der Angst von zentralerer Bedeutung ist.

Wirkung von Opiaten

Opiate sind eine andere Medikamentengruppe, deren anxiolytische Eigenschaften bekannt sind. In verschiedenen Tierstudien unter unterschiedlichen experimentellen Bedingungen, bei denen angstähnliche Situationen hervorgerufen wurden, konnten die anxiolytischen Effekte der Opiate nachgewiesen werden (Millan u. Duka 1981).

Hill et al. (1952a, b) haben den Einfluß der Angst auf Schmerzreaktionen geprüft und berichten, daß Morphin Schmerzreaktionen nur mindert, wenn der Angstpegel besonders hoch ist; bei der Vorwegnahme von Angst vor Schmerzen (entspannte Atmosphäre, Vertrautwerden mit Apparaten und Vorgängen, eine Selbstkontrolle der Beeinflussung des schmerzauslösenden Stimulus) hatte Morphin keine Wirkung auf die Schmerzreaktionen. Die Entdeckung von endogenen Opiaten im Gehirn, die isoliert und exogen untersucht, Effekte aufwiesen, die mit denen bekannter Opiate identisch waren, regte die Diskussion über den Zusammenhang der Opiate mit der Angstmanifestation an. Der erste Hinweis darauf war die Entdeckung, daß Naloxon (NLX), ein spezifischer Opiatantagonist, bei einem Tierversuch die gegenwirksamen Effekte von BZD hemmen konnte (Duka et al. 1981). Vor kurzem versuchten wir, solche Beobachtungen am Menschen sichtbar zu machen.

Patienten (Duka et al. 1982), die sich in stationäre Behandlung begaben, um sich einem kleineren orthopädischen Eingriff zu unterziehen, wurden auf ihre

Angst hin überprüft. Nur diejenigen mit großem Angstgefühl nahmen an der Studie teil und wurden ausschließlich mit Diazepam (DZP) oder mit DZP in Kombination mit NLX behandelt. Wie erwartet, minderte DZP das Angstgefühl, und NLX schwächte den Effekt stark ab. In der Plazebogruppe, die Propylenglykol 20% anstatt DZP erhielt, war kein Effekt zu bemerken.

Bei einem ähnlichen Experiment mit freiwilligen Versuchspersonen (Duka et al. 1984) blockierte NLX auch teilweise den anxiolytischen Effekt von Lormetazepam (LMZ), einem BZD-Derivat. Ein ähnlicher Effekt, der in abgemilderter Form bei einer Gruppe auftrat, die statt LMZ Plazebo erhielt, wurde auch durch NLX hervorgerufen. Dies bewirkte, daß unter unseren experimentellen Bedingungen die Erwartung der Medikamentenwirkung das Angststimulans war, z. B. allein schon die Injektion auf die Patienten entspannend wirkte. Das ließ uns auf einen Zusammenhang des endorphinen ZNS mit den anxiolytischen Effekten sowohl von BZD wie auch von Plazebo schließen. Augenscheinlich gibt es einen Zusammenhang zwischen der Aktivierung des endorphinen ZNS und angstauslösenden Situationen sowie den anxiolytischen Eigenschaften der Endorphine, sowohl beim Menschen wie beim Tier (Millan u. Duka 1981).

Das Vorhandensein von Opiatrezeptoren im Locus coeruleus und die Wechselwirkungen zwischen norepinephrinen und opioidpeptiden Neuronen innerhalb derselben Struktur könnte auf einen ähnlichen Mechanismus hinweisen, der den Zusammenhang endogener Opiate mit dem Phänomen der Angst betrifft (Khachaturian u. Watson 1982).

Biochemische Untersuchungen von Angst- und Streßzuständen

Ein anderer Untersuchungsansatz geht zur Erforschung der Angst von experimentellen Belastungssituationen aus. Es wird dabei die Reaktion eines Individuums auf externe Stimuli, z. B. experimentelle Belastungssituationen, untersucht. Die Reaktion des Individuums wird mit physiologischen und biochemischen Methoden erfaßt. Diese Untersuchungen wurden insbesondere im Hinblick auf Individualspezifität und Situationsspezifität durchgeführt. Als Belastungssituation wurden u. a. gewählt: Cold-pressure-Test, Lärm, eine Rechenaufgabe und eine körperliche Belastung. Die Versuchspersonen reagierten am stärksten auf die Rechenaufgabe, welche als sozialer Streß angesehen wird. Hier wurde eine deutliche Erhöhung des NA-, des Adrenalin-(A-)Spiegels und verschiedener physiologischer Parameter wie Herzfrequenz, Pulswellengeschwindigkeit als Maß für den Blutdruck und Hautleitreaktion gefunden. Der Vergleich der Reaktionen während der Situation Rechnen und Ergometer ergab eine relativ stärkere A-Ausschüttung während der Rechensituation, wohingegen NA stärker während der Ergometersituation sezerniert wurde (Abb. 3 und 4). Da die Situation Rechnen als wesentlich unangenehmer empfunden wurde, kann vermutet werden, daß A eher mit Angstzuständen einhergeht als NA. Im Hinblick auf die Frage der Individualspezifität unterschieden sich Männer von Frauen. Männer wiesen eine höhere NA- und A-Sekretion während aller Situationen auf. Die Katecholaminwerte korrelierten während der Belastungssituationen mit dem Anstieg der Herzfrequenz und der Pulswellengeschwindigkeit.

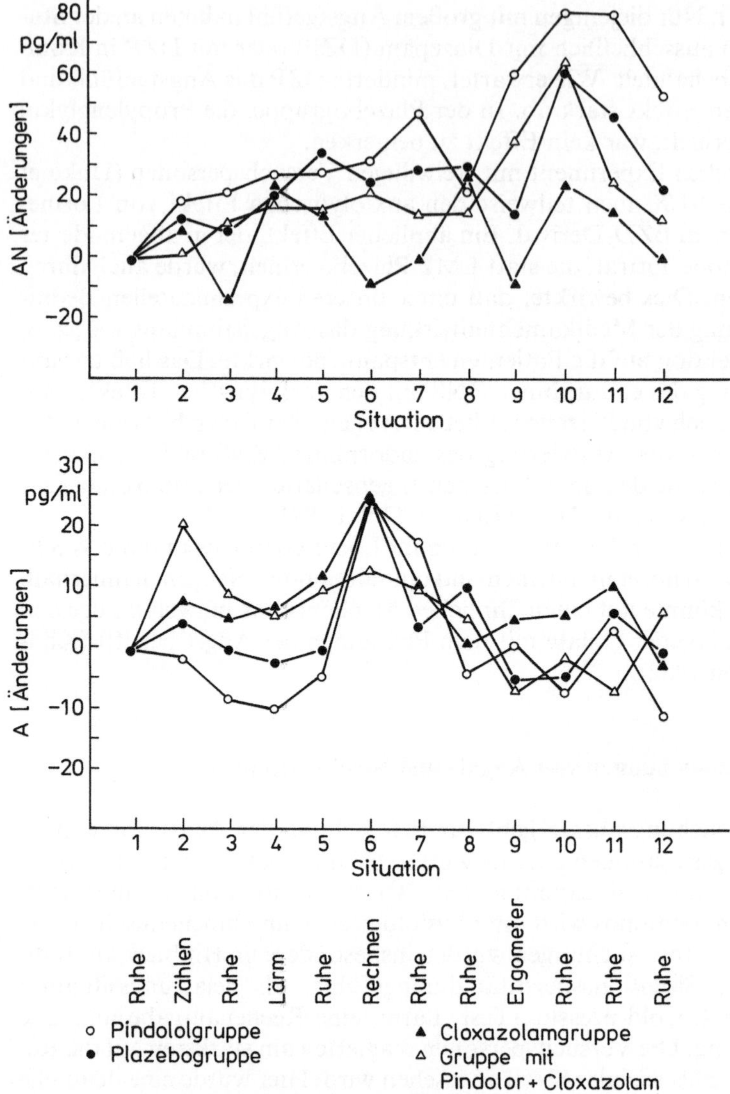

Abb. 3. Plasma-NA- und Plasma-A-Spiegel während verschiedener experimenteller Belastungssituationen in den verschiedenen Pharmakongruppen

Andere Hormone, wie Prolaktin, Wachstumshormon und Kortisol, zeigten bei diesen kurzzeitigen Belastungssituationen keine deutlichen Veränderungen. Lediglich beim Kortisol fanden wir einen geringen Anstieg nach der Rechensituation und nach der Ergometerbelastung. Dieser Anstieg konnte durch Gabe von β-Blockern reduziert werden (Albus et al. 1984).

Psychiatrische Patienten, Schizophrene und Depressive, die häufig das Symptom Angst aufweisen, unterscheiden sich von Kontrollpersonen ebenfalls durch erhöhte NA-Sekretion und Herzfrequenz, durch das EMG und andere physiolo-

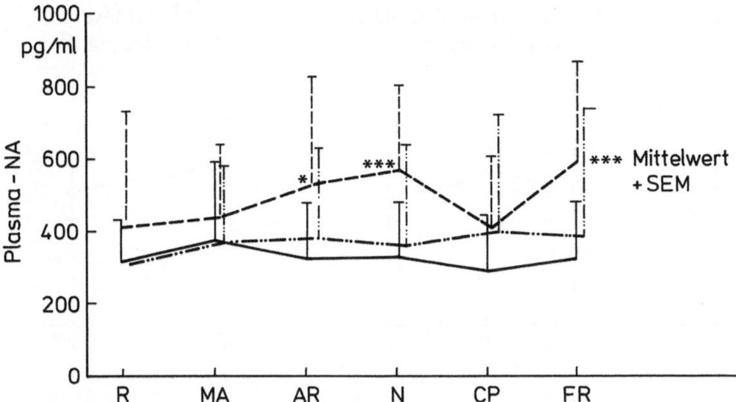

Abb. 4. Plasma-NA-Spiegel während experimenteller Belastungssituationen, *R* Ruhe, *MA* Rechenaufgabe, *AR* aktive Entspannung, *N* Lärm, *CP* Cold-pressure-Test, *FR* Endruhe, ––– Schizophrene, –·–·· Depressive, ––– Kontrollen

gische Parameter. Die Reaktion auf die Belastungssituation fiel jedoch geringer aus (Ackenheil u. Engel 1981).

β-Rezeptoren an peripheren Blutzellen

Für die Reaktion des Organismus auf einen Reiz spielt nicht nur die Freisetzung der Transmitter eine Rolle, es kommt auch wesentlich auf die Empfindlichkeit der Rezeptoren an, mit denen sie in Wechselwirkung treten. Neuere Methoden erlauben, die Dichte und die Empfindlichkeit von α-, β- und Dopaminrezeptoren an peripheren Blutzellen zu messen. Diese Rezeptoren spiegeln möglicherweise die Verhältnisse im Gehirn wider. Im Rahmen von Untersuchungen, die unsere Arbeitsgruppe an psychiatrischen Patienten erhob, wurden auch α-, β- und Spiroperidolbindungsstellen an Gesunden im Verlauf einer zirkadianen Rhythmik gemessen (Fröhler et al. 1985). Gesunde Kontrollpersonen zeigten den höchsten Wert für β-Rezeptoren um 8 Uhr. Dieser Wert nimmt im Verlaufe des Tages ab (Abb. 5). Gleichzeitig ist auch der Plasma-NA-Spiegel erhöht (Abb. 6). Das subjektive Gefühl der Angst, welches anhand der Eigenschaftswörterliste von Jahnke (Janke u. Debus 1978) registriert wurde, und die Befindlichkeit, die anhand der Zerssen-Skala (v. Zerssen et al. 1970) gemessen wurde (Abb. 7), zeigt zum Zeitpunkt der höchsten NA-Sekretion und der höchsten Aktivität der β-Rezeptoren den stärksten Grad der Angstgefühle, wenn der nächtliche 2-Uhr-Wert außer acht gelassen wurde, weil die Probanden geweckt wurden. Dies könnte die β-Rezeptorenhypothese der Angst unterstützen.

Zusammenfassend haben wir die mögliche Beteiligung von mehreren Neurotransmittersystemen bei der Pathogenese der Angst aufgezeigt. Ob eine menschliche Gefühlsregung jedoch durch so modellhafte Reduktionen dargestellt werden kann, ist zu bezweifeln. Andererseits ist es unerläßlich, daß zum besseren Verständnis des pathologischen Zustandes Angst die Mitwirkung von opiaten, noradrenergen, GABA-ergen und BZD-Neurotransmittersystemen zu berücksichtigen sein wird.

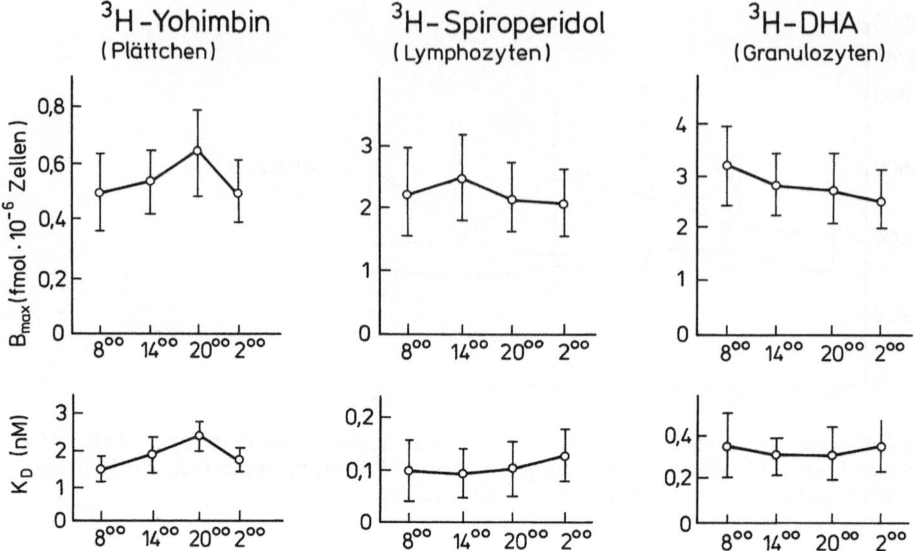

Abb. 5. α-(Yohimbin), β-[Dihydroalprenolol (DHA-)] und Spiroperidolbindungsstellen zu verschiedenen Tageszeitpunkten

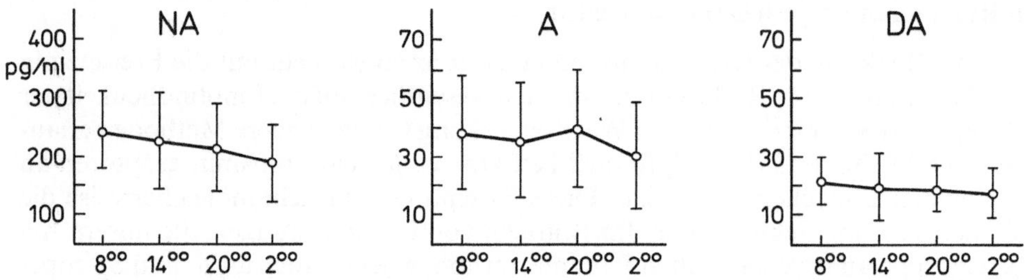

Abb. 6. Plasmaspiegel von NA, A und Dopamin (DA) zu verschiedenen Tageszeitpunkten

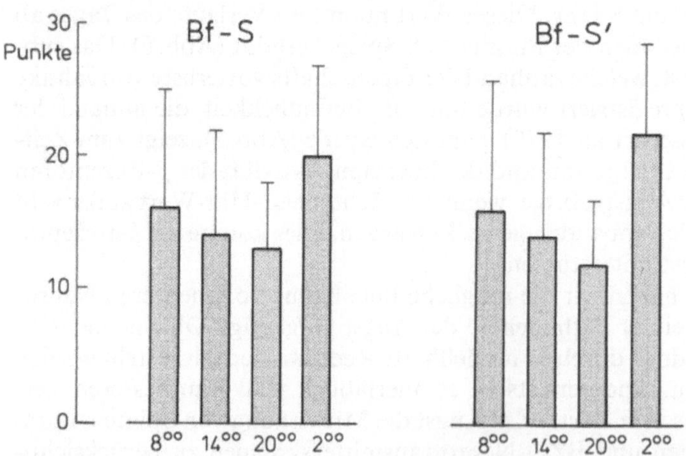

Abb. 7. Befindlichkeit *BFS* und *BFS'*, nach Zerssen-Skala zu verschiedenen Tageszeiten

Literatur

Ackenheil M, Engel R (1981) Streßuntersuchungen bei psychiatrischen Patienten. Münch Med Wochenschr 123/19:805–808

Ackenheil M, Athen D, Beckmann H (1978) Pathophysiology of delirious states. J Neural Transm [Suppl] 144:167–175

Albus M, Ackenheil M, Münch U, Naber D (1984) Ceruletide: A new drug for the treatment of schizophrenic patients? Arch Gen Psychiatry 41:528

Bertrand M (1969) The behavioral repertoire of the stump tail macque. Karger, New York

Bogdonow MD, Estes EH, Harlon WR, Trout DL, Kirshner N (1960) Metabolic and cardiovascular changes during a state of acute central nervous system arousal. J Clin Endocrinol 20:1333–1340

Braestrup C, Nielsen M, Olsen CE (1980) Urinary and brain β-carbonline-3-carboxylates as potent inhibitors of brain benzodiazepine receptors. Proc Natl Acad Sci USA 77:2288–2292

Braestrup C, Nielsen M, Honoré T, Jensen LH, Petersen EN (1983) Benzodiazepine receptor ligands with positive and negative afficacy. Neuropharmacology 22:1451–1457

Cedarbaum JM, Aghajanian GK (1976) Noradrenergic neurons of the locus coeruleus: Inhibition by epinephrine and activation by the alpha-antagonist piperoxane. Brain Res 112:413–419

Charney DS, Redmond DE Jr, Galloway MP et al. (1984) Naltrexone precipitated opiate withdrawal in methadone addicted human subjects: Evidence for noradrenergic hyperactivity. Life Sci 35:1263–1272

Corrodi H, Fuxe K, Lidbrink P, Olson L (1921) Minor tranquilizers, stress and central catecholamine neurons. Brain Res 29:1–16

Dorow R, Duka D (1985) Anxiety: its generation by drugs and by there withdrawal. In: Biggio G, Costa E (eds) Gabaergig transmission and anxiety. Raven, New York

Dorow R, Horowski R, Paschelke G, Amin M, Braestrup C (1983) Severe anxiety induced by FG 7142, A β-carboline ligand for benzodiazepine receptors. Lancet II:98–99

Duka T, Cumin R, Haefely W, Herz A (1981) Naloxone blocks the effect of diazepam and meprobamate on conflict behavior in rats. Pharmacol Biochem Behav 15:115–117

Duka T, Millan M, Ulsamer B, Doenicke A (1982) Naloxone attenuates the anxiolytic effect of diazepam in perioperative patients. Life Sci 31:16–18

Duka T, Ackenheil M, Dorow R, Noderer J, Doenicke A (1984) Noradrenaline plasma levels during precipitated withdrawal by the benzodiazepine antagonist Ro 15-1788 after single benzodiazepine treatment. Abstract in Proceedings of the 14th Collegium Internationale Neuro-Psychopharmacologicum

Fröhler M, Saito Y, Ackenheil M et al. (1985) Catecholaminergic binding sites on blood cells of healthy volunteers with special respect of circadian rhythm. Pharmacopsychiatry 18/1:147–149

Gold MS, Redmond DE, Kleber HD (1978) Clonidine blocks acute opiate withdrawal symptoms. Lancet II:599–602

Grant SJ, Redmond DE (1981) The neuroanatomy and pharmacology of the nucleus locus coeruleus. In: Lal H, Fielding S (eds) Psychopharmacology of clonidine. Liss, New York, pp 5–27

Hill HE, Kornetsky CH, Flanary HG, Wikler A (1952a) Effects of anxiety and morphine on discrimination of intensities of painful stimuli. J Clin Invest 31:473–480

Hill HE, Kornetsky CH, Flanary HC, Wikler A (1952b) Studies of anxiety associated with anticipation of pain. Arch Neurol Psychiatry 67:612–619

Holmberg G, Hershon S (1961) Autonomic and psychiatric effects of yohimbine hydrochloride. Psychopharmacologia 2:93–106

Huang YH, Redmond DE Jr, Snyder DR, Maas JW (1976) Loss of fear following bilateral lesions of the locus coeruleus in the monkey (Abstracts). Neuroscience 2:573

Janke W, Debus G (1978) Eigenschaftswörterliste (EWL). Verlag für Psychologie, Hogrefe, Göttingen Toronto Zürich

Khachaturian H, Watson SJ (1982) Some perspectives on monoamine-opioid peptide interaction in rat central nervous system. Brain Res Bull 9:441–462

Laakman G, Dieterle D, Weiss L, Schmauss M (1982) New vistas in depression advances in the biosciences 40. Therapeutic and neuroendocrine studies using yohimbine and antidepressants in depressed patients and healthy subjects. Pergamon, New York, pp 295–301

Lidbrink P, Corrodi H, Fuxe K, Olson L (1972) Barbiturates and meprobamate: Decreases in catecholamine turnover of central dopamine and noradrenaline neuronal systems and the influence of immobilization stress. Brain Res 45:507–524

Mendelson J, Kubzansky P, Leiderman PH, Wexler D, Du Toit, Solomon P (1960) Catecholamine excretion and behavior during sensory deprivation. Arch Gen Psychiatry 2:147–155

Millan MJ, Duka T (1981) Anxiolytic properties of opiate and endogenous opiate peptides and their relationship to the actions of benzodiazepines. Mod Probl Pharmacopsychiatry 17:123–141

Nelson GN, Masuda M, Holmes TH (1966) Correlation of behavior and catecholamine metabolite excretion. Psychosom Med 28:216–226

Petursson H, Lader MH (1981) Withdrawal from long-term benzodiazepine treatment. Br Med J 283:643–645

Redmond DE (1982) Does clonidine alter anxiety in humans? TIPS 3:477–480

Rodin EA, Galhoun HD (1970) Metrazol tolerance in a „normal“ volunteers population. J Nerv Ment Dis 150:438–450

Scatton B, Zivkivic B, Dedek J (1980) Antidopamine properties of yohimbine. J Pharmacol Ther 215:494–499

Stone EA (1975) Stress and catecholamines. In: Friedhoff AJ (ed) Catecholamines and behavior, vol 2. Plenum, New York, pp 31–72

Zerssen D von, Koeller D-M, Rey ER (1970) Die Befindlichkeitsskala (B.-S.) – ein einfaches Instrument zur Objektivierung im Rahmen von Längsschnittuntersuchungen. Arzneimittelforsch 20:915

Angstreduzierende Wirkung von Psychopharmaka bei gesunden Personen – Überblick über Ergebnisse experimenteller Untersuchungen und Schlußfolgerungen zur Bedeutung des Probandenversuches zur Prädikation anxiolytischer Wirkungen bei Patienten mit Angstsyndromen

W. Janke, G. Debus, G. Erdmann

Einleitung

Dieser Beitrag soll aus der Perspektive der *Pharmakopsychologie* einen Beitrag zur Methodik der Bestimmung der anxiolytischen Wirkung psychotroper Substanzen leisten.

Die Pharmakopsychologie interessiert sich aus 2 Gründen für das Thema „Pharmaka und Angst". Einmal tut sie das im Rahmen der Grundlagenforschung: Innerhalb der *Somatopsychologie* wird mit Hilfe von Pharmaka als Forschungswerkzeugen den neurochemischen und neurophysiologischen Grundlagen des Angsterlebens und Angstverhaltens nachgegangen.

Zum zweiten versucht die Humanpharmakopsychologie wie die Animalpharmakopsychologie, meist als Verhaltenspharmakologie bezeichnet, *Modelle* für die Prognose anxiolytischer Psychopharmakawirkungen bei Patienten, bei denen als psychische Störung Angst vorherrscht, zu entwickeln. In diesem Sinne ist Pharmakopsychologie eine Zubringerwissenschaft für die sog. biologische Psychiatrie.

Wir gehen davon aus, daß die Leistungsfähigkeit der Humanpharmakopsychologie mindestens so gut sein müßte wie die der Animalverhaltenspharmakologie. Zusätzlich zu der guten Standardisierbarkeit hat der Humanversuch den Vorteil, daß am patientennäheren Subjekt gearbeitet werden kann. Damit ist nicht nur der größeren Vergleichbarkeit der Prüfmethodik und der Prüfmethoden Rechnung getragen. Entscheidenderweise kann in Rechnung gestellt werden, daß Angst vorerst und letztlich ein erlebensmäßig gegebenes psychisches Phänomen ist. Auch wenn durch neurophysiologische Methoden wie evozierte Potentiale und Messung der CNV Erleben bei Tieren in bestimmten situativen Kontexten plausibel gemacht werden kann, ist der Versuch mit dem Menschen grundsätzlich aussagekräftiger.

Die Pharmakopsychologie, die sich seit 1955 mit der angstreduzierenden Wirkung von Tranquillantien in vielen experimentellen Untersuchungen befaßt, hat mit großem Interesse und Erstaunen zur Kenntnis genommen, daß Kliniker und auch eine Reihe von Verhaltenspharmakologen in den letzten Jahren immer häufiger die Begriffe *Anxiolytika* oder *Antiangststoffe* benutzen. Dies löst die Assoziation aus, daß es eine Stoffgruppe gibt, die spezifisch bei Angst wirksam ist. Auch wenn der Begriff von den verschiedenen Autoren und Disziplinen hinsichtlich der einzubeziehenden Stoffe unterschiedlich gehandhabt wird, so scheint doch darüber Einigkeit zu bestehen, daß Tranquillantien vom Typ der Benzodiazepine die Hauptgruppe darstellen und daß dazu auch Meprobamat sowie Sedativa vom

Typ der Barbiturate und Alkohol gehören. Da Barbiturate und Alkohol nur eine geringe und Alkohol keine klinische Bedeutung haben, kommt es in klinischen Arbeiten oft zur Gleichsetzung der Begriffe *Tranquillantien* und *Anxiolytika*.

Die Berechtigung des Begriffs Anxiolytika für Tranquillantien (ggf. unter Einschluß von Sedativa und Alkohol) scheint in ganz besonderer Weise durch 3 Aspekte gegeben zu sein:

1) Wirksamkeit bei pathologischen nichtpsychotischen Angstzuständen,
2) vermutete oder nachgewiesene neurochemische Wirkungsmechanismen, nämlich Beeinflussung von GABA/Serotonin-Neurotransmittersystemen,
3) Vorhersage der klinischen Wirkungen durch das tierexperimentelle Modell.

Alle 3 Aspekte zusammen scheinen die Annahme nahezulegen, daß man mit diesen Stoffen nicht nur „Klinik" und animale Verhaltenspharmakologie auf einen Nenner gebracht hat, sondern zugleich der Neurochemie der Angst auf der Spur sei. Dabei scheint es so zu sein, daß man auf dieser Spur schon eine Menge von Hinweisen auf eine neurochemische Spezifität gefunden hat, die die Bezeichnung Anxiolytikum auch aus der Perspektive der vermittelnden Substrate und Prozesse begründen könnte.

Die Befunde der Humanpharmakopsychologie begründen jedoch keinen Optimismus für die Annahme, daß es spezifische Stoffe gibt, die Angst beeinflussen.

Unser Pessimismus stützt sich auf zahlreiche eigene Untersuchungen mit Tranquillantien, Sedativa, Neuroleptika und Analgetika, die in unseren Arbeitsgruppen in Marburg, Gießen, Düsseldorf und Würzburg gemeinsam oder jeweils allein von den einzelnen Mitgliedern, insbesondere von Debus, Erdmann und Boucsein sowie mit Stoll, Lehmann und Dietsch durchgeführt wurden. Ergänzt wurden die Befunde der eigenen Untersuchungen durch andere der Literatur entnommene (Zusammenfassungen bei Janke u. Debus 1968; Janke et al. 1979; Debus u. Janke 1980, 1986; Janke 1983, 1987).

Bei einem großen Teil der eigenen Untersuchungen traten die erwarteten Effekte nicht auf. Als Ursache dafür wurden im Laufe der Jahre die unterschiedlichsten Faktoren vermutet und die jeweiligen Konsequenzen gezogen. Die wichtigsten vermuteten Faktoren sind in der folgenden Zusammenstellung aufgeführt.

Vermutete Ursachen für fehlende „anxiolytische" Wirkungen
von Tranquillantien sowie eingesetzte Strategien
zur Verbesserung der Untersuchungspläne

1) Interindividuelle Variabilität:
   unausgelesen→ausgelesen
2) Mangelnde Reaktivität der Probanden:
   unausgelesene→emotional labile→ängstliche Probanden.
3) Zu unspezifische Angstinduktionsbedingungen:
   unspezifisches Arousal durch Lärm→spezifische Angst, z. B. öffentliches Sprechen, Ankündigung von Schmerzreizen.
4) Zu schwache angstinduzierende Bedingungen:
   elektrische Schläge→Sprechangst.
5) Mangelnde Methodensensitivität:
   singuläre Maße→Mehrebenendiagnostik.

Wie der Aufstellung zu entnehmen, betrafen unsere methodischen Bemühungen v. a. die Sensitivität, die Spezifität und die „Eindeutigkeit" der Probanden- und Situationsbedingungen sowie die Angemessenheit der Prüfmethoden.

Als Ziel aller Verbesserungen schwebte uns vor: 1) homogene Stichproben, 2) ängstliche, mindestens emotional labile Personen unter 3) starken Angstbedingungen 4) ohne gleichzeitige stärkere andere Emotionen, 5) mehrdimensionale Erfassung der Wirkungen durch Variablen des Erlebens und Verhaltens sowie korrelierende vegetative Maße.

Dieser Idealversuchsplan ist praktisch nicht erreicht worden. Nichtsdestoweniger wurden mit einigen Anordnungen Voraussetzungen geschaffen, die mit einiger Wahrscheinlichkeit eindeutige Wirkungen in Intensität und Qualität, d. h. stärkere anxiolytische Wirkungen, erwarten ließen.

Vor allem wurde sicherlich dem häufigen Einwand der zu geringen Angstintensität bei Gesunden mit der Situation des „öffentlichen Sprechens" Rechnung getragen (zur Anordnung: Erdmann et al. 1984). Wie die Angstskalierungen und die objektiven vegetativen Parameter ausweisen, handelt es sich dabei um sehr starke Angstzustände, die freilich zugleich situationsgebunden waren. Trotz dieser Verbesserungen haben wir oft insignifikante oder signifikante, aber nicht auf spezifische Angstreduktion hinweisende Ergebnisse erhalten.

Die wichtigsten unserer Ergebnisse wurden bereits von Debus u. Janke auf dem Wiener Kongreß des CINP 1978 problematisiert bzw. diskutiert (Debus u. Janke 1980).

In diesem Beitrag sollen aus den Ergebnissen, einschließlich der in den letzten Jahren gewonnenen, Schlußfolgerungen in pointierter Weise gezogen werden.

Unsere Schlußfolgerungen können unter 4 Punkten zusammengestellt werden. Es ist natürlich klar, daß die Schlußfolgerungen 2), 3) und 4) eng in ihren Aussagen zusammenhängen. Die Formulierung und die Auflistung der Schlußfolgerungen folgen den Untersuchungsanordnungen.

Schlußfolgerungen aus Untersuchungen bei gesunden Personen zur Rechtfertigung des Begriffs Anxiolytika für Tranquillantien

Die Bezeichnung *Anxiolytika* für Tranquillantien ist mißverständlich oder falsch aus folgenden Gründen:
1) Tranquillantien reduzieren Angst nicht grundsätzlich wirksamer als andere Stoffe (Neuroleptika, spezielle Antidepressiva).
2) Tranquillantien wirken nicht speziell bei ängstlichen und angsterfüllten Personen, sondern ebenso oder stärker bei allgemein erregten, gespannten und dysphorischen Personen.
3) Tranquillantien wirken nicht speziell in Angstsituationen, sondern ebenso oder stärker in allgemeinen Belastungssituationen, die zu Erregung, Spannung und Dysphorie führen.
4) Tranquillantien beeinflussen nicht speziell Angstzustände, sondern zugleich und ebenso stark oder mehr andere emotionale Zustände, die mit Erregung, Spannung und Dysphorie einhergehen.

Negative Befunde und Hinweise zur neurochemischen Spezifität von Angst aus dem Blickwinkel pharmakopsychologischer Untersuchungsbefunde, aufgegliedert nach den 4 Gründen

Mangelnde Präparatspezifität angstreduzierender Wirkungen

Pharmakopsychologische Untersuchungsbefunde

Ein Vergleich der in pharmakopsychologischen Experimenten erfaßten anxiolytischen Wirkungen verschiedener Klassen von ZNS-Hemmstoffen erbringt immer wieder, daß entgegen der Erwartungen die prototypischen Anxiolytika, die Benzodiazepine (BDZ) und Meprobamat, anderen Stoffen keineswegs überlegen sind. Auch Neuroleptika und Antidepressiva sowie zentrale Analgetika zeigen in mehreren Untersuchungen bei geeigneten Situations- und Probandenbedingungen eine Reduktion emotionaler Spannung einschließlich Angst.

Alle diese Präparate haben hinsichtlich ihrer Chemie, ihrer Wirkungsmechanismen sowie der beeinflußten neurophysiologischen und neurochemischen Systeme nur wenig oder gar nichts Gemeinsames. Auch hinsichtlich der Verhaltenswirkungen sind die Profile sehr unterschiedlich, ebenso hinsichtlich der klinischen Wirkungen. Gemeinsam scheint allen eine subjektive *desaktivierende Wirkung* zu sein.

Hinsichtlich der neurochemischen Spezifität der Angstbeeinflussung durch diese Pharmaka ergibt sich u. E. aus den Befunden, daß keine Schlußfolgerungen gezogen werden können. Bereits die 2 Grundtypen aus der Gruppe der Tranquillantien, nämlich BDZe und Meprobamat, lassen kein Postulat eines gemeinsamen neurochemischen Mechanismus zu, wenn man von der im Tierexperiment nachgewiesenen Verhinderung eines erhöhten Noradrenalin-(NA)-Turnovers unter Streß absieht.

In Tabelle 1 sei als Beleg eine „Statistik" zu der Hypothese der mangelnden Pharmakonspezifität angeführt.

Die „Statistik" zeigt das Ergebnis einer Auszählung signifikanter Ergebnisse aus unserer Arbeitsgruppe sowie anderer deutscher und amerikanischer Autoren. Kriterien waren Selbstbeurteilungen. Viele der Untersuchungen waren unter Streß- einschließlich Angstbedingungen durchgeführt worden.

Tabelle 1 verdeutlicht, daß klassische „Antiangststoffe" keineswegs in besonderem Maße wirksam sind.

Tabelle 1. Wirkungen verschiedener Psychopharmakagruppen auf emotionale Spannung bzw. innere Erregung (nach Selbstbeurteilung)

	Anzahl der Untersuchungen mit signifikanter Abnahme der emotionalen Spannung		
	Vorhanden	Nicht vorhanden	Gesamt
Tranquillantien	13	25	38
Sedativa	2	0	2
Neuroleptika	4	3	7
Gesamt	19	28	47

Diesen Punkt akzentuierend, kann festgestellt werden: Aus der Sicht der Humanpharmakopsychologie beeinflussen so viele unterschiedliche Stoffe Angst, daß es nicht sinnvoll scheint, den Begriff Anxiolytika für eine spezielle Gruppe von Stoffen, insbesondere Tranquillantien, zu reservieren.

Schlußfolgerungen für das Prädiktionsproblem

Bei Untersuchungen mit gesunden Personen läßt sich, wie im vorigen Abschnitt dargestellt, ableiten, daß subjektive Symptome von Angst, Erregung und Spannung durch alle Arten von desakivierenden Substanzen reduziert werden können. Auch Substanzen, die aufgrund des Tiermodells und der üblichen pharmakopsychiatrischen Klassifikation nicht zu den Anxiolytika gerechnet werden, v. a. Neuroleptika und Antidepressiva, sind bei Gesunden unter geeigneten Situations- und Personenbedingungen „emotionsdämpfend".

Die Schlußfolgerung, daß das Humanmodell mit gesunden Personen weniger gut differenziert und klinische Wirkungen prognostiziert als das Tiermodell, wäre nun aber vorschnell. Vielmehr könnte der umgekehrte Schluß gezogen werden, da der pharmakopsychologische Versuch ja *richtig* vorhersagt, daß auch „Nichtanxiolytika" wie Antidepressiva und Neuroleptika Symptome der Angst reduzieren können. Denn die Argumentation zur mangelnden Präparatspezifität läßt sich offenbar von den gesunden Probanden auf kranke Personen ausdehnen.

Aus mehreren gründlichen Sammelreferaten wird klar, daß angemessene, meist niedrige Dosen von *Neuroleptika* und *Antidepressiva* Angstsyndrome bei nicht-psychotischen Zuständen positiv beeinflussen, ganz zu schweigen von den Angstzuständen bei psychotischen Zuständen (Greenblatt u. Shader 1978). Als Beispiel hierfür sei die kürzlich von Pöldinger (1984) veröffentlichte Untersuchung mit Melperone in niedriger Dosierung bei Angstpatienten zitiert. Das Präparat zeigte in der Hamilton-Angstskala positive Wirkungen, die auch bei einem klassischen BDZ-Derivat nicht hätten besser sein können. Auch für viele andere Neuroleptika wurden mit den üblichen Angstskalen positive Effekte nachgewiesen, so etwa für Pimozid (Deberdt 1974) oder Haloperidol (Channabasavanna et al. 1978; Finnerty 1976) und besonders für Buspiron. Tranquillantien sind darüber hinaus in Vergleichsuntersuchungen Neuroleptika keineswegs unterlegen (etwa Channabasavanna et al. 1978).

Es ist zu vermuten, daß nicht nur diejenigen Neuroleptika und Antidepressiva mit sog. anxiolytischer Komponente bei Angstpatienten wirksam sind, sondern alle in geeigneter Dosierung, sofern nicht Nebenwirkungen somatischer Art und zu starke Sedierung eventuelle anxiolytische Wirkungen *maskieren*. Wichtiger noch als die Beeinflussung allgemeiner Angstzustände bzw. psychischer und vegetativer Dysregulation ist die Wirkung von „Nichtanxiolytika" auf sog. Panikzustände und phobische Ängste. Interessant in diesem Zusammenhang und sicherlich für die Theorien und Modelle zur Angst sehr wichtig ist, daß trizyklische Antidepressiva wie Imipramin oder Clomipramin und MAO-Hemmer wie Phenelzin, also Präparate mit völlig unterschiedlichen Wirkungsmechanismen, sog. Panikattacken und/oder phobische Zustände beeinflussen sollen (zusammenfassend Davis et al. 1981; Grunhaus et al. 1981). Weiterhin ist es natürlich hochbedeutsam für die tierverhaltenspharmakologisch begründete neurochemische Theorienbildung, daß die klassischen BZD-Tranquillantien *weniger* wirksam sein sollen, obwohl sie nach dem Tiermodell *wirksam* sind, während die tatsächlich bei diesen Zuständen wirksamen Antidepressiva nach dem Tiermodell *unwirksam* sind.

Mangelnde Personspezifität der Wirkungen sogenannter Anxiolytika bezüglich Angst

Pharmakopsychologische Untersuchungsbefunde

Es sollte erwartet werden, daß „Anxiolytika" in dem Maße wirksam werden, wie die Probanden habituell und aktuell ängstlicher sind.

Tranquillantien, Sedativa/Hypnotika, Neuroleptika und Antidepressiva scheinen jedoch in pharmakopsychologischen Untersuchungen bereits positiv wirksam zu sein, wenn die Probanden lediglich höhere Punktwerte in Tests zur Erfassung allgemeiner emotionaler und somatisch-vegetativer Labilität haben. Eine spezifische Auslese nach „Angst" erbringt offenbar keine eindeutigere Wirkung.

Tabelle 2 zeigt die Zusammenstellung von Untersuchungen, bei denen die Probanden nach ihrer allgemeinen emotionalen Labilität oder nach sog. „Angstfragebogen" (Taylor Manifest Anxiety Scale, Spielberger Anxiety Scale) ausgesucht wurden.

Diese Tabelle ist selbstverständlich nur als Hinweis zu werten, da die Aussagekraft der Zusammenstellung allein deshalb nicht groß ist, weil die Spielberger- und die Taylor-Skala nicht viel spezifischer sind als die Methoden, die zur Bestimmung der emotionalen und vegetativen Labilität herangezogen wurden, da beide Skalen sehr viele allgemeine Items enthalten. Leider liegen bislang keine besseren Daten vor.

Tabelle 2. Wirkung von Tranquillantien bei Personen mit hohen Werten bezüglich Angst oder allgemeiner emotionaler Labilität

	Angst/Ängstlichkeit		Emotionale Labilität	
	Anzahl der Untersuchungen			
	Signifikant	n. s.	Signifikant	n. s.
Tranquillantien	5	4	7	7
Sedativa/Hypnotika			1	1

Schlußfolgerungen für das Prädiktionsproblem

Das Bild, das sich bei gesunden Probanden in pharmakopsychologischen Untersuchungen zeigt, scheint auch für Patienten bei therapeutischer Anwendung zu gelten. Sogenannte Anxiolytika scheinen wirksam zu sein bei *allen* Patienten mit emotionalen und psychosomatischen Störungen. Diese Störungen können nur als Angst bezeichnet werden, wenn das Konzept so breit gefaßt wird, daß es u. E. nichts mehr mit dem Erleben von Angst zu tun hat.

Wie sich den bekannten Sammelreferaten von Freedman (1980), Greenblatt u. Shader (1978), Solomon u. Hart (1978) und Rickels (1978) unschwer entnehmen läßt, besteht keine differentielle Wirksamkeit von Tranquillantien zugunsten spezifischer Angstsyndrome.

In diesem Zusammenhang sei wieder hingewiesen auf die Unwirksamkeit von klassischen Tranquillantien bei Patienten mit Phobien und Panikangst, obwohl es sich dabei um besonders eindeutige und intensive *Angsterlebnisse* handelt.

Mangelnde Situationsspezifität der Wirkungen sogenannter Anxiolytika bezüglich Angst

Pharmakopsychologische Befunde

Anxiolytische Effekte von Antiangststoffen sollten am deutlichsten nachweisbar sein, wenn die Probanden sich in Angst befinden.

Damit sollten in Situationen, die lediglich zu unspezifischer Erregung oder zu anderen emotionalen Zuständen führen, die Effekte von sog. Anxiolytika weniger deutlich sein als in spezifischen Angstsituationen.

Tabelle 3 zeigt einige eher angstspezifische Situationen, die in pharmakopsychologischen Experimenten öfters realisiert wurden.

Tabelle 3. Experimentelle Angstsituationen

	Klasse	Beispiele für experimentelle Realisation
Androhung bzw. Antizipation oder Realisierung von aversiven Reizen und/oder Situationen	Schmerzreize	Elektrische Schläge[a], Injektionen[a], Operationen bzw. medizinische Eingriffe
	Physische Gefahren	Schwankender Boden
	„Furchtreize" (symbolische oder reale Darbietung)	Spinnen, Schlangen, neue Situationen
	Ich-bedrohende Situationen	Öffentliches Sprechen, Prüfungssituation, Explorationssituation

[a] Bei diesen Reizen und Situationen ist eine „reine" Angstinduktion i. allg. nicht möglich, weil Emotions- oder Wahrnehmungsqualitäten die Angstkomponente verdecken bzw. damit kontaminiert sind.

In den Untersuchungen unserer Arbeitsgruppe wurde zur Induktion unspezifischer Erregtheit diskontinuierliches weißes Rauschen von 90–95 dB(A) benutzt. Angst wurde meist durch die Antizipation von elektrischen Schmerzreizen oder einer Rede vor einem simulierten Publikum zu induzieren versucht (zur Technik s. Erdmann et al. 1984). Die letztgenannte Bedingung löst starke Angst aus, wie in mehreren Untersuchungen nachgewiesen wurde.

Tabelle 4 zeigt für 12 Tranquillantienuntersuchungen (davon 6 aus unserer Arbeitsgruppe) unter Angstbedingungen 6mal die erwarteten positiven Effekte. Bei den Untersuchungen mit unspezifischer Belastung durch Lärm ergab sich das

Tabelle 4. Angstreduzierende Wirkungen unter angstspezifischen und unspezifischen Emotionsbedingungen (Skalierung)

	Anzahl von Untersuchungen mit Reduktion experimenteller Angst durch Tranquillantien	
	Vorhanden	Nicht vorhanden
Schmerzantizipation (elektrische Schmerzreize)	3	3
Angstinduzierende Filme	0	2
Redeantizipation	2	1
Sonstige (z. B. Karussellfahrt)	1	0
Gesamt	6	6

Pharmaka: Clordiazepoxid (3mal), Diazepam (4mal), Emylcamat (2mal), Meprobamat (2mal), Triazolodiazepin (einmal)

	Anzahl von Untersuchungen mit Reduktion lärmbedingter Erregtheit durch Tranquillantien	
	Vorhanden	Nicht vorhanden
Intermittierendes weißes Rauschen [90–95 dB(A)]	3	3

Pharmaka: Clordiazepoxid (einmal), Diazepam (2mal), Meprobamat (einmal), Oxazepam (2mal)

gleiche Verhältnis. Es sei angemerkt, daß sich im Falle einer Einbeziehung von Sedativa/Hypnotika das Bild nicht verändern würde.

Wichtig wäre es natürlich zu wissen, ob klassische Nichtanxiolytika, v. a. Neuroleptika, eine Überlegenheit hinsichtlich ihrer emotional dämpfenden Wirkung unter allgemein erregenden, also nichtspezifischen Angstbedingungen zeigen würden.

Wünschenswert wäre ein faktorieller Plan zur Erfassung der Wechselwirkungen mit den beiden Präparattypen und den beiden Situationstypen.

Die folgende Tabelle zeigt den Plan.

Tabelle 5. Untersuchungsplan zur angstsituationsspezifischen Beeinflussung durch „Anxiolytika" und „Nichtanxiolytika"

	Unspezifischer emotionaler Zustand (z. B. durch Lärm)	Angstspezifischer emotionaler Zustand (z. B. Erwartung von aversiven Reizen/ Situationen)
Präparat mit vermuteter angstspezifischer Wirkung (z. B. Tranquillans)	…	…
Präparat mit vermuteter angstunspezifischer Wirkung (z. B. Neuroleptikum)	…	…

Schlußfolgerungen für das Prädiktionsproblem

Leider liegen nach unserem Wissen aus dem klinischen Bereich keine Untersuchungen vor, nach denen mit sog. Anxiolytika behandelte Patienten in besonderem Maße Angstsituationen besser, d. h. mit geringerer Angst, bewältigen können. Für allgemein erregende oder andere Emotionen als Angst induzierende Situationen müßten nach dem Konzept der angstspezifischen Wirkung von sog. Anxiolytika geringere oder keine Wirkungen erwartet werden. Heuristisch wertvoll wären dabei Versuchspläne, bei denen sog. Anxiolytika in angstauslösenden und in nicht spezifisch angstauslösenden Situationen Nichtanxiolytika in ihren Wirkungen gegenübergestellt würden.

Mangelnde Emotionsspezifität der Wirkungen sogenannter Anxiolytika

Pharmakopsychologische Untersuchungen

Würden sog. Anxiolytika spezifisch oder vorwiegend Angst beeinflussen, so wäre zu erwarten, daß in einem Wirkungsprofil mit verschiedenen Emotionen Spitzen („Maximalwirkungen") in solchen Subtests auftreten, die Angst oder ähnliche Emotionen erfassen.

Eine Dateninspektion von Untersuchungen unseres Arbeitskreises belegt diese Erwartung nicht.

Tabelle 6. Emotionsspezifität der Wirkungen von Tranquillantien in 10 Untersuchungen. Indikatoren: Eigenschaftswörterliste (EWL) oder Befindlichkeitsskalierung anhand von Kategorien (BSK) von Janke u. Debus (1978)

	Anzahl von Untersuchungen mit statistisch signifikanten Effekten von Tranquillantien unter experimentellen Angstbedingungen	
	Vorhanden	Nicht vorhanden
Angstreduktion	2	8
Erregungsreduktion	3	7
Stimmungsverbesserung	7	3

In Tabelle 6 sind aus 10 Untersuchungen unter experimentellen Angstbedingungen für 3 Emotionsqualitäten die signifikanten Ergebnisse aufgeführt. Die Erfassungsmethode war entweder die Eigenschaftswörterliste von Janke u. Debus (1978) oder eine davon abgeleitete direkte Skalierungsmethode emotionaler Zustände (sog. Befindlichkeitsskalierung anhand von Kategorien, BSK).

Entgegen der Erwartung finden sich die häufigsten signifikanten Effekte v. a. bei den Stimmungsbeurteilungen. Während in 7 von 10 Fällen signifikante Stimmungsveränderungen auftreten, sind die Einstufungen der Angst nur in 2 von 10 Fällen signifikant verändert.

Nach diesem Ergebnis wäre für die Tranquillantien eher die Bezeichnung "happy pills" als „Anxiolytika" gerechtfertigt.

Es ist offensichtlich, daß der Wirkungsprofilansatz in der hier verwendeten Art methodisch problematisch ist. Unmittelbare Einwände betreffen skalenspezifische Antwortstile und Tendenzen, die Angsteffekte maskieren könnten, sowie unterschiedliche Skalensensitivitäten als Folge von „Bodeneffekten" bei Angstskalierungen. Die letzteren sind deshalb denkbar, weil die Angstintensität bei gesunden Personen auch in experimentellen Situationen nur relativ gering ist. Viele weitere Einwände, etwa die relativ hohen Interkorrelationen verschiedener Skalen, sind möglich.

Notwendig erscheinen – wie bereits in früheren Arbeiten dargestellt und gefordert (Janke u. Debus 1975, S. 1188; Janke et al. 1979; Debus u. Janke 1980 S. 395) – experimentelle Untersuchungen, in denen entsprechend dem in Tabelle 2 angeführten Schema unterschiedliche Emotionsqualitäten vergleichbarer Intensität induziert werden, deren Beeinflussung durch Psychopharmaka verschiedener Zugehörigkeit geprüft wird.

Eine Untersuchung dieser Art, wenn auch nicht mit verschiedenen Stoffklassen, wurden von Janke et al. (in Vorbereitung) durchgeführt. Die wesentlichen hier relevanten Ergebnisse seien erwähnt. Nach einem 3 × 4-Plan wurden die Präparate Diazepam (5 mg), das Triazoloderivat GP 55129 (2 mg) und Placebo verabreicht und unter 4 Emotionsbedingungen geprüft. Die Emotionen Angst, Ärger, Freude sowie ein emotionsneutraler Befindlichkeitszustand wurden über situative Variationen herzustellen versucht. Die Bedingungen unterschieden sich lediglich in einer Art fiktiver Rückmeldung bei der Aufgabe, Zufallsfolgen durch Tastendruck herzustellen. Der Kernansatz bestand in dem Versuch, unter situativ und kognitiv möglichst vergleichbaren Induktionsbedingungen *qualitativ unterschiedliche* Emotionen herzustellen.

Die Wirkungen der Präparate wurden 2,5–3 h nach der Verabreichung mit Hilfe einer Reihe von Befindlichkeitstests (Eigenschaftswörterliste und Befindlichkeitsskalierung anhand von Kategorien nach Janke u. Debus (1978) geprüft. Subjektive physiologische Wirkungen im Bereich des vegetativen Nervensystems wurden über die Mehrdimensionale Körperliche Symptomliste nach Erdmann u. Janke (1978, unveröffentlicht) erfaßt, objektiv meßbare vegetative Veränderungen (Herzfrequenz, Blutdruck, elektrodermale Aktivität) wurden polygraphisch registriert.

Die Ergebnisse dieser Untersuchung sind leider komplexer als erwartet, was möglicherweise damit zusammenhängt, daß die geplanten Emotionen nur zum Teil eindeutig realisiert werden konnten. So ergab sich für die Ärgerbedingung zwar eine erhöhte vegetative Erregung, nicht aber die entsprechenden subjektiven Effekte. Bei der Angstbedingung war neben Angst auch die skalierte Ärgerintensität erhöht.

Bezüglich der Pharmakaeffekte ergaben sich folgende Ergebnisse:

Eines der beiden Tranquillantien, nämlich das Triazoloderivat GP 55129, vermindert die unter *Angst*bedingungen erhöhten Angstangaben. Dieses Ergebnis spricht für eine anxiolytische Wirkung von Tranquillantien. Betrachtet man die Ergebnisse unter *Freude*bedingung, so läßt sich ein Einfluß der Tranquillantien nicht feststellen. Eine Verminderung des Ärgers unter Ärgerbedingungen tritt erwartungsgemäß wegen der subjektiv nicht gelungenen Ärgerinduktion unter Nichtpharmakabedingungen nicht auf.

Nach diesen Ergebnissen könnten Tranquillantien doch spezifischer wirken als angenommen. Es ist aber denkbar, daß die Freudeintensität zu gering war, um einen Effekt nachzuweisen. Vor allem aber bleibt offen, ob Tranquillantien spezifisch angstreduzierend wirken. Es könnte ja durchaus sein, daß sie alle negativen Emotionsqualitäten und allgemeine unspezifische Erregung dämpfen bzw. mindern.

In jedem Fall sind weitere Untersuchungen abzuwarten.

Schlußfolgerungen für das Prädiktionsproblem

Bedauerlicherweise wurden Profilbetrachtungen der Angstwirkungen für Patienten nicht im gleichen Maße wie für gesunde Personen durchgeführt. Nichtsdestoweniger sprechen einige Patientenbefunde dafür, daß auch bei psychischen Störungen mit Angstsyndromen durch sog. Anxiolytika und auch Nichtanxiolytika weniger *Angsterleben* als allgemeine Erregtheit, Spannung und Verstimmtheit beeinflußt werden:

1) Signifikante Ergebnisse in klinischen Angstskalen beziehen sich vorrangig auf Symptome allgemeiner psychischer und somatischer (vegetativer und muskulärer) Erregung. In der Hamilton-Skala sind dies 12 von 14 Symptomen, von denen 7 ohnehin als körperliche Phänomene nach dem gegenwärtigen Erkenntnisstand angst*un*spezifisch sind, weil sie bei allen Arten von Emotionen und unspezifischer Erregtheit auftreten. Eindeutiger auf Angst im Sinne eines erlebensmäßig gegebenen emotionalen Zustands bezogen sind 5 von 20 Items der Selbstbeurteilungsform der Angstskala von Zung. Es scheint nun so zu sein, daß die therapeutische Wirkung von sog. Anxiolytika um so deutlicher wird, je angstunspezifischer die Items sind. Andererseits tritt die Pharmakonwirkung weniger oder gar nicht in Erscheinung, wenn die Items sich spezifisch auf das Erleben der Angst beziehen.

Es bleibt in Untersuchungen zu klären, ob – wie eine Auswertung von Deberdt (1974) nahelegt – gerade speziell angstbezogene Symptome weniger als allgemeine Symptome durch sog. Anxiolytika modifiziert werden.

2) Die in Fremdbeurteilungsskalen gegenüber Selbstbeurteilungsskalen deutlich stärkeren Wirkungen von Tranquillantien könnten nicht nur in Sensitivitätsunterschieden liegen. Eine Alternativdeutung wäre, daß die Pharmakaeffekte in Fremdbeurteilungsskalen deshalb deutlicher sind, weil die Beurteiler vorwiegend *unspezifische* Merkmale beurteilen können, nicht aber erlebte emotionale Befindlichkeit im Sinne von Angst.

3) Eine weitere offene Frage ist die folgende: Es erscheint denkbar und wahrscheinlich, daß die bei Neuroleptika und Antidepressiva stärkere vegetative und sedierende Wirkung negative subjektive Reaktionen auslöst. Damit könnte ein eventueller Einfluß auf die Angst bei diesen Pharmaka maskiert oder reduziert werden. Es ist weiterhin wahrscheinlich, daß bestimmte Personen die vegetativen, sedierenden und motorischen Effekte von Neuroleptika nicht tolerieren. Es könnte deshalb zu einer scheinbaren Unterlegenheit gegenüber Tranquillantien und Sedativa kommen. Eine solche Annahme wurde von Weiss et al. (1977) bei einem Vergleich von Trifluperazin und Diazepam bei 126 nichtpsychotischen Angstpatienten als eine mögliche Erklärung von günstigeren Effekten durch Diazepam gemacht.

Schlußfolgerungen zur Vorhersagbarkeit anxiolytischer Wirkungen von Psychopharmaka aus Untersuchungen mit gesunden Personen

Die Analyse von Untersuchungen mit gesunden Personen („Probandenuntersuchungen") hinsichtlich einer Dämpfung allgemeiner innerer Erregung und Spannung und/oder Angst verdeutlicht, daß psychotrope Substanzen mit sehr unterschiedlichen psychischen und somatischen Wirkungsprofilen und verschiedenartigen neurochemischen und neurophysiologischen Wirkungsmechanismen sich als wirksam erweisen können. Angstdämpfung tritt keineswegs nur bei sog. Anxiolytika auf. Bei geeigneten Situations- und Personenbedingungen zeigen auch Nichtanxiolytika, v. a. Neuroleptika und bestimmte Antidepressiva, anxiolytische Effekte.

Der Versuch mit gesunden Personen scheint damit dem Tierversuch hinsichtlich der Prognostizierbarkeit anxiolytischer Wirkungen bei nichtpsychotischen psychischen Störungen unterlegen zu sein.

Eine genauere vergleichende Betrachtung der Effekte bei gesunden und kranken Personen zeigt jedoch viele Gemeinsamkeiten: Substanzen, die bei gesunden Personen ein erregungsdämpfendes und anxiolytisches Wirkungsspektrum aufweisen, haben dies auch bei nichtpsychotischen Patienten mit Angstsyndromen. Für eine Reihe von Neuroleptika sind anxiolytische Effekte berichtet worden, wobei dies nicht nur für Buspiron, sondern auch für andere Butyrophenone und Phenothiazine gilt. Damit zeigt der Probandenversuch offensichtlich eine geringere Wahrscheinlichkeit für falsch-negative Prognosen als das Tiermodell.

Eine weitere Gemeinsamkeit beider Gruppen besteht darin, daß sog. Anxiolytika nicht überwiegend und spezifisch Angsterleben beeinflussen. Statt dessen werden unspezifische emotionale Befindlichkeiten wie allgemeine innere Erregung und Spannung und Verstimmtheit vermindert.

Sowohl die geringe Präparatspezifität als auch die geringe Spezifität bezüglich Angstbeeinflussung lassen es in hohem Maße als fraglich, mißverständlich und falsch erscheinen, einer bestimmten Stoffgruppe die Kennzeichnung „Anxiolytika" zu geben. Diese Feststellung ist mit großer Wahrscheinlichkeit auch für Patienten zutreffend.

Zusammenfassung

1) Untersuchungen mit gesunden Personen legen nahe, daß sog. Anxiolytika, zu denen aufgrund von speziellen Tiermodellen Tranquillantien, Sedativa/Hypnotika und Alkohol gerechnet werden, sich gegenüber Nichtanxiolytika nicht in besonderer Weise durch angstreduzierende Wirkung auszeichnen. Auch andere Stoffe, die nicht als Anxiolytika bezeichnet werden, können angstreduzierend wirken, wenn auch z. T. bei anderen Personen und in anderen Situationen (Neuroleptika, Antidepressiva, Analgetika).
2) Die als Anxiolytika bezeichneten Stoffe wirken nicht speziell und nicht in besonderem Maße bei Personen mit hoher Eigenschafts- oder Zustandsangst.
3) Die als Anxiolytika bezeichneten Stoffe wirken nicht speziell und nicht in besonderem Maße in Angstsituationen.

4) Die als Anxiolytika bezeichneten Stoffe beeinflussen Angsterleben nicht eindeutig und nicht selektiv (ohne gleichzeitige Beeinflussung anderer emotionaler Qualitäten).
5) Die bei gesunden Personen gezogenen Schlußfolgerungen sind wahrscheinlich auch aus den Untersuchungsbefunden bei nichtpsychotischen Patienten mit Angstsyndromen zu ziehen.
6) Aus den unter 1)–5) gemachten Aussagen folgt, daß der Begriff Anxiolytika für Stoffe vom Typ der Benzodiazepine, für Meprobamat, Sedativa/Hypnotika vom Typ der Barbiturate und Alkohol weder bei gesunden noch kranken Personen gerechtfertigt ist.

Literatur

Channabasavanna SM, Jayram SS, Kodandaram P (1978) Clinical study of haloperidol and diazepam in anxiety states: A double blind trial. Curr Ther Res 24:381–387

Davis JM, Nasr S, Spra N, Vogel C (1981) Anxiety differential diagnosis and treatment from a biologic perspective. J Clin Psychiatry 42:4–14

Deberdt R (1974) A multicentric evaluation of pimozide (Orap) in patients who usually would take tranquilizers. Acta Psychiatr Belg 74:653–660

Debus G, Janke W (1980) Methods and methodological considerations in measuring antianxiety effects of tranquilizing drugs. Prog Neuropsychopharmacol Biol Psychiatry 4:391–404

Debus G, Janke W (1986) Allgemeine und differentielle Wirkungen von Tranquillantien bei im Personen gesunden Hinblick auf Angstreduktion. In: Janke W, Netter P (Hrsg) Psychopharmaka und Angst. Kohlhammer, Stuttgart

Erdmann G, Janke W, Bisping R (1984) Wirkungen und Vergleich der Wirkungen von vier experimentellen Belastungssituationen. Z Exp Angew Psychol 31:521–543

Finnerty RJ (1976) Haloperidol in the treatment of psychoneurotic anxious outpatients. Dis Nerv System 37:621–624

Freedman A.M. (1980) Psychopharmacology and psychotherapy in the treatment of anxiety. Pharmacopsychiatria 13:277–289

Gray JA (1982) The neuropsychology of anxiety: An enquiry into the functions of the septo-hippocampal system. Clarendon, Oxford

Greenblatt DJ, Shader RI (1978) Pharmacotherapy of anxiety with benzodiazepines and β-adrenergic blockers. In: Lipton MA, DiMascio A, Killam KF (eds) Psychopharmacology: A generation of progress. Raven, New York, pp 1381–1390

Grunhaus L, Gloger S, Weisstub E (1981) Panic attacks. A review of treatments and pathogenesis. J Nerv Ment Dis 169:608–613

Janke W (1983) Response variability to psychotropic drugs. Overview of the main approaches to differential pharmacopsychology. In: Janke W (ed) Response variability to psychotropic drugs. Pergamon, Oxford, pp 33–65

Janke W (1987) Psychotrope Substanzen und Verhalten. Springer, Berlin

Janke W, Debus G (1968) Experimental studies on antianxiety agents with normal subjects. Methodological considerations and review of the main effects. In: Efron DH, Cole JO, Levine J, Wittenborn JR (eds) Psychopharmacology. A review of progress 1957–1967. U.S. Government Printing Office, Washington, pp 205–230

Janke W, Debus G (1975) Pharmakopsychologische Untersuchungen an gesunden Probanden zur Prognose der therapeutischen Effizienz von Psychopharmaka. Arzneimittelforsch 25:1185–1194

Janke W, Debus G (1978) Die Eigenschaftswörterliste (EWL): Ein Verfahren zur Erfassung der Befindlichkeit. Hogrefe, Göttingen

Janke W, Debus G, Longo N (1979) Differential psychopharmacology of tranquilizing and sedating drugs. In: Boissier J-R (ed) Differential psychopharmacology of anxiolytics and sedatives. Karger, Basel, pp 13–98

Janke W, Erdmann G, Neugebauer S, Wölwer W (in Vorbereitung) Untersuchungen zur angstspezifischen Wirkung von Tranquillantien

Janke W, Netter P (1983) Anxiolytic effects of drugs: Approaches, methods and problems. Neuropsychobiology 9:33–40

Janke W, Netter P (1986) (Hrsg.) Angst und Psychopharmaka. Methoden und Ergebnisse pharmakopsychologischer, pharmakopsychiatrischer und verhaltenspharmakologischer Forschung. Kohlhammer, Stuttgart

Pöldinger W (1984) Melperone in low doses in anxious neurotic patients. A double-blind placebo-controlled clinical study. Neuropsychobiology 11:181–186

Pöldinger W, Wider F (1983) Psychopharmakotherapie bei Angstsyndromen, phobischen Syndromen und Zwangssyndromen. In: Langer G, Heimann H (Hrsg) Psychopharmaka. Grundlagen und Therapie. Springer, Wien, pp 447–466

Rickels K (1978) Use of antianxiety agents in anxious outpatients. Psychopharmacology (Berlin) 58:1–17

Solomon K, Hart R (1978) Pitfalls and prospects in clinical research on antianxiety drugs: Benzodiazepines and placebo: A research review. J Clin Psychiatry 39:823–831

Weiss BL, Jacobson AF, Steinbook RM, Brauzer B, Goldstein BJ (1977) Controlled comparison of trifluoperazine and chlordiazepoxide in the treatment of anxiety. Curr Ther Res 22:635–643

Verhaltenstherapie und Angst heute

F. M. Caspar

Im *1. Teil* dieses Beitrags werden in aller Kürze einige *verhaltenstherapeutische Interventionsmethoden* umrissen, und damit wird auch gleich versucht, den Wandel der Verhaltenstherapie in den letzten 25 Jahren anzudeuten. Der *2. Teil* beschäftigt sich mit einem *neueren Modell vom Funktionieren des Menschen*, das auch eine veränderte Sicht von Symptomen, wie z. B. Angst, mit sich bringt.

Der Raum reicht nicht, Modelle, konkrete Methoden und empirische Ereignisse in der eigentlich gebotenen Ausführlichkeit darzustellen. Interessenten finden weitere Informationen und auch eine Fülle von Hinweisen auf weitere Literatur in meinem Beitrag in Strian (1983).

Die Verhaltenstherapie machte seit etwa 1960 der Psychoanalyse Konkurrenz mit Theorien und Behandlungsansätzen für Angst. Hohe Erfolgsraten, relativ einfache, in der empirischen Grundlagenpsychologie verankerte Erklärungsmodelle sowie eine kurze Behandlungsdauer weckten Interesse. Das symptomorientierte Vorgehen löste andererseits aber auch die Vermutung aus, es müsse dabei zwangsläufig zu Symptomverschiebungen kommen.

Zu den frühen Angstbehandlungsmethoden gehören insbesondere die *Systematische Desensibilisierung* und andere *Reizkonfrontationsmethoden*. Im Prinzip beruhen alle auf den *Konditionierungstheorien*.

Sie gehen von der Annahme aus, daß neurotische Angst aus einer unglücklichen Verkoppelung von auslösenden Stimulus, Angstgefühl, Vermeidungsverhalten und Erleichterung entsteht. Vereinfacht gesagt wird Angst dabei ausgelöst durch einen eigentlich harmlosen Hinweisreiz, der aber irrtümlich als Gefahrensignal interpretiert wird. Dem liegt eine individuelle Lerngeschichte zugrunde. In der Konsequenz versucht ein Individuum, vermeintlich gefährdende Situationen zu vermeiden. Dadurch wird aber auch die Erfahrung verhindert, daß die Angst in solchen Fällen eigentlich gar nicht berechtigt wäre.

Bei der Technik der *Systematischen Desensibilisierung* werden auslösende Reize und Angstgefühl entkoppelt. Das Vorgehen basiert auf der Annahme, daß die Koppelung mit jedem Durchgang geschwächt wird, bei dem der Reiz auftritt, ohne daß dabei das Angstgefühl ausgelöst wird. Man muß in der Therapie also einerseits den Patienten mit Reizen konfrontieren, die für ihn relevant sind, und andererseits verhindern, daß in größerem Maße Angst auftritt. Dazu werden die Reize in eine Hierarchie gebracht. Sie beginnt mit Reizen, die fast keine Angst auslösen, und endet mit solchen, die maximal Angst auslösen. Als *Angstantagonist* werden üblicherweise physiologisch wirksame *Entspannungsverfahren* eingesetzt, meist die progressive Muskelrelaxation. Der Patient stellt sich der Reihe nach die Angstreize vor, beginnend mit dem harmlosesten. Sobald die Angst stärker wird, wird die Vorstellung unterbrochen, und der Patient entspannt sich. Nach einiger Zeit kann er sich auch den stärksten Reiz vorstellen, ohne daß noch Angst auftritt.

Bei einfachen Phobien ist die Wirksamkeit der Methode überzeugend belegt, geringere Erfolge wurden bei komplexeren Phobien, namentlich Agoraphobie, erzielt. Meines Wissens spielt die systematische Desensibilisierung heute bei den meisten Verhaltenstherapeuten eine untergeordnete Rolle.

Andere Methoden der Reizkonfrontation gehen davon aus, daß es weniger wichtig ist, die *Gefühle* von Angst zu verhindern, als die *Angstvermeidungsreaktionen*. Bei den Patienten wird danach in realen Situationen oder in der Vorstellung Angst ausgelöst, und sie werden veranlaßt, diese Angst auszuhalten, bis sie von selber wieder zurückgeht. So wird die alte Erfahrung geschwächt, daß es das Vermeiden ist, welches Erleichterung bringt, und die neue Erfahrung gewonnen, daß man die Angst viel besser überstehen kann, als man gemeint hat.

Zur Anwendung kommen verschiedene Verfahren, die sich insbesondere darin unterscheiden, ob der Patient anfänglich starker oder schwacher Angst ausgesetzt wird. Erfolge wurden auch bei komplexen Phobien und Zwängen erzielt. Bei Therapeuten besteht eine weitverbreitete Abneigung dagegen, bei Patienten starke Angst auszulösen. Das ist aber nachweislich weder mit Komplikationen noch mit einer negativen (nachträglichen) Beurteilung durch die Patienten zu begründen, sondern allenfalls mit Ängsten der Therapeuten.

Man kann die Konfrontationsmethoden grob etwa so einordnen (nach Fliegel et al. 1981, S. 214):

Art der Konfrontation	In sensu	In vivo
Graduiert	Systematische	Habituationstraining
Massiert	Desensibilisierung	Flooding
	Implosion	
	Reizüberflutung	

Ich habe in meinem früheren Beitrag (Caspar 1983) noch weitere Unterscheidungsmerkmale hinzugefügt und darauf hingewiesen, daß es so viele Varianten und Kombinationen gibt, daß man bei einem Bericht nicht einfach von der Bezeichnung für ein Verfahren ausgehen, sondern sehen sollte, wie konkret vorgegangen wurde.

Ich will die Darstellung der ersten verhaltenstherapeutischen Verfahren mit dem Hinweis abschließen, daß sowohl die ursprünglich erhoffte *universelle Wirksamkeit* wie auch die *theoretische Begründung* durch empirische Untersuchungen in Frage gestellt wurden. Bei der Systematischen Desensibilisierung zeigte sich z. B., daß man bei der Durchführung einzelne, theoretisch unerläßliche Teile weglassen kann, ohne daß die Effekte gravierend geringer werden. Das mag für die frühen Verhaltenstherapeuten bedauerlich gewesen sein, ihre empirische Grundauffassung war aber – und das verdient positiv hervorgehoben zu werden – Voraussetzung dafür, daß man die Grenzen überhaupt bemerkt und daraus auch Konsequenzen gezogen hat.

Die Verfahren, von denen ich eben berichtet habe, sahen ursprünglich den Patienten als letztlich passiven Teilnehmer an Konditionierungsprozessen, auch wenn seine aktive Beteiligung am Herstellen der notwendigen Bedingungen von entscheidender Bedeutung war. In der Grundlagenpsychologie war aber inzwischen ein allmählicher Wandel des Menschenbildes eingetreten. Damit ging die Entwicklung von Methoden einher, welche die Fähigkeiten des Menschen als aktiv handelndes, denkendes Subjekt bereits besser berücksichtigen.

Zu nennen sind hier insbesondere das Angstbewältigungstraining, die Ansätze zum Training sozialer Kompetenz und die sog. kognitiven Therapieansätze.

Beim *Angstbewältigungstraining* wird v. a. die Fähigkeit des Patienten, trainiert, Angstsituationen rechtzeitig zu erkennen und sich selbst zu entspannen.

Beim *Training sozialer Kompetenz* geht es darum, die Fähigkeit eines Menschen zu steigern, zwischenmenschliche Beziehungen jeder Art für sich befriedigend zu gestalten. Dazu gibt es standardisierte Programme, aber auch individuell zugeschnittene Vorgehensweisen, die sowohl die Verhaltens- wie auch die kognitive und emotionale Ebene ansprechen. Üblicherweise konzentriert man sich dabei nicht auf eine bestimmte Angst. Viele Ängste hängen aber mit zwischenmenschlicher Inkompetenz oder vermeintlicher Inkompetenz zusammen. Deshalb wird mit einer Steigerung der Kompetenz die Ursache vieler Ängste beseitigt. Die vielen konkreten Verhaltensübungen bieten zudem Gelegenheit, die Berechtigung von Ängsten zu überprüfen.

Die sog. *„kognitive Wende"* in der Verhaltenstherapie kann als eine der markantesten Entwicklungen bezeichnet werden, auch wenn nicht alle Verhaltenstherapeuten sie mitgemacht haben und viele damit verknüpfte Hoffnungen sicherlich übertrieben waren. Es handelt sich um den Ansatz einiger Verhaltenstherapeuten, aber auch Psychoanalytiker, gezielt *Gedanken* anzugehen, die für Entstehung und Aufrechterhaltung von Problemen verantwortlich gemacht werden.

Nach Ellis (1977) hängen Gefühle und nachfolgend auch psychische Probleme oft mit Gedanken zusammen, wie: „Ich darf auf keinen Fall Fehler machen" oder: „Der Sachverhalt XY muß unbedingt so sein, sonst geht gar nichts mehr." Er meint damit zum kleinsten Teil bewußte Gedanken. Hingegen zeigt er seinen Klienten, daß sie sich *verhalten* oder *sich fühlen*, als hätten sie diese automatisierten Gedanken. Ein Teil der Therapie besteht zwar aus Aufzeigen und Infragestellen der Gedanken im Gespräch, das wichtigste Veränderungsmittel ist aber meist das Herstellen konkreter neuer Erfahrungen in Verhaltensübungen.

Neben diesen Veränderungen problemerzeugender Gedankeninhalte werden zweitens auch *formale Denkfehler* wie Übertreiben, Schwarz-weiß-Malen, willkürliche Schlußfolgerungen u. a. aufgezeigt und Alternativen geübt. Vor allem Beck u. Rush (1975) sowie Beck u. Emery (1981) haben dazu Methoden entwikkelt.

Ein dritter Grundgedanke des kognitiven Ansatzes, den v. a. Meichenbaum (1979) einbrachte, ist, daß wir unser Denken, Verhalten und Empfinden mit weitgehend unbewußten sog. *Selbstinstruktionen* steuern, wie z. B.: „Das ist eine Situation, der ich besser ausweiche". In der Therapie werden alternative Selbstinstruktionen erarbeitet und trainiert, wie: „Du kannst dich der Herausforderung stellen", „Das ist die erwartete Angst, die dich daran erinnert, das Gelernte anzuwenden", „Versuche nicht, die Furcht zu unterdrücken, nur soweit, daß du damit zurechtkommst", „Nur weiter so, das klappt ja schon viel besser als beim letzten Mal" usw.

Die Wirksamkeit dieser kognitiven Interventionstechniken kann insgesamt als gut belegt gelten, sie sind aber den klassischen verhaltenstherapeutischen Verfahren nicht generell überlegen, weder bei Angst (Emmelkamp et al. 1978), noch bei anderen Störungen (Niebel 1984).

Zusammenfassend läßt sich sagen, daß es eine ganze Reihe von verhaltenstherapeutischen Verfahren zur Behandlung von Angst gibt, deren Effektivität i. allg. gut gesichert ist. Die Feststellung von theoretischen und technologischen Unzulänglichkeiten war eine ständige Triebfeder für Weiterentwicklungen. Bei aller Unterschiedlichkeit weisen die einzelne Ansätze aber einige Gemeinsamkeiten auf. Zu nennen wäre die Verankerung in der Grundlagenpsychologie, die Orientierung an empirischen Ergebnissen, das Ausgehen von einer individuellen Problemanalyse, das strukturierte therapeutische Vorgehen und eine Konzentration auf Fähigkeits- (im Gegensatz zu Motivations-)aspekten (Caspar u. Haldimann 1982).

Ich wende mich jetzt *neueren Entwicklungen* zu, die v. a. auf 2 Tatsachen zurückzuführen sind: 1) wurde der Therapeut-Klient-*Beziehung* zunehmend Beachtung geschenkt – auf diesen Aspekt wird an dieser Stelle nicht näher eingegangen –, und 2) hat sich die *Grundlagenpsychologie* weiterentwickelt. Differenziertere Vorstellungen über menschliches Problemlösen und menschliche Informationsverarbeitung traten in Konkurrenz zu einfachen Konditionierungstheorien. Im Gegensatz zum klassisch-verhaltenstherapeutischen Bild des Menschen, der von seiner Umwelt gesteuert ist, und auch zum triebdynamischen psychoanalytischen Menschenbild setzte sich ein Bild vom zielgerichtet handelnden Menschen mehr und mehr durch. Damit gewinnt die Frage nach der Struktur der individuellen Motive eines Patienten an Bedeutung.

Wie ist nach einem solchen Modell *Angst* zu konzipieren? Zur Beantwortung dieser Frage muß die erwähnte veränderte Sicht des Menschen konkretisiert werden. Dazu sei ganz kurz das Konzept der *Plananalyse* umrissen, wie es in den letzten Jahren von Grawe und anderen (Grawe u. Dziewas 1978; Grawe 1980; Caspar u. Grawe 1981, 1982; Grawe 1982; Caspar 1984) entwickelt wurde.

Ein Mensch hat nach dem Plananalysemodell seine Grundbedürfnisse, wie Streben nach Sicherheit oder Zuwendung, sozusagen als Aufgabenstellungen mitbekommen. Soweit es sich nicht um unwillkürliche Reaktionen ohne Funktion handelt, dient sein Verhalten – Gedanken und z. T. auch emotionale Zustände eingeschlossen – letztlich als Mittel zur Befriedigung dieser Grundbedürfnisse. Zwischen den übergeordneten Bedürfnissen und den Mitteln auf unterster Ebene liegt eine ganze Struktur von Strategien, die sozusagen zwischen übergeordneten Zielen und untergeordneten Mitteln „vermitteln" (Abb. 1).

Von besonderer Bedeutung sind zwischenmenschliche Bedürfnisse. Psychische Probleme – gedacht ist dabei v. a. an neurotische und psychosomatische Probleme – hängen in der Regel mit der Art und Weise zusammen, wie ein Mensch sich zu seinen relevanten Mitmenschen in Beziehung setzt: Die Symptome sind entweder selber als Mittel in mißglückten Problemlösungsversuchen aufzufassen oder als unerwünschte Nebenwirkung solcher Versuche.

Die zentrale *Analyseeinheit* bei der Plananalyse sind eben „Pläne". Der Begriff stammt von Miller et al. (1960). Planstrukturen sind für sie so etwas wie hierarchisch verschachtelte Handlungsprogramme. Ein einzelner Plan besteht dabei aus der Zielkomponente und der Mittelkomponente. In einer hierarchischen Planstruktur sind die untergeordneten Elemente die Mittel für die übergeordneten

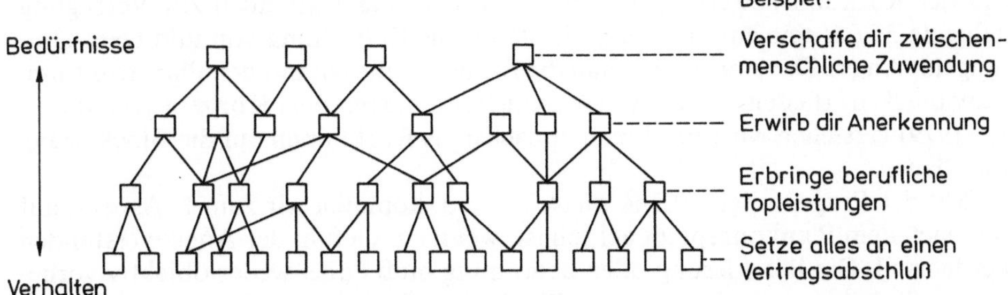

Abb. 1. Strategien der Vermittlung zwischen Bedürfnissen und Verhalten (nach dem Plananalysemodell)

Elemente, die übergeordneten Mittel definieren die Zielkomponente der untergeordneten Elemente. Ein übergeordneter Plan enthält meistens mehrere Unterpläne, ein Unterplan dient meist mehreren Oberplänen bzw. ist als Kompromiß zwischen diesen aufzufassen.

Das ursprüngliche Planmodell von Miller et al. (1960) zielte nicht auf klinische Probleme ab. Die klinische Anwendung im Rahmen des Konzepts der Plananalyse machte einige wichtige Ergänzungen nötig, auf die an dieser Stelle aber nicht näher eingegangen werden kann.

Die umgangssprachlichen Assoziationen zu „Plan", wie „bewußt", „absichtsvoll" etc., führen oft zu Mißverständnissen: Pläne im Sinne unserer Konzepte sind *hypothetisch erschlossene Konstrukte*, denen beim Patienten keine bewußte Repräsentation entsprechen muß. Pläne werden vom Therapeuten auch nicht hauptsächlich aus verbal-inhaltlichen Aussagen erschlossen, nonverbale und pragmatische Verhaltensaspekte spielen eine größere Rolle. Das hängt u. a. damit zusammen, daß nonverbale Verhaltensaspekte besonders wirksame Werkzeuge sind, wenn es darum geht, auf eine Interaktion im Sinne der eigenen Bedürfnisse Einfluß zu nehmen.

Die hypothetische Planstruktur wird für jeden Klienten individuell erschlossen. Sie kann als Versuch aufgefaßt werden, Verhalten, Strategien und Motive eines Klienten ganzheitlich, d. h. über identifizierte Symptome hinaus, zu verstehen. Im Vergleich zur klassischen Verhaltenstherapie wird zwar vermehrt nach den Motivationsstrukturen gefragt, die gute Tradition der Verankerung von Hypothesen auf der Verhaltensebene ist aber geblieben.

Dem Erschließen liegt ein Set von *heuristischen Leitregeln* zugrunde, es wird aber letztlich die ganze Informationsverarbeitungskapazität des Analysierenden beansprucht. Was er wahrnehmen und in sinnvolle Zusammenhänge bringen kann, hängt sowohl von seiner klinischen Erfahrung wie auch von der Verfügbarkeit differenzierter Theorien zu einzelnen Aspekten ab. Der Ansatz der Plananalyse stellt so gesehen lediglich einige Rahmenheuristiken zur Verfügung, innerhalb derer je nach Vorwissen und -erfahrung des Analysierenden unterschiedliche weitere Wahrnehmungs- und Hypothesenbildungsheuristiken zum Zuge kommen.

Was hat nun Angst mit solchen Planstrukturen zu tun? Wenn man z. B. an das kognitive Angstmodell von Lazarus (1966) denkt spielen dort bei der Situations-

und der Reaktionsbewertung sowohl betroffene *Ziele* wie auch zur Verfügung stehende *Mittel* eine entscheidende Rolle für die Entstehung von und beim Umgang mit Angst. Das sind aber genau die Elemente, die wir mit den Planstrukturen individuell zu erfassen suchen. In Übereinstimmung mit dem Konzept von Mandler (1979) verstehen wir Emotionen zunächst als Reaktionen auf die Blockierung von Plänen.

Mit der Frage, welche Pläne *blockiert* sind, kommen wir zum 1. Aspekt, auf den nach dem Plankonzept zu achten ist, wenn ein Gefühl der Angst verstanden werden soll. Die Blockierung oder Bedrohung muß dabei weder objektiv vorliegen, noch muß sie bewußt sein. Eine Blockierung kann auf verschiedenen Ebenen der Planstruktur vorliegen, es können also relativ abstrakte Pläne blockiert sein oder ganz konkrete Mittel. Eine Blockierung muß nicht von der Umwelt ausgehen, es kann auch ein Konflikt zwischen einzelnen Teilen der Planstruktur eines Menschen zugrunde liegen. Die Blockierung kann auf sehr unterschiedliche Art zustande kommen. Je wichtiger ein Plan, desto bedeutsamer ceteris paribus seine Blockierung. Wenn man die Angstsituation mit der zuvor erschlossenen hypothetischen, individuellen Planstruktur eines Patienten vergleicht, hat man sozusagen einen Überblick über Pläne, die betroffen sein könnten.

Wenn ich im folgenden die verschiedenen Aspekte des Zusammenhangs zwischen Angst und der Planstruktur eines Patienten mit einem stark vereinfachten Beispiel zu illustrieren versuche, kann daran nur die Grundidee, nicht der Nutzen des Konzepts demonstriert werden. Die Funktion der Plananalyse, einen Überblick über komplexe Zusammenhänge zu schaffen, kommt dabei nicht zur Geltung. Ein etwas ausführlicheres Beispiel findet sich bei Caspar (1983).

Nehmen wir an, bei einem Patienten mit Redeangst tauche diese tatsächlich auf, weil die Person aus beruflichen Gründen gelegentlich nicht umhinkommt zu reden. Wir können das als Teil der Struktur so wiedergeben:

Erfülle berufliche Anforderungen   Vermeide Spannungen mit dem Chef
                         ↘   ↙
                – Redet vor größerer Gruppe –

Wenn er das Reden – wie üblich – vermeiden kann, könnte die hypothetische Struktur etwa so aussehen:

Vermeide, abgelehnt zu werden   Vermeide negatives Selbstbild
            | ╳ |
Vermeide, Fehler zu machen   Vermeide, rot zu werden
             ↘   ↙
            Vermeide, vor größeren Gruppen reden zu müssen
                     ↙   ↘
– Verhindert Aufstieg in Firma –   – Wird krank bei riskanten Anlässen –

Die dem Vermeidungsverhalten übergeordneten Pläne sind auch die Pläne, die hypothetisch bedroht sind, wenn der Patient das Reden nicht ohne weiteres abwenden kann. Wie relevant die Blockierung oder Bedrohung ist, hängt einerseits von der Wichtigkeit der Pläne ab; die obersten Pläne im Beispiel sind solche, die wir alle mehr oder weniger haben, allerdings mit sehr unterschiedlichem Gewicht. Andererseits hängt die Bedeutung der Blockierung von der Verfügbarkeit von Mitteln ab, der Blockierung zu begegnen (zu diesem Aspekt s. weiter unten).

Der 2. Aspekt bei der Entstehung von Angst sind Pläne, welche *die Art der Emotion bestimmen.* Die individuelle Lerngeschichte in einer Familie und Kultur legt manche Arten, emotional zu reagieren, näher und macht andere schwerer. So kann ein Mensch gelernt haben, daß ärgerliche oder aggressive Reaktionen zu unliebsamen Folgen in der Umgebung führen. Das erhöht die Wahrscheinlichkeit, daß er auch in solchen Blockierungssituationen mit Angst reagiert, in denen andere eher wütend werden.

Im selben Beispiel könnte eine entsprechende Teilstruktur so aussehen:

Vermeide, abgelehnt zu werden

|

Vermeide aggressive Äußerungen

↓

– Reagiert mit Angst –

Ein solcher Patient würde weniger mit Angst reagieren, wenn er lernen würde, in angemessener Form auch Ärger auszudrücken.

Der 3. Aspekt, der zu beachten ist, betrifft *Coping- (Bewältigungs-) bzw. Vermeidungspläne.* Wie geht der Patient mit dem Gefühl der Angst und mit der bedrohlichen Situation um? Grundsätzlich kann er versuchen, die Störung zu beseitigen oder irrelevant zu machen, oder er kann ihr aus dem Weg gehen. Dazu kann er beobachtbares Verhalten einsetzen, die Bewältigung kann aber auch intrapsychisch stattfinden. Bewältigungsversuche können im Hinblick auf lang- und kurzfristige Effekte günstig oder weniger günstig sein. Wenn es nicht um Angst als vorübergehendes Gefühl, sondern als chronisches Problem geht, spielt dieser Aspekt meistens eine wichtige Rolle.

In der Beispielstruktur, wie sie beim 1. Aspekt (blockierte Pläne) abgebildet ist, waren bereits Vermeidungsstrategien enthalten: Der Patient verhindert einen Aufstieg in der Firma (der vermehrt riskante Situationen mit sich bringen würde) und wird krank bei riskanten Anlässen, um Reden vor größeren Gruppen vermeiden zu können.

Zweifellos handelt es sich um Strategien mit äußerst ungünstigen Nebenwirkungen. Derselbe Patient könnte auch günstigere Strategien entwickeln, wie z. B. sich angemessen inhaltlich vorzubereiten oder die physiologische Komponente der Angst mit Atementspannung in den Griff zu bekommen. Wenn er wegen seiner Redeangst in die Therapie kommt, ist auch das als Bewältigungsversuch zu verstehen.

Der 4. und letzte Aspekt: Angst oder Begleitumstände von Angst können auch eine *instrumentelle Funktion* innerhalb der Planstruktur haben, d. h. also: Sie können die Bedeutung eines Mittels für einen Plan bekommen. Auch dieser Aspekt spielt bei chronischer Angst oftmals eine wichtige Rolle, wenn er erklären kann, warum Angst über lange Zeit aufrechterhalten bleibt, nachdem der ursprüngliche Anlaß schon längst nicht mehr besteht.

In unserem hypothetischen Beispiel könnte das so aussehen:

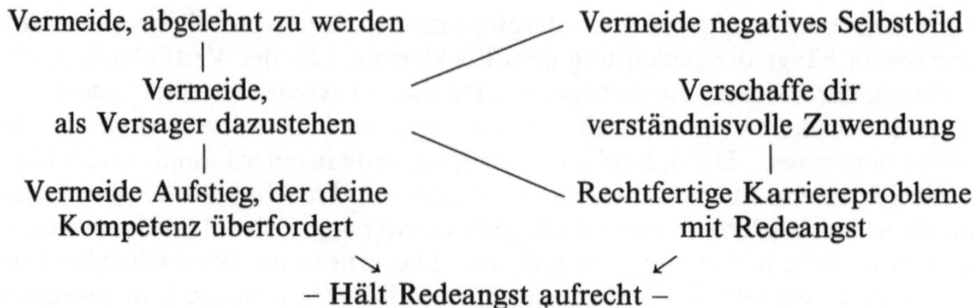

Die kurz umrissenen 4 Aspekte dürfen nicht als Kategorien mißverstanden werden, in welche die Pläne sozusagen eingeteilt werden; sie überlappen sich ja z. T. auch ganz offensichtlich. Es handelt sich vielmehr um *Heuristiken* im Sinne von: „Wenn du dich fragst, was bei einem Patienten seine Angst mit der Art und Weise zu tun hat, wie er sein Leben gestaltet, dann schau seine zuvor erschlossene hypothetische Planstruktur im Hinblick auf diese 4 Aspekte an."

Der zur Verfügung stehende Raum ist nun nahezu mit Beispielen zur *Analyse von Zusammenhängen* verbraucht. Wenn hier nicht mehr im Detail geschildert werden kann, was man bei einem solchen Patienten therapeutisch unternehmen könnte, ist das aber nicht so schlimm. Therapeutische Interventionen sollten in einer detaillierten, expliziten individuellen Analyse begründet sein. Die Analyse sollte ein ganzheitliches Bild von zwischenmenschlichen Motiven und Verhaltensmöglichkeiten des Patienten geben. Patienten, die nur ein isoliertes Symptom, z. B. ein Angstsymptom haben, sind kaum anzutreffen. Strategien der Angstvermeidung können auch zu ganz anderen Symptomen als Angst führen. Die relevanten Zusammenhänge zeigen sich oft erst, wenn die Analyse über das enge Umfeld des definierten Symptoms ausgedehnt wird.

Auch Widerstände, die sich der Therapie in den Weg stellen können, werden oftmals erst so erkannt.

Der Ansatz der Plananalyse impliziert keine grundsätzlich neuen therapeutischen Techniken. Auf dem Boden der Verhaltenstherapie sind viele Methoden gewachsen, die gut geeignet sind, falsche Annahmen zu ändern, übertriebene Ziele zu relativieren, das Repertoire zu erweitern, den Umgang mit Gefühlen angemessener zu machen, kurz: unter allen 4 erwähnten Aspekten auf Angst, Einfluß zu nehmen. Die breitere Analyse kann aber auch Verfahren nahelegen, die gar nicht zur direkten Beseitigung von Angst entwickelt worden sind. Verhaltenstherapeuten zögern heute i. allg. auch nicht, wirksame Methoden von anderen Ansätzen auszuleihen. Sie müssen nur geeignet sein, bestimmte Ziele zu erreichen und dürfen keine negativen Nebenwirkungen haben, z. B. den Patienten nicht durch unterschiedliche Grundannahmen verwirren.

Trotzdem haben die Techniken, die direkt auf das Symptom Angst ausgerichtet sind, noch einen hohen Stellenwert. Sie werden aber gezielter eingesetzt, auch wenn die eingangs erwähnte Symptomverschiebungshypothese längst widerlegt ist.

Die Brauchbarkeit dieser neueren Ansätze der Verhaltenstherapie muß erst noch überzeugend nachgewiesen werden. Klar ist aber heute schon, daß moderne Verhaltenstherapie nicht mehr viel mit dem Wegdressieren von Symptomen zu tun hat.

Literatur

Beck AT, Emery G (1981) Kognitive Therapie bei Angst und Phobien. DGVT, Tübingen

Beck AT, Rush AJ (1975) A cognitive model of anxiety formation and anxiety resolution. In: Sarason IG, Spielberger CD (eds) Stress and anxiety, vol 2. Wiley, New York, pp 69–82

Caspar FM (1983) Verhaltenstherapie der Angst. In: Strian F (Hrsg) Angst: Grundlagen und Klinik. Springer, Berlin Heidelberg New York, S 383–427

Caspar FM (1984) Analyse interaktioneller Pläne. Dissertation, Universität Bern

Caspar FM, Grawe K (1981) Widerstand in der Verhaltenstherapie. In: Petzold H (Hrsg) Der Widerstand: Ein strittiges Konzept in der Psychotherapie. Junfermann, Paderborn, S 349–384

Caspar FM, Grawe K (1982–85) Vertikale Verhaltensanalyse: Analyse des Interaktionsverhaltens als Grundlage für die Problemdefinition und Therapieplanung. Forschungsberichte aus dem Psychologischen Institut der Universität Bern

Caspar FM, Haldimann C (1982) Verhaltenstherapie heute – Versuch einer Standortbestimmung. Z Schweiz Ges VT 2:3–15

Ellis A (1977) Die rational-emotive Therapie. Pfeiffer, München

Emmelkamp PMG, Kuipers ACM, Eggeraat JB (1978) Cognitive modification vs. prolonged exposure in vivo: A comparison with agoraphobics as subjects. Behav Res Ther 16:33–41

Fliegel S, Groeger W, Künzel R, Schulte D, Sorgatz H (1981) Verhaltenstherapeutische Standardmethoden. Urban & Schwarzenberg, München

Grawe K (1980) Die diagnostisch-therapeutische Funktion der Gruppeninteraktion in verhaltenstherapeutischen Gruppen. In: Grawe K (Hrsg) Verhaltenstherapie in Gruppen. Urban & Schwarzenberg, München

Grawe K (1982–84) Anwendungsmöglichkeiten und Implikationen der Vertikalen Verhaltensanalyse für die Sichtweise und Behandlung psychischer Störungen. Forschungsberichte des Psychologischen Institutes der Universität Bern

Grawe K, Dziewas H (1978) Interaktionelle Verhaltenstherapie. Vortrag auf dem Jahreskongreß der DGVT 1977 in Berlin. Sonderheft 1 der DGVT-Mitteilungen, S 27–49

Lazarus RS (1966) Psychological stress and the coping process. McGraw-Hill, New York

Mandler G (1979) Denken und Fühlen. Junfermann, Paderborn

Meichenbaum D (1979) Kognitive Verhaltensmodifikation. Urban & Schwarzenberg, München

Miller GA, Galanter E, Pribram KH (1960) Plans and the structure of behavior. Holt, Rinehart & Winston, New York

Niebel G (1984) Ergebnisse und Probleme vergleichender Therapieforschung bei depressiven Störungen. Verhaltensther Psychosoz Prax 2:202–232

Pharmakotherapie der Angstsyndrome

W. Pöldinger

Wenn es um die Pharmakotherapie von Angstsyndromen geht, so muß man sich immer darüber im klaren sein, daß es nicht nur angstdämpfende, sondern auch angstaktivierende Psychopharmaka gibt. In Tabelle 1 wurden angstaktivierende und angstdämpfende Psychopharmaka einander gegenübergestellt. Das Wissen um die angstaktivierenden Psychopharmaka ist deswegen von großer Wichtigkeit, weil v. a. Depressionen sehr häufig mit Angst einhergehen, aber fast ebenso häufig mit Suizidalität gekoppelt sind. Angstaktivierende Psychopharmaka beinhalten die Gefahr, die Suizidalität solcher Patienten zu erhöhen. Dies gilt ganz besonders für Antidepressiva, die sich ja in einer groben Einstellung in eher psychomotorisch aktivierende und eher psychomotorisch sedierende unterteilen lassen. Bei ängstlich-agitierten Patienten mit erhöhtem Suizidrisiko wird man vorwiegend sedierende Antidepressiva verwenden und nicht solche mit angstaktivierender Wirkung.

Wenn wir uns jetzt der Psychopharmakotherapie unterschiedlicher Angstsyndrome zuwenden, so sehen wir in Tabelle 2 einerseits verschiedene Angstsyndrome, andererseits verschiedene Gruppen von Psychopharmaka, die bei diesen Indikationen besonders gut wirksam sind. Es wurden die vorherrschenden Meinungen zusammengestellt, da gerade bei der Pharmakotherapie von Angst und Depressionszuständen die Ansichten oft sehr weit auseinandergehen und hier offenbar die subjektiven Erfahrungen eine recht große Rolle spielen.

Dies ist verständlich, da es sich ja um sehr häufige Syndrome handelt, so daß jeder einzelne, der mit solchen Krankheitsbildern zu tun hat, sich in relativ kurzer Zeit eine größere persönliche Erfahrung aneignen kann.

Aus Tabelle 2 geht auch hervor, daß bei den Zuständen, bei denen Angst im Vordergrund steht, v. a. den Benzodiazepin-(BZD-)Derivaten eine besondere Rolle zukommt.

Schließlich sei noch ein Tranquilizer erwähnt, der keine Gewöhnungsgefahr mit sich bringt und den wir wieder vermehrt anwenden. Es ist das dem Maprotilin chemisch verwandte Benzoctamin (Tacitin).

Tabelle 1. Angstbeeinflussende Psychopharmaka

Angstdämpfung (Anxiolyse)	Angstaktivierung
Tranquilizer	Psychostimulanzien
Neuroleptika	(Appetitzügler)
Antidepressiva	Antidepressiva
(mit dämpfender Wirkung)	(mit aktivierender Wirkung)
β-Rezeptorenblocker	Halluzinogene
Hypnotika (in kleinen Dosen)	
Antihistaminika	

Tabelle 2. Psychopharmakologische Therapien bei unterschiedlichen Angstsyndromen (Mod. und ergänzt nach Pariser et al. 1979)

Indikation	BZD	Antidepressiva		β-Blocker
		Trizyklika[a]	MAO-Hemmer	
Symptomatische Angst	X			X
Frei flottierende Angst	X			
Angst bei reaktiven Störungen	X			
Panikzustände	X	X	X	(X)
Agoraphobien		X	X	(X)
Andere Phobien		X	(X)	
Angst-/Zwangsphobien		X		

[a] Clomipramin und Imipramin wurden am besten untersucht.

BZD-Derivate zeichnen sich ja durch eine besonders ausgeprägte angstlösende Wirkung aus und werden daher auch als Anxiolytika bezeichnet. Die Unterteilung der BZD in Anxiolytika einerseits und Hypnotika andererseits ist ja zum Großteil recht willkürlich und hängt v. a. von der Dosierung ab. Des weiteren hat sich gezeigt, daß besonders die kurz wirksamen BZD vorwiegend in der Indikation von Hypnotika angeboten werden, was aber auch verständlich ist, denn die schlafanstoßende Wirkung sollte ja nicht zu lange anhalten, um am Morgen kein "hang over" zu verursachen, während es gerade für Anxiolytika wichtig ist, daß die Wirkung anhält und nicht plötzlich aussetzt. Der Nachteil der BZD besteht nach den heutigen Erfahrungen – und darüber wird noch zu reden sein – darin, daß man sie in der Regel nur über kürzere Zeit einsetzen sollte und andererseits einen gewissen Personenkreis ausschließen muß, nämlich jene Patienten, die schon einen Hang zum Mißbrauch von Medikamenten oder Alkohol gezeigt haben.

Dies ist auch wahrscheinlich der Grund, warum in letzter Zeit die β-Blocker eine besondere Bedeutung bei der Behandlung von Angstsyndromen gefunden haben; hier haben sich bei Angstsyndromen v. a. die lipophilen ZNS-gängigen Derivate wie Propranolol (Inderal) und Oxprenolol (Trasicor) bewährt, obwohl auch die anderen β-Blocker besonders dann wirksam sein können, wenn körperliche Symptome stark ausgeprägt sind. Man kann dann eine Feedbackwirkung von der Peripherie aus annehmen. Bei diesen Psychopharmaka ist es allerdings so, daß man die beste Wirkung bei jenen Angstformen erreichen kann, die mit körperlichen Symptomen wie Herzklopfen und Schwitzen einhergehen. Bei reinen Angstzuständen ohne körperliche Symptome haben sie sich weniger bewährt. Sie können auch dort eingesetzt werden, wo man sehr rasch eine anxiolytische Wirkung erzielen will und eine Sedierung unbedingt vermeiden muß. Dies gilt v. a. für die Prüfungsangst und das Lampenfieber.

Neben den BZD und den β-Blocker spielen natürlich auch die Neuroleptika eine gewisse Rolle, nur haben wir bei diesen das Problem, daß sie meist auch sedierend wirken. Es empfiehlt sich daher, entweder kleine Dosen von sedierend wirkenden Neuroleptika zu verwenden oder aber solche Präparate, die keine ausgeprägte sedierende Wirkung haben. Dies sind aber wieder jene Neuroleptika, die nicht nur eine sehr ausgeprägte antipsychotische Wirkung haben, sondern darüber hinaus auch eine starke Wirkung auf das extrapyramidale System. Man wird es sich daher sehr gut überlegen, ehe man hochpotente Neuroleptika in niedriger Dosierung als Anxiolytika verwendet.

Bezüglich der Neuroleptika besteht auch ein weiteres Problem: Wenn man sie bei bestimmten Patienten als Anxiolytika einsetzen möchte, so sollte man dies von Anfang an tun, denn die Erfahrung zeigt, daß Patienten, die einmal BZD eingenommen haben, diese als besser einschätzen. Es ist leichter, Patienten, die BZD genommen haben, auf β-Blocker umzustellen als auf Neuroleptika.

Selbstverständlich spielen auch die Antidepressiva bei der Behandlung von Angstzuständen eine große Rolle, dies v. a. bei den Depressionen, die ja in der Regel auch mit Angstzuständen einhergehen. Darüber hinaus ist es ja auch äußerst schwierig, wenn nicht fast unmöglich, depressive von ängstlichen Zustandsbildern scharf abzugrenzen. Auch testpsychologisch ist dies sehr schwierig. Bei Depressionen, die mit sehr starker Angst, Agitation und Suizidalität einhergehen, ist es daher oft nötig, besonders zu Beginn bis zum Einsetzen der eigentlichen antidepressiven Wirkung, zusätzlich Neuroleptika oder Tranquilizer, sprich BZD, zu verabreichen.

Hier stehen wir aber vor einem besonderen Problem, da in zunehmendem Maße – ob zu Recht oder nicht, sei dahingestellt – BZD für die Behandlung von Depressionszuständen empfohlen werden. Sicher ist dies bei psychoreaktiven depressiven Störungen möglich; bis jetzt konnte aber noch kein Beweis erbracht werden, daß gewisse BZD auch bei schweren, hospitalisierungsbedürftigen endogenen Depressionen eine antidepressive Wirkung entfalten. Behauptet wird, daß sie sich von anderen Benzodiazepinen durch eine besondere antidepressive Wirkung unterscheiden. Eines muß aber in diesem Zusammenhang betont werden: Es ist schwierig, später auf Antidepressiva umzusteigen, wenn depressive Patienten längere Zeit ausschließlich mit BZD behandelt wurden. Man muß dann nämlich die BZD sehr langsam ausschleichend verabfolgen, weil sonst bei der plötzlichen Umstellung auf Antidepressiva der Eindruck entstehen kann, daß sich die Depressionen als therapieresistent erweisen bzw. durch die Verabreichung von Antidepressiva eine Verschlechterung eintritt. Dies kommt daher, weil bei plötzlichem BZD-Entzug Angstzustände, innere Erregung und Schlafstörungen auftreten können, die dann fälschlicherweise als eine mangelnde Wirkung der Antidepressiva interpretiert werden können.

Den Antidepressiva, und hier sind v. a. Clomipramin und Imipramin am besten untersucht, kommt aber auch noch eine therapeutische Wirkung bei Panikzuständen, Agoraphobien, anderen Phobien und Angst-/Zwangsphobien zu. Besonders bei Panikzuständen hat sich neben kurzwirkenden BZD und β-Blockern v. a. Imipramin, z. T. in Kombination mit einem Neuroleptika, bewährt. Bei Agoraphobien haben neben trizyklischen Antidepressiva auch MAO-Hemmer gute Erfolge gezeigt, letztere besonders im Zusammenhang mit systematischer Desensibilisierung bei sozialen Phobien. Bei Angst-/Zwangsphobien kommt dem Clomipramin eine besondere Bedeutung zu, besonders dann, wenn es in Infusionsform gegeben wird. Es hat sich v. a. gezeigt, daß es in Kombination mit Verhaltenstherapie besonders in den Fällen wirksam ist, bei denen die Verhaltenstherapie allen anderen psychotherapeutischen Maßnahmen überlegen ist, nämlich bei den monosymptomatischen Phobien.

Tabelle 3. (Klinisch-)pharmakologische Wirkungsprofile verschiedener anxiolytischer Substanzen (Mod. nach Hollister 1978)

Wirkungen[a]	Pheno-barbital	Mepro-bamat	Diaze-pam	Hydroxy-zin	Trifluo-perazin	Doxepin
Therapeutisch meist erwünscht						
Anxiolyse/Sedierung	+	+ ·	+ +	±	±	±
Muskelrelaxierung	+	+ +	+ +	0	−	0
Wirkungsdauer	+ + +	+	+ + +	+	+ +	+ +
Therapeutisch unerwünscht						
Enzyminduktion	+ + +	+ +	+	?	+	?
Toleranz	+ +	+ + +	+	0	±	?
Physische Abhängigkeit	+	+ + +	· +	0	±	±
Gestörtes Schlafverhalten	+ +	+ +	±	+ +	+ +	+ +
Potentielles Suizidmittel	+ +	+ + +	0	+ +	+	+ + +

[a] − entgegengesetzt, 0 keine, ± minimal, + schwach, + + mäßig, + + + stark, ? nicht feststellbar.

Zusammenfassend kann also gesagt werden, daß es verschiedene Möglichkeiten gibt, Angst pharmakotherapeutisch zu beeinflussen, daß aber auch hier die Diagnose vor der Indikationsstellung stehen sollte und daß es unter den für die Angsttherapie wirksamen Präparaten v. a. die BZD sind, die einerseits die überzeugendsten Wirkungen zeigen, andererseits aber gerade der Gewöhnungsgefahr wegen nicht über längere Zeit und nicht an diesbezüglich gefährdete Personen verabreicht werden sollten. Dies ist der Grund, warum man sich in letzter Zeit vermehrt dem Studium anderer Substanzen im Bereich des Indikationsgebiets Angst zugewendet hat.

In Tabelle 3 wurden zusammenfassend und in Anlehnung an Hollister (1978) die verschiedenen Wirkungsprofile anxiolytischer Substanzen zusammengestellt und den unerwünschten Wirkungen gegenübergestellt.

Literatur

Emrich HM, Zerssen D von (1983) Beta-Rezeptoren-Blocker. Grundlagen und Therapie. In: Langer G, Heimann H (Hrsg) Psychopharmaka. Springer, Wien New York

Haefely H, Pöldinger W, Wider F (1983) Tranquilizer und Hypnotika: Grundlagen und Therapie. In: Langer G, Heimann H (Hrsg) Psychopharmaka. Springer, Wien New York

Hollister LE (1978) Clinical pharmacology of psychotropic drugs. Monography in clinical pharmacology, vol 1. Livingstone, New York

Pariser SF, Pinta ER, Jones BA, Young EA (1979) Diagnosis and management of anxiety symptoms and syndromes. In: Davis JM, Greenblatt D (eds) Psychopharmacology uptodate: New and neglected areas. Grune & Stratton, New York

Pöldinger W (im Druck) Betablocker in der Neurologie und Psychiatrie. Vortrag an der 28. Internat. ärztl. Fortbildungstagung Bodensee vom 4.5–6.5.1984 in Bregenz

Pöldinger W, Wider F (1983 a) Psychopharmakotherapie bei Angstsyndromen, phobischen Syndromen und Zwangssyndromen. In: Langer G, Heimann H (Hrsg) Psychopharmaka. Springer, Wien New York

Pöldinger W, Wider F (1983 b) Tranquilizer und Hypnotika. Enke, Stuttgart

Strian F (Hrsg) (1983) Angst. Grundlagen und Klinik. Springer, Berlin Heidelberg New York Tokyo

Teil 6

Psychopharmaka

Zur Effizienz nootropischer Behandlung
mit Actovegin in der Gerontopsychiatrie

C. Schmidt, E. W. Fünfgeld, G. Ulmar

Einleitung und Fragestellung

Die verlängerte Lebenserwartung mit einem Anteil über 65jähriger von 15,4%
und einer Prävalenz psychischer Erkrankungen in der Altenbevölkerung von
24,4% [3] stellt die Psychiatrie vor neue, weiter anwachsende Aufgaben. Am
Psychiatrischen Krankenhaus Marburg wurde 1976 eine gerontopsychiatrische
Akut- und Aufnahmestation mit 30 Betten eingerichtet.

Die dort angewandte Therapie umfaßt als Schwerpunkte die internistisch-
neurologische Basistherapie, die fachpsychiatrische Behandlung und die aktivierende Pflege, wozu auch Beschäftigungstherapie, Krankengymnastik und soziale
Hilfestellung zählen.

Als Zusatztherapie wird die nootropische Behandlung eingesetzt, in unserer
Klinik vorwiegend mit dem Gerotherapeutikum Actovegin, einem peptid- und
nukleinsäurehaltigen Kälberblutdialysat, das durch eine Aktivierung des aeroben
Stoffwechsels eine verbesserte Sauerstoff- und Substratverwertung im gestörten
Gewebebereich bewirken soll [11].

Die vorwiegend tierexperimentell [8] gefundene Wirksamkeit läßt sich schwer
auf die Patienten in der Klinik übertragen [6, 7, 10]. Wir entschlossen uns deshalb,
die Effizienz der Therapie anhand der Aufenthaltsdauer sowie von Veränderungen des psychopathologischen und insbesondere des sozialen Status zu untersuchen. Für die behandelten Patienten selber oder die sie versorgenden Angehörigen ist v. a. eine bessere Bewältigung alltäglicher Lebensprobleme und eine Rückkehr in den gewohnten Lebensraum wichtig [4].

Patienten und Methodik

Die untersuchte Patientengruppe bestand aus allen im Jahre 1982 auf die gerontopsychiatrische Akut- und Aufnahmestation gekommenen Patienten, 104 Frau-
en und 49 Männer.

109 Patienten (71%) der Aufnahmestation erhielten in den ersten Tagen üblicherweise eine Serie von 10 Actovegininfusionen, meist in Form einer „Infusi-
onsgruppentherapie" nach dem Frühstück im Gemeinschaftsraum. Eine Einzeldosis von 250 ml (20%) entspricht einer Wirksubstanz von 10 g in isotoner wäß-
riger Lösung. Diese Infusionsbehandlung sollte auf der Akut- und Aufnahmestation abgeschlossen sein.

Jeder ältere Patient ist in den ersten Tagen auf dieser Station und wird von
dort aus in den Langzeitbereich verlegt oder nach der Behandlung nach Hause
oder in ein Altersheim entlassen.

Zur Auswertung von Veränderungen des psychopathologischen und sozialen Status unter stationärer Therapie wurden Krankengeschichten, stationäre Kurven, Gutachten, Arztbriefe, Verlegungs- und Verlaufsberichte verwendet. Leider waren die Angaben, insbesondere zu psychopathologischen Veränderungen im Behandlungsverlauf, teilweise unvollständig.

Die somatischen Diagnosen stützen sich auf die allgemein-ärztliche Untersuchung, z. T. eine zusätzliche internistische Konsiliaruntersuchung, sowie Labor- und Röntgenbefunde. Als häufigste nichtpsychiatrische Diagnosen wurden Herzinsuffizienz, Diabetes mellitus, Leber- und Gallenerkrankungen, Harnwegserkrankungen, Schwerhörigkeit, Hypertonie und Herzrhythmusstörungen angegeben.

Im Durchschnitt hatten die Patienten 2–3 Diagnosen.

Was die Multimorbidität betrifft, so wiesen 41% der Patienten 1–2 somatische Diagnosen auf, 27% 3–4 Diagnosen und 16% 5 und mehr Diagnosen. Grob internistisch unauffällig waren 15% der Patienten.

Die am häufigsten verordneten Medikamente waren neben diätetischen Maßnahmen und Flüssigkeitssubstitution Herzglykoside, Diuretika, Nitroverbindungen, Antidiabetika, Bronchosekretolytika. Bei entsprechender psychiatrischer Indikation wurden Neuroleptika bzw. Tranquilizer verordnet. 71% der Patienten wurden mit Actovegininfusionen behandelt, 40% zusätzlich mit einem oder mehreren anderen Nootropika (Piracetam, Pyritinol, hydrierte Ergotoxine). 12% erhielten ebenfalls andere Nootropika. 17% der Patienten wurden nicht nootropisch behandelt.

Resultate

Gegenüber den Patienten mit den Diagnosen „senile und präsenile Psychose" (ICD 290), „vorübergehende organische Psychose" (ICD 293) und „zerebrale Anoxie" (ICD 348.1) waren die Patienten mit anderen Diagnosen, z. B. „endogene Depression" (ICD 296.1) und „schizophrene Psychose" (ICD 295) mehr in den jüngeren Altersgruppen vertreten (Abb. 1).

Beim Familienstand der Patienten fällt auf, daß 26 verheirateten Männern (54% der Männer) 67 verwitwete Frauen (65%) gegenüberstehen (Tabelle 1).

111 Patienten (72%) hatten eine Orientierungsstörung, davon waren 72 (47%) schwer desorientiert. Bei 11 Patienten (7%) war unter Actoveginbehandlung in der Krankengeschichte eine Besserung der Orientierung vermerkt (Tabelle 2).

Etwa die Hälfte der Entlassungen nach Hause geschah auf eigenen Wunsch der Patienten oder auf Drängen ihrer Angehörigen. Dies entspricht 13% der Gesamtstichprobe.

Die Behandlungsdauer der Patienten, die nach Actoveginbehandlung entlassen wurden, betrug durchschnittlich 56 Tage. Vom Trend her wurden Männer eher kürzer (40 Tage) als Frauen (65 Tage) behandelt. Die Entlassung nach Hause erfolgte meist direkt von der Aufnahmestation aus.

Bei Rückverlegungen in ein Altenheim lag die Aufenthaltsdauer durchschnittlich bei 75 Tagen.

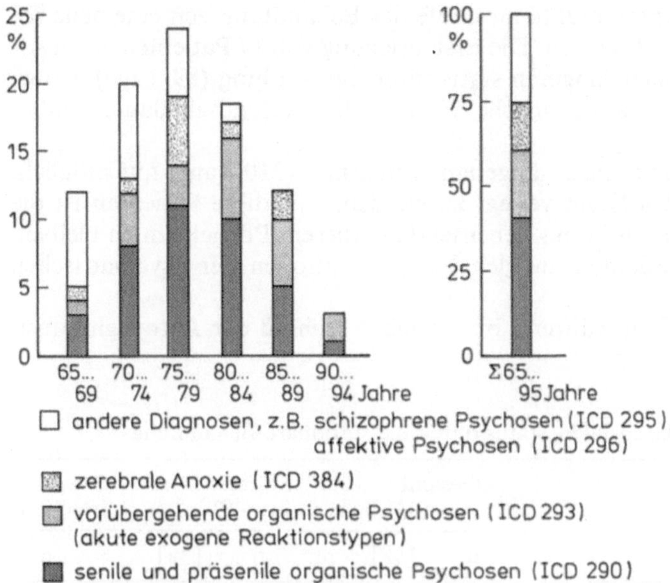

☐ andere Diagnosen, z.B. schizophrene Psychosen (ICD 295),
    affektive Psychosen (ICD 296)

▨ zerebrale Anoxie (ICD 384)

▦ vorübergehende organische Psychosen (ICD 293)
    (akute exogene Reaktionstypen)

■ senile und präsenile organische Psychosen (ICD 290)

Abb. 1. Altersverteilung und Diagnose

Tabelle 1. Familienstand der Patienten

	Gesamt		Männer		Frauen	
	n	[%]	n	[%]	n	[%]
Ledig	19	(13)	6	(6)	13	(13)
Verheiratet	43	(28)	26	(54)	17	(16)
Geschieden	11	(7)	5	(10)	6	(6)
Verwitwet	78	(52)	11	(23)	67	(65)
Keine Angaben	2	(1)	1	(2)	1	(1)
Gesamt	153	(100)	49	(32)	104	(68)

Tabelle 2. Schweregrad der Orientierungsstörung

		Anzahl	
		n	[%]
Orientierungsstörung:	Keine	42	(28)
	Leichte	29	(19)
	Mittlere	10	(6)
	Schwere	72	(47)

Mittlere/Schwere zusammengefasst: } 72

Mit und für 29 Patienten mußte im Laufe der Behandlungszeit eine neue soziale Perspektive erarbeitet werden. Die Erstverlegung von 17 Patienten in ein Altenheim erfolgte nach einer längeren stationären Behandlung (89 Tage), wobei kostentechnische und organisatorische Fragen die Aufenthaltsdauer mitbestimmten.

Für 12 Patienten war es nach längerem Aufenthalt (210 Tage) nur möglich, in ein psychogeriatrisches Heim verlegt zu werden. Für diese Patienten ist die Möglichkeit gegeben, bis zu ihrem Lebensende in diesem Pflegeheim zu bleiben. Früher blieben diese Patienten auf den Langzeitstationen der psychiatrischen Landeskrankenhäuser.

22 Patienten verstarben während bzw. nach Abschluß der Actovegininfusionsserie.

Tabelle 3. Veränderung des sozialen Status durch die stationäre Behandlung

	Gesamt (n=153)		Männer (n=49)		Frauen (n=104)	
	n	[%]	n	[%]	n	
Gleichbleibender sozialer Status	70	(46)	18	(37)	52	(50)
Einweisung nach: Verlegung nach:						
Zu Hause Hause	47	(31)	16	(33)	31	(30)
Altenheim Altenheim	23	(15)	2	(4)	21	(20)
Veränderter sozialer Status	37	(24)	10	(20)	27	(26)
Einweisung von: Verlegung nach:						
Zu Hause Altenheim	22	(14)	6	(12)	16	(15)
Zu Hause Langzeitgeriatrie	11	(7)	2	(4)	9	(9)
Altenheim Langzeitgeriatrie	4	(3)	2	(4)	2	(2)
Verlegt in andere Klinik	6	(4)			6	(6)
Verstorben	40	(26)	21	(43)	19	(18)

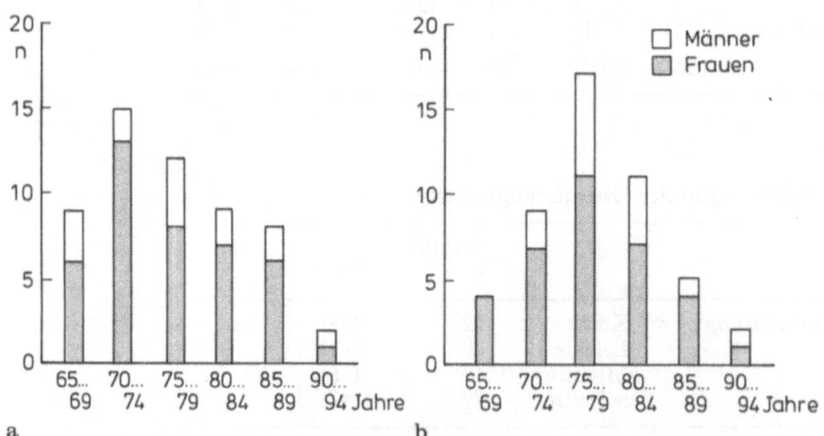

Abb. 2 a, b. Darstellung des Behandlungsabschlusses unter Actovegin. **a** Gleichbleibender (n = 58), **b** veränderter sozialer Status (n = 53)

Hinsichtlich der Erhaltung bzw. Veränderung des sozialen Status fanden wir für das Gesamtkollektiv unserer Patienten, daß nach Abschluß der akutpsychiatrischen Behandlung 70 Patienten (46%) wieder in ihren gewohnten Lebensraum zurückkehren konnten. Für 37 Patienten (24%) veränderte sich der soziale Status und 40 Patienten (26%) verstarben (Tabelle 3).

Wie Abb. 2 illustriert, waren Patienten, deren sozialer Status unter Actoveginbehandlung erhalten blieb, eher jünger (Maximum 70–74 Jahre), während ein Absinken des sozialen Status v. a. in der Gruppe 75- bis 79 jähriger oft nicht verhindert werden konnte (Abb. 2).

Diskussion

Jede gerontopsychiatrische Behandlung verfolgt das Ziel, den Rückweg in den gewohnten Lebensraum offenzuhalten. Schwerpunktmäßig wird dieses Ziel durch eine internistische Basistherapie und eine aktivierende Pflege erreicht. Hierin sind sich die meisten Gerontopsychiater einig. Als zusätzliche Therapiemöglichkeit sind in den letzten Jahren die Nootropika ins Blickfeld getreten. Unter der Überlegung, daß die Grundtherapievariablen auf gerontopsychiatrischen Stationen gleich gehandhabt werden, haben wir uns auf die differentielle Wirkung der nootropischen Zusatztherapie konzentriert und die Effizienz von Actovegininfusionen trendmäßig herausgearbeitet.

Wesentliche Kriterien waren die Behandlungsdauer und die Erhaltung des sozialen Status. Hinsichtlich der Aufenthaltsdauer fanden wir bei unserer Stichprobe einen Durchschnitt von 56 Tagen. Dieser Wert entspricht weitgehend den stationären Behandlungszeiten, wie sie von anderen Autoren [9, 12] mitgeteilt werden.

Auch eine Kontrollstudie, die wir zur Zeit am Psychiatrischen Krankenhaus Gießen durchführen, läßt ähnliche Aufenthaltsdauern erkennen. Während die beiden erstgenannten Autoren keine genauen Angaben zur Indikation und zur Art des Geriatrikaeinsatzes geben, geschieht die nootropische Behandlung in Gießen vorwiegend durch Gabe von Pyritinol, Piracetam, Cinnarizin und hydrierten Ergotoxinen und nur in seltenen ausgewählten Fällen mit Actovegininfusionen und Dextran.

Besserungen der häufig eingangs vorhandenen Orientierungsstörungen (72%) ließen sich unter der stationären Therapie mit Actovegin in 11 Fällen (7%) feststellen.

Eindeutige Auswirkungen auf weitere psychopathologische Variablen, die isoliert den Verlauf und die Entlassung der Patienten bestimmten, konnten wir aufgrund der klinischen Verlaufsbeschreibungen und psychischen Endbefunde nicht objektivieren.

Hinsichtlich der Behandlungsdauer lassen unsere Ergebnisse in Beziehung zu anderen Arbeiten den Schluß zu, daß Actovegininfusionen ebenso wie andere Nootropika keinen wesentlichen Einfluß auf die Behandlungsdauer haben.

Wesentlich auf die Aufenthaltsdauer scheinen sich hingegen soziale Kriterien auszuwirken, so ist z. B. die Verbindung zur Familie bei verheirateten Männern größer als bei verwitweten Frauen [1]. Möglicherweise sind auch weitere krankheitsirrelevante Faktoren für die Dauer der stationären Aufenthalte von Bedeutung, etwa die Kostenträgerschaft und die Zahl verfügbarer Krankenhaus- und Heimplätze.

Dies scheint auch für das 2. Effizienzkriterium zuzutreffen, die Veränderung des sozialen Status. Für 46% der Patienten in unserer Studie konnte der soziale Status erhalten werden. Diese Patientengruppe umfaßte zudem eher jüngere Patienten (Abb. 2).

Bei 53% der Patienten kam es zu einem Absinken des sozialen Status, davon verstarb die Hälfte. Auch hier läßt ein Vergleich keine größere Effizienz von Actoveginbehandlungen gegenüber anderen gerotherapeutischen Medikationen erkennen: In der Konstanzer Untersuchung von Kunze [9] wurde beispielsweise unter Einsatz von Piracetam und Dihydroergotalkaloiden ein eher günstigeres Ergebnis erreicht.

Signifikante Auswirkungen von Actovegin auf einige psychische Funktionen bei klar orientierten jüngeren Alterspatienten wurden lediglich in einer Doppelblindstudie beschrieben [6], wobei diese Ergebnisse nicht auf in der Regel deutlich psychoorganisch beeinträchtigte Patienten gerontopsychiatrischer Aufnahmestationen übertragbar erscheinen.

Insgesamt läßt sich feststellen, daß klinische Wirksamkeitshinweise für das Actovegin bisher nicht hinreichend empirisch gesichert sind, obwohl in Einzelfällen günstige Effekte auf die Vigilanzregulierung und das EEG-Frequenzspektrogramm beschrieben werden [5]. Dies gilt aber auch für andere Nootropika, deren klinische Wirkung nach heutigem Kenntnisstand gegenüber Plazebo nicht wesentlich überlegen ist [2, 4].

Wenn es möglich werden soll, gerontopsychiatrischen Patienten durch sorgfältiger ausgewählte Medikamente objektiv ein Mehr an Lebensqualität zu schaffen, sind weitere Doppelblindstudien zu fordern.

Bei diesen Untersuchungen sollten zudem mehr als bisher lebenspraktische, sozial relevante Funktionen wie Orientierung und Affektkontrolle als Effizienzkriterien Verwendung finden.

Zusammenfassung

In einer retrospektiven Studie wurden alle im Jahr 1982 aufgenommenen gerontopsychiatrischen Patienten des Psychiatrischen Krankenhauses Marburg im Hinblick auf Veränderungen ihres psychopathologischen und sozialen Status sowie bezüglich ihrer Aufenthaltsdauer untersucht.

Es zeigte sich dabei, daß verschiedene soziale Außenvariablen sich auf den Behandlungsabschluß offenbar entscheidender auswirken als die nootropische Behandlung, welche überwiegend mit Actovegininfusionen durchgeführt wurde.

Für eine definitive Beurteilung der klinischen Effizienz von Nootropika als Voraussetzung für eine ausgedehnte gezielte Anwendung in Klinik und Praxis werden Doppelblinduntersuchungen weiter erforderlich sein.

Literatur

1. Bergener M, Behrends K, Zimmermann R (1973) Interdisziplinäres geriatrisches Forschungsprojekt in Nordrhein-Westfalen. Spektrum 5:146–152
2. Blaha L (1979) Therapie mit zerebralen Antihypoxidotika. Med Welt 30:1315–1319
3. Cooper B, Sosna U (1983) Psychische Erkrankung in der Altenbevölkerung. Nervenarzt 54:239–249
4. Coper H, Kanowski S (1983) Nootropika: Grundlagen und Therapie. In: Langer L, Heimann H (Hrsg) Psychopharmaka. Springer, Wien New York, S 409–433
5. Fünfgeld EW (1970) Ergebnisse medikamentöser Therapie bei älteren Patienten mit cerebralorganischen Störungen. Nervenarzt 41:352–353
6. Jansen W, Brückner GW (1982) Therapie der chronischen zerebrovaskulären Insuffizienz mit Actovegin® forte Dragées. Therapiewoche 32:4902–4908
7. Kortun RC (1983) Ein Präparat zur Behandlung arterieller Durchblutungsstörungen. Med Klin 78:768–771
8. Krüger G, Quadbeck G (1972) Das Sauerstoffmangel-EEG der Ratte als Indikator für eine medikamentöse Beeinflussung des Hirnstoffwechsels. Arzneimittelforsch 22:451–456
9. Kunze U (1980) Die Gerontopsychiatrie im psychiatrischen Landeskrankenhaus. Ein Erfahrungsbericht nach der Eröffnung einer Gerontopsychiatrischen Aufnahmestation. Psychiatr Prax 7:186–194
10. Nassif A (1984) Actovegin in der Therapie der zerebrovaskulären Insuffizienz. Med Wel 35:418–422
11. Scholing WE, Clausen HD (1974) Psychotrope Leistungssteigerung durch ein stoffwechselaktives Hämoderivat bei Alterspatienten. Aktuel Gerontol 4:521–532
12. Schottky L, Schottky A (1975) Der Strom der alten Menschen ins Landeskrankenhaus. Was ist zu tun? Psychiatr Prax 2:260–264

Doppelblindvergleichsstudie mit zwei verschiedenen Dosierungen des MAO-Hemmers Moclobemid (Ro 11-1163) unter besonderer Berücksichtigung der Aktivität der MAO B in den Thrombozyten und der MHPG-Konzentration im Urin

G. Fuchs, K. Lensch, U. Milech, J. Böning

Einführung

Mit der Differenzierung der Monoaminoxydase in 2 Typen A und B haben sog. selektive, in der weiteren Entwicklung relativ kurz hemmende und damit reversible MAO-Hemmer an klinischem Interesse gewonnen. Für die antidepressive Wirkung scheint dabei die Hemmung der Monoaminoxydase A, die bevorzugt Noradrenalin, Dopamin und Serotonin desaminiert, von Bedeutung zu sein. Dabei ist allerdings über 80% der gesamten MAO-Aktivität im menschlichen Gehirn vom B-Typ. Eine selektive MAO-A-Hemmung könnte auch die Tyraminpotenzierung verringern, da dieses Enzym noch über die MAO B abgebaut werden könnte. Bemerkenswert dabei ist, daß die MAO im Darm, die ja ein Großteil des aus der Nahrung aufgenommenen Tyramins eliminiert, mehrheitlich vom A-Typ ist [5, 13].

Der von uns untersuchte MAO-Hemmer Moclobemid, ein Benzamidderivat, hemmt beide Enzymtypen, jedoch bevorzugt die MAO A. Die bisherigen Untersuchungen zeigen eine kurzzeitige und reversible Hemmung auf [7, 12]. Im Vergleich mit den klassischen Monoaminoxydasehemmern soll Moclobemid weder Monoamin-reuptake-Mechanismen, noch adrenerge und cholinerge Rezeptoren oder andere Enzyme des Stoffwechsels biogener Amine, wie z. B. die Tyrosinhydroxylase, beeinflussen. Die antidepressive Wirksamkeit von Moclobemid konnte sowohl in offenen wie auch doppelblindkontrollierten klinischen Studien nachgewiesen werden. Lebertoxizität, hypertensive Krisen oder orthostatische Dysregulationen sollen bisher nicht beobachtet worden sein [8, 14, 15, 19].

In dieser doppelblindangelegten Dosisvergleichsstudie sollten Wirksamkeit und Verträglichkeit sowie Veränderungen von Kreislaufparametern unter Gabe von 150 bzw. 300 mg Moclobemid/Tag geprüft werden. Ferner wurde untersucht, inwieweit die MAO-Aktivität in den Thrombozyten, die ja die Gesamtaktivität der MAO B widerspiegelt, beeinflußt wird und welche Veränderungen des Noradrenalinmetaboliten MHPG sich ergeben.

Methodik

23 unipolar und bipolar endogen depressive, nacheinander stationär aufgenommene Patienten (Tabelle 1) wurden über die Untersuchungsbedingungen unterrichtet und nach ihrem Einverständnis nach einer Wash-out-Phase von 5–7 Tagen 28 Tage lang im Doppelblindversuch mit 3 mal 50 bzw. 3 mal 100 mg Moclobemid/Tag behandelt. Zwischen beiden Behandlungsgruppen zeigten sich keine si-

Tabelle 1. Patientenkollektiv

	50-mg-Tbl. → 150 mg/Tag	100-mg-Tbl. → 300 mg/Tag
n	12	11
♀/♂	10/2	9/2
Alter (Jahre)	53,2 (37–64)	54,6 (37–69)
kg KG	67,4 (48–83,7)	72,7 (60,2–91,5)
ICD-Nr. 296.1	10	11
296.3	2	0
Phasenzahl	3,7 ± 1,3	3,6 ± 4,0
Phasendauer (Wochen)	16,0 ± 12,1	22,9 ± 18,1

gnifikanten Unterschiede bezüglich Alter, Geschlecht, Phasenzahl und Diagnoseverteilung.

Drei Patienten schieden vorzeitig aus der Untersuchung aus: Einer wurde vorsichtshalber am 2. Tag aus der Untersuchung genommen, weil bei ihm inzwischen ein essentieller Hypertonus festgestellt worden war; ein weiterer Patient schied am 7. Tag aus, weil er ein schweres ängstlich-agitiertes Zustandsbild entwickelt hatte, und einer wünschte am 8. Tag den Behandlungsabbruch, weil sich bei ihm Erbrechen und Durchfall eingestellt hatten. Dieser Patient bot nach Absetzen von Moclobemid ein 14 Tage dauerndes hypomanes Zustandsbild.

Als Zusatzmedikation waren der Tagestranquilizer Lorazepam 1,5–3 mg/Tag sowie als Hypnosedativum Flunitrazepam bzw. Temazepam oder Chloralhydrat zugelassen. Alle Patienten erhielten während der Behandlung tyraminfreie Diät.

Die Beurteilung der klinischen Wirksamkeit erfolgte mit Hilfe der Hamilton-Depressionsskala [11], die psychopathologische Selbstbeurteilung mit der Befindlichkeitsskala von Zerssen et al. [21] vor Beginn der Behandlung sowie an den Tagen 3, 7, 14, 21, 28 und 35. An diesen Tagen wurde ferner Blutdruck und Puls im Liegen und Stehen registriert.

An biochemischen Parametern wurden regelmäßig das gesamte Blutbild einschließlich Gerinnungsstatus, Blutzucker, Nierenparameter, Leberwerte und Urinstatus kontrolliert.

Die Bestimmung der MAO-Aktivität in den Thrombozyten mit Tyramin und Tryptamin als Substrat erfolgte vor Beginn der Behandlung, am 21. Behandlungstag sowie eine Woche nach Behandlung nach der modifizierten Methode von Otsuba u. Kobayashi [18]. Die MHPG-Bestimmung im 24-h-Urin erfolgte nach der modifizierten Methode von Dekirmenjan u. Maas [9] vor Beginn und nach Abschluß der Behandlung.

Ergebnisse und Diskussion

Im Gesamtscore der Zerssen-Selbstbeurteilungsskala fand sich bei der 300-mg-Gruppe nach einer Woche, bei der 150-mg-Gruppe nach 2 Wochen eine signifikante Abnahme der Depressionstiefe, im Hamilton-Score zeigte sich dies bei beiden Gruppen schon nach einer Woche. Zwischen beiden Gruppen ergaben sich aber keine signifikanten Unterschiede (Abb. 1 und 2, Tabellen 2 und 3). Dies spricht für einen rasch einsetzenden antidepressiven Effekt des Moclobemid, wie dies auch schon im Vergleich mit klassischen Antidepressiva wie Amitriptylin [8] und Clomipramin [14] gezeigt werden konnte. Bei der Patientengruppe, die mit 300 mg Moclobemid behandelt wurde, konnte kein rascher einsetzender und deutlicher ausgeprägter antidepressiver Effekt festgestellt werden. Ob die antidepressive und stimmungsaufhellende Wirkung – wie in der Literatur beschrieben – von einer anxiolytischen Komponente begleitet ist, läßt sich nach unseren Un-

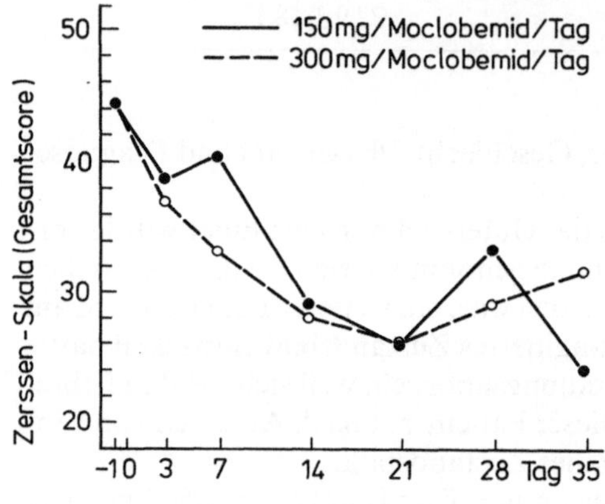

Abb. 1. Verlauf der Zerssen-Selbstbeur-teilungsskala (Gesamtscore)

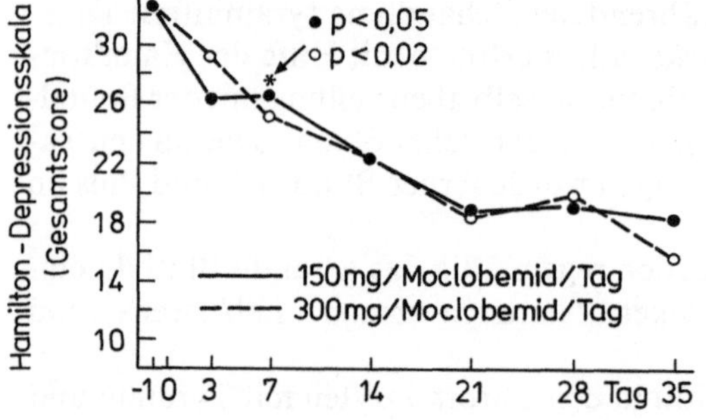

Abb. 2. Verlauf der Hamilton-Depressionsskala (Gesamtscore)

Tabelle 2. Zerssen-Selbstbeurteilungsskala (Gesamtscore)

Tag	150 mg Moclobemid/Tag		300 mg Moclobemid/Tag	
	Gesamtscore	n	Gesamtscore	n
− 1	$44,3 \pm 12,4$	12	$44,4 \pm 10,0$	11
3	$38,8 \pm 13,1$	12	$37,0 \pm 18,5$	11
7	$40,7 \pm 11,5$	11	$33,2 \pm 16,2$	11
14	$29,2 \pm 18,7$	9	$28,1 \pm 18,5$	11
21	$26,1 \pm 17,1$	9	$26,3 \pm 17,1$	11
28	$33,8 \pm 17,4$	9	$29,4 \pm 21,2$	11
35	$24,2 \pm 18,0$	9	$32,0 \pm 13,4$	10

Tabelle 3. Hamilton-Depressionsskala (Gesamtscore)

Tag	150 mg Moclobemid/Tag		300 mg Moclobemid/Tag	
	Gesamtscore	n	Gesamtscore	n
− 1	32,4± 5,7	12	32,5± 5,1	11
3	26,3± 8,3	12	29,3± 9,4	11
7	26,8± 9,2	11	25,3± 9,7	11
14	22,3±11,2	9	22,3±11,0	11
21	19,9±10,3	9	18,6±10,9	11
28	20,1±10,4	9	20,5±11,7	10
35	18,1± 8,5	9	15,6± 8,8	10

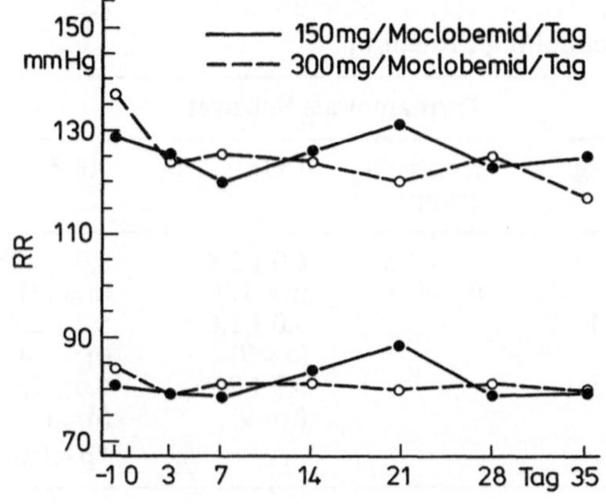

Abb. 3. Verlauf der Blutdruckwerte im Stehen

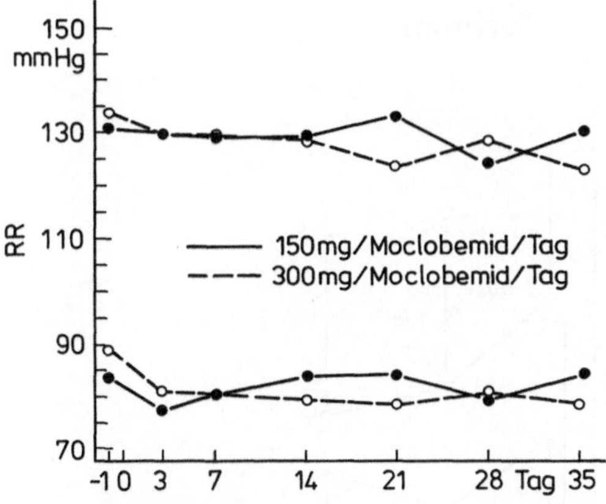

Abb. 4. Verlauf der Blutdruckwerte im Liegen

tersuchungen nicht beurteilen, da die meisten Patienten, 20 von 23, zusätzlich Tranquilizer bekamen.

Der Verlauf der Blutdruckwerte im Liegen und Stehen zeigte bei beiden Behandlungsgruppen während des gesamten Untersuchungszeitraums keine auffälligen Veränderungen, insbesondere fanden sich keine orthostatischen Dysregulationen (Abb. 3 und 4). Ebenso fielen im Verlauf der regelmäßig kontrollierten biochemischen Parameter, insbesondere der Leberparameter, keine pathologischen Veränderungen auf. Diesbezüglich können aber erst weitere groß angelegte, über einen längeren Behandlungszeitraum laufende Studien Klarheit bringen.

Bei der Bestimmung der MAO-Aktivität in den Thrombozyten zeigten sich vor Behandlungsbeginn bei der 150-mg-Moclobemid-Gruppe im Vergleich zu einer nach Alters- und Geschlechtsverteilung vergleichbaren Kontrollgruppe [1] keine signifikanten Unterschiede (Tabelle 4, Abb. 5). Bei der 300-mg-Gruppe lag die MAO-Aktivität bei beiden Substraten jedoch signifikant höher als bei der Kontrollgruppe. Diese divergenten Befunde reihen sich in die bisher berichteten widersprüchlichen Ergebnisse anderer Untersucher über die MAO-Aktivität bei en-

---

[1] Nicht psychisch Kranke der Chirurgischen Universitätsklinik.

Tabelle 4. MAO-Aktivität in den Thrombozyten [mmol/mg Protein/h]

Tag	Tyramin als Substrat			Tryptamin als Substrat		
—	Kontroll-gruppe	150 mg/Tag	300 mg/Tag	Kontroll-gruppe	150 mg/Tag	300 mg/Tag
− 1	26,6 ± 7,2 (n = 15)	25,6 ± 9,3 (n = 12)	35,2 ± 12,5* (n = 11)	5,3 ± 1,5 (n = 15)	6,0 ± 2,4 (n = 12)	8,0 ± 3,2* (n = 11)
21	–	21,0 ± 4,7 (n = 9)	29,3 ± 11,4 (n = 10)	–	5,0 ± 1,6 (n = 9)	6,2 ± 2,9 (n = 10)
35	–	23,5 ± 9,7 (n = 9)	27,3 ± 12,3 (n = 11) *p < 0,02	–	5,3 ± 2,2 (n = 9)	6,0 ± 2,8 (n = 11) *p < 0,05

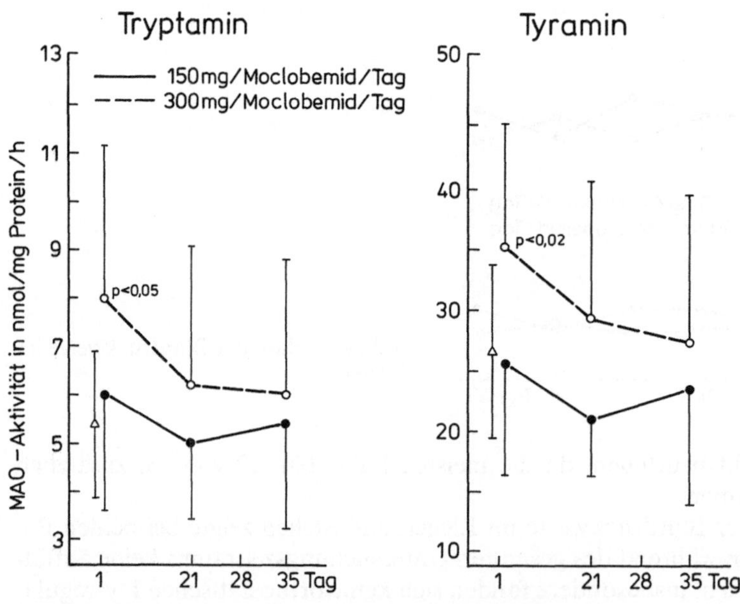

Abb. 5. Verlauf der MAO-Aktivität in den Thrombozyten

dogenen Depressionen ein. So wurde ursprünglich bei Patienten mit affektiven Psychosen, insbesondere mit bipolarem Krankheitsverlauf, eine verminderte MAO-Aktivität in den Thrombozyten beobachtet. Dies konnte dann im weiteren Verlauf von anderen Arbeitsgruppen jedoch nicht bestätigt werden. Übereinstimmung besteht derzeit darüber, daß Patienten mit unipolarem Krankheitsverlauf – unsere 300-mg-Gruppe umfaßte ausschließlich monopolar depressive Patienten – keine verminderte MAO-Aktivität in den Thrombozyten aufweisen [10].

Nach 21 tägiger Behandlung mit Moclobemid zeigte sich bei beiden Gruppen eine – allerdings nicht signifikante – Abnahme der MAO-Aktivität, was für die nur geringe Beeinflussung der MAO B durch Moclobemid sprechen könnte. Allerdings war bei der 300-mg-Gruppe eine Woche nach Absetzen von Moclobemid noch ein weiterer Abfall der MAO-Aktivität festzustellen. Bei der 150-mg-Gruppe dagegen zeigte sich bereits wieder eine Zunahme der MAO-Aktivität, was auf eine reversible MAO-Hemmung hinweisen könnte.

Bei der MHPG-Konzentration im 24-h-Urin wiesen 18 unserer Patienten mit unipolarem Krankheitsverlauf im Vergleich zu einer nach Alters- und Geschlechtsverteilung entsprechenden Kontrollgruppe [2] signifikant niedrigere Werte auf (Tabelle 5, Abb. 6). Dieses Ergebnis steht im Gegensatz zu den Befunden

---

[2] Freiwillige Probanden sowie nicht psychisch Kranke einer chirurgischen Klinik.

Tabelle 5. MHPG-Konzentration im Urin

	mg/24 h		µg/mg Kreatin	
	Vor Behandlung	Nach Behandlung	Vor Behandlung	Nach Behandlung
Kontrolle (n = 20)	2,47 ± 0,9 p < 0,01	–	1,85 ± 0,7 p < 0,02	–
Patienten (n = 18)	1,86 ± 0,8 p < 0,03	1,41 ± 0,6	1,42 ± 0,5 n. s.	1,22 ± 0,4

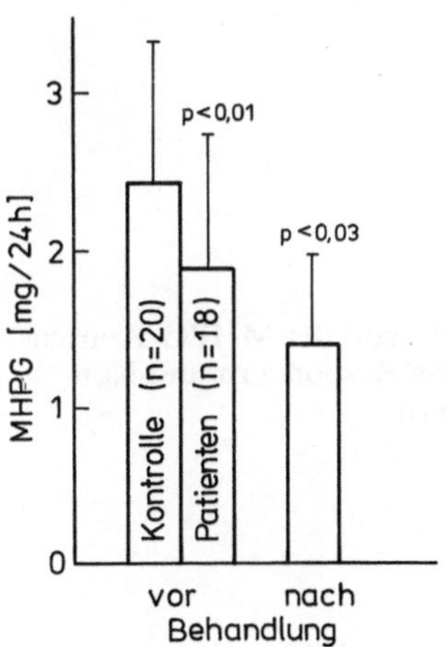

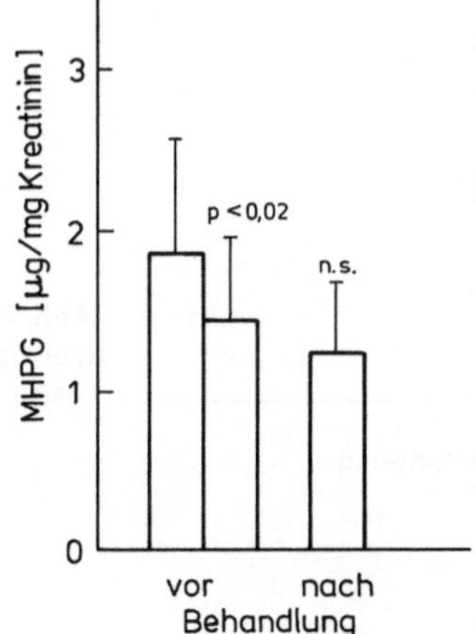

Abb. 6. Verlauf der MHPG-Konzentration im Urin

von Beckmann [1] und Beckmann u. Goodwin [3, 4], die signifikant niedrigere MHPG-Werte nur bei Patienten mit bipolarem Krankheitsverlauf fanden. Nach Behandlung mit Moclobemid war die MHPG-Konzentration im 24-h-Urin signifikant weiter abgefallen, nicht dagegen die in Beziehung zum Kreatinin korrigierten Werte. Dieser Effekt wurde schon unter der Behandlung mit trizyklischen Antidepressiva berichtet [2, 6, 17] und mit einer Änderung der Aktivität der Tyrosinhydroxylase bzw. adaptativer Prozesse an präsynaptischen α_2- und postsynaptischen β-Rezeptoren erklärt [16, 20]. Nachdem Moclobemid weder mit diesem Enzymstoffwechsel, noch mit adrenergen Rezeptoren interagieren soll, erscheint die niedrige MHPG-Konzentration auf eine verminderte Desaminierung zurückzuführen zu sein.

Interessant ist in diesem Zusammenhang die Beobachtung, daß diejenigen Patienten, die auf die Behandlung gut ansprachen, also im Hamilton-Score einen Abfall von mindestens 6–8 Punkten zeigten, in der Mehrzahl (12 von 18 Patienten auch eine deutliche Abnahme der MHPG-Konzentration aufwiesen (Abb. 7), was vielleicht einen prädiktiven Hinweis auf das Ansprechen auf Moclobemid geben könnte.

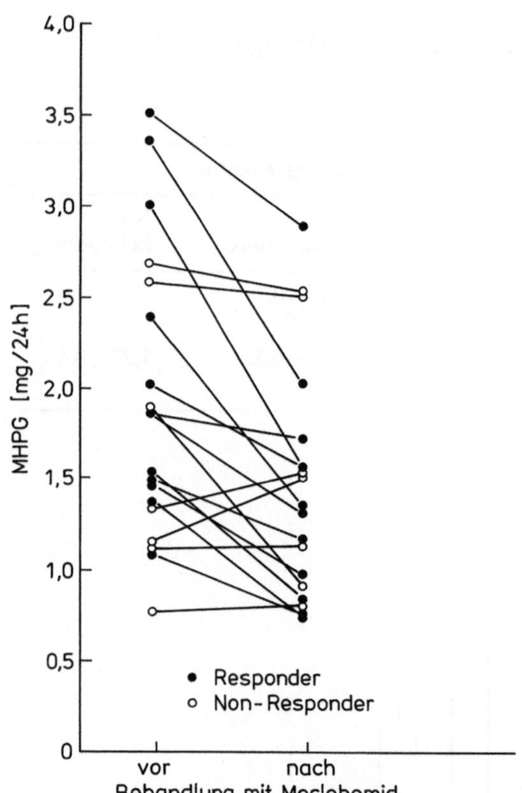

Abb. 7. Verlauf der MHPG-Konzentration bei Respondern und Nonrespondern

Zusammenfassung

Moclobemid erwies sich bis auf die beiden echten Drop-outs mit nicht mehr tolerierbarer Agitation bzw. Erbrechen und Durchfall mit nachfolgendem hypomanen Zustandsbild als gut verträgliches und wirksames Antidepressivum. Bezüglich des antidepressiven Effekts zeigten sich aber keine signifikanten Unterschiede zwischen der Behandlung mit 150 mg und der mit 300 mg Moclobemid/Tag. Der Verlauf der MAO-Aktivität in den Thrombozyten wies auf eine reversible, aber möglicherweise dosisabhängige Hemmung hin, und die MHPG-Veränderungen sind wohl auf die verminderte Desaminierung zurückzuführen. Auch könnte die Abnahme der MHPG-Konzentration von prädiktivem Wert im Hinblick auf das Ansprechen auf Moclobemid sein.

Literatur

1. Beckmann H (1982) Biochemische Beiträge zu Klassifikation und Therapievorhersage bei endogenen Depressionen. In: Beckmann H (Hrsg) Biolog Psychiatrie. Thieme, Stuttgart
2. Beckmann H, Goodwin FK (1975) Antidepressant response to tricyclics and urinary MHPG in unipolar patients. Arch Gen Psychiatry 32:17–21
3. Beckmann H, Goodwin FK (1975) Renal MHPG excretion in depressed patients and normal controls. Exp Brain Res [Suppl] 23:29
4. Beckmann H, Goodwin FK (1980) Urinary MHPG In subgroups of depressed patients and normal controls. Neuropsychology 6:91–100
5. Beckmann H, Riederer P (eds) (1983) Monoamine oxidase and its selective inhibitors. Karger, Basel
6. Charney DS, Heninger GR, Sternberg DE, Roth RH (1981) Plasma MHPG and chronic desimipramine treatment. Psychiatr Res 5:217–229
7. Da Prada M, Kettler R, Keller HH, Haefely WE (1983) Neurochemical effects in vitro and in vivo of the antidepressant Ro 11-1163, a specific and short-acting MAO-A inhibitor. In: Beckmann H, Riederer P (eds) Monoamine oxidase and its selective inhibitors. Karger, Basel, pp 231–245
8. Davies BM, Norman TR, Ames D, Burrows GD (1983) A controlled study of a specific MAO-A reversible inhibitor (Ro 11-1163) and amitriptyline in depressive illness. Paper presented at VII World Congress of psychiatry, Vienna 11–16th Juli
9. Dekirmenjan H, Maas JW (1970) An improved procedure of 3-methoxy-4-hydroxy-phenyl-ethylenglycol determination by gas liquid chrometography. Anal Biochem 35:203–210
10. Demisch L (1982) Veränderte MAO-Aktivität in Blutplättchen und endogenen Psychosen. In: Beckmann H (Hrsg) Biolog. Psychiatrie. Thieme, Stuttgart
11. Hamilton M (1960) A rating scale for depression. J Neurol Neurosurg Psychiatry 23:56–62
12. Korn A, Gasic S, Muller R, Hitzenberger G (1980) A new monoamine oxidase inhibitor which exerts a slightly increased tyramine sensivity in man only. World Conf. clinical pharmacology and therapeutics, London
13. Langen G, Heimann H (Hrsg) (1983) Psychopharmaka. Springer, Wien New York
14. Larsen JK, Mikkelsen PL, Hohn P (1983) Moclobemide in the treatment of major depressive disorders. A randomized double-blind parallel clinical study of a MAO-inhibitor and clomipramine. Presented at VII. World Congress of psychiatry, Vienna 11–16th Juli
15. Lepage-Goffioul G, Rossignol P, Bobon DP (1980) Pilot open trial and time-blind videotaped evaluation of the antidepressant potency of a new type. A reversible MAO-inhibitor. Ro 11-1163. Paper presented at 12th C.J.N.P. Congress, Gothenburg, Sweden

16. Mandell AJ, Segal DS, Kuczenski RT (1972) Some macromolecular mechanisms in CNS neurotransmitter pharmacology and their psychobiological organisation. In: McGaugh J (ed) The chemistry of mood, motivation and memory. Plenum, New York, pp 105–148
17. Murphy DL, Pickar D, Jimerson DC (1982) Biochemical indices of the effects of selective MAO-inhibition (clorglycine, parglycine and deprenyl) in man. In: Usdin E, Dahl S, Gram LF (eds) Clinical pharmacology in psychiatry. Macmillan, London
18. Otsuka S, Kobayashi Y (1964) A radioisotope assay for MAO determination in human plasma. Biochem Pharmacol 13:995–1006
19. Stefanis CN, ALevizos BM, Papadimitriou GN (1982) Antidepressant effect of Ro 11-1163, a new MAO-inhibitor. Int Pharmakopsychiatry 17:43–48
20. Waldmeier PG (1981) Noradrenergic transmission in depression: under or overfunction? Pharmacopsychiatry 14:3–9
21. Zerssen D von, Strian F, Schwarz D (1974) Evulation of depressive states, especially in longitudinal studies. In: Pichot P, Olivier-Martin R (eds) Psychological measurements in psychopharmacology. Modern problems of pharmacopsychiatry, vol 7. Karger, Basel

Bestimmung von Gerinnungsfaktoren und blutchemischen Parametern unter einer Behandlung mit Clozapin

J. Tegeler

Einleitung

Berichte über Thrombosen und Thrombembolien stammen vorwiegend aus der Ära der neuroleptischen Schlafkuren mit höheren Dosen schwachpotenter Neuroleptika. Heinrich (1969) registrierte derartige Komplikationen bei 1,2% seiner mit Neuroleptika behandelten Patienten, Grahmann u. Suchenwirth (1959) und Häfner u. Brehm (1963) teilten Inzidenzraten von 3% mit. Nach Ansicht der meisten Autoren sind höheres Lebensalter, Herz-Kreislauf-Erkrankungen und variköse Symptomenkomplexe prädisponierend. Als pathogenetischer Faktor soll in erster Linie die motorische Immobilisierung durch eine massive Neurolepsie in Frage kommen.

Fünfgeld u. Kulhanek (1977) und Platz u. Hinterhuber (1981) haben nach i.v.-Applikation und nach einer Infusionstherapie mit sehr hohen Dosen von Fluphenazindihydrochlorid häufig Venenreizungen, Endothelschäden und Thrombophlebitiden beobachtet.

Inwieweit Neuroleptika einen Einfluß auf die Blutgerinnung haben, ist bisher nur von wenigen Autoren systematisch untersucht worden. Während in einigen Studien eine Senkung des Prothrombinspiegels und eine Hemmung der Fibrinolyse gemessen wurden, konnten diese Befunde von anderen Autoren nicht bestätigt werden. Brackenridge u. Jones (1968) berichteten über einen Anstieg der Fibrinogenkonzentration nach einer 6monatigen Behandlung mit verschiedenen Phenothiazinen. Nach den Befunden von Boullin et al. (1975) steigt die Reagibilität der Thrombozytenadhäsivität auf 5-Hydroxytryptamin unter Chlorpromazin an.

Nachdem unter der Behandlung mit Clozapin häufiger Leukopenien und Agranulozytosen aufgetreten sind, war eine Untersuchung der Gerinnungsfaktoren und anderer blutchemischer Parameter von besonderem Interesse.

Methode

In die Untersuchung wurden 17 Patienten, 9 Männer und 8 Frauen, aufgenommen. Das Alter der Patienten, die Verteilung der Diagnosen, die Krankheitsdauer und die stationäre Behandlungsdauer sind in der folgenden Übersicht dargestellt.

Die bisher verordneten Neuroleptika wurden abgesetzt, und nach einer 14tägigen Wash-out-Periode wurden die Patienten auf Clozapin eingestellt. Während der 3monatigen Untersuchungsperiode blieb die Clozapindosis variabel, entsprechend dem psychopathologischen Befund. Eine Begleitmedikation war nicht vorgesehen.

Geschlecht:	9 Männer, 8 Frauen
Altersdurchschnitt:	46 ± 18 Jahre
ICD-Nr.	295.2 (n = 2)
	295.3 (n = 5)
	295.6 (n = 10)
Krankheitsdauer:	15 ± 9 Jahre
Stationäre Behandlungsdauer:	11 ± 6 Jahre

Zweimal während der 2wöchigen Wash-out-Periode und dann nach 4, 8 und 12 Wochen Behandlung mit Clozapin wurden die folgenden Gerinnungsparameter gemessen: Thrombozytenzahl, Thrombozytenadhäsivität, Quick-Wert, partielle Thromboplastinzeit, Fibrinogen, Faktor V und Faktor VIII. Darüber hinaus wurden zu denselben Zeitpunkten die folgenden Labordaten bestimmt: kleines und großes Blutbild, Gesamteiweiß, Bilirubin, SGOT, SGPT, alkalische Phosphatase, Kreatinin, Harnstoff und Elektrolyte.

Zur statistischen Berechnung wurde der t-Test herangezogen.

Ergebnisse

Die Mehrzahl der Patienten wurde mit 150–300 mg Clozapin täglich behandelt, bei 2 Patienten war eine Tagesdosis von 75 mg ausreichend, bei 1 Patientin mußte die Dosis bis auf 600 mg/Tag gesteigert werden.

Im Laufe der 12wöchigen Behandlung mit Clozapin kam es zu einem Anstieg der Thrombozyten von ca. 200 000 auf ca. 260 000/mm^3 (Tabelle 1).

Darüber hinaus wurde auch ein Anstieg der Fibrinogenkonzentration gemessen (Tabelle 2).

Tabelle 1. Thrombozytenzahl $\bar{x}$ (10^3/mm^3)

	Zeitpunkt der Bestimmung				
	−2. Woche	−1. Woche	4. Woche	8. Woche	12. Woche
$\bar{x}$ [10^3/mm^3]	208,75	195,56	248,00	243,31	263,25
s	$\pm$ 91,65	$\pm$ 73,68	65,36	54,1	66,03

2./5. Wert (−1. Woche/12. Woche): t = 2,75, p < 0,005

Tabelle 2. Fibrinogen (mg%)

	−2. Woche	−1. Woche	4. Woche	8. Woche	12. Woche
$\bar{X}$ =	207,41	210,47	215,47	230,12	251,67
S =	$\pm$ 47,03	$\pm$ 38,07	$\pm$ 30,64	$\pm$ 35,47	$\pm$ 38,22

1./5. Wert (−2. Woche/12. Woche): t = 2,93, p < 0,005

Tabelle 3. Alkalische Phosphatase (u/l)

	−2. Woche	−1. Woche	4. Woche	8. Woche	12. Woche
$\bar{X}=$	129,59	136,88	146,29	165,53	150,25
$S=$	± 39,66	± 39,62	± 39,65	± 36,10	± 48,64

2./5. Wert (−1. Woche/12. Woche): t = 2,76, p < 0,005.

Bei den übrigen Gerinnungsparametern (Thrombozytenadhäsivität, Quick, partielle Thromboplastinzeit, Faktor V und Faktor VIII) wurden keine wesentlichen Veränderungen festgestellt.

Wie aus Tabelle 3 ersichtlich, kam es unter der Behandlung mit Clozapin auch zu einem deutlichen Anstieg der alkalischen Phosphatase.

Bei einigen Patienten war ein geringfügiger Anstieg der Transaminasen festzustellen. Blutbildveränderungen traten nicht auf.

Diskussion

Ein vergleichbarer Anstieg der Thrombozyten und der Fibrinogenkonzentration wurden von Brackenridge u. Jones (1968) unter der Behandlung mit verschiedenen Phenothiazinpräparaten beobachtet. Der Anstieg der Thrombozyten und der Fibrinogenkonzentration im Laufe einer 3 monatigen Behandlung mit Clozapin ist zwar statistisch signifikant, sowohl die Thrombozytenzahl als auch die Fibrinogenkonzentration liegen aber noch im Normbereich und sind damit klinisch nicht relevant. Thorup u. Fog (1977) haben bei ihren mit Clozapin behandelten Patienten ebenfalls keine wesentlichen Änderungen der Gerinnungsparameter festgestellt.

Die alkalische Phosphatase zeigte einen deutlichen Anstieg. Der für viele Neuroleptika bekannte Einfluß auf die alkalische Phosphatase trifft damit auch für Clozapin zu. Ein Anstieg der Transaminasen, wie er in vielen Untersuchungen nach einer langfristigen Verordnung von verschiedenen Phenothiazinpräparaten beobachtet worden ist, trat in unserer Stichprobe nur vereinzelt auf.

Zusammenfassend kann festgestellt werden, daß es unter einer 12 wöchigen Behandlung mit Clozapin zwar zu einem Anstieg der Thrombozyten und der Fibrinogenkonzentration gekommen ist, daß eine thrombosefördernde Wirkung daraus aber nicht abgeleitet werden kann.

Literatur

Boullin DJ, Grahame-Smith DG, Grimes RPJ, Woods HF (1975) Resuspension of platelets: Enhanced 5-hydroxytryptamine-induced aggregation in chlorpromazine treated patients due to changes in platelet properties. Br J Clin Pharmacol 2:37–39
Brackenridge CJ, Jones IH (1968) The effect of neuroleptic drug treatment on plasma fibrinogen concentrations in schizophrenic states. J Neurol Neurosurg Psychiatry 31:326–329

Fünfgeld EW, Kulhanek F (1977) Hochdosierte neuroleptische Infusionsbehandlung mit
   Fluphenazin. AGNP-Symposium Nürnberg
Grahmann H, Suchenwirth R (1959) Die Thrombosegefahr bei der Chlorpromazin- und
   Reserpinbehandlung endogener Psychosen. Nervenarzt 30:224–230
Häfner H, Brehm J (1963) Thrombosen und Embolien als Komplikationen der Behandlung
   mit Psychopharmaka. Fortschr Med 81:491
Heinrich K (1969) Bedingungsfaktoren körperlicher Begleitwirkungen von Psycholeptika.
   In: Reimer F (Hrsg) Psychiatrische Pharmakotherapie in Klinik und Praxis. Janssen,
   Düsseldorf
Platz T, Hinterhuber H (1981) Die hochdosierte Neuroleptikatherapie. Pharmacopsychia-
   tria 14:141–147
Thorup M, Fog R (1977) Clozapine treatment of schizophrenic patients: Plasma concen-
   tration and coagulation factors. Acta Psychiatr Scand 55:123–126

Die Wertigkeit des Neopterins bei Polytoxikomanien

H. Rössler, H. Blecha, D. Fuchs, A. Hausen, H. Hinterhuber, W. Muigg,
G. Reibnegger, D. Schönitzer, H. Wachter

Die Aktivierung zellulärer Immunreaktionen ist in vivo und in vitro begleitet von einer vermehrten Neopterinausscheidung [1–5].

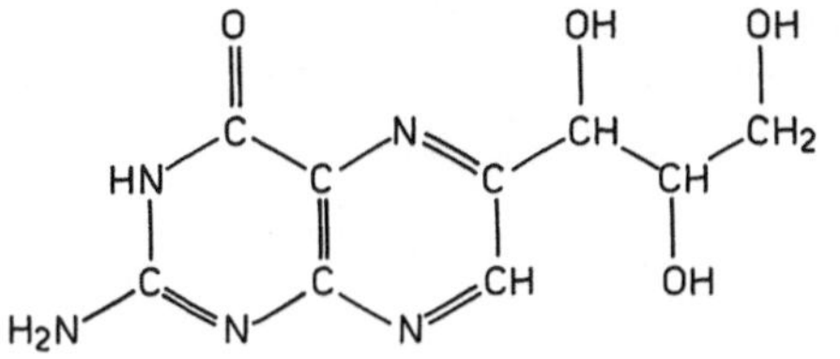

Abb. 1. Neopterin

Neopterin wird aus dem Guanosintriphosphat (GTP) biosynthetisiert.

Man findet erhöhte Harnneopterinwerte z. B. bei Patienten mit viralen Infekten [5, 6], Transplantatabstoßungsreaktionen [1, 6], parasitären Erkrankungen, Neoplasmen [2, 5, 6] oder AIDS [7].

Ziel dieser Untersuchung war, bei Drogensüchtigen als Angehörige einer sog. AIDS-Risikogruppe die Neopterinwerte zu erheben, um eine gestörte Immunlage als Prävalenz für eine AIDS-Erkrankung festzustellen.

Die in unserer Studie erfaßten 111 Probanden rekrutierten sich aus der Universitätsklinik für Psychiatrie, einem Drogenrehabilitationszentrum und dem Landesgerichtlichen Gefangenenhaus Innsbruck. Neopterin wurde im Morgenharn mit Hochdruckflüssigkeitschromatographie bestimmt [2].

Ergebnisse

Im Laufe der Untersuchung hat sich mit aller Deutlichkeit herausgestellt, daß unter Drogenabhängigen in hohem Maße erhöhte Neopterinwerte zu finden sind.

59,3% der Drogenabhängigen zeigten erhöhte Neopterinwerte gegenüber einem Kollektiv von 419 gesunden Kontrollpersonen [2].

Von 47 der Süchtigen wurde der Hepatitis-Antigen-Antikörperstatus, die Transaminasen sowie die Luesserologie bestimmt. Mit keinem dieser Parameter ergab sich eine statistisch faßbare Korrelation zum Neopterinwert ($p > 0{,}1$, Fishers-Exakttest). Ein eventueller Einfluß von Alkoholabusus auf die Neopterinausscheidung konnte nicht gefunden werden. Ebenfalls wurde keine signifikante Abhängigkeit der Neopterinausscheidung vom Alter der Patienten und der Dauer des Drogenkonsums beobachtet.

Auch die Abstinenzsituation der Patienten war ohne statistisch signifikanten Einfluß auf die Höhe des Harnneopterinwertes. In vorerst noch stichprobenarti-

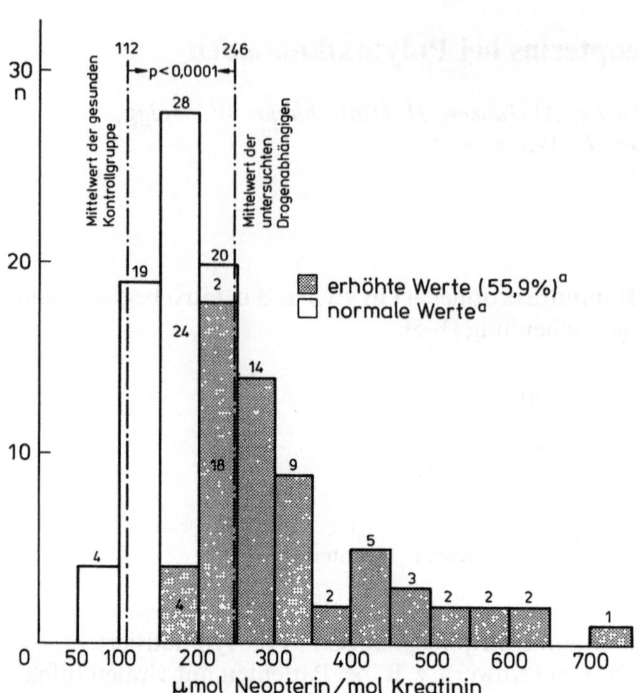

ᵃ Verglichen mit der oberen Toleranzgrenze, die für
417 Gesunde erhoben wurde [2]

Abb. 2. Neopterinausscheidung von 111 Drogenabhängigen

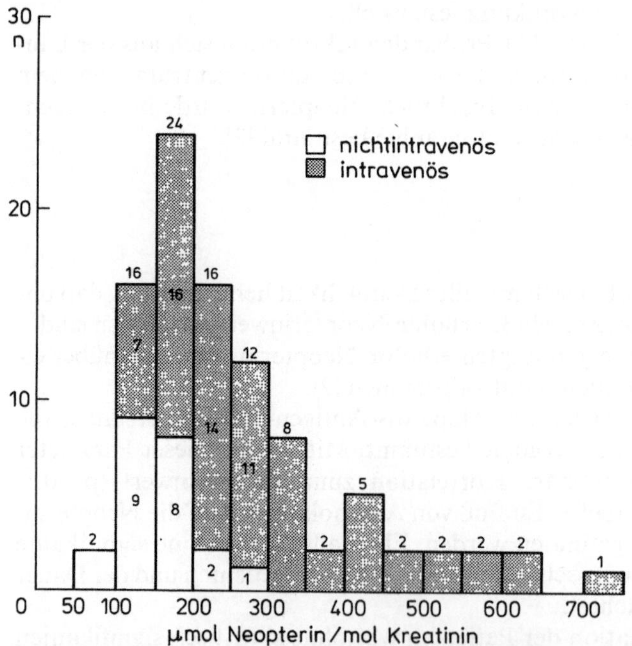

Abb. 3. Neopterinausscheidung von Drogenabhängigen (n = 94) in Abhängigkeit von intravenöser bzw. nichtintravenöser Drogenverabreichung

gen Verlaufskontrollen bestätigte sich auch noch nach 3- bis 5 monatiger Abstinenz die Höhe des Neopterinwertes.

Hochsignifikant unterschiedlich ($p < 0,0001$) waren hingegen die durchschnittlichen Neopterinwerte von Drogenabhängigen mit i.v.-Applikation (72,5% erhöhte Werte), verglichen mit denen von Süchtigen mit nichtintravenöser Applikation.

Innerhalb der i.v.-applizierend Süchtigen haben die verwendeten Drogen keinen statistisch faßbaren Einfluß auf die Neopterinwerte. Ein Anstieg der Neopterinmittelwerte mit zunehmender Vielfalt der konsumierten Drogen kann beobachtet werden.

Tabelle 1. Einfluß der Drogenverabreichung auf die Beziehung zwischen Neopterinwert und Drogenart. Auch hier ergibt sich ein statistisch hochsignifikanter Unterschied zwischen i.v.- und der Nicht-i.v.-Gruppe

Drogenart	n	$\bar{x} \pm SD$ µmol Neopterin mol Kreatinin	p Vergleich i.v. − nicht i.v.
Halluzinogene	11	157 ± 51	−
Opiate + Halluzinogene	40	228 ± 111	0,0004
Opiate	8	258 ± 107	−
Opiate + Kokain (+ Halluzinogene)	34	313 ± 159	< 0,0001

Aus unseren Ergebnissen kann geschlossen werden, daß der Schweregrad der Suchtkrankheit mit der Neopterinausscheidung korreliert ist; i.v.-Süchtige sind erfahrungsgemäß Süchtige mit ausgeprägtem Schweregrad und zeigen in unserer Untersuchung die höchsten Neopterinwerte. Die erhöhte Neopterinausscheidung scheint ein gestörtes immunologisches Gleichgewicht in diesen Patienten zu reflektieren. Inwieweit diese Dysregulation reversibel ist, sich verschlechtert oder zu akuten Immunenentgleisungen führen kann, ist in diesem Rahmen noch nicht zu beurteilen.

Literatur

1. Fuchs D, Hausen A, Huber C, Margreiter R, Reibnegger G, Spielberger M, Wachter H (1982) Pteridinausscheidung als Marker für alloantigen-induzierte Lymphozytenproliferation. Hoppe Seylers Z Physiol Chem 363:661–664
2. Hausen A, Wachter H (1982) Pteridines in the assessment of neoplasia. J Clin Chem Clin Biochem 20:593–602
3. Huber C, Fuchs D, Hausen A, Margreiter R, Reibnegger G, Spielberger M, Wachter H (1983) Pteridines as a new marker to detect human T cells activated by allogeneic or modified self major histocompatibility complex (MHC) determinants. J Immunol 130:1047–1050
4. Huber C, Batchelor JR, Fuchs D et al. (1984) Immune response-associated production of neopterin − release from macrophages under control of interferon-gamma. J Exp Med 160:310–316

 H. Rössler et al.: Wertigkeit des Neopterins bei Polytoxikomanien

5. Wachter H, Hausen A, Graßmayr K (1979) Erhöhte Ausscheidung von Neopterin im Harn von Patienten mit malignen Tumoren und mit Viruserkrankungen. Hoppe Seylers Z Physiol Chem 360:1957–1960
6. Wachter H, Curtius HC, Pfleiderer W (eds) (1982) Biochemical and clinical aspects of pteridines, vol 1. de Gruyter, Berlin New York
7. Wachter H, Fuchs D, Hausen A, Huber C, Knosp O, Reibnegger G, Spira T (1983) Elevated urinary neopterin levels in patients with the acquired immunodeficiency syndrome (AIDS). Hoppe Seylers Z Physiol Chem 364:1345–1346

Fluperlapin vs. Haloperidol:
Auswirkungen auf neuroendokrinologische Parameter

W. W. Fleischhacker, C. Stuppäck, H. Schubert, H. Hinterhuber

Einleitung

Fluperlapin, 3-Fluor-6-(4-methyl-1-piperazinyl)-11 H-dibenz[b, e]-azepin, kann als trizyklisches Pharmakon klassifiziert werden und gehört zur selben chemischen Gruppe wie die Neuroleptika Clozapin und Clothiapin und die Antidepressiva Amoxapin und Dibenzepin. Sein pharmakologisches Profil ist dem des Clozapin sehr ähnlich, scheint jedoch im Gegensatz zu diesem auf Noradrenalinsynthese und -wiederaufnahme in Corpus striatum und Hirnstamm keinen Effekt zu haben. Die Verwandtschaft zum Clozapin legt eine antipsychotische Wirksamkeit dieser Substanz nahe, erste Untersuchungen dazu sind vielversprechend (Dieterle et al. 1984; Woggon et al. 1984; Fischer-Cornelssen 1984). Aus Tierversuchen ist bekannt, daß die Stimulation der Prolaktinausschüttung – eine Wirkung, die allen klassischen Neuroleptika zugeschrieben wird – durch Fluperlapin 30 mal geringer ist als bei Chlorpromazin (Eichenberger 1984). Untersuchungen an gesunden Probanden ergaben keinen Einfluß auf die Prolaktinsekretion, jedoch eine Erniedrigung der basalen Kortisolspiegel, wobei allerdings die streßinduzierte ACTH- und Kortisolausschüttung nicht gehemmt wurde (Sandoz-Report). Über die Untersuchung des neuroendokrinologischen Profils von Fluperlapin im Vergleich zu Haloperidol soll im folgenden berichtet werden.

Patientenauswahl und Methode

Im Rahmen einer laufenden Doppelblinduntersuchung zwischen Fluperlapin und Haloperidol sollten bei insgesamt 12 männlichen Patienten freies T_3, freies T_4, Kortisol und Prolaktin bestimmt werden. Alle Patienten litten an einer akuten paranoid-halluzinatorischen Schizophrenie und erfüllten die diagnostischen Kriterien nach RDC (Spitzer et al. 1982) und ICD-9 Nr. 295.3. Sie sollten zum Zeitpunkt der Aufnahme in die Untersuchung medikamentenfrei sein.

Alle Patienten waren im Sinne eines "informed consent" gemäß der Deklaration von Helsinki einverstanden, an der Untersuchung teilzunehmen.

Während der ersten 3 Tage erhielten die Patienten entweder 300 mg Fluperlapin in Kapselform per os in 3 Einzeldosen pro Tag oder 3 mal 5 mg Haloperidol pro Tag in identischer Darreichungsform. Eine schrittweise Steigerung (200 mg/ Tag für Fluperlapin bzw. 10 mg für Haloperidol) sollte am 10. Tag zu einem optimalen Dosisniveau führen.

Jeweils an den Tagen 0, 3, 7, 28 und 42 wurde um 7 Uhr früh Blut abgenommen. Dieses wurde zur Auswertung an das Hormon- und Hochdrucklabor der Medizinischen Klinik der Universität Innsbruck zur Bestimmung von Prolaktin, Kortisol, freiem T_3 und freiem T_4 gebracht. An den gleichen Untersuchungstagen wurden Routinelaborparameter (rotes und weißes Blutbild, Leber- und Nieren-funktionsproben, Harnanalyse) durchgeführt; täglich wurden Pulsfrequenz, Blut-druck und Körpertemperatur, das Körpergewicht wöchentlich kontrolliert. An den Tagen 0 und 42 wurden EKG und EEG abgeleitet.

Über die klinische Wirksamkeit der Substanz soll an anderer Stelle berichtet werden.

Das Durchschnittsalter der mit Fluperlapin behandelten Patienten betrug 28,8 ($\pm$5,4) Jahre, das der Patienten aus der Haloperidolgruppe 28,3 ($\pm$4,7) Jahre.

Der statistische Vergleich zwischen den beiden Gruppen erfolgte mittels des U-Tests (nach Mann u. Whitney 1947), eventuelle Verlaufsunterschiede inner-halb der Gruppen wurden mit dem Wilcoxon-Wilcox-Test zum multiplen Ver-gleich abhängiger Stichproben evaluiert.

Ergebnisse

Von den ursprünglich 12 vorgesehenen Patienten schieden 2 aus der Haloperidol-gruppe vor dem Untersuchungstag 14 aus der Studie aus. Ein Patient zog seinen "informed consent" zurück, der zweite wurde aus medizinischen Gründen – es war zu einer interkurrenten Infektionserkrankung gekommen – aus der Untersu-chung genommen. Der Untersuchungstag 42 wurde nicht mehr in die statistische Auswertung einbezogen, da zu diesem Zeitpunkt schon 6 der untersuchten Pa-tienten entlassen waren, somit keine konstanten Versuchsbedingungen mehr auf-rechterhalten werden konnten. Bei den Patienten, die zu diesem Zeitpunkt noch unter kontrollierten Bedingungen an der Untersuchung teilnahmen, zeigten sich gegenüber dem Untersuchungstag 28 keine relevanten Unterschiede.

Freies T_3 (Trijodthyronin)

Abbildung 1 zeigt den Einfluß der beiden Substanzen auf den Plasmaspiegel des freien T_3. Zu keinem Zeitpunkt der Untersuchung zeigten sich signifikante Unter-schiede zwischen den beiden Gruppen, auch innerhalb der Gruppen ergaben sich

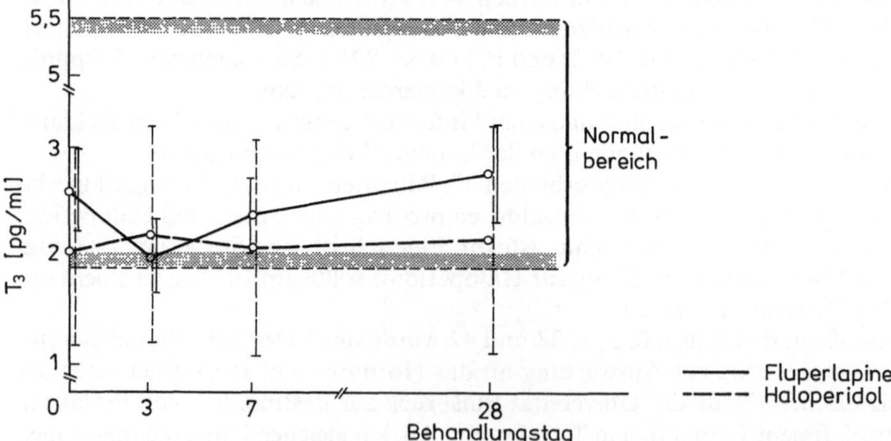

Abb. 1. Plasmatrijodthyroninspiegel (T_3)

im Verlauf der Untersuchung keine statistisch verifizierbaren Veränderungen. Während der gesamten Untersuchungsdauer blieben die Mittelwerte für beide Gruppen innerhalb des Normalbereichs.

Freies T_4 (Thyroxin)

Auch das Thyroxin blieb bei allen untersuchten Patienten während der ganzen Untersuchung im Normbereich. Hier finden sich allerdings an den Untersuchungstagen 3 und 7 statistisch signifikant höhere Werte (p ≤ 0,01) in der Haloperidolgruppe (Abb. 2).

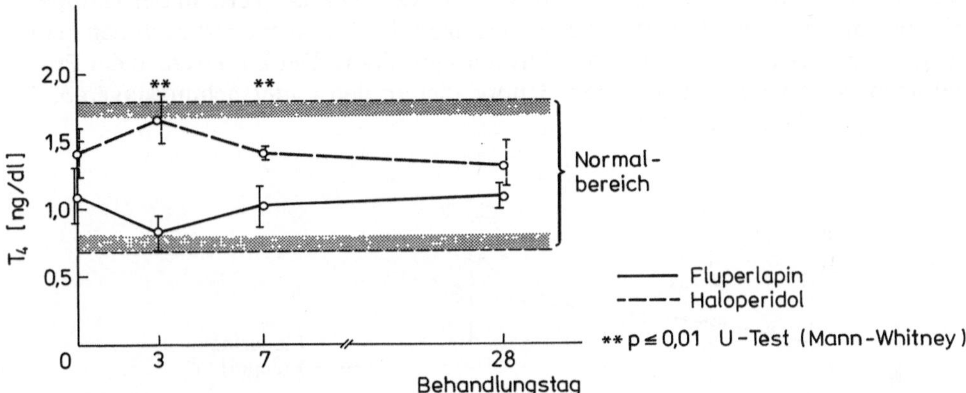

Abb. 2. Plasmathyroxinspiegel (T_4)

Kortisol

In bezug auf den Plasmakortisolspiegel unterschieden sich die beiden Gruppen am Tag 0 (p ≤ 0,05) und am Tag 28 (p ≤ 0,01), dazwischen waren keine signifikanten Unterschiede meßbar. Innerhalb der Gruppen gab es wiederum keine relevanten Unterschiede zwischen den einzelnen Untersuchungszeitpunkten. Auch hier wurde der Bereich der normalen Plasmakortisolspiegel nicht verlassen (Abb. 3).

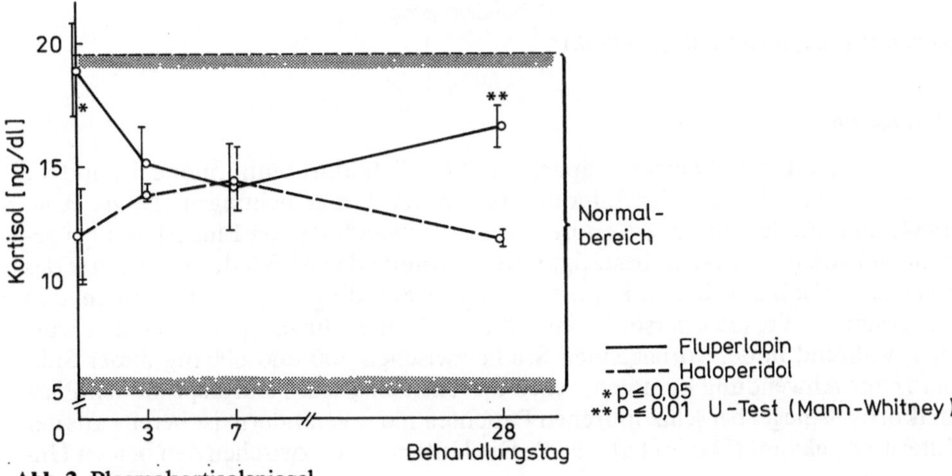

Abb. 3. Plasmakortisolspiegel

Prolaktin

Abbildung 4 zeigt den Einfluß von Fluperlapin und Haloperidol auf die Prolaktinausschüttung. Bei beiden Substanzen finden sich am Tag 0 Plasmaprolaktinwerte außerhalb des Normbereichs. Das ist mit ziemlicher Sicherheit darauf zurückzuführen, daß die ursprüngliche Bedingung, nur komplett medikamentenfreie Patienten in die Untersuchung aufzunehmen, in 4 Fällen (2 mal Haloperidolgruppe, 2 mal Fluperlapingruppe) nicht erfüllt werden konnte (diese Patienten erhielten 100–200 mg Chlorprothixen am Tag vor Beginn der Studie). Schon am Tag 3 kommt es bei den Patienten aus der Fluperlapingruppe zu einer Rückkehr der Prolaktinwerte in den Normbereich, während die Werte in der Haloperidolgruppe bei allen Patienten weiter ansteigen. Dieser Anstieg ist zwischen dem Tag 0 und dem Tag 28 auf dem 5%-Niveau signifikant. Der Unterschied der Prolaktinspiegel zwischen den beiden Gruppen ist an den Untersuchungstagen 3, 7 und 28 signifikant (p ≦ 0,05).

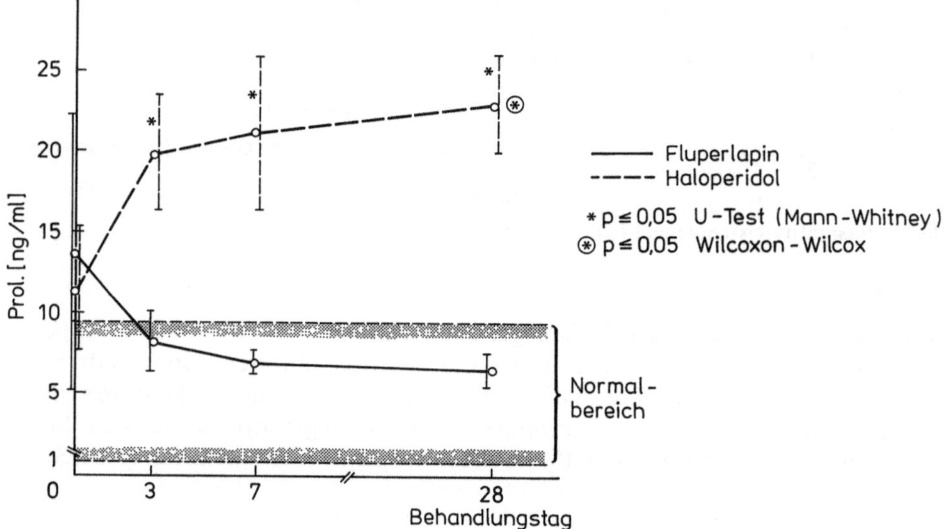

Abb. 4. Plasmaprolaktinspiegel (*Prol.*)

Diskussion

Der fehlende Einfluß beider Präparate auf die Schilddrüsenhormone T_3 und T_4 deckt sich mit den aus der Literatur bekannten Untersuchungen (Davis et al. 1984) und mit dem Sandoz-Report über die Anwendung von Fluperlapin bei gesunden Probanden. Nicht bestätigt werden konnte der Abfall der Basalwerte des Plasmakortisols aus diesem Report; dazu muß allerdings angemerkt werden, daß bei gesunden Versuchspersonen nur 10 bzw. 25 mg Fluperlapin verwendet wurden, während in der vorliegenden Studie zwischen 300 und 600 mg dieser Substanz zur Anwendung kommen. Auch die Tatsache, daß Neuroleptika den Plasmakortisolspiegel bei schizophrenen Patienten nicht verändern, ist bereits aus der Literatur bekannt (Davis et al. 1984). Die Unterschiede zwischen den beiden Untersuchungsgruppen, die das T_3 und das Kortisol betreffen, hatten in keinem Fall klinische Relevanz und können z. Z. noch nicht stringent erklärt werden.

Der Anstieg des Plasmaprolaktins nach Haloperidolverabreichung ist inzwischen ausreichend dokumentiert (z. B. Kolakowska et al. 1981) und daher nicht überraschend. Wie nach Tierversuchen und Studien an gesunden Probanden sowie im Lichte der Ähnlichkeit zu Clozapin, das ja auch kaum einen Einfluß auf die Prolaktinausschüttung aufweist (Meltzer et al. 1979; Kane et al. 1981) zu erwarten, zeigten sich in der Gruppe der Patienten, die mit Fluperlapin behandelt wurden, keine signifikanten Veränderungen des morgendlichen Plasmaprolaktins. Das Absinken des Prolaktinspiegels, wie es von Dieterle et al. (1984) beschrieben wurde, konnte in der vorliegenden Untersuchung nicht bestätigt werden, wobei die Erklärung wohl in der Vorbehandlung zu suchen ist. So ist zu erwarten, daß bei Patienten, die aufgrund einer Vorbehandlung mit Butyrophenon- oder Phenothiazinneuroleptika einen erhöhten Plasmaprolaktinspiegel haben, dieser sich nach Absetzen des Medikaments und Umstellung auf Fluperlapin wieder normalisiert.

Die dargestellten Ergebnisse sprechen dafür, daß die Hypothalamus-Hypophysen-Achse zumindest in den untersuchten Parametern durch Fluperlapin nicht wesentlich beeinflußt wird. Aus der Zusammenschau dieser Befunde mit den bisher vorliegenden Daten über die antipsychotische Effizienz von Fluperlapin und seinen geringen Einfluß auf das extrapyramidalmotorische System könnte man mit Vorsicht schließen, daß der Angriffspunkt von Fluperlapin spezifischer in den dopaminergen Neuronen des mesolimbischen Systems zu suchen ist.

Literatur

Davis JM, Vogel C, Gibbons R, Pavkovic I, Zhang M (1984) Pharmacoendocrinology of schizophrenia. In: Brown GM et al. (eds) Neuroendocrinology and psychiatric disorder. Raven, New York

Dieterle D, Eben E, Einhäupl K, Hippius H, Klein H, Rüther E, Schmauss M (1984) The effect of fluperlapine in acute psychotic patients. Pharmacopsychiatria 17:57–60

Eichenberger E (1984) Pharmacology of fluperlapine compared with clozapine. Arzneimittelforsch 34/1 a:110–113

Fischer-Cornelssen KA (1984) Fluperlapine in 104 schizophrenic patients. Arzneimittelforsch 34/1 a:125–130

Kane JM, Cooper TB, Sachar EJ, Halpern FS, Bailine S (1981) Clozapine: Plasma levels and prolactine response. Psychopharmacology 73:184–187

Kolakowska T, Braddock L, Wiles D, Franklin M, Gelder M (1981) Neuroendocrine tests during treatment with neuroleptic drugs: I. Plasma prolactine response to haloperidol challenge. Br J Psychiatry 139:400–412

Mann HB, Whitney DR (1947) On a test of whether one of two random variables is statistical larger than the other. Ann Math Statist 18:50–60

Meltzer HY, Goode DJ, Schyve PM, Fang VS (1979) Effect of clozapine on human serum prolactin levels. Am J Psychiatry 136/12:1550–1555

Sandoz Report Interne Mitteilung der Firma Sandoz, Basel

Spitzer RL, Endicott J, Robins E (1982) Forschungs-Diagnose Kriterien (RDC). Deutsche Bearbeitung H. E. Klein. Beltz, Weinheim Basel

Woggon B, Angst J, Bartels M et al. (1984) Antipsychotic efficacy of fluperlapine. Neuropsychobiology 11:116–120

Neuroendokrine Studien zur therapeutischen Wirkung von Antidepressiva und Neuroleptika – Das Konzept der entaktivierenden Wirkung*

G. Schönbeck, G. Langer, H. Aschauer, G. Koinig, F. Resch

Einleitung

Seit der Entdeckung der Neuroleptika (Chlorpromazin; Delay et al. [4]) und Antidepressiva (Imipramin; Kuhn [9]) werden diese Pharmaka weltweit – wenn auch nicht immer erfolgreich – in der psychiatrischen Therapie angewendet. Viele Analogpräparate der „Originale" sind seither synthetisch hergestellt worden, z. T. mit vergleichbarem psychopharmakologischem Profil. Obwohl heute die allgemeine Wirksamkeit dieser Medikamente erwiesen ist, bleibt ungeklärt, warum trotz adäquater Indikation und Therapie einige Patienten therapieresistent sind.

Die Wirkungsmechanismen von psychotropen Medikamenten sind seit ihrer Entdeckung auf verschiedenen Ebenen untersucht worden.

Die biochemischen Profile von Antidepressiva und Neuroleptika sind die Basis vieler Hypothesen über deren Wirkungsweise auf der Ebene der Synapse; zum Beispiel die Noradrenalin- und Serotoninhypothese über die therapeutische Wirkung von Antidepressiva [10, 15] oder die Dopaminhypothese der therapeutischen Wirkung von Neuroleptika [1]. Wegen der Vielschichtigkeit der neuronalen Wechselbeziehungen und der zahlreichen „fehlenden Glieder" zwischen der Ebene der Synapse und des menschlichen Verhaltens haben diese Hypothesen jedoch geringe Aussagekraft für die klinischen Bedingungen.

Auf der Ebene der Pharmakologie sind zahlreiche Wirkungen von Antidepressiva und Neuroleptika in Tiermodellen getestet worden [7, 3]. Diese klassischen pharmakologischen Profile erwiesen sich als nützlich für die Zuordnung neuer noch unbekannter Substanzen zu den Kategorien „Antidepressiva" oder „Neuroleptika" [13], aber der Beitrag dieser Modelle zum Verständnis der therapeutischen Wirkungen am Menschen ist relativ gering.

Die klinische Entscheidung zur Therapie mit einem Antidepressivum oder Neuroleptikum orientiert sich derzeit nicht an biologischen Befunden (z. B. durch Identifizierung spezifischer, auf spezielle Medikamente ansprechender biologischer Substrate), sondern allein am psychopathologischen Syndrom (z. B. dem vital-depressiven Syndrom für die Anwendung von Antidepressiva oder dem paranoid-halluzinatorischen Syndrom für die Anwendung von Neuroleptika). Die bekannten diagnostischen Einheiten in der Psychiatrie (z. B. endogene Depression oder Schizophrenie) gewährleisten jedenfalls nicht die Identifizierung bekannter biologischer Substrate, welche auf die gewählte Pharmakotherapie spezifisch ansprechen würden. Aus diesem Grunde hat sich für die Pharmakotherapie vorläufig die psychopathologisch-syndromale anstelle der diagnostischen Zuordnung als zweckmäßig erwiesen.

---

* Diese Studien wurden unterstützt durch den „Fonds zur Förderung der wissenschaftlichen Forschung", Wien, Proj.-Nr. 4416 und 4565).

Aufgaben einer therapieorientierten psychobiologischen Forschung in der Psychiatrie sind einerseits die Auffindung biologischer Prädiktoren der therapeutischen Wirkung psychotroper Medikamente, andererseits die Erforschung möglicher therapeutischer Mechanismen dieser Medikamente unter klinischen Bedingungen. Beide Forschungsstrategien zielen darauf ab, jene Patienten zu finden, die bezüglich einer Psychopharmakotherapie biologisch homogen sind und dementsprechend von dieser Therapie maximal profitieren können. (Diese biologische Homogenität bezüglich des therapeutischen Ansprechens muß nicht notwendigerweise einer psychopathologischen Homogenität entsprechen.)

Psychoneuroendokrinologische Testverfahren etablierten sich in den letzten Jahren als nützliche Forschungsinstrumente in der biologischen Psychiatrie [2, 14]. In eigenen Studien konnten wir mit Hilfe des Thyrotropin-Releasing-Hormone- (TRH-)Tests zeigen, daß etwa 40% der Patienten mit einem depressiven oder einem paranoid-halluzinatorischen Syndrom eine abnorm verminderte ("blunted") Thyrotropin-(TSH-)Antwort auf TRH bei der Aufnahme ins Spital aufwiesen [10, 11]. Im Einklang mit der Literatur [14] zeigte sich, daß die abnorm verminderte TSH-Antwort keine diagnostische Spezifität besitzt. Nach unseren Befunden an depressiven wie auch paranoid-halluzinatorischen Patienten ist dieser Parameter jedoch ein guter Prädiktor für das therapeutische Ansprechen auf die Antidepressiva oder Neuroleptika während einer stationären Akuttherapie. *Nach* klinischer Besserung erlaubte im Kontrast dazu eine *normale* TSH-Antwort eine günstige Voraussage: Patienten, die zum Zeitpunkt der Entlassung eine normale TSH-Antwort hatten, zeigten gegenüber Patienten mit abnorm erniedrigter TSH-Antwort ein geringeres Rückfallrisiko im Laufe eines Jahres unter Antidepressivaerhaltungstherapie. Tendenzmäßig gilt dies auch für Patienten unter Neuroleptikaerhaltungstherapie. In vergleichbarer Weise konnten Kirkegaard et al. [8] bei remittierten depressiven Patienten eine günstigere Rückfallprognose erstellen, die im Verlauf einer Elektrokrampfbehandlung einen Anstieg ihrer TSH-Antwort aufwiesen (die Tests wurden zu Beginn und am Ende der Elektrokrampftherapie durchgeführt).

Auf den ersten Blick scheint diese Befundkonstellation verwirrend, ja widersprüchlich zu sein. In unserer Studie sollten die Phänomene daher näher untersucht werden mit dem Ziel, mögliche therapeutische Mechanismen (bzw. deren neuroendokrine Indikatoren) einer antidepressiven und neuroleptischen Medikation aufzufinden.

Patientengut und Methoden

Patienten und medikamentöse Behandlung

Insgesamt wurden 98 weibliche Patienten untersucht; 65 von ihnen hatten ein depressives Syndrom, welches unter Anwendung der Forschungskriterien von Spitzer et al. (RDC; [17]) als "major depressive disorder", die meisten von ihnen vom endogenen Subtypus, diagnostiziert wurde. Die Altersverteilung der depressiven Patientinnen war $42{,}5 \pm 13{,}0$ (Mean ± 1 SD); 39 Frauen standen vor und 26 nach der Menopause; 33 Patientinnen hatten ein paranoid-halluzinatorisches Syndrom, welches nach den RDC folgend zu diagnostizieren war: 11 von ihnen als schizophren (akuter Subtypus), eine als Schizophrenie vom chronischen Subtypus, 20 als schizoaffektiv vom manischen Subtypus und eine als schizoaffektiv vom depressiven Subtypus. Die Altersverteilung bei diesen Patientinnen lag bei 34,3 ± 10,4; 24 Frauen waren prä- und 9 postklimakterisch. Alle Patientinnen gaben vor Beginn der Studie eine Einverständniserklärung. Ausschlußkriterien für die Studie waren: eine manifeste internistische oder neurologische Krankheit, organisches Psychosyndrom und Epilepsie.

Die meisten der depressiven und paranoid-halluzinatorischen Patientinnen waren vor der Aufnahme auf orale Medikation eingestellt. Bei der Aufnahme wurden alle psychotropen Medikamente abgesetzt, ausgenommen Benzodiazepine, welche als Diazepam (20–40 mg/Tag) und Flunitrazepam (2 mg/Tag) über mindestens eine Woche gegeben wurden. Nachdem alle neuroendokrinologischen Tests durchgeführt waren, d. h. innerhalb einer Woche nach der Aufnahme, wurden die depressiven Patientinnen mit Clomipramin (Anafranil; Abendinfusionen) in einer Dosierung von 50–250 mg/Tag behandelt. Die paranoid-halluzinatorischen Patientinnen erhielten Haloperidol (Haldol; Infusion) in einer Dosierung von 5–25 mg/Tag. Auf diese parenterale Behandlung folgte die orale Medikation zum Zeitpunkt der Remission der Symptomatik, aber nicht später als nach 5 Wochen Behandlung. Die Definition des Therapieerfolgs als Remission erfolgte binnen 3–9 Wochen. Die Veränderung in der Schwere der psychopathologischen Symptomatik wurde mit Hilfe der Hamilton-Depressionsskala (HAMD; [6]) und der Brief Psychiatric Rating Scale (BPRS; [16]) bei den depressiven bzw. paranoid-halluzinatorischen Patientinnen vorgenommen. Die Summenpunktezahl zum Zeitpunkt der stationären Aufnahme war auf der HAMD (Punkt 1–16) größer als 20, auf der BPRS größer als 50. Die Remission der Symptomatik wurde auf der HAMD als kleiner als 9, auf der BPRS als kleiner als 30 definiert; Patientinnen mit einer höheren Summenpunktezahl galten als nicht voll remittiert.

Neuroendokrinologische Tests

Der Thyrotropin-Releasing-Hormone-Test (TRH-Test mit 0,4 mg TRH-Relefact) wurde wenige Tage nach der Aufnahme durchgeführt. Die Wiederholung des TRH-Tests während der Medikamentenbehandlung erfolgte in wöchentlichen Intervallen (genaue Testbeschreibung s. [12]).

Eine TSH-Antwort im Serum wurde definiert als die arithmetische Differenz zwischen der maximal stimulierten und der Basalkonzentration von TSH im Serum. Eine abnorm verminderte TSH-Antwort ("blunted response") wurde definiert als eine Antwort kleiner als 5 µU/ml. Durch mehrfache TRH-Tests über die gesamte Zeit der Behandlung konnten 4 Verlaufsmuster von TSH-Antworten unterschieden werden. Gruppe 1: abnorme TSH-Antworten, wann immer die Patienten während der Beobachtungszeit getestet wurden ("blunted TSH pattern"). Gruppe 2: normale TSH-Antworten (> 5 µU/ml) bei der Aufnahme, die während der Behandlung abnorm wurden ("blunting TSH-pattern"). Gruppe 3: abnorme TSH-Antwort zumindest eine Woche während der Behandlung und eine Normalisierung der TSH-Antwort innerhalb von 3–9 Wochen Behandlungsdauer ("disblunting TSH-pattern"). Gruppe 4: normale TSH-Antwort während der gesamten Beobachtungszeit ("normal TSH-pattern"; s. Abb. 1).

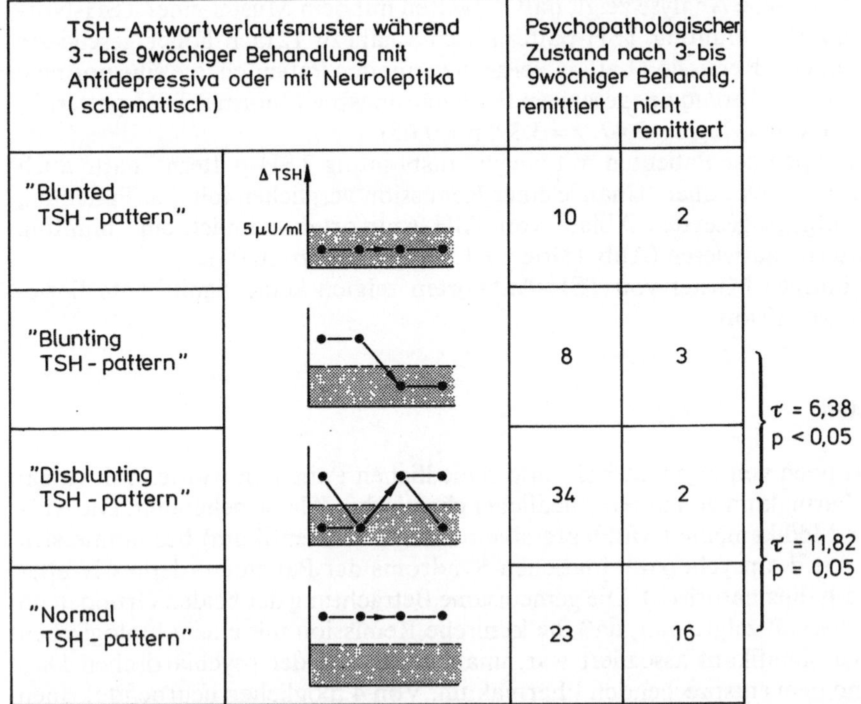

Abb. 1. Verglichen werden 4 Muster der TSH-Antworten von depressiven und paranoid-halluzinatorischen Patienten mit dem Erfolg einer antidepressiven bzw. neuroleptischen Therapie. (Entscheidende Veränderung im "disblunting TSH-pattern" hervorgehoben, siehe auch „Methoden".) Die depressiven (n = 65) und paranoid-halluzinatorischen Patienten (n = 33) wurden mit Clomipramin (Anafranil) bzw. Haloperiodol (Haldol) behandelt. Der Erfolg der Therapie wurde mit Hilfe der HAMD (Abfall unter 9 Punkte) bzw. der BPRS (Abfall unter 30 Punkte) innerhalb eines Therapiezeitraumes von 3–9 Wochen operationalisiert.

Statistik

Die Chancen der Patienten mit unterschiedlichen Mustern von TSH-Antworten für eine Remission oder Nichtremission wurde ermittelt durch Vergleich der relativen Risiken aller Gruppen mittels "Log Odds Ratio" (ausführliche Erörterung der Methode s. [5]).

Ergebnisse

Innerhalb der Zeit von 3–9 Wochen einer Behandlung mit Antidepressiva oder Neuroleptika wurden alle Patienten anhand der oben beschriebenen klinischen Kriterien entweder als „remittiert" oder „nichtremittiert" definiert. Hierauf wurde eines der 4 möglichen Muster der TSH-Antworten jedem Patienten zugeordnet (s. Abb. 1).

Die statistische Analyse zeigt, daß Patienten mit dem Muster einer TSH-Normalisierung ("disblunting TSH-pattern") eine nahezu 12 fach höher geschätzte Chance auf eine Remission hatten, verglichen mit den Patienten, die eine normale TSH-Antwort während der gesamten Beobachtungszeit ("normal TSH-pattern") aufwiesen (Abb. 1; $\log \tau = 2,47$, $z = 3,39$, $p < 0,05$).

Die Gruppe der Patienten mit einem "disblunting TSH-pattern" hatte auch eine nahezu 7 fach höhere Chance einer Remission verglichen mit den Patienten, die den entgegengesetzten Ablauf von TSH-Antworten, nämlich ein "blunting TSH-pattern" aufwiesen (Abb. 1; $\log \tau = 1,85$, $z = 2,03$, $p < 0,05$).

Alle übrigen Muster von TSH-Antworten zeigten keine signifikante Beziehung zur Remission.

Diskussion

Zwei Gruppen von psychiatrisch unterschiedlichen Patienten wurden mit einem Psychopharmakum von unterschiedlicher chemischer Klasse behandelt. Die Auswahl der Medikamente (Antidepressivum oder Neuroleptikum) bestimmte sich aus der Art des psychopathologischen Syndroms der Patienten (depressiv oder paranoid-halluzinatorisch). Die gemeinsame Betrachtung der beiden Gruppen im Therapieverlauf zeigte nun, daß die klinische Remission mit einem biologischen Parameter signifikant assoziiert war, unabhängig von der psychiatrischen Diagnose und dem entsprechenden Pharmakum. Von 4 möglichen neuroendokrinen Verlaufsmustern war nur eines signifikant mit der Remission beider Patientengruppen assoziiert (Muster der TSH-Normalisierung). Wie können diese Befunde im Rahmen einer Hypothese erklärt werden?

Gemäß unserer Hypothese wird die von Antidepressiva und Neuroleptika herbeigeführte Normalisierung psychotischen Verhaltens – sei es ein depressives, manisches oder paranoid-halluzinatorisches Syndrom – durch allgemeinere, noch nicht identifizierte biologische Mechanismen bewirkt; diese komplexeren therapeutischen Mechanismen werden ihrerseits auf der Neurorezeptorebene durch die wohlbekannten und biochemisch durchaus differentiellen Wirkungen dieser Medikamente in Gang gebracht. Solche grundlegenden Mechanismen könnten sich möglicherweise in TSH-Antwortverlaufsmustern widerspiegeln.

Die abnorm erniedrigte TSH-Antwort auf TRH wäre als Indikator einer „Malaktivierung" zu interpretieren. Diese „Malaktivierung" ist Ausdruck einer zentralnervösen Überaktivierung, welche im Rahmen unterschiedlicher psychopathologischer Syndrome auftritt und durch unterschiedliche Psychopharmakotherapien normalisiert („entaktiviert") werden kann. Nach der Hypothese stellt die Malaktivierung einen gemeinsamen pathogenetischen Bestandteil unterschiedlicher psychopathologischer Syndrome dar. Die Entaktivierung stellt ihrerseits einen gemeinsamen Wirkungsbestandteil unterschiedlicher Psychopharmaka dar. Das Muster einer „disblunting TSH-Antwort" wäre ein Indikator dieser „Entaktivierung". Wenn die „Malaktivierung" bestehen bleibt, d. h. eine abnorm erniedrigte TSH-Antwort über mehrere wöchentliche Tests hinaus trotz einer psychopathologischen Besserung vorliegt, so könnte dies dahingehend interpretiert werden, daß hiermit eine Vulnerabilität für einen Rückfall in die Psychose sichtbar wird.

Diese Hypothese steht auch im Einklang mit der klinischen Erfahrung, daß Antidepressiva und Neuroleptika – ungeachtet ihrer erwiesenen Wirkungsunterschiede auf der Neurorezeptorebene und auf der symptomatischen Ebene – auch bedeutende Gemeinsamkeiten in ihrer klinischen Wirkung haben können, und zwar bei bestimmten Patienten mit psychopathologisch durchaus unterschiedlichen Syndromen.

Literatur

1. Carlsson A (1978) Mechanism of action of neuroleptic drugs. In: Lipton MA, DiMascio A, Killam KF (eds) Psychopharmacology. A generation of progress. Raven, New York, pp 1057–1071
2. Carroll BJ, Feinberg M, Greden JF et al. (1981) A specific laboratory test for melancholia. Arch Gen Psychiatry 38:15–22
3. Cook L, Davidson AB (1978) Behavioral pharmacology: Animal models involving aversive control of behavior. In: Lipton MA, DiMascio A, Killam KF (eds) Psychopharmacology. A generation of progress. Raven, New York, pp 563–569
4. Delay I, Deniker P, Harl JM (1952) Utilisation en thérapeutique psychiatrique d'une phénothiazine d'action centrale élective (4560 RP). Ann Med Psychol 112:85–96
5. Haberman SJ (1978) Analyses of qualitative data, vol 1: Introductory topics; vol 2: New developments. Academic Press, New York
6. Hamilton M (1967) Development of a rating scale for primary depressive illness. Br J Soc Clin Psychol 6:278–296
7. Kessler KA (1978) Tricyclic antidepressants: Mode of action and clinical use. In: Lipton MA, DiMascio A, Killam KF (eds) Psychopharmacology. A generation of progress. Raven, New York, pp 1289–1303
8. Kirkegaard C, Norlem N, Lauridsen UB, Bjørum N (1975) Prognostic value of thyrotropin-releasing hormone stimulation test in endogenous depression. Acta Psychiatr Scand 52:170–177
9. Kuhn R (1957) Über die Behandlung depressiver Zustände mit einem Iminodibenzylderivat (G22355). Schweiz Med Wochenschr 87:1135–1140
10. Langer G, Aschauer H, Koinig G, Resch F, Schönbeck G (1983) The TSH response to TRH: A possible predictor of outcome of antidepressant and neuroleptic treatment. Prog Neuropsychopharmacol 7:335–342
11. Langer G, Heimann H (1983) Psychopharmaka: Grundlagen und Therapie. Springer, Berlin Heidelberg New York
12. Langer G, Aschauer H, Koinig G, Resch F, Schönbeck G, Keshavan MS TSH response to TRH predicts outcome to antidepressant and neuroleptic medication. Arch Gen Psychiatry (submitted)
13. Levine J (1978) Psychotropic drugs assessment: Current status and future prospects. In: Lipton MA, DiMascio A, Killam KF (eds) Psychopharmacology. A generation of progress. Raven, New York, pp 827–833
14. Loosen PT, Prange AJ (1983) Serum thyreotropin response to thyreotropin-releasing hormone in psychiatric patients: A review. Am J Psychiatry 139:405–415
15. Murphy DL, Campbell I, Costa JL (1978) Current status of the indoleamine hypothesis of the affective disorders. In: Lipton MA, DiMascio A, Killam KF (eds) Psychopharmacology. A generation of progress. Raven, New York, pp 1235–1249
16. Overall JE, Gorham IV, Aviano SL (1970) The brief psychiatric rating scale. Manual for the ECDEU assessment battery. Guy & Bonato, Chevy Chase
17. Spitzer RL, Endicott J, Robins E (1978) Research diagnostic criteria (RDC) for a selected group of functional disorders, 3rd edn. N.Y.S. Psych. Institute, New York

Neue Aspekte für die Indikation
von Benzodiazepintranquilizern

F. Reimer

Mit Zustimmung ist zur Kenntnis zu nehmen, was die AGNP über „die Verordnung von Tranquillanzien" kürzlich veröffentlicht hat, insbesondere was die Risiken und allgemeinen Verordnungsrichtlinien angeht. In diesen Verordnungsrichtlinien gibt es jedoch keine Definition oder eine Beschreibung der Kranken, die über längere Zeit Tranquilizer erhalten müssen.

Die pauschale Warnung vor einer Langzeiteinnahme von Tranquilizern genügt nicht, weil ein bestimmter Prozentsatz von Kranken diese Mittel auch über längere Zeit einnehmen muß. Für psychotisch und für hirnorganisch Kranke versteht sich das von selbst; strittig ist die Langzeiteinnahme ohnehin nur bei der Gruppe der Neurosekranken bzw. der psychosomatisch Gestörten.

Folgende Krankenbeobachtungen sollen die Situation beleuchten:

Fall 1

Seit ihrem 19. Lebensjahr klagt die Patientin über Streß verschiedenster Art und Beschwerden unterschiedlicher Lokalisation. Im Laufe der letzten 25 Jahre wurden verschiedene Organe bei der Patientin entfernt; es blieben mehrere Kuren und psychotherapeutische Behandlungen erfolglos. Die Patientin ist seit 6 Jahren zum erstenmal in ihrem Leben, wie sie sagt, über längere Zeit in der Lage, ihren Haushalt zu führen, der Familie vorzustehen, ihren Verpflichtungen nachzukommen und dazu noch relativ beschwerdefrei, und zwar unter der Behandlung von etwa 2 mal tgl. 1,0 mg Tavor und 1 Dalmadorm zur Nacht. Versuche, die Medikamente abzusetzen, führten zu heftigen Entzugserscheinungen und zur Wiederverordnung. Der Versuch auf Umstellung der Benzodiazepinpräparate z. B. auf Phenothiazine führte nicht zum Erfolg.

Fall 2

Der Patient (Studienrat) steht, wie er selbst sagt, seit Jahren am Rande der Dekompensation, hat ständig schwere Auseinandersetzungen in der Familie und am Arbeitsplatz, die zumindest zum Aussetzen verschiedener Beförderungen geführt haben. Seit 3 Jahren fühlt er sich – mit abendlicher Einnahme von 2,5 mg Tavor – deutlich wohler und „hält das Leben aus". Frühere Versuche psychotherapeutischer Art (analytisch und übend) waren erfolglos. Sanatoriumsaufenthalte, Kuren, verlängerte Urlaube, 1/2 Deputat, Phenothiazine und andere Medikamente blieben ohne Wirkung.

Diese beiden Fälle zeigen, daß sich der Arzt in einer schwierigen Situation befindet, wenn er keine Alternativen zur Tranquilizerbehandlung zur Hand hat. Das Problem „Tranquilizer längere Zeit ja oder nein" kann nur nach weiteren Informationen gelöst werden.

Wir müssen uns fragen, bei welchem Kranken eine Benzodiazepinmedikation dauerhaft mit und ohne Pausen möglich ist und bei welchem Kranken grundsätzlich Alternativen zur Verfügung stehen.

Die Antwort muß u. E. folgendermaßen lauten: Die Tranquilizerverordnung ist dauerhaft möglich und nötig bei der Behandlung von psychosomatisch gestörten Patienten und bei gespannten, aggressiven, subdepressiven Psychopathen und Neurotikern, bei denen die Störung erheblichen Krankheitswert hat und andere

Verfahren, psychotherapeutischer, medikamentöser oder somatischer Art erfolglos blieben, wie in den eingangs beschriebenen Fällen.

Im folgenden möchte ich über einige Untersuchungsergebnisse berichten, die in unserer Klinik über eine Stichprobe von Patienten ermittelt wurden, die über einen längeren Zeitraum hinweg vor ihrer Einweisung Benzodiazepine (BZD) einnahmen. Die Ergebnisse zeigen meines Erachtens, daß sich der häufig zitierte BZD-Mißbrauch in Grenzen hält und die Angst vor der Verordnung nur zum Teil berechtigt erscheint (die unten zitierten Daten wurden von Laux u. König an unserer Klinik erhoben):

Häufigkeit von BZD-Langzeiteinnahme (>3 Monate; Stichprobe PLK Weinsberg)

Patientengruppe		Anteil der Patienten mit BZD	
	n	n	[%]
Stichtagsprävalenz (01.05.1984)			
Gesamt	130	33	(25,4)
Sucht	25	4	(16,0)
Psychiatrie	61	15	(24,6)
Psychotherapie	44	14	(31,8)
Quartalsinzidenz (2./1984)			
Gesamt	504	93	(18,5)
Sucht	179	19	(10,6)
Psychiatrie	226	42	(18,6)
Psychotherapie	99	32	(32,3)

Die Übersicht zeigt die Verteilung der Patienten, die BZD einnahmen, auf die verschiedenen Stationen des Krankenhauses. Ich beziehe mich auf die Quartalsinzidenz (2. Quartal 1984). Von insgesamt 504 Patienten nahmen 93 (18,5%) BZD länger als 3 Monate. Bei den übrigen (über 80%) erfolgt der BZD-Konsum nicht länger als 3 Monate, d. h. es besteht eine deutliche Tendenz, BZD wieder rechtzeitig abzusetzen. Diese Tendenz zeigt sich bei Patienten, die auf die Suchtstation eingewiesen wurden ebenso wie bei Patienten, die auf psychiatrische Stationen und die psychotherapeutische Station eingewiesen wurden. Dabei ist zu erkennen, daß der größte Prozentsatz der Patienten, die BZD über mehr als 3 Monate hinweg einnahmen, bei der Patientengruppe zu finden ist, die auf eine psychotherapeutische Station eingewiesen wird; hier sind Alternativen für die Patienten angezeigt.

Diagnosen

	n	[%]
Abhängigkeit (ICD303–305)	18	(19,4)
Neurose (ICD 300)	21	(22,6)
Affektive Psychose (ICD 296)	16	(17,2)
Schizophrenie (ICD 295)	17	(18,3)
Organisches Psychosyndrom (ICD 290, 293, 294)	7	(7,5)

Wie die Verteilung der Patienten auf die wichtigsten psychiatrischen Diagnosen (ebenfalls im 2. Quartal 1984) zeigt, ist bei immerhin über 44% die BZD-Langzeiteinnahme indiziert, nämlich bei den Psychosen und beim organischen Psychosyndrom. Allerdings besteht auch bei 19,4% der Patienten, bei den Suchtpatienten nämlich, eine absolute Gegenindikation. 22,6% sind Neurotiker. Hier erhebt sich die Frage, inwieweit nicht bessere Alternativen gefunden werden könnten. Nicht alle diese Patienten fallen in die von mir eingangs erwähnte Gruppe von Neurosekranken, bei denen eine BZD-Verordnung das Mittel der Wahl ist. Eine genauere Aufschlüsselung dieser Patientengruppe ist noch nachzutragen.

Symptomatik/Einnahmegründe (n = 93)

	[%]
Schlafstörung	75,3
Angst	53,8
Psychosomatik	37,6
Streß	11,8
Partnerkonflikte	10,8
Arbeitsprobleme	4,3
Unklar	2,2

(Mehrfachnennungen möglich)

Alkohol: 32% ($\male$ 56%; $\female$ 23%),
Sucht: 79% (35- bis 55jährige)

Interessant ist, daß die meisten der Patienten nicht etwa – wie man üblicherweise annimmt – durch bloße Partnerkonflikte, Arbeitsprobleme und ähnliche konflikthafte Ereignisse zum BZD-Konsum veranlaßt werden, sondern die meisten nehmen diese Präparate wegen Schlafstörungen, Angstzuständen oder psychosomatischen Beschwerden ein.

Einstellung gegenüber BZD

Unkritisch: 27% (Suchtpatienten: 53%),
Schuldgefühle, Zeichen von Schwäche: 12% (Psychotherapiepatienten: 25%),
Nutzen größer als Schaden: 54% (Psychotherapiepatienten: 66%).

Hier sind wir der Frage nachgegangen, welche Kritikfähigkeit der Patient gegenüber der eigenen Einnahme zeigt. Während 27% diesen Medikamenten gegenüber völlig unkritisch eingestellt sind (bei den Suchtpatienten sind es sogar 53%), machen sich die meisten der Kranken doch sehr wohl Gedanken über Nutzen und Schaden bei der Einnahme. Die Mehrzahl der Patienten (54%) kommt zu dem Ergebnis, daß der Nutzen größer ist als der Schaden, bei den Psychotherapiepatienten sogar 66%. Immerhin 12% der Patienten bzw. 25% der Psychotherapiepatienten sehen es als ein Zeichen der Schwäche an, diese Medikamente zu nehmen, oder sie entwickeln Schuldgefühle.

Bei 60% der BZD-Langzeitpatienten liegt eine Dosissteigerung vor; bei immerhin 72% lag die letzte Dosis, die die Patienten vor Klinikaufnahme einnah-

BZD-Dosierung

Dosissteigerung: 60%,
therapeutische Dosis zuletzt: 72% (über 56jährige: 89%).
Erstverschreibung: Hausarzt/Internist 72%,
Nervenarzt 24,4%;
Letztverschreibung: Hausarzt/Internist 46%,
Nervenarzt 49,5%.
(Hausarzt: ♀>♂, Suchtpatienten;
Nervenarzt: Neurosen, Schizophrenien.)

---

men, im therapeutischen Bereich; in fast 50% der Fälle war ein Nervenarzt der Letztverschreiber, in 46% der Hausarzt oder ein Internist, so daß man davon ausgehen kann, daß die Einnahme bei über 90% der Fälle unter ärztlicher, in der Hälfte der Fälle sogar unter fachärztlicher Kontrolle stand.

Altersverteilung (n = 93)

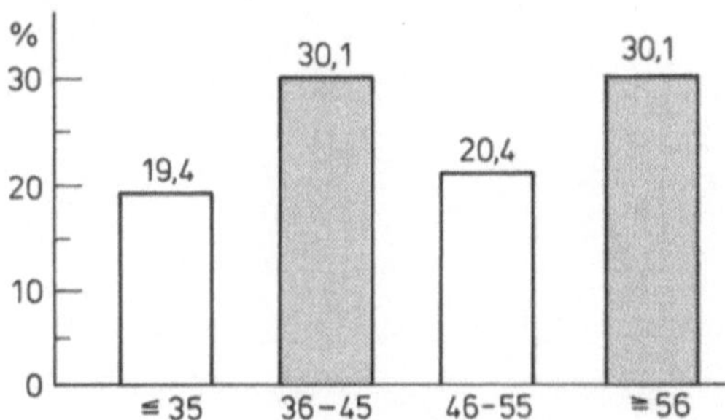

Die Altersverteilung zeigt, daß über 80% der Patienten älter als 36 Jahre sind, über 50% älter als 46 und ca. 30% älter als 56 Jahre. Die Befürchtung, daß vorwiegend jüngere oder gar jugendliche Patienten schon zu einem Langzeitkonsum neigen oder durch eine leichtfertige Verordnung der Ärzte verführt werden, scheint sich in unserer Stichprobe nicht zu bestätigen.

Zusammenfassung

Vor einer unkritischen Verordnung von Tranquillanzien muß zu Recht gewarnt werden. Andererseits gibt es Patientengruppen, bei denen Benzodiazepine das Mittel der Wahl sind, nämlich bei solchen mit Psychosen, hirnorganischen Psychosyndromen sowie bei einer bestimmten Gruppe von Neurotikern, bei denen alternative Behandlungsverfahren nicht mehr greifen.

Wie unsere Untersuchungen gezeigt haben, scheint sich der oft zitierte Mißbrauch nach unserer Stichprobe von BZD-Langzeitkonsumenten in Grenzen zu halten. Die überwiegende Mehrzahl der Patienten nimmt Tranquillanzien nicht länger als 3 Monate ein, Schizophrene und solche mit affektiven Psychosen sowie hirnorganischen Psychosyndromen machen zusammen den größten Teil der Langzeitkonsumenten aus, bloße konflikthafte Ereignisse scheinen weniger zu einem Langzeitkonsum zu veranlassen als Symptome mit entsprechendem Krankheitswert, wie z.B. Schlafstörungen, Angstzustände, psychosomatische Beschwerden. Bei der Mehrzahl der Patienten liegt die eingenommene Dosis im therapeutischen Bereich, die Verordnung unterliegt bei über 95% der Fälle einer ärztlichen Kontrolle, die meisten Patienten machen sich über die Einnahme Gedanken, über 80% der Langzeitkonsumenten sind älter als 36, über 50% älter als 46 Jahre.

Eine pauschale Warnung oder gar ein gänzliches Abraten von der Verordnung erscheint m. E. ärztlich nicht gerechtfertigt. Man ist sicher schlecht beraten, wenn man diese Medikamente ebenso unkritisch verteufelt wie sie anfangs unkritisch in den Himmel gehoben wurden.

Der Einfluß von Kochsalz und Lithiumkarbonat auf die Plasmaelektrolyte von Ratten beim Konditionieren einer erlernten Hilflosigkeit

U. Franzen, T. O. Kleine, B. Unkell, E. Müller

Einleitung

Erlernte Hilflosigkeit stellt mit ihren Verhaltensweisen nach Seligman [26] ein Modell der Depression dar, denn hilfloses Verhalten wird von denjenigen Individuen erlernt, die Unkontrollierbarkeit aversiver Reize erfahren haben. Diese Theorie der erlernten Hilflosigkeit beruht auf der Annahme von Konditionierungsprozessen. Nach einem von Seligman [26] entwickelten triadischen Versuchsplan haben wir gemessen, wie schnell Ratten die Vermeidungsreaktion „Flucht" vor dem aversiven Reiz „weißes Rauschen" lernen. Dabei hatte ein Teil der Tiere zuvor gelernt, dieses weiße Rauschen durch „Männchenmachen" auszuschalten ("escapable shock", ES) ein weiterer Teil konnte dieses weiße Rauschen nicht ausschalten ("inescapable shock", IS). Dazu gab es eine Kontrollgruppe (K), die dieses weiße Rauschen zuvor nicht erfahren hatte.

Frühere Untersuchungen von Franzen [8] und Henrich [12] legen die Annahme nahe, eine verbesserte Konditionierbarkeit bei einem – innerhalb physiologischer Grenzen – erhöhten Na^+-Plasmaspiegel zu erhalten. Wenn die Konditionierbarkeit von der Höhe der extrazellulären Na^+-Konzentration abhängt, würden Ratten mit höherem Na^+-Plasmaspiegel unter NaCl-Trinkdiät und unter ES-Bedingungen kürzere Reaktionszeiten beim „Männchenmachen" aufweisen. Solche Tiere würden unter IS-Bedingung längere Reaktionszeiten bei der „Flucht" aufweisen, weil sie zuvor gelernt haben sollten, daß sie auf das weiße Rauschen keinen Einfluß nehmen können und damit hilfloses Verhalten gelernt hätten.

Da Li^+ eine die neuronale Informationsverarbeitung hemmende Wirkung hat [6], sollten Ratten unter Li_2CO_3-Trinkdiät schlechter konditionierbar sein als unbehandelte Ratten. Da Li^+ elektrophysiologisch die Funktionsweise des Na^+ am Neuron beeinträchtigt [6], sollte eine Erhöhung von Na^+- und Li^+-Spiegel unter einer $NaCl$-Li_2CO_3-Diät keine Auswirkungen auf die Konditionierbarkeit und Reaktionszeiten der Ratten haben; also sollten solche Tiere sich wie die Kontrollgruppe ohne Diät verhalten.

Methodik

92 männliche Wistar-Ratten (bezogen von Fa. Jantz, Kisslegg im Allgäu), schwerer als 130 g, wurden per Zufall in 4 verschiedene Diätgruppen aufgeteilt:

Gruppe 1: 24 Tiere mit Natriumchlorid- (NaCl-)Trinkdiät (10 g/l NaCl im Trinkwasser). Von 19 Tieren dieser Gruppe wurden die Elektrolytplasmaspiegel ausgewertet:

Gruppe 2: 21 Tiere mit Lithiumkarbonat- (Li_2CO_3-)Trinkdiät (wäßrige Li_2CO_3-Trinklösung, deren Li^+-Gehalt aus Lebendgewicht der Ratte und Trinkmenge jeweils individuell nach [11] berechnet wurde, wobei bei Ratten eine 4fach höhere Turnoverrate als beim Menschen angenommen wurde. Aus dieser Gruppe wurden die Elektrolytplasmaspiegel von 14 Tieren untersucht.

Gruppe 3: 23 Tiere mit NaCl- und Li_2CO_3-Trinkdiät, Auswertung der Plasmaspiegel von 17 Tieren.

Gruppe 4: 24 Tiere mit Leitungswasser (Kontrollgruppe); hier Analyse der Elektrolytplasmaspiegel von 18 Tieren.

Die Trinkdiät erhielten die Tiere zusammen mit Trockenfutter (Altromin 1324; Fa. Altromin, Lage) für mindestens 11 Tage vor Versuchsbeginn und auch während des gesamten Versuchsablaufs (s. unten). Die Tiere wurden in Plexiglaskäfigen zu 3–6 Tieren bei einem Hell-dunkel-Rhythmus in einem speziell dafür eingerichteten Raum gehalten.

Die Konditionierbarkeit der Ratten wurde mit Hilfe des triadischen Versuchsplans von Seligman [26] in *2 Versuchsphasen* untersucht:

In der *1. Phase* lernen 29 Versuchstiere einen aversiven Reiz zu vermeiden ("escapable shock", *ES-Tiere*); 31 Tiere waren diesem Reiz hilflos ausgesetzt ("inescapable shock", *IS-Tiere*). Die Kontrolltiere (K-Tiere; n = 32) kommen in dieser Phase mit dem aversiven Reiz nicht in Berührung. In der *2. Phase* des Versuchs können nun alle 3 Gruppen den aversiven Reiz durch Flucht vermeiden; gemessen wird die Schnelligkeit, mit der die Versuchstiere dieses Verhalten lernen (Reaktionszeiten R_1 bzw. R_2).

In der 1. Phase des Versuchs konnten die ES-Tiere den aversiven Reiz, der aus „weißem Rauschen", einem aus allen hörbaren Frequenzen gleichmäßig zusammengesetzten Geräusch, das in Abständen (jeweils 60 s nach Beendigung des vorherigen Rauschens) und in unterschiedlicher Dauer (40 s, 60 s, 80 s) mit Schalldruck von 115 dB (Filter B) dargeboten wurde, dadurch beenden, daß sie sich an der einen Stirnseite des Konditionierungskäfigs (Eigenbau der Werkstatt des Instituts für Psychologie der Universität Marburg) aufrichteten und damit durch „Männchenmachen" eine dort befindliche Lichtschranke durchbrachen. Die Zeiten bis zum Ausschalten des „weißen Rauschens" wird als gemittelte *Reaktionszeit R_1* mittels Bausteinen des Marburger Systems [13] aufgezeichnet (weitere Einzelheiten s. [21]). Die ES-Tiere mußten an 3 aufeinanderfolgenden Tagen für jeweils 30 min in den Käfig zur Konditionierung „Männchen machen"; dann folgte eine Pause von 48 h, ehe die Tiere für 60 min unter der Bedingung „Flucht" konditioniert wurden. Die Zeit bis zum Ausschalten des weißen Rauschens wird als *Reaktionszeit R_2* gemessen und als Mittelwert angegeben (weitere Einzelheiten s. [21]).

Für IS-Tiere, die ja das aversive Geräusch nicht vermeiden konnten, wurde die Reizdauer aus den Reaktionszeiten der ES-Tiere unter der Bedingung „Männchenmachen" ermittelt, so daß die Reizhäufigkeit sowie die Reizdauer für beide Gruppen in dieser Bedingung annähernd gleich waren (± 5 s). Die K-Tiere nahmen an der 1. Versuchsphase nicht teil.

In der 2. Phase des Versuchs konnten alle Tiere – K-, ES- und IS-Tiere – den aversiven Reiz durch „Flucht" in die jeweils andere Käfighälfte beenden. Die ES-

und IS-Tiere kamen somit 4 mal in den Konditionierungskäfig, die K-Tiere nur einmal. Die *Aktivität* wurde jeweils 3 min vor den ersten 3 Konditionierungen als Häufigkeit des Aufrichtens an der Lichtschranke durch die ES- und IS-Tiere aufgezeichnet und als gemittelte Aktivität RA_1 angegeben. Entsprechend wurde vor der 2. Konditionierungsphase „Flucht" die gemittelte Akvitität RA_2 bei allen Tieren registriert.

Gewinnung von Blutplasma

Die Blutentnahmen erfolgten 4 mal in einem Spezialkäfig aus der Schwanzvene aller Versuchstiere:

A_1: 1. Blutabnahme am Tag vor Beginn der 1. Versuchsphase;

A_2: 2. Blutentnahme 20 min vor der ersten halben Stunde der 1. Konditionierung;

A_3: 3. Blutabnahme bis 20 min nach der ersten halben Stunde der 1. Konditionierung;

A_4: 4. Blutentnahme bis 20 min nach der 2. Versuchsphase.

Den Kontrolltieren wurde analog den ES- und IS-Tieren das Blut entnommen, so daß zwischen den Blutabnahmen die gleichen zeitlichen Zwischenräume lagen wie bei den anderen Tieren. Nach Reinigung und Abschneiden eines kleinen Schwanzsegments wurden die ersten Blutstropfen verworfen und das darauffolgende Blut in jeweils 20 heparinisierten Hämatokritkapillaren (Fa. Wu, Mainz) aufgezogen. Die Kapillaren wurden nach Beendigung der Blutabnahme versiegelt und in einer Hämatokritzentrifuge zentrifugiert (Autokrit-Zentrifuge Modell CT 2905, Clay Adams, Parsippany NJ, USA). Der Hämatokrit wurde abgelesen, gemittelt und die Zellen vom Plasma getrennt, das in Eppendorf-Reaktionsgefäßen gesammelt und bis zur weiteren Verwendung verschlossen bei $-18\,°C$ eingefroren wurde. Mit quarzdestilliertem Wasser gefüllte Hämatokritkapillaren dienten als Leerwertkontrolle.

Messung von Elektrolyten im Plasma

Die Plasmaelektrolyte Na^+, K^+, Ca^{2+}, Mg^{2+} sowie Li^+ wurden mittels des Elektrolytautomaten Fl 6/7 der Fa. Zeiss, Oberkochen, gemessen. Hierzu wurden 0,1 ml Plasma mit 4,9 ml Leerwertlösung mittels Eppendorf-Diluters 5232 verdünnt. Vor jeder Meßreihe und nach jeder 5. Messung wurde mit Leerwert- und Bezugswertlösung geeicht. Als Kontrollserum diente Kontrollogen L (Behringwerke, Marburg/L.).

Ermittlung des Zirkadianrhythmus für die Elektrolyte im Blutplasma

Die Blutentnahmen erfolgten im 3-h-Rhythmus über 48 h bei 7 Ratten mit normalem Futter und 7 Ratten mit Li_2CO_3-Diät. Die zirkadianen Abweichungen und Mittelwerte der Na^+-, K^+-, Ca^{2+}-, Mg^{2+}- und Li^+-Konzentrationen im Plasma wurden für diese Periode unter Berücksichtigung des mitgelaufenen Kontrollserums ermittelt. Da bei den Versuchstieren (s. oben) nicht immer zur gleichen Tageszeit Blut entnommen werden konnte, wurden die erhaltenen Elektrolytwerte entsprechend der Abweichung des korrespondierenden Zeitpunkts der zirkadianen Rhythmuskurve korrigiert.

Die statistischen Berechnungen wurden mittels eines Mikroprozessors (Fa. Apple, Silikon Valley, California, USA) durchgeführt. Dabei wurden verschiedene Programme (Mehrfachvarianzanalyse, Korrelationen) aus dem Programmpaket Wistat 1 und II [9] verwendet. Im Anschluß an die Varianzanalysen wurde zur Ermittlung der Signifikanz der Mittelwertsdifferenzen der "multiple range"-Test nach Duncan durchgeführt (vgl. [5, 23]).

Ergebnisse:

Einfluß der Trinkdiäten auf den Elektrolytplasmaspiegel der Ratten

Die von uns mittels Flammenemission bzw. Atomabsorption im Plasma der Ratten gemessenen Konzentrationen der 4 Elektrolyte (s. Tabelle 1) lagen in der gleichen Größenordnung, wie sie im Rattenserum, mit anderen Methoden bestimmt, beschrieben worden sind [3, 19]. Weder die NaCl-Trinkdiät, noch die Li_2CO_3- oder die $NaCl$-Li_2CO_3-Trinkdiät veränderten im Vergleich zu Kontrollen (Gruppe 4) die mittlere Na^+-Plasmakonzentration bei den ersten beiden Blutentnahmen A_1 und A_2 vor der Konditionierung signifikant, was auch für K^+, Ca^{2+} und Mg^{2+} der Fall war (Tabelle 1). Unter Li_2CO_3-Diäten war, wie erwartet, Li^+ im Plasma meßbar (s. Tabelle 1), wobei die Tiere mit Li_2CO_3-Trinkdiät und $NaCl$-Li_2CO_3-Trinkdiät keine signifikanten Unterschiede zeigten.

Aus diesen Befunden ist zu folgern, daß die 3 Trinkdiäten die Plasmakonzentrationen von Na^+, K^+, Ca^{2+} und Mg^{2+} nicht beeinflußten.

Tabelle 1. Mittelwerte ($\bar{x}$) mit Standardabweichung (s) der Plasmaspiegel (mmol/l) der Elektrolyte Na^+, K^+, Ca^{2+}, Mg^{2+}, Li^+ bei den 4 Diätgruppen sowie die Signifikanz der Unterschiede zwischen den Gruppen (mit der Varianzanalyse ermittelt; p-Wert) aus der 1. und 2. Blutabnahme A_1 und A_2 vor der Beschallung (n.m. nicht meßbar)

Elektro-lyt	Gruppe 4 Kontrollen		Gruppe 1 NaCl-Trinkdiät		Gruppe 2 Li_2CO_3-Trinkdiät		Gruppe 3 Li_2CO_3-NaCl-Trinkdiät		Signifikanz
	$\bar{x}$	s	$\bar{x}$	s	$\bar{x}$	s	$\bar{x}$	s	(p)
Natrium	143,2	3,1	143,2	2,7	144,9	3,3	144,4	3,3	0,067
Kalium	5,95	0,34	6,13	0,37	6,03	0,43	5,86	0,59	0,061
Kalzium	2,54	0,12	2,58	0,14	2,56	0,09	2,56	0,14	0,556
Magnesium	0,96	0,06	0,95	0,06	0,97	0,09	0,95	0,07	0,195
Lithium	n. m.	n. m.	n. m.	n. m.	0,47	0,25	0,62	0,29	

Einfluß des Versuchsablaufs auf die Elektrolytplasmaspiegel und den Hämatokrit der Ratten

Der Na^+-Plasmaspiegel der 1. Blutabnahme (A_1) ist signifikant niedriger (p < 0,05) als der Spiegel bei der 2. Abnahme A_2, ist jedoch nicht signifikant unterschiedlich zur 3. (A_3) und 4. (A_4) Blutabnahme. Eine signifikante Abnahme des Na^+-Plasmaspiegels ist von der 2. zur 3. (p < 0,05) und von der 3. zur 4. Blutentnahme (p < 0,01) festzustellen. Kein Unterschied besteht zwischen A_3 und A_4 (Abb. 1 a).

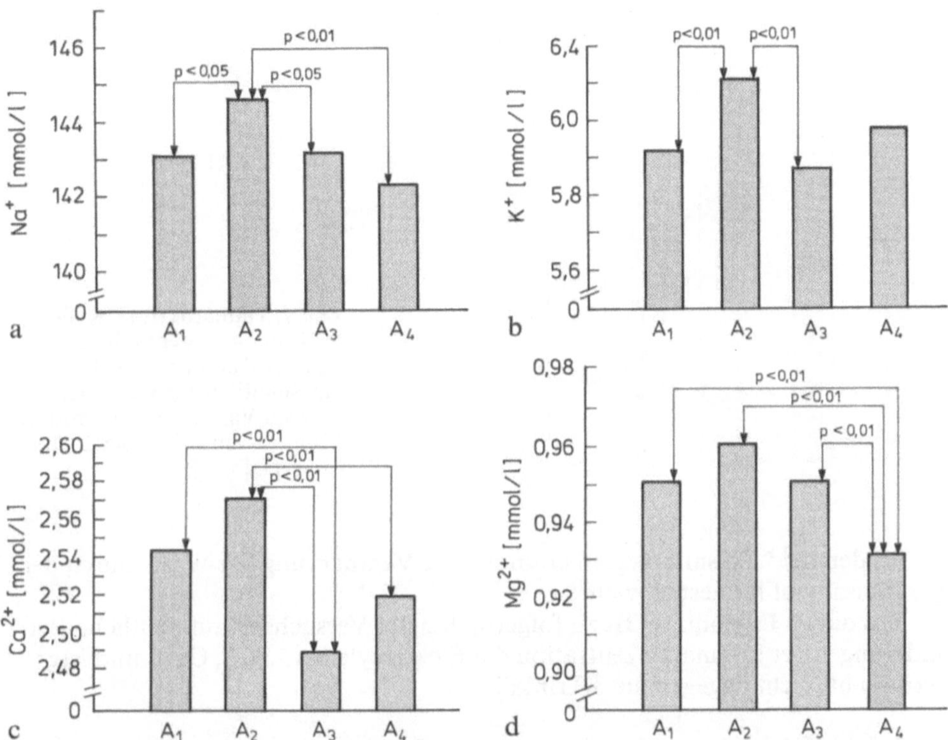

Abb. 1a–d. Mittelwerte der Plasmaspiegel von Na^+ (**a**), K^+ (**b**), Ca^{2+} (**c**) und Mg^{2+} (**d**) aus den 4 Blutentnahmen A_1–A_4 aller Ratten mit Prüfung auf Signifikanz der Unterschiede nach Varianzanalyse mittels Multiple-range-Test nach Duncan (vgl. [5,23])

Ebenfalls eine signifikante Erhöhung besteht zwischen den Blutabnahmen A_1 und A_2 beim Kaliumplasmaspiegel ($p < 0,01$). Außerdem fällt der K^+-Spiegel signifikant von der Blutentnahme A_2 zu der Entnahme A_3 ab. Nicht signifikant unterschiedlich sind dagegen die K^+-Werte von A_1, A_3 und A_4 (Abb. 1).

Beim Ca^{2+}-Plasmaspiegel läßt sich im Gegensatz zu Na^+ und K^+ kein signifikanter Anstieg des Ca^{2+}-Wertes zwischen 1. und 2. Messung feststellen. Mit einem p-Wert von 0,01 unterscheiden sich jedoch die Abnahmen A_1 und A_3 (wobei hier ein deutlicher Abfall des Ca^{2+}-Spiegels zu sehen ist) und die Abnahmen A_2 und A_3 bzw. A_4 (ebenfalls eine deutliche Senkung des Ca^{2+}-Wertes). A_1 unterscheidet sich nicht signifikant von A_4 (Abb. 1c).

Etwas anders liegen die Verhältnisse beim Magnesiumplasmaspiegel. Hier ist bei A_4 der niedrigste Wert festzustellen, der sich signifikant von allen anderen Werten bei A_1, A_2 und A_3 unterscheidet. Nicht signifikant unterschiedliche Werte zeigen die Abnahmen A_1, A_2 und A_3 (Abb. 1d).

Die Hämatokritwerte (Abb. 2) weisen von A_1 bis A_3 einen deutlichen Abfall auf; die 3 Abnahmen sind untereinander signifikant verschieden ($p < 0,01$; Abb. 2). Die 1. Abnahme ist immer noch signifikant höher als die 4. Entnahme A_4 ($p < 0,01$), obwohl diese gegenüber A_3 signifikant ansteigt ($p < 0,01$), so daß sie nicht signifikant verschieden von A_2 ist.

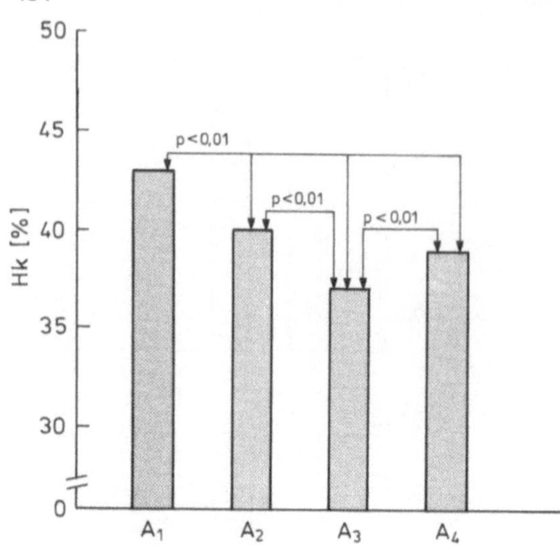

Abb. 2. Hämatokrit-(HK-)Werte ($\bar{x}$) der 4 Blutentnahmen A_1–A_4 aller Ratten mit Prüfung auf Signifikanz der Unterschiede nach Varianzanalyse mittels Multiple-range-Test nach Duncan (vgl. [5,23])

Bei den Li^{2+}-Plasmaspiegeln konnte keine Veränderung der Werte durch den Versuchsablauf festgestellt werden.

Aus diesen Ergebnissen ist zu folgern, daß der Versuchsablauf deutliche Veränderungen der Plasmakonzentration der Elektrolyte Na^+, K^+, Ca^{2+} und Mg^{2+} verursacht, nicht dagegen die 3 Trinkdiäten.

Einfluß der Trinkdiäten und der Plasmaelektrolytkonzentration auf die Aktivitäten RA_1 und RA_2 der Ratten „Männchen" zu machen

Werden die Aktivitäten, also die Häufigkeit des „Männchenmachens" an der Lichtschranke, der 4 Diätgruppen vor dem Versuch miteinander verglichen, so fällt auf, daß diese unter NaCl-Trinkdiät häufiger und unter Li_2CO_3-Trinkdiät seltener waren (Tabelle 2). Bei den Aktivitäten RA_2 vor der 2. Konditionierung (Abb. 3) waren die Werte unter Li_2CO_3 und Li_2CO_3-NaCl-Trinkdiät gegenüber der NaCl- und der Kontrollgruppe signifikant niedriger.

Tabelle 2. Mittlere Aktivitäten (RA_1) und Standardabweichungen (s) der 4 Diätgruppen hinsichtlich „Männchenmachen" über alle Meßzeitpunkte der ersten 3 Konditionierungen. Mittels Varianzanalyse und Multiple-range-Test nach Duncan (vgl. [5, 23]) wurde festgestellt, daß nur die Mittelwerte der NaCl- und Li_2CO_3-Gruppen sich signifikant voneinander unterscheiden

Diätgruppe	n	Mittlere Aktivitäten	
		$\bar{x}$	s
NaCl	16	27,2	24,0
$NaCl + Li_2CO_3$	15	21,6	21,9
Li_2CO_3	13	14,7	10,5
Kontrolle	16	24,8	20,6

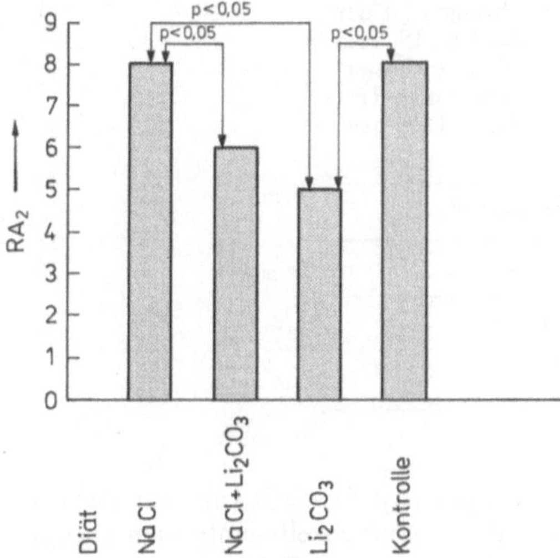

Abb. 3. Unterschiede in den mittleren Aktivitäten RA_2 (Mediane) der Diätgruppe vor der Bedingung „Flucht". Mittelwertsunterschied errechnet nach H-Test mittels U-Test nach Mann u. Whithey (vgl. [5,23])

Einfluß der Trinkdiäten und der Plasmaelektrolytkonzentration auf die Reaktionszeiten R_1 (Konditionierung „Männchen") und R_2 (Konditionierung „Flucht")

Die mittleren Reaktionszeiten R_1 bei den 3 Konditionierungen der ES-Tiere unterschieden sich in allen 4 Diätbedingungen nicht signifikant (Tabelle 3). Die 4 Trinkdiäten hatten keinen Einfluß auf die mittlere Reaktionszeit R_2 bei der 2. Konditionierung von 60 min („Flucht"). Die ES- und IS-Tiere wiesen signifikant längere Reaktionszeiten (R_2) auf als die Kontrolltiere (Tabelle 4).

Tabelle 3. Mittelwerte ($\bar{x}$) und Standardabweichungen (s) der mittleren Reaktionszeiten (R_1) aus der Bedingung „Männchenmachen" während der ersten 3 Konditionierungen. Mit der Varianzanalyse unterschieden sich die Reaktionszeiten [s] nicht signifikant

Diätgruppe	n	Mittlere Reaktionszeiten R_1	
		$\bar{x}$ [s]	s
NaCl	7	13,7	11,1
NaCl+Li$_2$CO$_3$	7	13,1	13,1
Li$_2$CO$_3$	6	22,6	18,2
Kontrolle	8	17,9	15,2

Diskussion

Wie unsere Versuchsergebnisse zeigen, wurden die Plasmakonzentrationen der 4 untersuchten Elektrolyte Na^+, K^+, Ca^{2+} und Mg^{2+} weder durch eine mindestens 11 Tage dauernde NaCl-Trinkdiät, noch durch eine Li$_2$CO$_3$- bzw. Li$_2$CO$_3$-NaCl-Trinkdiät signifikant beeinflußt. Der Effekt der Erhöhung der Aktivität

Tabelle 4. Mittelwerte ($\bar{x}$) und Standardabweichungen (s) der mittleren Reaktionszeiten [s] für die Gruppen der ES-, IS- und K-Tiere unter der Bedingung „Flucht". Ein signifikanter Unterschied wurde nach Varianzanalyse mit dem Multiple-range-Test nach Duncan (vgl. [5, 23]) nur zwischen K-Tieren und IS- bzw. ES-Tieren festgestellt

Gruppen	n	Mittlere Reaktionszeiten	
		$\bar{x}$ [s]	s
ES	29	13,4	9,8
IS	30	11,3	8,3
K	29	7,3	9,4

unter der NaCl-Diät und der Verringerung unter Li_2CO_3-Diät kann mit der bekannten Wechselwirkung von Li^+ und Na^+ an Nervenzellmembranen erklärt werden; Li^+ dringt in die Zelle ein und ersetzt dort einen Teil des K^+ mit dem Erfolg, Ruhepotential und Erregungsleitung zu vermindern [6, 25]. Damit lassen sich die veränderten Aktivitäten RA_1 unter Li_2CO_3-Trinkdiät erklären, die sich teilweise durch Zugabe von NaCl-Li_2CO_3-Trinkdiät neutralisieren lassen (Tabelle 2).

Umgekehrt könnte die Wirkung der NaCl-Trinkdiät mit einer geringen Erhöhung der Na^+-Konzentration im ZNS erklärt werden, zumal aktive Transportmechanismen für Na^+ aus dem Blut in den Liquor bestehen [15]. Allerdings konnte unter NaCl-Trinkdiät keine erhöhte Na^+-Konzentration im Plasma vor der Konditionierung (Blutentnahmen A_1 und A_2) beobachtet werden (Tabelle 1). Frühere Arbeiten unter sehr ähnlichen Meßbedingungen [12] hatten einen solchen Unterschied jedoch gezeigt.

Außerdem weisen unsere Versuchsergebnisse darauf hin, daß der Einfluß der 4 Trinkdiäten auf die Plasmaelektrolyte von diversen, sich z. T. überlagernden Streßreaktionen überdeckt und verändert wird: Emotionaler Streß, z. B. Immobilisierung und Isolierung von Säugetieren, u. a. auch von Ratten, bewirkt eine zentrale und periphere Ausschüttung von Noradrenalin [22, 31], was wiederum einen Ausstrom von K^+ und Ca^{2+} aus Körperzellen hervorruft [10] und damit die erhöhten K^+- und Ca^{2+}-Konzentrationen bei der 2. im Vergleich zur 1. Blutentnahme erklären könnte (Abb. 1). Die erhöhte Na^+-Konzentration kann durch vermehrtes Einströmen von Na^+-reicher interstitieller Flüssigkeit (vgl. [28]) in die Blutbahn infolge Blutmangels entstehen. Aber auch Mineralokortikoide, kurzzeitig verabfolgt, verursachen zumindest beim Hund eine Verminderung der Na^+-Ausscheidung durch die Nieren [18].

Die durch die wiederholten Blutentnahmen auftretende Hypovolämie und Angst, evtl. auch Schmerz bei den Beschallungen, bewirken eine starke Ausschüttung des antidiuretischen Hormon (ADH) [14, 28, 29], was über Erniedrigung der Plasmaosmolarität zu einer weiteren Verminderung der untersuchten 4 Plasmaelektrolyte führen dürfte. Streß und Hypovolämie erzeugen auch eine vermehrte Ausschüttung von Aldosteron, das langfristig eine Erniedrigung der Plasmakonzentration von K^+ und Mg^{2+} bewirkt (vgl. [28]). Eine Verminderung der Mg^{2+}

-Konzentration wurde erst in der späteren Versuchsphase beobachtet, wohl infolge des zuerst einsetzenden schnellen Mg^{2+}-Austauschs zwischen Blutplasma und Magnesiumspeichern im Körper [7].

Allerdings werden erhöhte Plasmaelektrolytkonzentrationen von K^+, Na^+, Ca^+ auf den Liquor cerebrospinalis und damit auf den Extrazellulärraum des ZNS nicht übertragen, wohl aber über einen längeren Zeitraum verminderte Konzentrationen von Na^+, K^+, Ca^{2+} und Mg^{2+}, was über die Beeinflussung von Nervenzellmembranen [30] zur Beeinträchtigung der ZNS-Funktion führen dürfte (z. B. Ermüdungserscheinungen). Trinkdiät konnte diese relative Hyponatriämie nicht ausgleichen (Abb. 1). Der mit der Zahl der Blutentnahmen sich chronifizierende hypovolämische Zustand dürfte sich in der 2. Konditionierungsphase auch auf die Blutversorgung des ZNS auswirken und zu einem Anstieg der Reaktionszeiten R_2 führen.

Die nach dem kognitiven Verhaltensmodell von Seligman [26] geforderte erlernte Hilflosigkeit wird in unserem Versuch nicht bzw. nur andeutungsweise beobachtet: Die Aktivitäten „Männchenmachen" nahmen vor den ersten 3 Konditionierungen bei ES-Tieren im Vergleich zu IS-Tieren signifikant zu (vgl. [21]). Dagegen waren die Reaktionszeiten R_2 bei der 2. Konditionierung „Flucht" bei ES- und IS-Tieren im Vergleich zu Kontrolltieren fast gleich stark erhöht (Tabelle 4). Damit wurde die erlernte Hilflosigkeit von den IS-Tieren nicht gezeigt, was nicht nur auf die oben diskutierten diversen Streßsituationen zurückgeführt werden kann, sondern auch auf andere Umwelteinflüsse (u. a. Anzahl der Konditionierungen [12]) und speziesabhängige Verhaltensweisen (vgl. [16, 17]). Auch die verabreichte NaCl-Trinkdiät konnte dieses negative Ergebnis nicht verändern (s. oben).

Einschränkend muß hier bemerkt werden, daß das Seligman-Modell auch nach seiner Reformulierung [2] nur für *einen* Typ von schwerer Depression beim Menschen relevant erscheint [1], wobei ähnliche kognitive Verhaltensweisen erlernt und/oder auf genetisch bedingte Veränderungen der Nervenzellmembranen mit Veränderungen der extrazellulären Na^+-Konzentration (z. B. bei Introversion [8]) im Gehirn bei Depression [4, 27] zurückgeführt werden können.

Literatur

1. Abramson LY, Garber J, Edwards NB, Seligman MEP (1978) Expectany changes in depression and schizophrenia. J Abnorm Psychol 87:102–109
2. Abramson LY, Seligman MEP, Teasdal JD (1978) Learned helpnessless in humans: Critique and reformulation. J Abnorm Psychol 87:49–74
3. Baker HJ, Russel-Lindsay J, Weisbroth SH (1979) The laboratory rat, vol 1. Academic Press, New York, pp 115–116
4. Bear L, Platman SR, Fieve RR (1970) The role of electrolytes in affective disorders. Arch Gen Psychiatry 108–113
5. Clauß G, Ebner H (1977) Grundlagen der Statistik. Deutsch, Thun und Frankfurt
6. Coper H (1980) Psychopharmaka, Pharmakotherapie von Psychosen und psychoreaktiven Störungen. In: Forth W, Henschler D, Rummel W (Hrsg) Allgemeine und spezielle Pharmakologie und Toxikologie. B.I.-Wissenschaftsverlag, Mannheim, S 453
7. Ebel H, Günther T (1980) Magnesium metabolism: A review. J Clin Chem Clin Biochem 18:257–270

8. Franzen U (1979) Physiologische Grundlagen des Persönlichkeitsmerkmals Introversion-Extraversion. Doktorarbeit des Fachbereiches Psychologie der Universität Marburg
9. Franzen U (1984) Wissenschaftliche Inferenzstatistik WISTAT I + II. Programme auf Diskette
10. Friedmann N, Park CR (1968) Early effects of 3′,5′-adenosine monophosphate on the fluxes of calcium and potassium in the perfused liver of normal and adrenalectomisized rats. Proc Natl Acad Sci USA 61:504–508
11. Füllgraff G, Palm D (1984) Pharmakotherapie. Klinische Pharmakologie. Fischer, Stuttgart, S 231
12. Henrich B (1976) Einfluß des Natriums auf die Konditionierbarkeit bei Ratten. Diplomarbeit am Psychologischen Institut der Universität Marburg/Lahn
13. Kalveram KT (1969) Das Marburger System. Beschreibung und Hinweise auf die Benutzung. Berichte aus dem Institut für Psychologie der Philipps Universität Marburg/L.
14. Krumlovsky FA (1976) Hyponatriämie. Internist (Berlin) 17:114–119
15. Leusen I (1972) Regulation of cerebrospinal fluid. Composition with reference to breathing. Physiol Rev 52:2–56
16. Maier SF, Testa TJ (1975) Failure to learn to escape by rats previously exposed to inescapable shock is partly produced by associative interference. J Comp Physiol Psychol 88:554–564
17. Maier SF, Albin RW, Testa TJ (1973) Failure to learn to escape in rats previously exposed to inescapable shock defends on nature of escape response. J Comp Physiol Psychol 85:581–592
18. Massry SG, Coburn JW, Chapman LW, Kleeman CR (1967) The acute effect of adrenal steroids on the interrelationship between the renal excretion of sodium, calcium and magnesium. J Lab Clin Med 70:563–570
19. Melby EC, Altman NH (1974) Handbook of laboratory animal science. CRC-Press, Cleveland, pp 397–406
20. Mendels J, Frazer A (1974) Alterations in cell membrane activity in depression. Am J Psychiatry 131:1240–1246
21. Müller EA (1984) Natrium- und Lithiumspiegel, Aktivitäts-Niveau, Konditionierbarkeit und erlernte Hilflosigkeit als Modell reaktiver Depression. Diplomarbeit am Psychologischen Institut der Universität Marburg/Lahn
22. Ordy JM, Samorajski T, Schroeder D (1966) Concurrent changes in hypothalamic and cardiac catecholamine levels after anesthetics, tranquilizers and stress in a subhuman primate. J Pharmacol Exp Ther 152:445–457
23. Sachs L (1978) Angewandte Statistik. Statistische Methoden und ihre Anwendung. Springer, Berlin Heidelberg New York
24. Schmidt RF, Thews G (1983) Physiologie des Menschen. Springer, Berlin Heidelberg New York Tokyo
25. Schou M (1967) Lithium: Ein Spezificum gegen manisch-depressive Psychosen. Arzneimittelforsch 17:172–176
26. Seligman MEP (1979) Erlernte Hilflosigkeit. Urban & Schwarzenberg, München Wien Baltimore
27. Shaw DM, Fritzel D, Camps FE, White S (1969) Brain electrolytes in depressive and alcoholic suicids. Br J Psychiatry 115:69–79
28. Siegenthaler W (1979) Klinische Pathophysiologie. Thieme, Stuttgart
29. Thomas L (1984) Labor und Diagnose, 2. Aufl. Medizinische Verlagsgesellschaft, Marburg/L.
30. Träuble H, Eibl HJ (1974) Electrostatic effects on lipid phase transitions: Membrane structure and ionic environment. Proc Natl Acad Sci USA 71:214–219
31. Weil-Malherbe H, Szara SI (1971) The biochemistry of functional and experimental psychoses. Thomas, Springfield

Sachverzeichnis